# உங்கள் டாக்டருக்கு ஊட்டச்சத்து மருத்துவம் குறித்து எவ்வளவு தெரியும்?

டாக்டர் ரே ஸ்ட்ரான்ட், எம்.டி.

*தமிழில்:* முனைவர் அ. அப்துல் ரஹ்மான்

MANJUL

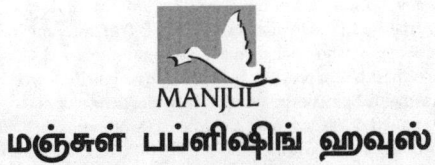

மஞ்சுள் பப்ளிஷிங் ஹவுஸ்

First published in India by

## Manjul Publishing House

*Corporate and Editorial Office*
• 2nd Floor, Usha Preet Complex, 42 Malviya Nagar, Bhopal 462 003 - India
*Sales and Marketing Office*
• C-16, Sector 3, Noida, Uttar Pradesh 201301 - India
Website: www.manjulindia.com

*Distribution Centres*
Ahmedabad, Bengaluru, Bhopal, Kolkata, Chennai,
Hyderabad, Mumbai, New Delhi, Pune

Ray D. Strand asserts the moral rights to be identified
as the author of this work.

Copyright © 2002 by Ray D. Strand

This book is originally published in the United States by Thomas Nelson Inc., titled *What Your Doctor Doesn't Know About Nutritional Medicine May Be Killing You* by Ray D. Strand, M. D.

"All Rights Reserved.
This Licensed work published under License."

Tamil language translation first published in 2012
Eighth impression 2024

**ISBN    978-81-8322-256-3**

Translation by Dr. A. Abdul Rahman
Editing by PSV Kumarasamy

Printed and bound in India by Repro India Ltd.

All rights reserved. No part of this publication may be reproduced, stored in or introduced into a retrieval system, or transmitted, in any form, or by any means (electronic, mechanical, photocopying, recording or otherwise) without the prior written permission of the publisher. Any person who does any unauthorized act in relation to this publication may be liable to criminal prosecution and civil claims for damages.

Every effort has been made to make this book as accurate as possible. The purpose of this book is to educate. It is a review of scientific evidence that is presented for informational purposes. No individual should use the information in this book for self-diagnosis, treatment, or justification in accepting or declining any medical therapy for any health problems or diseases. Any application of the advice herein is at the reader's own discretion and risk. Therefore, any individual who has a specific health problem or who is taking medications must first seek advice from his or her personal physician or health-care provider before starting a nutrition program. The author and publishers shall have neither liability nor responsibility to any person or entity with respect to loss, damage, or injury caused or alleged to be caused directly or indirectly by the information contained in this book. We assume no responsibility for errors, inaccuracies, omissions, or any inconsistency herein. Any slights of people, place, or organizations are unintentional.

மாபெரும் வைத்தியனான இறைவனின் மீதுள்ள
மரியாதையுடனும், பணிவுடனும்
இப்புத்தகம் எழுதப்பட்டது.

இறைவனின்
கைவண்ணதிலேயே மிக அழகான படைப்பான
என் மனைவி எலிசபெத்திற்கு
நான் இப்புத்தகத்தைப்
பிரமிப்புடனும் போற்றுதலுடனும்
சமர்ப்பிக்கிறேன்.

# உள்ளடக்கம்

முன்னுரை 11

**பகுதி 1: நுழையுமுன்**

1 என்னுள் நிகழ்ந்த மாற்றம் 21

2 குறைந்த காலம் ஆரோக்கியமாகவும், நெடுங்காலம் ஆரோக்கியம் இன்றியும் வாழ்தல் 31

3 உடலுக்குள் நடக்கும் உள்நாட்டுப் போர் 44

**பகுதி 2: உடலுக்குள் நடக்கும் உள்நாட்டுப் போரில் வெற்றி**

4 பழுது நீக்கும் நம் உடலமைப்பு 63

5 இதய நோய்க்கான ஒரு காரணம்: திசுப் பாதிப்பு 75

6 இதய நோய்க்கான இன்னொரு காரணம்: ஹோமோசிஸ்டெய்ன் அமினோ அமிலம் 90

7 இதயத் தசை நோய்க்கு ஒரு புதிய நிவாரணம் 103

8 புற்றுநோயும் வேதியல் தடுப்பு முறைகளும் 117

9 ஆக்சிஜனேற்றமும் கண்களும் 138

10 நோய்த் தடுப்பாற்றலில் ஏற்படுகின்ற பாதிப்புகள் 154

11 கீல்வாதமும் முதுமை மூட்டு அழற்சியும் 171

12 நுரையீரல் நோய் 191

13 நரம்பணுச் சிதைவு நோய் 209

14 நீரிழிவு நோய் 227

15 நாட்பட்ட அயர்வும் தசைக்கூட்டுவலி நோயும் 249

**பகுதி 3: ஊட்டச்சத்து மருத்துவம்**

16 டாக்டர்கள் ஊட்டச்சத்து மாத்திரைகளை எதிர்க்கும் போக்கு 265

17 உயிரணு ஊட்டம்: ஒட்டுமொத்தக் கண்ணோட்டம் 288

# நன்றி

முதலில் நான் எல்லாம் வல்ல இறைவன் எனக்களித்துள்ள அனுக்கிரகத்திற்கு நன்றி சொல்ல என்னிடம் போதுமான வார்த்தைகள் இல்லை. அவன்தான் வைத்தியனுக்கெல்லாம் வைத்தியன். உண்மையில் எல்லாவற்றையும் குணப்படுத்துவது அவன்தான். தன்னைத் தானே பாதுகாத்துக் கொள்ளவும் குணப்படுத்திக் கொள்ளவும் நமது உடல் கொண்டுள்ள சக்தி குறித்து நான் மேலும் மேலும் அறிந்து கொள்ளும்போது இறைவனின் கைவண்ணத்தைக் கண்டு தினமும் மலைத்துப் போகிறேன்.

இப்புத்தகம் வெளிவர ஏராளமானவர்கள் இணைந்து செயல்பட்டுள்ளனர். அவர்களுக்கு நான் என் நன்றியைத் தெரிவித்துக் கொள்கிறேன். ஆரம்பத்தில் இருந்தே எனக்கு வழிகாட்டியாக விளங்கிய என் ஏஜென்ட் கேத்தரீன் ஹெல்மர்ஸுக்கு என் ஆழ்ந்த நன்றிகள். இப்புத்தகத்தில் குறிப்பிடப்பட்டுள்ள, வாழ்க்கையையே மாற்றியமைக்கக்கூடிய ஆரோக்கியம் குறித்தக் கருத்துக்களை அடையாளம் கண்டுகொண்ட தாமஸ் நெல்சன் பதிப்பாளர்களான விக்டர் ஆலிவருக்கும் மைக்கேல் ஹையாட்டுக்கும், அனைத்து விஷயங்களிலும் தீவிர கவனம் செலுத்தி இப்புத்தகத்தை நடைமுறைச் சாத்தியமாக்கிய நிர்வாக ஆசிரியர் கிறிஸ்டன் லூகாஸுக்கும், கவனமாகக் குறிப்புப் பட்டியலைத் தயாரித்துக் கொடுத்த அலைஸ் கிரைடருக்கும் என் மனமார்ந்த நன்றிகள்.

இப்புத்தகத்தின் இணையாசிரியரான டோனா வாலஸுக்குப் பிரத்யேகமான நன்றிகள். அவருடைய அற்புதமான திறமையும் பங்களிப்பும் இப்புத்தகம் நெடுகிலும காணப்படும். அவருடைய ஆற்றலும் வழிகாட்டுதலும் இல்லையெனில் இம்முயற்சி சாத்தியப்பட்டு இருக்காது.

என் கிளினிக் ஊழியர்கள் அனைவரும் அருமையாக ஒத்துழைத்தனர். நான் குறிப்பாக என் இரண்டு நர்ஸுகள் பாலேட் நான்கிவெல் மற்றும் மெலிஸா அபர்லேவுக்கும், நான் இப்புத்தகத்தை எழுத அதிகப்படியான நேரத்தை ஒதுக்க என்னை அனுமதித்ததற்காக, நன்றி சொல்லி ஆக வேண்டும்.

இப்புத்தகத்தின் அஸ்திவாரமாய் விளங்கிய புள்ளி விபரங்களைச் சேகரித்து அளித்தமைக்காகவும், எண்ணற்ற மருத்துவ ஆய்வுகளை நான் மேற்கொள்ள உதவியமைக்காகவும், கார்மன் தாம்சனுக்கும் லியோனே யங்கிற்கும் நான் நன்றி சொல்ல வேண்டும்.

குறிப்பாக புரூஸ் நைக்ரனுக்கு நான் நன்றி சொல்லியாக வேண்டும். எனக்கு அவர் அளித்த ஆதரவு நான் இப்புத்தகத்தை எழுத எனக்குச் சந்தர்ப்பம் அளித்தது. இப்புத்தகத்தை எழுதிக் கொண்டிருந்தபோது, தனது அருமை மனைவி ரசின்டாவை இழந்த புரூஸுக்காக நான் பிரார்த்திக்கிறேன்.

என் மனைவி எலிஸபெத்திடம் இருந்து நான் பெற்ற அன்பையும் ஆதரவையும் என்னால் விவரிக்க இயலாது. நீண்ட நேரம் நீடித்த ஆய்வுகள் மற்றும் எழுத்துப் பணியின்போது அவர் அளித்த ஊக்குவிப்புதான், நான் அதைத் தொடர வழிவகுத்தது. இப்பொழுது வளர்ந்துவிட்டாலும், தொடர்ந்து ஆதரவும் ஊக்குவிப்பும் அளித்து வரும் என் குழந்தைகள் டோன்னி, நிக் மற்றும் சாராவுக்கு என் நன்றிகள்.

# முன்னுரை

டாக்டர்களாகிய நாம் நோய்களை மையமாக வைத்தே இயங்குகிறோம். நோயைப் பற்றி நாம் படிக்கின்றோம். நாம் நோயை தேடிச் செல்கின்றோம். நாம் நோய்க்குச் சிகிச்சை அளிக்க மருந்தியல்ரீதியாகப் பயிற்சி அளிக்கப்பட்டுள்ளோம். இவ்வாறு சிகிச்சை அளிப்பதற்கான மருந்துகளைப் பற்றி நமக்குத் தெரியும். மருத்துவப் பள்ளியில் நாம் மருந்தியல் பற்றி படிக்கின்றோம். ஒவ்வொரு மருந்தும் எவ்வாறு உடலால் உட்கிரகிக்கப்படுகின்றது என்பதைக் கற்றுக் கொள்கிறோம். எப்பொழுது, எவ்வாறு அது உடலிலிருந்து வெளியேற்றப்படுகின்றது என்பதைப் பற்றியும் கற்கின்றோம். எந்த மருந்து சில வேதியல் வழித்தடங்களைச் சீர்குலைத்து, தேவையான மருத்துவ விளைவைத் தோற்றுவிக்கின்றது என்பதை நாம் அறிவோம். நாம் மருந்துகளின் பக்க விளைவுகள் பற்றியும் கற்கின்றோம். மருந்துகளால் ஏற்படக்கூடிய ஆபத்தான விளைவுகளையும் அவற்றால் கிடைக்கும் பயன்களையும் சீர்தூக்கிப் பார்த்து, கவனமுடன் பணியாற்றுகின்றோம்.

டாக்டர்கள் தங்களது மருந்துகளைப் பற்றி நன்கு அறிந்துள்ளனர். அதனால் நோயாளிகளுக்கு மருந்துகளைக் கொடுக்க அவர்கள் தயங்குவதில்லை. உயர் இரத்த அழுத்த நோய்க்காக நமது நோயாளிகள் உட்கொள்ளும் மருந்துகளின் எண்ணிக்கையை ஒரு கணம் எண்ணிப் பாருங்கள். இதேபோன்று, உயர்ந்த அளவு கொழுப்பு, நீரிழிவு நோய், வாதம், இருதய நோய், மனஅழுத்தம் ஆகியவற்றிற்கும் நிறைய மருந்துகள் உட்கொள்ளப்படுகின்றன. நோய்க்கு எதிரான நமது போரில் ஆன்ட்டிபயாட்டிக் மருந்துகள் கண்டுபிடிக்கப்பட்டதன் விளைவாக மருந்துகள் பற்றிய நமது தத்துவம் "நோயைத் தாக்கு" என்பதாக மாறிவிட்டது.

மருத்துவச் சமுதாயம் இந்த அதிரடியான நிலைமையையும், அணுகுமுறையையும் இருபத்து ஒன்றாம் நூற்றாண்டுக்கு எடுத்துச் சென்று, நாட்பட்ட சீர்கேட்டை விளைவிக்கும் பல்வேறு வகையான நோய்களைத் தீர்க்க முயன்று வருகின்றது. 1997ம் ஆண்டு அமெரிக்காவில் மட்டும் 250 கோடிக்கும் அதிகமான

மருந்துகளை மருந்துச் சீட்டுகள் வாயிலாக மருந்தகங்கள் வழங்கியிருப்பதாக ஓர் ஆய்வறிக்கை மதிப்பிட்டுள்ளது. கடந்த எட்டு ஆண்டுகளில், மருந்துச் சீட்டுகள் மூலம் விற்கப்படும் மருந்துகளின் விற்பனை இரண்டு மடங்காகியுள்ளது. 1990ம் ஆண்டு அமெரிக்கர்கள் மருந்துகள் வாங்குவதில் 3770 கோடி டாலர்களைச் செலவிட்டுள்ளனர். 1997ம் ஆண்டில் இது 7890 கோடி டாலர்களாக அதிகரித்தது. கடந்த பத்து ஆண்டுகளில், மொத்தமாக உடல்நலப் பேணுதலுக்குச் செலவிடப்பட்டத் தொகையில், மருந்துச் சீட்டுக்கு வழங்கப்படும் மருந்துகளின் பங்கு படுவேகமாக அதிகரித்து வந்துள்ளது. இது ஓர் ஆண்டுக்கு 17 விழுக்காடுகள் வீதம் அதிகரித்தது. (சராசரி விலைவாசி உயர்வைவிட இது மிகவும் அதிகம்). டாக்டர்களும், காப்பீட்டு நிறுவனங்களும், தொற்று நோய்களையும், சீர்கேட்டை விளைவிக்கும் நாட்பட்ட நோய்களையும் கட்டுப்படுத்த, அவர்களது நம்பிக்கை முழுவதையும் மருந்துகளின் மீதே வைத்துள்ளனர். இது மருந்து தயாரிக்கும் நிறுவனங்களுக்கு மிக்க மகிழ்ச்சியளித்தது. ஆம்! நாம் நமது மருந்துகளை விரும்புகின்றோம்.

நல்ல உடல் நலத்தை விரும்பாத ஒருவரை நான் இதுவரை சந்தித்ததில்லை. நாம் எப்போதும் நல்ல உடல் நலத்துடன் இருப்போம் என நாம் அனைவரும் நினைக்கின்றோம். ஆனால் உண்மை என்னவென்றால் நம்மில் பலரும் (டாக்டர்களையும் சேர்த்து) ஒவ்வொரு நாளும் நமது உடல்நலத்தை இழந்து வருகின்றோம். நான் இதை நன்கு அறிவேன். ஏன் என்றால் உடல்நல பாதுகாப்புதான் எனது பணி. ஒவ்வொரு நாளும் எனது நோயாளிகளிடம், அவர்களது உடல்நலம் ஒரு விதத்தில் இல்லாவிட்டாலும் மற்றொரு விதத்தில் பாதிக்கப்படுகின்றது என்பதைத் தெரிவிப்பதுதான் எனது பணியாகும். ஒரு நோயாளிக்கு நீரிழிவு நோய் இருக்கலாம் அல்லது சீர்கேடு அடைந்த வாதம் இருக்கலாம். மற்றொரு நோயாளிக்கு இருதய பாதிப்பு ஏற்பட்டு இருக்கலாம் அல்லது பக்கவாதம் வந்திருக்கலாம். மற்றொருவருக்குத் தீவிரமான புற்றுநோய் உள்ளது என்றும், அவர் ஒருசில மாதங்கள்தான் உயிரோடு இருப்பார் என்றும் கூற வேண்டியிருக்கலாம். ஒவ்வொருவரும் தங்களது உடல்நலத்தை நன்கு வைத்துக் கொள்ள விரும்புகின்றனர் அல்லது மீண்டும் சீர்செய்து கொள்ள விரும்புகின்றனர். ஆனால் இதை எவ்வாறு அடைவது என்பது அவர்களுக்கு எல்லா நேரங்களிலும் தெரிந்திருப்பதில்லை.

டாக்டர்களாகிய நாங்கள் மருந்துகளையும் நோய்களையுமே சார்ந்திருப்பதால், நாங்கள் எங்களது பெரும்பாலான நேரத்தையும் முயற்சியையும் ஒரு நோயின் செயல்படுமுறையைக் கண்டறிந்து, அதற்கான மருந்தை வழங்குவதிலும் அல்லது எங்களது நோயாளிக்கு ஏற்ற சிகிச்சைத் திட்டத்தை வகுத்துக் கொடுப்பதிலும் செலவிடுகின்றோம்.

நமது உடல்நலத்தை நாம் நல்ல நிலையில் வைத்துக் கொள்வதே சிறந்தது. அதை இழந்த பின்னர் மீண்டும் பெற முயல்வது கடினம். இது அனைவருக்கும் தெரிந்த ஒன்றாகும். நோயைத் தடுப்பதுதான் ஒரு டாக்டரின் முதல் பணி. ஆனால், உங்களது உடல்நலத்தைப் பாதுகாப்பது பற்றி நீங்கள் அறிந்து கொள்ள விரும்பினால் யாரிடம் செல்வீர்கள்? உங்களது டாக்டர் இந்த விபரங்களைப் பற்றி உங்களிடம் கூறியுள்ளாரா? நோய்த் தடுப்பு மருத்துவம் பற்றி மருத்துவச் சமுதாயம் வெறும் வாய்ப் பேச்சில் மட்டுமே ஈடுபட்டுள்ளது. நோய்த் தடுப்பு மருத்துவத்திற்கு முன்னுரிமை அளிக்கப்படுவதுபோல் தோற்றம் மட்டுமே ஏற்படுத்தப்பட்டுள்ளது.

ஆனால் நமது உடல்நலம் பேணும் செலவீனத்தில் ஒரு விழுக்காடு பணம் மட்டுமே நோய்த் தடுப்பு மருத்துவத்திற்காகச் செலவிடப்படுகின்றது. உண்மையிலேயே நமது பெரும்பாலான நோய்த் தடுப்பு மருத்துவத் திட்டங்கள் நோயை முன்னதாகக் கண்டறிய மட்டுமே முயற்சிக்கின்றன. எடுத்துக்காட்டாக, மார்பகப் புற்றுநோய்க்கான எக்ஸ்ரே பரிசோதனை, புரோஸ்டேட் புற்றுநோயைக் கண்டறிவதற்கான இரத்தப் பரிசோதனை போன்ற சோதனைகள், புற்றுநோயை எவ்வளவு முன்னதாகக் கண்டறிய முடியுமோ அவ்வளவு முன்னதாகக் கண்டறிவதற்காக ஏற்படுத்தப்பட்டு உள்ளன. டாக்டர்கள் உங்களுக்கு கொழுப்புச் சத்து அதிகமாக உள்ளதா, நீரிழிவு நோய் உள்ளதா, அல்லது உயர் இரத்த அழுத்தம் தோன்றியுள்ளதா என அறிய விரும்புகின்றனர். ஆனால் நோயாளிகள் நல்ல உடல்நலத்தைப் பெற, தங்கள் வாழ்க்கை முறையில் மேற்கொள்ள வேண்டிய மாற்றங்களைப் பற்றி அவர்களுக்கு புரிய வைக்கக் குறைந்த நேரத்தையே செலவிடுகின்றனர். ஏனெனில் டாக்டர்கள் ஒவ்வொரு நாளும் நோய்களுக்குச் சிகிச்சை அளிப்பதில் மும்முரமாக உள்ளனர்.

பட்டம் பெறும் டாக்டர்களில் ஆறு விழுக்காட்டிற்கும் குறைவானவர்கள்தான் ஊட்டச்சத்துப் பற்றியப் பயிற்சி பெற்றுள்ளனர் என்பது உங்களுக்குத் தெரியுமா? ஒருசில டாக்டர்கள்தான் மருத்துவக் கல்லூரிகளில் ஊட்டச்சத்து மருத்துவம் தொடர்பான பயிற்சியைப் பெறுகின்றனர். நானும் இந்த வகையைச் சேர்ந்தவன்தான்.

ஊட்டச்சத்து மாத்திரைகள் எடுத்துக் கொள்ள வேண்டுமா வேண்டாமா என்று நோயாளிகள் கேட்கும்போது, டாக்டர்கள் தர்ம சங்கடமான நிலைக்கு ஆளாகின்றனர். கடந்த காலத்தில் நான் அதற்குக் கிண்டலான பதில்களையே பயன்படுத்தினேன். "வைட்டமின்கள் விலையுயர்ந்த சிறுநீரை தோற்றுவிப்பதைத் தவிர வேறொன்றையும் செய்வதில்லை," என்று கூறுவேன். அல்லது "சரியான உணவை உட்கொள்வதன் மூலம் உங்களுக்குத் தேவையான எல்லா ஊட்டச்சத்துக்களையும் பெறலாம்," என்று கூறிச் சமாளிப்பேன். என்னுடைய நோயாளிகள் பிடிவாதமாக

இருந்தால், ஊட்டச்சத்து மாத்திரைகள் அவர்களைப் பாதிக்காது எனவும், ஆனால் அவர்கள் விலை குறைந்தவற்றை பயன்படுத்த வேண்டும் என்றும், ஏனென்றால் வைட்டமின்கள் அவ்வளவு அதிகமாக உதவாது என்றும் கூறுவேன்.

நீங்களும் உங்கள் டாக்டரிடம் இதுபோன்ற பதில்களைக் கேள்விப்பட்டிருக்கலாம். எனது முதல் இருபத்து மூன்று ஆண்டு மருத்துவப் பணிகாலத்தின்போது, ஊட்டச்சத்து மாத்திரைகள்மீது எனக்கு நம்பிக்கை இருக்கவில்லை. ஆனால் கடந்த ஏழு ஆண்டுகளில், மருத்துவ ஆய்வு ஏடுகளில் காணப்பட்ட அண்மை ஆய்வுகளை அடிப்படையாகக் கொண்டு எனது நிலையை நான் மாற்றிக் கொண்டேன். இதன் விளைவாக நான் கண்டது மிகவும் வியப்புக்குரியதாக இருந்தது. நான் எனது மருத்துவ முறையையே மாற்றிக் கொண்டேன். நான் முற்றிலும் மாறிவிட்டேன்.

நான் மாறியதுபோல், அதிகமான டாக்டர்கள் ஏன் ஊட்டச்சத்து மாத்திரைக்கு மாறவில்லை? முதலாவதாக, அவர்களுடைய நோயாளிகளின் உடல்நலத்திற்குப் புதிய ஊட்டச்சத்து மாத்திரைகளால் கேடு ஏதேனும் நேரலாம் என சந்தேகித்து அவற்றை பரிந்துரை செய்யாமல் இருந்திருக்கலாம். என்னை நம்புங்கள், எனது நோயாளிகள் பலவிதமான தந்திரங்களுக்கு ஆளானார்கள், அவர்களிடம் போலி மருந்துகளை விற்க முயற்சிகள் மேற்கொள்ளப்பட்டன. அறிவியல் ஆய்வுகளின் அடிப்படையில் தயார் செய்யப்பட்டு, சோதிக்கப்பட்ட மருந்துகளையே டாக்டர்கள் நம்ப வேண்டும்.

அது கிடைப்பது மிகவும் நம்பகத் தன்மையுள்ள ஒரு சான்று என்பதால், நான் மருத்துவ மாதிரிப் பரிசோதனைகளின் முடிவுகளையே இப்புத்தகத்தில் கொடுத்துள்ளேன். இப்புத்தகத்தில் கொடுக்கப்பட்டுள்ள ஆய்வுகள், ஆய்வுச் சுருக்கங்களிலிருந்தோ, அல்லது மாற்று மருத்துவ இதழ்களிலிருந்தோ எடுக்கப்பட்டவை அல்ல. நான் மிகவும் சிரமப்பட்டு, முக்கியமான, ஏற்றுக் கொள்ளப்பட்ட, மருத்துவச் சமுதாயத்தால் பெரிதும் மதிக்கப்படும் மருத்துவ ஆய்வு இதழ்களான நியூ இங்கிலாந்து ஜர்னல் ஆஃப் மெடிசின், ஜர்னல் ஆஃப் அமெரிக்கன் மெடிக்கல் அசோசியேஷன்,. பிரிட்டிஷ் லான்செட் மற்றும் பிற இதழ்களை ஆய்வு செய்து விபரங்களைச் சேகரித்தேன்.

ஊட்டச்சத்து மாத்திரைகள் ஒரு நல்ல நோய்த்தடுப்பு மருந்து எனப் பெரும்பாலான நோய்தீர்க்கும் டாக்டர்கள் ஏற்றுக் கொள்ளாததற்குக் காரணம், மிகுந்த சீர்கேடு விளைவிக்கும் நோய்களின் காரணங்களை அவர்கள் முழுவதுமாக அறிந்திராததுதான். உயிர் வேதியியலாளர்களுக்கும் அறிவியல் ஆய்வாளர்களுக்கும் வேண்டுமானால், இந்த ஊட்டச்சத்து மருத்துவம் ஆர்வமூட்டும் ஒரு விஷயமாக இருக்கலாம் என்றும், ஆனால் நோய்தீர்க்கும் மருத்துவத்தில் அதற்கு எவ்விதமான நடைமுறைப் பங்கும் இல்லை என்றும் சிலர் நினைக்கின்றனர்.

அறிவியல் ஆய்வாளர்களுக்கும் மருத்துவப் பணியாற்றும் டாக்டர்களுக்குமிடையே பெரிய இடைவெளி காணப்படுகின்றது. நோய்களின் மூல காரணங்கள் பற்றி ஆய்வுகள் நிகழ்த்தும் அறிவியலாளர்கள் அது பற்றிப் பிரமாதமான கண்டுபிடிப்புக்களை நிகழ்த்தியிருந்தாலும் ஒருசில டாக்டர்கள் மட்டுமே இந்த அறிவியல் கண்டுபிடிப்புக்களைத் தங்களது நோயாளிகளுக்குப் பயன்படுத்துகின்றனர். டாக்டர்கள், இவற்றில் ஏதாவது ஒரு நோய் நோயாளிகளுக்கு வரும்வரை காத்திருந்துவிட்டு, பின்னர் அதற்கான சிகிச்சையைத் தொடங்குகின்றனர்.

மருந்தியல் நிறுவனங்கள் புதிய மருந்துகளைக் கண்டுபிடித்தப் பிறகு, புதிய சிகிச்சை முறைகளையும் அவர்களே தீர்மானித்துக் கொள்ளும்போது அதை டாக்டர்கள் கண்டுகொள்வதில்லை. நம்மிடம் தோன்றும் நாட்பட்ட மற்றும் சீர்கேடு விளைவிக்கும் நோய்களுக்கு எதிரான பாதுகாப்பை நமது உடல்தான் தோற்றுவிக்கின்றது, டாக்டர்கள் கொடுக்கும் மருந்துகள் அல்ல என்பதை இப்புத்தகத்தில் இருந்து அறிவீர்கள்.

இங்கு கூறப்பட்டுள்ளக் கருத்துக்களைப் பெரும்பாலான டாக்டர்கள் இன்னும் புரிந்து கொள்ளவில்லை என்றாலும், அதுதான் உண்மை. நான் எனது நோயாளிகளுக்குச் சிகிச்சை அளிப்பதில் இந்த முறைகளைக் கையாள்வதால் கிடைத்த முடிவுகள் வியப்படையச் செய்பவையாக இருந்தன. கடுமையான நரம்பு மண்டல பாதிப்பு ஏற்பட்டிருந்த பல நோயாளிகளுக்கு நான் சிகிச்சையளித்து வந்தேன். சிகிச்சைக்குப் பின் அவர்கள் சக்கர நாற்காலிகளில் இருந்து மீண்டும் நடக்கும் நிலையை அடைந்தனர். நான் இதயத் தசையில் பாதிப்பு ஏற்பட்டிருந்தவர்களுக்குச் சிகிச்சை அளித்து, இருதய மாற்று அறுவைச் சிகிச்சை பட்டியலில் இருந்து அவர்களது பெயரை நீக்கும்படிச் செய்தேன். புற்றுநோயால் பாதிக்கப்பட்ட சில நோயாளிகளின் நோய் தணிந்தது. தீவிரக் கண் நோயால் பாதிக்கப்பட்டிருந்தவர்களின் பார்வையில் முன்னேற்றம் ஏற்பட்டது. மிகத் தீவிரமான மூட்டு மற்றும் தசை வலியால் பாதிக்கப்பட்டிருந்தவர்கள், நோய் குணமாகி அவர்களது வாழ்வை மீண்டும் பெற்றனர். ஊட்டச்சத்து மருத்துவம் என்பது பொது அறிவு குறித்த ஒன்றாகும். முக்கியமாக அது ஒரு நோய்தடுப்பு மருத்துவமாகும்.

உயிர் வேதியல் ஆய்வுகள் பெருகியுள்ள இந்நாளில் உயிரணுக்களின் ஒவ்வொரு பகுதியிலும் என்ன நடைபெறுகிறது என்பதை நம்மால் கண்டறிய முடிகிறது. சீர்கேடு விளைவிக்கும் நோய்களின் மூல காரணங்களும் தற்போது தெளிவாக கண்டறியப்பட்டுள்ளன. மருத்துவச் சான்றுகளைத் திறந்த மனத்துடன் அணுக முன்வரும் டாக்டர்களுக்கு நான் இப்புத்தகத்தைப் பரிந்துரை செய்கிறேன்.

நீங்கள் ஒரு நோயாளியாக இருந்தால் உங்கள் டாக்டர் உடனே இந்தக் குழுவில் சேர வேண்டும் என்ற முடிவுக்கு வராதீர்கள். வைட்டமின்கள் மருத்துவத் துறையில் பரபரப்பாகப் பேசப்படக்கூடிய ஒன்றாகும். ஊட்டச்சத்து மருத்துவம் பற்றி மருத்துவ இதழ்களில் வெளிவந்தவைகளை ஏழு வருடங்களாக ஆய்வு செய்து நான் இப்புத்தகத்தை எழுதியுள்ளேன். நான் உடடினயாக அதன்மீது நம்பிக்கை கொள்ளவில்லை.

ஊட்டச்சத்து மருத்துவம் பெரும்பாலான டாக்டர்களுக்கும், பொதுமக்களுக்கும் அன்னியமான ஒன்றாகும். இது உண்மை. ஆனால் தீர்ப்பு வெளியாகிவிட்டது. ஊட்டச்சத்து மருத்துவம் பற்றி உங்கள் டாக்டருக்குத் தெரியாத விஷயம் ஒருவேளை உங்கள் உயிருக்கே உலை வைக்கலாம். இதில் ஒரு நல்ல செய்தி என்னவென்றால் நீங்கள் ஊட்டச்சத்து மருத்துவத்தை நடைமுறையில் பயன்படுத்துவதற்கு ஒரு டாக்டராக இருக்க வேண்டியதில்லை. நோயாளியாகிய நீங்களே உங்கள் உடல்நலத்தைப் பேணுவதற்காக அதைத் துவங்கலாம்.

## ஒரு மாறிய டாக்டர்

நீங்கள் என்னைப் பற்றிக் கேள்விபட்டதில்லை என்று எனக்குத் தெரியும். அமெரிக்காவின் மத்திய மேற்குப் பகுதியில் பணியாற்றும், முன்பின் கேள்விப்பட்டிராத ஒரு டாக்டர் கூறுவதை நீங்கள் ஏன் கேட்க வேண்டும்? நல்ல கேள்வி! அதனால்தான் நான் உங்களை இப்புத்தகத்தின் ஒவ்வொரு பக்கத்தையும் படிக்க வேண்டும் என்று விரும்புகிறேன். என்னைப்போல் நீங்களும் ஒரு பயணத்தை மேற்கொள்ள வேண்டும். வைட்டமின்களை உணவுடன் சேர்த்து எடுத்துக் கொள்வதால் உடல்நலம் பாதுகாக்கப்படுவதோடு, முன்னேற்றமும் அடையும் என்று என்னை நம்ப வைத்த அதே மருத்துவச் சான்றுகளை நான் உங்களுக்குக் காண்பிக்க அனுமதியுங்கள்.

இப்புத்தகத்தை முதலில் இருந்து கடைசிவரை முழுவதையும் படியுங்கள் அல்லது மேலோட்டமாகவாவது பாருங்கள். உங்கள் உடல்நலப் பிரச்சனைகள் பற்றியக் குறிப்பிட்ட பாகத்தைப் படிக்க நீங்கள் ஆவலாய் இருப்பது எனக்குத் தெரிகின்றது. ஆனால் உங்கள் உடல் எவ்வாறு இயங்குகிறது, தன்னைப் பாதுகாத்துக் கொள்ள அதற்கு என்ன தேவை, மற்றும் உடல்நலத்துடன் இருக்க என்ன தேவை என்பது பற்றிய அடிப்படை விபரங்களை நீங்கள் தெரிந்து கொள்ள வேண்டும்.

கடைசியாக உங்களுக்கு ஒரு வேண்டுகோள். உங்களது உடல்நலமும் வாழ்க்கையும் பிரச்சனையில் இருப்பதால் நான் சொல்வதைக் கேளுங்கள், உங்கள் தீர்ப்பை நிறுத்தி வையுங்கள். நான் உங்களைக் கேட்பதெல்லாம் நீங்கள் திறந்த மனத்துடன் இருங்கள் என்றுதான். முதன்முதலாக இந்த அதிசயமான நோய்த்

தடுப்பு மருத்துவத்தைக் கண்டுபிடிப்பதற்கு முன்னர், நானும் இதைப்போல், தேடிக் கொண்டிருக்கும் ஒருவனாக இருந்தேன். நான் ஒரு நல்ல டாக்டராக இருந்தாலும், ஆரோக்கியம் பற்றி நான் கற்றுக் கொள்ள வேண்டியது நிறைய இருக்கிறது என்பதை உணர்ந்து கொண்டேன். நீங்களும் அதற்குத் தயாரா?

# பகுதி 1

## நுழையுமுன்

# 1

## என்னுள் நிகழ்ந்த மாற்றம்

எனது மனைவியின் உடல்நிலை நாளுக்கு நாள் மோசமாகிக் கொண்டு வந்ததால், என்னால் இன்னும் எவ்வளவு விரக்தியைத் தாங்கிக் கொள்ள முடியும் என்பதை அறியாத நிலையில் நான் இருந்தேன். மனைவியின் உடல்நிலை குறித்து கவலைப்படும் பிற கணவன்மார்களுக்கும் எனக்கும் ஒரு வித்தியாசம் இருந்தது. நான் ஒரு டாக்டர். முப்பது ஆண்டுகளாக மருத்துவராகப் பணியாற்றி வந்துள்ளவன். கொலராடோ பல்கலைக்கழக மருத்துவப் பள்ளியில் பட்டம் பெற்றப் பின்னர், பட்ட மேற்படிப்புப் பணியை சான்டியகோவிலுள்ள மெர்சி மருத்துவமனையில் முடித்து, தெற்கு டகோட்டா மாநிலத்தில் உள்ள ஒரு சிறிய நகரில் குடும்பநல டாக்டராக வெற்றிகரமாகச் செயல்படத் துவங்கினேன். நான் அப்போது லிஸ்ஸைச் சந்தித்துத் திருமணம் செய்து கொண்டேன். அவளுக்கு சில உடல்நல பிரச்சனைகள் இருந்தன. ஆனால் ஒரு டாக்டரைத் திருமணம் செய்து கொண்டால் அவள் உடல்நலம் முன்னேற்றமடையும் என்று லிஸ் நினைத்தாள்.

திரும்பிப் பார்ப்பதற்குள் எங்களுக்கு மூன்று குழந்தைகள் பிறந்தன. எப்போதும் சுறுசுறுப்பாக இருக்கும் லிஸ் மிகவும் அதிகமாகச் சோர்வடைந்தாள். சிறு குழந்தைகளை வளர்க்கும் தாய்மார்கள் சோர்வடைவது சகஜம்தான் என்றாலும் லிஸ் அசாதாரணமாக அலுப்படைந்தாள். அவளுக்கு முப்பது வயதுதான் ஆகியிருந்தாலும் அறுபது வயதுபோல் உணர்வதாக அவள் என்னிடம் கூறினாள்.

ஆண்டுகள் செல்லச் செல்ல அவள் அதிகமான நோய் அறிகுறிகளைத் தோற்றுவித்தாள். அதனால் அவளது உடல்நல பிரச்சனைகளுக்குப் பல டாக்டர்களின் ஆலோசனை

தேவைப்பட்டது. எங்களது பத்தாவது ஆண்டுத் திருமண விழாவின் போது லிஸ் மிகவும் சோர்வடைந்ததால் நடப்பதற்கே சிரமப்பட்டாள். அவளுக்குத் தொடர்ச்சியான உடல் நோவும் அலுப்பும் பயங்கர ஒவ்வாமையும் மீண்டும் மீண்டும் தோன்றின. சைனஸ் சளித் தொந்தரவு, நுரையீரலில் நோய்த் தொற்று ஆகியவை உண்டாயின. இறுதியாக, பல்வேறு சோதனைகளுக்குப் பின்னர் லிஸ்ஸின் டாக்டர்கள் அவளுக்குத் தசைக்கூட்டுவலி நோய் இருப்பதாகக் கண்டறிந்தனர். இந்த நோய்க்கு வரிசையான பல நோய் அறிகுறிகள் காணப்படும். அவற்றில் மிகவும் மோசமானது நாட்பட்ட வலியும், சோர்வுமாகும்.

முன்பு இப்படிப்பட்ட நோய் ஒன்று இருப்பதையே டாக்டர்கள் நம்பவில்லை. அது நோயாளி தன் மனத்தில் உருவாக்கிக் கொண்டுள்ள கற்பனை என்றே கருதினர். ஆனால் இது உண்மையிலேயே மிகவும் துயரமான ஒரு நோய் என்பதை இப்போது டாக்டர்கள் அறிந்துள்ளோம். எனது மனைவியின் உடல் அவஸ்தையிலிருந்து என்னால் இதைக் கூற முடியும்.

லிஸ் அனைத்து விதமான மருத்துவத்தையும் முயற்சி செய்து பார்க்க விரும்பினாள். ஏனென்றால், அவள் தனக்குப் பிடித்தமான குதிரைகளைப் பழக்கி, சவாரி செய்வதற்கு அவற்றைத் தயார் செய்யும் பணியைத் தொடர்ந்து செய்ய விரும்பினாள். ஆனால் உடல் நோவும், அலுப்பும் அவளுக்குப் பிடித்தமான விலங்குகளுடன் அவள் பணியாற்றுவதைத் தடை செய்தன. இரவு எட்டு மணிக்குப் பின்னர் பணியாற்ற முடியாதபடி அவள் மிகவும் சோர்வடைந்து காணப்பட்டாள். வீட்டு வேலைகளைச் செய்யக்கூட மிகவும் சிரமப்பட்டாள்.

தசைக்கூட்டுவலி நோய்க்குச் சிகிச்சை அளித்துக் குணப்படுத்துவது முடியாத ஒன்றாகும். எனவே லிஸ்ஸின் நோய் அறிகுறிகளைக் கட்டுப்படுத்த என்னால் செய்ய முடிந்தது, அவளுக்கு கொடுக்க வேண்டிய எல்லா மருந்துகளையும் கொடுப்பதுதான். அவள் இரவில் உறங்குவதற்காக, அவளுடைய வலியைக் குறைப்பதற்காக, அவளது ஆஸ்த்துமாவைக் கட்டுப்படுத்துவதற்காக, தூசியால் ஏற்படும் சளிக் காய்ச்சலுக்காக, ஒவ்வாமைக்காக என்று விதவிதமான மருந்துகளைக் கொடுத்து வந்தேன். இவ்வளவு மருந்துகள் கொடுத்தப் பின்னரும், ஆண்டுக்கு ஆண்டு அவளது உடல்நலம் படிப்படியாகக் குன்றியது.

1995ம் ஆண்டு ஜனவரி மாதம் நானும், லிஸ்ஸும் அதிகமான உடற்பயிற்சிதான் எங்கள் இருவருக்கும் நல்லது பயக்கும் என்ற முடிவுக்கு வந்தோம். எங்கள் உடல் எடை மிகவும் அதிகரித்திருந்தது. எனவே புத்தாண்டு சபதமாக உடல் எடையை குறைத்துப் பழைய நிலைக்குத் திரும்ப வேண்டும் என்ற முடிவுக்கு வந்தோம். லிஸ் மிகவும் சிரமப்பட்டாள். அவள் செய்த உடற்பயிற்சிகளைவிட அவள் தவறவிட்டப் பயிற்சிகள்தான் அதிகம். தொடர்ந்து வந்த தொற்று நோய்கள் அவளை மிகவும்

பாதித்தன. அவள் ஆன்ட்டிபயாட்டிக் மாத்திரைகளை அடிக்கடி உட்கொண்டாள்.

மார்ச் மாதம் அவளுக்குத் தீவிர மார்சளிக் காய்ச்சல் தோன்றியது. அவளது நுரையீரலின் ஒரு பகுதி, தொற்றுநோய்க் கிருமியால் நிறைக்கப்பட்டு மூடப்பட்டு விட்டதால், அவள் மூச்சு விடவே சிரமப்பட்டாள். அவளுக்குச் சிகிச்சை அளித்த டாக்டர்கள் அவள் நுரையீரலில் காணப்பட்ட நோயைக் குணப்படுத்துவதில் முனைப்புடன் செயலாற்றினர். குணம் ஏற்படாவிட்டால், அவர்கள் அறுவைச் சிகிச்சை செய்து நுரையீரலில் நோயுண்ட பகுதியை வெட்டி நீக்க வேண்டியிருக்கலாம் எனக் கூறினார். நாங்கள் தொற்றுநோய்க்குச் சிகிச்சை அளிக்கும் ஒரு சிறப்பு மருத்துவரைக் கண்டு ஆலோசித்தோம். அவர் லிஸ்ஸுக்குச் சிரைகள் வழியாக ஆன்ட்டிபயாட்டிக் மருந்துகளையும், ஊக்க மருந்துகளையும் செலுத்தினார். மூச்சுத் திணறலுக்கும் பிரத்யேகமான சிகிச்சை அளிக்கப்பட்டது. அதிர்ஷ்டவசமாக இரண்டு வாரங்களுக்குள் மார்சளிக் காய்ச்சல் குணமானது. ஆனால் அவளது இருமல் தொடர்ந்து இருந்ததால், அவள் சக்தி வாய்ந்த மருந்துகளை மாதக்கணக்காக உட்கொள்ள வேண்டியிருந்தது.

அவளது உடல் அலுப்புதான் மிகவும் கவலை அளிப்பதாக இருந்தது. அது இப்போது முன்பைவிட மோசமாகி இருந்தது. லிஸ் ஒரு நாளைக்கு இரண்டு மணிநேரத்திற்கு மட்டுமே படுக்கையை விட்டு எழுந்து வந்தாள். ஆஸ்துமாவும், ஒவ்வாமையும் அவளை அதிகமாகத் துன்புறுத்தின. அவளால் எப்போதாவதுதான் வெளியே சென்று தனது குதிரைகளைப் பார்க்க முடிந்தது. லிஸ் மிகவும் நோயுற்றிருந்ததால், குழந்தைகள் பள்ளிக்குச் செல்லாமல் முறை வைத்து அவளைக் கவனித்துக் கொண்டனர். எப்போதும் படுக்கையிலேயே இருந்ததால், பத்திரிகை படிக்கவோ அல்லது டி.வி பார்ப்பதற்கோகூடத் தெம்பில்லாதவளாக அவள் இருந்தாள். இது தொடர்ந்து பல மாதங்களாக நடந்தது. அதிகமாக வெளியே காட்டிக் கொள்ளாவிட்டாலும் உள்ளுக்குள் நான் நம்பிக்கையற்றவனாக மாறிக் கொண்டிருந்தேன்.

நுரையீரல் சிறப்பு மருத்துவரை நான் பலமுறை சென்று பார்த்தேன். தொற்றுநோய்க்கான சிறப்பு மருத்துவரையும் பார்த்தேன். லிஸ்ஸின் நோய் சரியாகக் கண்டறியப்பட்டு விட்டதால் தங்களால் எவ்வளவு முடியுமோ அவ்வளவு சிரமப்பட்டுச் சிகிச்சை அளிப்பதாக அவர்கள் கூறினர். என் மனைவி நோயிலிருந்து குணமாக எவ்வளவு நாட்களாகும் என நான் அவர்களிடம் கேட்டதற்கு, ஒன்பது மாதங்கள்வரை ஆகலாம் அல்லது எப்போதுமே குணமாகாமலும் போகலாம் என்று அவர்கள் கூறினர்.

இந்த நேரத்தில் எங்கள் குடும்ப நண்பர் ஒருவர், தனது கணவருக்கும் மார்ச்சளிக் காய்ச்சல் இருந்ததாகவும், அவர்

உடல்நலம் தேறி வந்து கொண்டிருந்தபோது குறிப்பிடத்தக்க அளவு அலுப்பும் இருந்ததாகவும் லிஸ்ஸிடம் கூறினார். அவர் உணவுடன் ஊட்டச்சத்து மாத்திரைகள் சிலவற்றை எடுத்துக் கொண்டதாகவும், அவை அவரது இழந்த பலத்தை மீண்டும் பெற உதவியதாகவும் கூறினார். வைட்டமின்களை எடுத்துக் கொள்வது பற்றிய எனது எதிர்ப்பை லிஸ்ஸும் அவளது தோழியும் அறிந்திருந்ததால், வைட்டமின்களை மருந்துடன் சேர்த்து உட்கொள்ள எனது சம்மதத்தை லிஸ் வேண்டினாள். அவளுக்கு நான் அளித்த பதில் என்னையே வியப்பில் ஆழ்த்தியது: "நீ எந்த மருந்தை வேண்டுமானாலும் முயன்று பார்க்கலாம். டாக்டர்களாகிய நாங்கள் உனக்கு நல்லது எதுவும் செய்யவில்லை."

## ஊறிப்போயிருந்த நம்பிக்கைகளுக்கு ஏற்பட்ட மாபெரும் சோதனை

உண்மையாகக் கூறப் போனால் எனக்கு ஊட்டச்சத்து பற்றியோ அல்லது ஊட்டச்சத்து மாத்திரைகள் பற்றியோ எதுவும் தெரியாது. மருத்துவப் பள்ளியில் இது பற்றியக் குறிப்பிடத்தக்கப் பாடத் திட்டம் எதுவும் சொல்லித் தரபடவில்லை. நான் மட்டும் இதில் தனியாள் இல்லை. அமெரிக்க ஐக்கிய நாடுகளில் பட்டம் பெறும் டாக்டர்களில் சுமார் 6 விழுக்காட்டினரே ஊட்டச்சத்து பற்றியப் பயிற்சியைப் பெறுகின்றனர். மருத்துவ மாணவர்கள் சிறப்புப் பாடமாக இதைப் பற்றிக் கற்கலாம். ஆனால் ஒரு சிலரே கற்கின்றனர். அறிமுகப் பகுதியில் நான் கூறியதுபோல் டாக்டர்களின் கற்பிக்கும் முறை, வியாதிகளை முன்னிறுத்தியும், மருந்துகளுக்கு மிகுந்த முக்கியத்துவம் கொடுத்தும் கற்பிக்கப்படுகிறது. நாங்கள் மருந்துகளைப் பற்றியும், அவற்றை எதற்காக எப்போது பயன்படுத்த வேண்டும் என்பதைப் பற்றியுமே கற்கிறோம்.

டாக்டர்களை மக்கள் மிகவும் மதிப்பதால், ஊட்டச்சத்து, வைட்டமின்கள் உட்பட, உடல்நலம் தொடர்பான அனைத்து விஷயங்களிலும் நாங்கள் அனுபவசாலிகள் என அவர்கள் நினைக்கின்றனர். ஊட்டச்சத்து மருத்துவம் தொடர்பான மாற்றத்தை நான் பெறுவதற்கு முன்னர், வைட்டமின்கள் உட்கொள்வதால் உடல்நலத்திற்கு நன்மைகள் விளையுமா என எனது நோயாளிகள் என்னைக் கேட்பார்கள். ஊட்டச்சத்து மருந்து பாட்டில்களை அவர்கள் என்னிடம் கொண்டு வந்து காட்டுவர். நான் என் புருவங்களை நெறித்துக் கொண்டு எனது அறிவுக்கூர்மையுடைய, பணி தொடர்பான வெளிப்பாட்டுடன், அந்த பாட்டில்களில் உள்ள பெயர்களைக் கவனத்துடன் ஆராய்வேன். அந்த பாட்டில்களை அவர்களிடம் திரும்பக் கொடுத்தப் பின்னர், இதனால் எவ்விதப் பயனும் இல்லை எனக் கூறுவேன்.

எனது நோக்கம் நல்லதாகவே இருந்தது. மக்கள் தங்கள் பணத்தை வீணாக்குவதை நான் விரும்பவில்லை. நோயாளிகளுக்கு ஊட்டச்சத்துத் தேவையில்லை என்றும், அவர்கள் நல்ல சத்துள்ள உணவிலிருந்து தேவையானவற்றைப் பெற்றுக் கொள்ளலாம் என்றும் நான் உண்மையிலேயே நம்பினேன். நான் மருத்துவப் பள்ளியில் இதைத்தான் கற்றுக் கொண்டேன். சில ஊட்டச்சத்து மருந்துகளின் ஆபத்து விளைவிக்கும் தன்மை பற்றிய சில ஆய்வுக் குறிப்புக்களைக்கூட என்னால் கூற முடியும். ஊட்டச் சேர்க்கையால் உடல்நலத்திற்கு விளையும் நன்மைகள் பற்றி அறிவியற்பூர்வமாக ஆய்வு செய்யப்பட்டு நிரூபிக்கப்பட்டவற்றை மதிப்பீடு செய்வதில் நான் ஒரு நிமிடம்கூடச் செலவிடவில்லை என்பதை எனது நோயாளிகளுடன் நான் பகிர்ந்து கொள்ளவில்லை.

ஆனால் நோயாளியான எனது மனைவி குறித்து நான் என்ன செய்வது? என் மருத்துவமனையில் தொழில்ரீதியான பல அதிசயங்களை நான் நிகழ்த்திக் கொண்டிருந்தாலும், வீட்டில் எனது மனைவி உதவி ஏதுமின்றிச் சிரமப்படுவதைப் பார்த்துக் கொண்டிருக்கும் ஒரு சாதாரணமான கணவனாகத்தான் நான் இருந்தேன். எனக்கு வேறு எந்த வழியும் தெரியவில்லை. எனவே நான் லிஸ்ஸிடம், “நீ வைட்டமின்களை பயன்படுத்தத் துவங்கலாம். அதனால் நீ எதையும் இழக்கப் போவதில்லை,” எனக் கூறினேன்.

அடுத்த நாள் அவளது தோழி பல ஊட்டச்சத்து மாத்திரைகளை எங்கள் வீட்டிற்குக் கொண்டு வந்தாள். அதில் ஆக்சிஜனேற்றத் தடுப்பு மருந்துகள் அதிக அளவில் இருந்தன. கூடவே வைட்டமின் ‘இ,’ வைட்டமின் ‘சி’ மாத்திரைகளும் பீட்டா கரோட்டீன் மாத்திரைகளும் இருந்தன. லிஸ் அவற்றை ஆவலுடன் விழுங்கி உடல்நலமளிக்கும் இரண்டு பானங்களையும் பருகினாள். நான் ஆச்சரியப்படும் விதமாக மூன்று நாட்களுக்குள் அவள் உடல்நலம் முன்னேற்றமடைந்தது. அவளது உடல்நலம் குறித்து நான் மகிழ்ச்சியடைந்தேன். ஆனால் சிறிது குழப்பமடைந்தேன். நாட்கள் செல்லச் செல்ல லிஸ் அதிக சக்தியும், பலமும் பெற்றாள். மாலை வேளைகளில் அதிக நேரம் வீட்டுப் பணியிலும் ஈடுபட்டாள். மூன்று வாரங்களாகப் பல மாத்திரைகளை விழுங்கி, புதுமையாகத் தோன்றிய பானங்களைக் குடித்தப் பின்னர் லிஸ்ஸின் உடல்நிலை மிகவும் முன்னேறியதால் அவள் ஸ்டீராய்டுகளையும் மற்றும் சில சிகிச்சைகளையும் நிறுத்திவிட்டாள்.

மூன்று மாதங்கள் கழிந்தன. இந்தக் காலகட்டத்தில் லிஸ்ஸின் உடல்நலத்தில் படிப்படியான முன்னேற்றம் காணப்பட்டது. அதன் பின்னர் அவள் நோய்வாய்ப்படவில்லை. பல ஆண்டுகளாக இருந்ததைவிட அவள் இப்போது மிகவும் நல்ல உடல்நலத்துடன் காணப்பட்டாள். அவளுக்கு வாழ்வின்

அர்த்தமே மாறிவிட்டது. அவள் தனது குதிரைகளுக்குப் பயிற்சி அளித்து அவற்றிற்குத் தேவையானவற்றைச் செய்துவிட்டு வந்தபோது அவளது கண்கள் மின்னின. அவள் குதிரைகளின் கொட்டடியில் பணி செய்ததோடு மட்டுமல்லாமல், அங்கு காணப்படும் வைக்கோல், பாசி, தூசி ஆகியவற்றுக்கான ஒவ்வாமையும் அவளைப் பாதிக்கவில்லை. இரவு உணவு முடிந்த உடனேயே படுக்கைக்குச் செல்லாமல் பதினொன்று அல்லது பன்னிரண்டு மணிவரை அவள் விழித்திருந்தாள். இப்போது நான்தான் எனது வாழ்க்கைத் துணையைவிட முன்னதாகவே படுக்கைக்குச் செல்கிறேன்.

என்ன நடந்தது? நான் அதிர்ச்சியில் ஊமையானேன். இந்த மாற்றத்திற்கு நானே கண்ணால் கண்ட சாட்சியாக இல்லாமலிருந்தால், நான் இதனை நம்பியிருக்க மாட்டேன். அனைத்து விதமான மருந்துகளும், டாக்டர்களின் தனிக் கவனமும் குணப்படுத்த முடியாத எனது மனைவியின் உடல்நலத்தை பழைய நல்ல நிலைக்கு கொண்டு வருவது சில வைட்டமின்களால் செய்யப்படக்கூடிய சாத்தியமான ஒன்றா? லிஸ்ஸின் நுரையீரல்கள் மார்ச்சளிக் காய்ச்சலின் தாக்குதலில் இருந்து மீண்டு பழைய நிலைக்கு வந்ததோடல்லாமல், தசைக்கூட்டுவலி நோயின் அறிகுறிகளும் குறைந்து வியக்கத்தக்க முன்னேற்றம் ஏற்பட்டது. இவ்வியாதிக்கு மருத்துவச் சிகிச்சை ஏதும் இல்லாததால், என்ன நிகழ்கிறது என்பதே எனக்குத் தெரியவில்லை. இது கடவுளின் புரிந்து கொள்ள முடியாத அதிசயங்களில் ஒன்றா அல்லது லிஸ்ஸின் மீண்டும் பெறப்பட்ட உடல்நலம் அந்த “பயங்கர” ஊட்டச்சத்து மாத்திரைகளால் நடந்ததா?

மருத்துவ அறிவியலில் பயிற்சி பெற்ற ஒருவர் இயற்கையாக என்ன செய்வாரோ அதையே நானும் செய்தேன். நானே மருத்துவப் பரிசோதனைகள் செய்து பார்க்கத் தீர்மானித்தேன். நான் எனது மருத்துவப் பதிவேடுகளிலிருந்து தசைகக்கூட்டுவலி நோயால் அதிகமாகப் பாதிக்கப்பட்டிருந்த ஐந்து நோயாளிகளைத் தேர்ந்தெடுத்து அவர்களை எனது அலுவலகத்திற்கு வருமாறு அழைத்தேன். (ஒரு மாறுதலுக்கு, ஒரு டாக்டர் நோயாளிகளிடம் சென்றது எவ்வாறு உள்ளது?). நான் அவர்களிடம் லிஸ்ஸின் கதையைக் கூறி அவர்கள் அனைவரும் ஊட்டச்சத்து மாத்திரைகளை எடுத்துக் கொள்ளும்படிக் கேட்டுக் கொண்டேன். இது இந்நோயைக் குணமாக்குமா என்பது எனக்குச் சரியாகத் தெரியாது என்றும், ஆனால் அதை முயன்று பார்த்தால் அது நமக்கு ஒரு “மாற்றுச் சிகிச்சையாக” உதவலாம் என்றும் கூறினேன்.

தசைகக்கூட்டுவலி நோயால் பாதிக்கப்பட்டவர்கள் தைரியமிழந்த நிலையில் இருந்ததால், எனது நோயாளிகள் ஐந்து பேரும் ஊட்டச்சத்து மருந்துகளை எடுத்துக் கொள்ள ஆவலாக இருந்தனர். மூன்றிலிருந்து ஆறுமாத இடைவெளிக்குப் பின்னர்,

வைட்டமின்கள் எடுத்துக் கொண்டதால் முன்னேற்றம் ஏற்பட்டதாக ஒவ்வொரு நோயாளியும் என்னிடம் கூறினர். எனது மனைவிக்கு ஏற்பட்டதுபோல் ஒவ்வொரு நோயாளிக்கும் அதிசயிக்கத்தக்க விதத்தில் உடல்நல முன்னேற்றம் ஏற்படவில்லை. ஆனால் நோயாளிகள் அனைவரும் மிகவும் ஊக்கத்துடனும், புதிய நம்பிக்கையுடனும் காணப்பட்டனர்.

இவர்களில் ஒரு பெண்ணின் நோய் மிகவும் தீவிரமாக இருந்தது. அவள் மேயோ மருத்துவமனை மற்றும் இரண்டு நோவு தீர்க்கும் மருத்துவமனைகளை அணுகினாள். ஆனால் தசைக்கூட்டுவலி நோய்க்கு நல்ல மருத்துவச் சிகிச்சை இல்லாததால் அவளது நோய் குறையவில்லை. ஓர் ஆண்டிற்கு முன்னர் அவளுக்கு அதிகமான, தாங்க இயலாத நோவு இருந்ததால் அவள் தற்கொலைக்கு முயன்றிருக்கிறாள். இப்போது வைட்டமின்களை உட்கொண்ட பின்னர், அவள் எனது வீட்டு பதில் கூறும் கருவியில் ஒரு செய்தியை அனுப்பியிருந்தாள். கண்ணீருடன், பேசுவதற்கு மிகவும் சிரமப்பட்டு அவள் இவ்வாறு கூறியிருந்தாள்: “எனது வாழ்வை எனக்கு மீட்டுக் கொடுத்ததற்கு உங்களுக்கு மிக்க நன்றி.”

ஒவ்வொரு டாக்டரும் இதுபோன்ற வார்த்தைகளைக் கேட்க விரும்புவர். ஆனால் இந்த நோயாளிகளுக்கு என்னவாயிற்று? எனது முதல்நிலை ஆய்வு ஐந்து நோயாளிகளிடம் மட்டுமே செய்யப்பட்டதால், அது ஊட்டச்சத்து பற்றிய அறிவியல் ஏடுகளில் வெளியிடப் போதுமானதாக இல்லை. நான் இன்னும் ஆழமாக ஆய்வு மேற்கொள்ள வேண்டும்.

## ஊட்டச்சத்து மருத்துவம் குறித்த எனது ஆய்வுகள்

ஒரு வாரத்திற்குப் பின்னர் நான் ஒரு புத்தகக் கடையில் புத்தகங்களைப் பார்த்துக் கொண்டிருந்தபோது, டாக்டர் கென்னத் கூப்பர் எழுதிய ஆன்ட்டிஆக்சிடென்ட் புரட்சி என்ற புத்தகத்தைப் பார்த்தேன். நான் எப்போதும் டாக்டர் கூப்பரை அவரது ஏரோபிக் உடற்பயிற்சி மற்றும் தடுப்பு மருத்துவம் ஆகியவற்றில் அவருக்கிருந்த அனுபவம் தொடர்பாக வியப்புடன் நோக்கியதுண்டு. ஆன்ட்டிஆக்சிடென்ட் பற்றிய அவரது கருத்துக்களை அறிய நான் ஆவலாய் இருந்தேன். டாக்டர் கூப்பர் ஆக்சிஜனேற்ற அழுத்தம் என்ற ஒரு செயலை விளக்கியிருந்தார். இது சீர்கேடு விளைவிக்கும் நோய்களுக்கு மூலகாரணமான ஒன்றாகும் என அவர் குறிப்பிட்டிருந்தார். இது தற்போது மனித இனத்தை தாக்கும் உடல்நலப் பிரச்சனைகளின் விபரங்களைக் கொண்டதாகும். நான் மிகுந்த ஆவலுடன் அப்புத்தகத்தைப் படித்தேன்.

ஆக்சிஜன் நாம் உயிர் வாழ முக்கியத் தேவையான ஒன்று என்பதை நாம் அனைவரும் அறிவோம். அதே சமயம் ஆக்சிஜன் ஆபத்தான ஒன்றாகவும் உள்ளது. இதற்கு 'ஆக்சிஜன் முரண்பாடு' என்று பெயர். ஆக்சிஜனேற்ற அழுத்தம் என்றழைக்கப்படும் எதிர்வினையாற்றும் மூலக்கூறுகளால் உயிரணுக்களில் ஏற்படும் சிதைவு, எழுபதுக்கும் மேற்பட்ட நாட்பட்ட சீர்கேடு விளைவிக்கும் நோய்களுக்கு மூல காரணமாக விளங்குகிறது என்பதை அறிவியல்ரீதியான ஆய்வுகள் நிரூபிக்கின்றன. இரும்பு துருப்பிடிப்பதற்கும், வெட்டப்பட்ட ஆப்பிள் பழுப்பு நிறமாக மாறுவதற்கும் எது காரணமாக விளங்குகிறதோ, அந்தப் பொருள்தான் இதயத்தமனி நோய், புற்றுநோய், பக்கவாதம், கீல்வாதம், தண்டுவடம் மற்றும் மூளை மரப்பு, அல்சீமர் நோய் மற்றும் மாக்குலார் டிஜெனரேஷன் போன்ற நோய்களைத் தூண்டும் மூலகாரணியாகயும் விளங்குகிறது.

துருப்பிடித்தல். ஆம் அது உண்மைதான். நாம் உண்மையாகவே உள்ளுக்குள்ளாகத் துருப்பிடித்துக் கொண்டிருக்கிறோம். நான் முன்னர் கூறிய நாட்பட்ட சீர்கேடு விளைவிக்கும் நோய்கள் ஆக்சிஜனின் நச்சுத்தன்மை கொண்ட விளைவுகளின் நேரடி முடிவுகளாகும். ஆக்சிஜனேற்ற அழுத்தம், வயதாகும் செயல்முறைக்குக் காரணமான ஒன்றாகும். இது மட்டுமல்லாமல், காற்று, உணவு மற்றம் நீரில் காணப்படும் மாசுக்களால் நமது உடல் தொடர்ந்து தாக்கப்படுகின்றது. பரபரப்பான நமது வாழ்க்கை முறையும் அதன் தாக்கத்தைத் தோற்றுவிக்கின்றது. நாம் இந்தச் செயல்முறைகளை எதிர்த்துச் செயல்படாவிட்டால், இறுதியாக, உயிரணுச் சேதம் ஏற்பட்டு நோய் உண்டாகின்றது. அதனால், இப்புத்தகத்தில் வெளியிடப்பட்டுள்ள உண்மைகள் நமது உடல்நலத்திற்கு இன்றியமையாதவை ஆகும்.

தடை செய்யப்படாத ஆக்சிஜனேற்றத்தால் தோன்றும் அழுத்தம் எவ்வாறு மிக மோசமாக உடலைப் பாதிக்கின்றது என்பதை அறிந்ததும், நாட்பட்ட சீர்கேடு விளைவிக்கும் நோய்கள் பற்றிய எனது கருத்து முற்றிலும் மாறிவிட்டது. எடுத்துக்காட்டாக, ஆக்சிஜனேற்ற அழுத்தம் உயிரணுவின் உட்கருவின் டிஎன்ஏவைப் பாதிப்பதற்கான காரணமாக இருப்பதால், புற்றுநோயைத் தோற்றுவிப்பதில் அது முக்கிய காரணமாக இருக்கலாம். எனவே புற்றுநோயைத் தடுப்பதில் ஆன்ட்டிஆக்ஸிடென்ட்களைப் பயன்படுத்துவதற்கான வாய்ப்பு உள்ளது. ஆக்சிஜனேற்ற அழுத்தம், வாதம், மல்டிப்பிள் ஸ்கிளீரோசிஸ், லூப்பஸ், மாக்குலார் டிஜெனரேஷன், நீரிழிவு, மற்றும் பார்க்கின்சன் நோய் போன்ற நோய்களைத் தோற்றுவிப்பதால், ஊட்டச்சத்துக்கள் இந்த நோய்களுடன் போராடி அவற்றைக் கட்டுப்படுத்தலாம்.

டல்லாஸில் உள்ள தனது ஏரோபிக்ஸ் மையத்தில் சில நோயாளிகளிடம் 'அதிகப் பயிற்சி அறிகுறி'க்கான காரணம் பற்றித் தான் மேற்கொண்ட ஆய்வு குறித்து டாக்டர் கூப்பர் தனது

புத்தகத்தில் வெளியிட்டுள்ளார். மிக தீவிரப் பயிற்சி மேற்கொண்ட சில விளையாட்டு வீரர்கள், பின்னர் நாட்பட்டத் தீவிர நோய்களால் பாதிக்கப்பட்டதை டாக்டர் கூப்பர் கண்டறிந்தார். அவர்கள் அனைவரிடமும் ஆக்சிஜனேற்ற அழுத்தம் இருந்ததற்கான அறிகுறிகள் காணப்பட்டன. இந்த அறிகுறியுடன் தொடர்புடைய அறிகுறிகள் அனைத்தும் தசைக்கூட்டுவலியால் அவதிப்பட்ட நோயாளிகளில் காணப்பட்டதுபோலவே இருந்தன.

நான் மிகுந்த ஆச்சரியமடைந்தேன். ஆக்சிஜனேற்ற அழுத்தம் தசைக்கூட்டுவலி நோயைத் தோற்றுவிக்க முடியுமா? இதனால்தான் எனது மனைவியும், என்னுடைய நோயாளிகள் பலரும் உயர்தன்மையுடைய ஆன்ட்டிஆக்சிடென்டுகளை உட்கொண்ட பின்னர் உடல் நலம் பெற்றார்களா?

இந்த நிகழ்வு, ஆக்சிஜனின் இருண்ட பக்கம் பற்றிய எனது ஆய்வுகளுக்கு ஓர் ஆரம்பத்தை ஏற்படுத்தியது. நான் டாக்டர் கூப்பரின் விவாதங்களால் ஈர்க்கப்பட்டதால், அவர் கூறிய ஆய்வுகளைச் சரிபார்க்கத் தீர்மானித்தேன். ஆக்சிஜனேற்ற அழுத்தம் பற்றி முக்கியமான மருத்துவ இலக்கிய இதழ்கள் அனைத்திலும் விபரங்களை தேடிப் பார்த்தேன்.

சென்ற ஒரு வருடத்தில் மட்டும், ஊட்டச்சத்துக்கள் பற்றிய ஆயிரத்து முந்நூறு முக்கிய ஆய்வுக் கட்டுரைகளை ஆய்வு செய்து, அவை எவ்வாறு நாட்பட்ட சீர்கேடு விளைவிக்கும் நோய்களைப் பாதிக்கின்றன என்பதையும் அறிந்தேன். இது டாக்டர்கள் விரும்பும் ஓர் அரிய வகை ஆய்வாகும். இந்த ஆய்வுகளில் பெரும்பாலானவை, ஒரு நாளைக்குப் பரிந்துரைக்கப்பட்ட அளவைவிடக் கூடுதலாக ஊட்டச்சத்துள்ள பொருட்களைக் குறிப்பிட்ட அளவு உட்கொண்டது நோயாளிகளுக்கு உடல்நலத்தை உண்டாக்கியதாகக் காட்டுகின்றன.

## வைட்டமின்களின் முக்கியத்துவம்

தினசரி வாழ்வில் ஆக்சிஜனேற்ற அழுத்தம் மனித உடலில் எவ்வளவு பெரிய சேதத்தை ஏற்படுத்துகின்றது என்பதை அறியும்போது, நமது உடலின் பாதுகாப்பு அமைப்புக்களைத் தேவையான அளவு தூக்கி நிறுத்தி வைத்திருப்பது எவ்வளவு முக்கியமானது என்பதை நீங்கள் உணர்வீர்கள். உங்களது உடல்நலமும், உங்கள் வாழ்வும் அதைச் சார்ந்தே உள்ளது. என் ஆய்வுகள் மூலம் இந்த நோய்களுக்கு எதிரான பலம் வாய்ந்த பாதுகாப்பு அமைப்பு நமது உடலில் காணப்படும் ஆன்ட்டிஆக்சிடென்ட்களும் நோய் எதிர்ப்பு அமைப்புகளுமே என்பதை நான் தெரிந்து கொண்டேன். அவை நான் கொடுக்கும் மருந்துகளைவிடப் பல மடங்குகள் மேலானவையாகும்.

நான் நீண்ட ஆய்வுக்குப் பின்னர், நோயாளிகளுக்குக் கொடுக்கப்படும் ஊட்டச்சத்து மருந்துகள், மாற்று மருந்துகள்

அல்ல, துணை மருந்துகள்தான் என்ற முடிவிற்கு வந்தேன். ஏனென்றால் அது ஒரு நோய்த்தடை மருந்தாகும். ஊட்டச்சத்துப் பொருட்களை உட்கொள்ளுதல் நோயை நீக்குவதற்கு மட்டும் அல்ல, நல்ல உடல்நலத்தைத் தோற்றுவிப்பதற்கே ஆகும்.

மருத்துவ ஆய்வு முடிவுகளைப் படித்துப் பார்த்த பின்னர், நல்ல உயர்தன்மையுடைய ஊட்டச்சத்துப் பொருட்களை உட்கொண்ட எனது நோயாளிகள் அவற்றை உட்கொள்ளாதவர்களைவிட நல்ல உடல்நலமுடையவர்களாகக் காணப்பட்டனர். ஒரு நோயாளிக்கு ஒரு குறிப்பிட்ட உடல்நலக் குறைவு இருந்தாலும், ஊட்டச்சத்துக்களை அவர்களுக்குக் கொடுக்கச் சொல்வதில் நான் அந்தக் குறிப்பிட்ட நோய்க்கு மட்டும் சிகிச்சை அளிப்பதாக நினைப்பதில்லை. எனது நோயாளிகள் அவர்களது தேவைக்கு ஏற்ற அளவு ஊட்டச்சத்துக்களை உட்கொண்டதால் ஆய்வுகளில் கூறியுள்ளபடி அவர்களுக்கு உடல்நலம் கிடைத்தது. உடல் நலத்திற்கான இந்த அணுகுமுறைக்கு நான் உயிரணு ஊட்டம் எனப் பெயரிட்டேன்.

இப்புத்தகத்தில் நான் கொடுத்துள்ள நோயாளிகளின் தனிப்பட்ட விபரங்கள் நான் எனது அலுவலகத்தில் பதிவு செய்து வைத்தவையாகும். தனிப்பட்டத் தகவல் பாதுகாப்புக் கருதி நான் சில பெயர்களை மாற்றியுள்ளேன். ஆனால் பல நோயாளிகளும் அவர்களது நண்பர்களும் தங்களது உண்மையான விபரங்களை உங்களுடன் பகிர்ந்து கொள்ள விரும்புகின்றனர். இந்த விபரங்கள் மூலமாக நான் கூறுகின்ற முக்கியமான கருத்துக்கள் எவ்வாறு நிஜ வாழ்க்கையில் செயல்படுத்தப்படுகின்றன என்பதற்கான உண்மையான எடுத்துக்காட்டுகளை நீங்கள் காண்பீர்கள்.

நீங்கள் முன்னமேயே நோயுற்றிருந்தால் தைரியமாக இருங்கள். இந்த உண்மையான கதைகளில் இடம்பெற்றிருந்தவர்கள் அதிகமான மனதிடத்துடனும், தீர்மானத்துடனும் தங்களது நோய்க்கான விடைகளைத் தேடினர். இங்கு கூறப்பட்டுள்ள கருத்துக்களைப் பரிசோதித்துப் பார்த்த பின்னர், அவர்கள் தங்களது உடல்நலத்தை திரும்பப் பெற்றனர்.

லிஸ்தான் எனது மிக முக்கியமான நோயாளி. இப்போது அவள் நல்ல உடல்நலத்துடன் இருக்கிறாள். ஒவ்வொரு நாளும் பல மணி நேரங்களைப் படுக்கையில் வலியுடனும் சோர்வுடனும் கழிப்பதைவிட்டு, இப்போது அவள் கனவு கண்டபடி ஒரு முழுமையான புதிய வாழ்வை வாழ்கின்றாள். அவள் ஒரு மனைவியாகவும், ஒரு தாயாகவும் தன் கடமைகளை ஆற்றுவதை மிகவும் அனுபவிக்கின்றாள். குதிரைகளைப் பயிற்றுவிப்பதும் அவற்றைப் பிறருக்குக் காண்பிப்பதும் அவளது தினசரிப் பணியாகிப் போனது. நோய்த் தடுப்பு மருத்துவம் பற்றி ஆச்சரியமளிக்கும் உண்மைகளை அறிந்து கொள்ள மேற்கொண்டு படியுங்கள்.

# 2

# குறைந்த காலம் ஆரோக்கியமாகவும், நெடுங்காலம் ஆரோக்கியம் இன்றியும் வாழ்தல்

நாம் இருபத்து ஒன்றாம் நூற்றாண்டிற்குள் நுழைந்ததும், டாக்டர்களும், மருத்துவ ஆராய்ச்சியாளர்களும், அமெரிக்காவிலும் தொழில் மயமாக்கப்பட்ட உலகிலும், உடல்நலத்தின் நிலை மற்றும் மருத்துவக் கவனிப்பு பற்றித் தனிக் கவனம் செலுத்தினர். கடந்த நூற்றாண்டைத் திரும்பிப் பார்க்கும்போது, நோய்களை ஒப்பு நோக்குதல் குறிப்பிடத்தக்கது. 1900களின் ஆரம்பக் காலத்தில், மக்கள் முக்கியமாகத் தொற்று நோய்களால் மடிந்தனர். அமெரிக்காவில் அந்தக் காலகட்டத்தில் இறப்பைத் தோற்றுவித்த நான்கு முக்கியக் காரணிகள் நிமோனியா, காச நோய், டிப்தீரியா மற்றும் இன்ஃப்ளூவென்சா ஆகியவையாகும். அப்போது மக்களின் சராசரி வாழ்நாள் நாற்பத்து மூன்று ஆண்டுகளுக்கும் சற்றுக் கூடுதலாக இருந்தது. ஆனால் சென்ற நூற்றாண்டின் இரண்டாவது பாதியின்போது ஆன்ட்டிபயாட்டிக் கண்டுபிடிக்கப்பட்டு வளர்ச்சியடைந்ததால், தொற்று நோய்கள் வியக்கத்தக் விதமாகக் குறைந்து, அதனால் ஏற்பட்ட மரணங்கள், 1980ம் ஆண்டு எய்ட்ஸ் நோய் பரவலாகத் தோன்றிய பின்னரும் குறையத் தொடங்கின.

நாம் இருபத்தொன்றாம் நூற்றாண்டிற்கு வந்த பின்னரும் மக்கள் நாட்பட்ட சீர்கேடு நோய்களால் பாதிக்கப்பட்டு இறப்பதைக் காண்கின்றோம். இதய நோய், புற்றுநோய், பக்கவாதம், நீரிழிவு நோய், வாதம், மாக்குலார் டிஜெனரேஷன், கண்புரை

நோய், அல்சீமர், பார்கின்சன் நோய், மல்டிப்பிள் ஸ்கிளீரோசிஸ், முடக்குவாத நோய் ஆகியவை இதில் அடங்கும். இந்தப் பட்டியல் மேலும் நீண்டு கொண்டே செல்கின்றது.

அமெரிக்காவில் சராசரி ஆயுட்காலம் கடந்த நூற்றாண்டில் ஆச்சரியப்படத்தக்க விதமாக அதிகரித்திருந்தாலும், இந்த நாட்பட்ட சீர்கேடு விளைவிக்கும் நோய்களால் நமது வாழ்க்கைத் தரம் மிகவும் பாதிக்கப்பட்டிருக்கின்றது. அடிப்படையிலேயே நாம் குறைந்த காலம் ஆரோக்கியமாகவும், நெடுங்காலம் ஆரோக்கியம் இன்றியும் வாழ்ந்து வருகிறோம். இந்தச் சொற்றொடர், நோய்த்தடுப்பாற்றல் டாக்டரும் நுண்ணுயிரியல் வல்லுனருமான டாக்டர் மைரான் வென்ட்ஸ் என்பவரின் சொற்பொழிவிலிருந்து எடுக்கப்பட்டதாகும். ஆக்சிஜனேற்ற அழுத்தம் நமது உடல்நலத்திற்கும் உயிரணு ஊட்டத்தின் முக்கியத்துவத்திற்கும் ஏற்படுத்தும் ஆபத்தைப் பற்றி எனக்குப் புரிதலை ஏற்படுத்தியவர் டாக்டர் வென்ட்ஸ்.

## எச்சரிக்கை மணி

### ஆயுட்கால எதிர்பார்ப்பு

நீங்கள் எவ்வளவு காலம் வாழலாம் என எதிர்பார்க்கின்றீர்கள்? வாழ்க்கைத் தரத்தைச் சிறிது நேரம் நாம் தள்ளி வைக்கலாம். உடல்நலம் பேணுதலிலும், அதிக ஆயுட்காலம் பெறுவதிலும் தொழிற்துறையில் முன்னேற்றமடைந்துள்ள மற்ற நாடுகளுடன் அமெரிக்கா எவ்வாறு ஒப்பு நோக்கப்படுகின்றது என்பது பற்றி நாம் எண்ணிப் பார்க்கலாம். ஒரு நாட்டின் உடல்நலம் பேணும் அமைப்பு பற்றி மதிப்பீடு செய்யும் முக்கியமான வழிகளுள் ஒன்று அந்நாட்டின் இறப்பு விகிதம் பற்றிப் பார்ப்பதாகும்.

1950ம் ஆண்டில், மக்களின் ஆயுட்காலத்தைப் பொறுத்தவரை, உலகிலுள்ள முதல் இருபது தொழில் முன்னேற்றமடைந்த நாடுகளில் அமெரிக்கா ஏழாவது இடம் வகித்தது. நீங்கள் கற்பனை செய்வதுபோல், உடல்நலம் பேணுதலுக்காக நாம் உலகில் மற்ற எந்த நாட்டைவிடவும் அதிகமான பணத்தைச் செலவு செய்துள்ளோம். 1998ம் ஆண்டு நாம் உடல்நலம் பேணுதலுக்காக இலட்சம் கோடி டாலர்களைச் செலவிட்டுள்ளோம். இது நம் நாட்டின் உற்பத்தியில் 13.6 விழுக்காடாகும். இது நமக்கு மிக அருகிலிருக்கும் நாட்டைவிட இரு மடங்காகும். ஸ்கேன் கருவிகள், ஆன்ஜியோபிளாஸ்டி, பைபாஸ் அறுவைச் சிகிச்சை, முழங்கால் மூட்டு மற்றும் இடுப்பு மாற்றியமைக்கும் சிகிச்சை, வேதியல் சிகிச்சை முறைகள், கதிர்வீச்சு மருத்துவம், ஆன்ட்டிபயாட்டிக் மருந்துகள், உயர்ந்த அறுவைச் சிகிச்சை முறைகள், உயர்தரமான மருந்துகள் மற்றும் அவசர சிகிச்சைப் பிரிவுகள் ஆகியவற்றை நாம் பெற்றுள்ளோம். இந்த மருத்துவ முன்னேற்றங்கள் அமெரிக்க மக்களின் ஆயுட்காலத்தை நீட்டித்தனவா?

நாற்பது ஆண்டுகளுக்கு முன்பு தொழில் முன்னேற்றமடைந்த அதே இருபத்தியோரு நாடுகளுடன் ஒப்பு நோக்கும்போது, 1990ம் ஆண்டில் நம் நாடு ஆயுட்கால நீட்டிப்பில் பதினெட்டாவது இடத்தில் இருக்கின்றது. உடல்நலத்தைக் காப்பதற்காக அமெரிக்கர்கள் பில்லியன் கணக்கான டாலர்களைச் செலவிட்டாலும், ஆயுட்கால நீட்டிப்பைப் பொறுத்தவரை, தொழில் முன்னேற்றமடைந்த நாடுகளிடையே மிகவும் மோசமான நிலையில் காணப்படுகின்றது. உலகில் மிகவும் சிறந்தது என நாம் கூறும் நமது உடல்நலம் பேணும் அமைப்பு உண்மையிலேயே மிகவும் மோசமாக இருப்பதுபோல் தோன்றுகின்றது. இது அமெரிக்கர்கள் எவ்வளவு நாட்கள் வாழ்கின்றார்கள் அல்லது வாழவில்லை என்பதைப் பொறுத்துள்ளது.

நீங்கள் எவ்வளவு நாட்கள் வாழப் போவதாக எதிர்பார்க்கின்றீர்கள் என நான் கேட்பதுண்டு. ஆனால் இப்போது உங்களது வாழ்வின் கடைசி இருபது ஆண்டுகள் எப்படி இருக்கும் என்று நான் கற்பனை செய்து பார்க்கின்றேன். நீங்கள் செலுத்தும் பணத்திற்கேற்ற பயனைப் பெறுகின்றீர்களா? நான் அவ்வாறு நினைக்கவில்லை.

## சிறப்பான வாழ்க்கைத் தரம்

இப்போதுள்ள எனது நோயாளிகள் எத்தனை ஆண்டுகள் வாழ்கின்றோம் என்பதைப் பற்றிக் கவலைப்படுவதில்லை என்பதை என்னால் நிச்சயமாகக் கூற முடியும். அவர்கள் தங்கள் வாழ்க்கைத் தரம் அந்த ஆண்டுகளில் எவ்வாறு உள்ளது என்பதையே முக்கியமாகக் கருதுகின்றனர். உடல்நலம் பேணுதல் பற்றிய நமது கருத்தை மதிப்பீடு செய்யும்வரை எத்தனை ஆண்டுகள் உயிர் வாழ்கின்றோம் என்பது முக்கியமானதல்ல. ஒருவர் அல்சீமர் நோயால் அவதிப்பட்டுத் தனது நெருங்கிய உறவினர்களைக்கூட அடையாளம் கண்டுபிடிக்க முடியாத அளவு மறதியுடன் பழுத்தப் பழமாக வாழ விரும்புவாரா? சீர்கேடு விளைவிக்கும் வாதநோயால் பாதிக்கப்பட்டு இடுப்புவலி அல்லது மூட்டுவலியால் அவதிப்பட யார் விரும்புவர்? நமது நாட்டு மக்களில் பலர் பார்கின்சன் நோய், மாக்குலார் டிஜெனரேஷன், புற்றுநோய், பக்கவாதம் மற்றும் இதய நோய்களால் எதிர்பாராத அளவில் பாதிக்கப்படுகின்றனர். யாரும் வயது முதிர்ந்த காரணத்தால் மரணமடைவதில்லை.

6 கோடிக்கும் மேற்பட்ட அமெரிக்கர்கள் ஏதாவது ஒரு வகை இதய நோயால் பாதிக்கப்படுகின்றனர். கடந்த 25 ஆண்டுகளில் இதய நோயால் ஏற்படும் இறப்புகள் குறைந்திருந்தாலும் இந்நோய் அமெரிக்காவில் இறப்பை ஏற்படுத்தும் நோய்களில் முதலிடம் வகிக்கின்றது. ஒவ்வோர் ஆண்டும் 15 இலட்சம் மாரடைப்புகள் நிகழ்கின்றன. இதில் பாதிப் பேர் இறந்துவிடுகின்றனர். இதில் பாதி, மாரடைப்பு ஏற்பட்ட ஒரு மணிநேரத்திற்குள்ளாக, அந்த

நோயாளி மருத்துவமனைக்குச் செல்வதற்குள் ஏற்படுகின்றது. முப்பது விழுக்காட்டினருக்கு மேற்பட்டவர்களில் மாரடைப்பின் முதல் அறிகுறி திடீர் மரணமாகும். நமது வாழ்க்கை முறைகளை மாற்றியமைக்க இது போதிய அவகாசம் அளிப்பதில்லை.

புற்றுநோய் ஆராய்ச்சியிலும் சிகிச்சையிலும் மிக அதிகமான பணம் செலவிடப்பட்டாலும், அமெரிக்காவில் இறப்பைத் தோற்றுவிக்கும் இரண்டாவது முக்கியக் காரணமாக இது உள்ளது. 1995ம் ஆண்டு புற்றுநோயால் 537,000 பேர் இறந்துள்ளனர். கடந்த முப்பது ஆண்டுகளில் புற்றுநோயால் இறந்தவர்களின் எண்ணிக்கை ஒரே சீராக அதிகரித்துள்ளது.

அமெரிக்க அரசு கடந்த இருபத்தைந்து ஆண்டுகளில் சுமார் 2500 கோடி டாலர்களைப் புற்றுநோய் பற்றிய ஆராய்ச்சியில் செலவிட்டுள்ளது. எண்ணிக்கை குறையவில்லை. சில வகைப் புற்றுநோயை அதன் ஆரம்ப நிலைகளிலேயே கண்டறிய முடிவதால், புற்றுநோய்ச் சிகிச்சையில் பெரிய முன்னேற்றம் ஏற்பட்டு, சிகிச்சை அளிக்கும் முறைகளும் வளர்ச்சி அடைந்துள்ளன. ஆனால் இந்தச் சிகிச்சை வலியற்றதாகவும் இல்லை, நல்ல விளைவைத் தோற்றுவிப்பதாகவும் இல்லை.

மாக்குலார் டிஜெனரேஷன் என்ற கண் பார்வையைப் பாதிக்கும் நாட்பட்ட நோயை உடைய என்னுடைய நோயாளிகள், அவர்களுடைய கண் மருத்துவரை ஆறு மாதத்திற்கு ஒருமுறை சென்று பார்த்து அடுத்த ஆறு மாதத்திற்குப் பிறகு பார்ப்பதற்கான அனுமதியை மட்டுமே பெற்று வருகின்றனர். தங்களது கண் மருத்துவர்கள், தங்கள் நோய் படிப்படியாக அதிகரித்துக் கொண்டு வருவதைப் பற்றித் தங்களிடம் கூறுகிறார்களே தவிர சிகிச்சை ஏதும் அளிப்பதில்லை என அந்நோயாளிகள் ஆத்திரம் அடைந்து உளனர். சில நோயாளிகளுக்கு அளிக்கப்பட்ட லேசர் சிகிச்சையும் ஓரளவுதான் குணமளித்தது.

உங்களுக்கு பிரியமானவர் யாரேனும் அல்சீமர் நோயால் பாதிக்கப்பட்டிருந்தால், சிகிச்சையால் எந்தப் பயனும் ஏற்படப் போவதில்லை என்பது உங்களுக்குத் தெரிந்திருக்கும். உங்கள் பெற்றோரில் ஒருவர் மெதுவாகத் தனது மூளைளயின் முக்கியமான ஓர் இயக்கத்தை இழந்து தங்களது உடலிலேயே சிறை வைத்ததுபோல் இருப்பதைப் பார்ப்பது மிகவும் வேதனையான ஒன்றுதான்..

நாம் இப்போது டாக்டர்களாகிய நம்மைப் பற்றிச் சிறிது சிந்தித்துப் பார்க்க வேண்டியுள்ளது. நாம் நேர்மையானவர்களாக இருந்தால், நோயாளிகளுக்கு நாம் அளிக்கும் சிகிச்சை மிகவும் தரமற்றது என்பதை ஒப்புக் கொள்ள வேண்டும். தொற்று நோய்களுக்கு நாம் சிகிச்சை அளித்ததுபோல் இந்த நோய்களைத் தாக்க முடியவில்லை. டாக்டர்களும் நோயாளிகளும் ஒன்று சேர்ந்து உடல்நலப் பேணுதலை எவ்வாறு அணுகுவது என முடிவெடுக்க வேண்டும்.

# நோய்த்தடுப்பு மருத்துவம்

தங்களிடம் நாட்பட்ட சீர்கேடு விளைவிக்கும் நோய்கள் தோன்றுவது தவிர்க்க முடியாத ஒன்று என நோயாளிகள் ஏற்றுக் கொள்வது மிகவும் குழப்பத்தைத் தோற்றுவிப்பதாக நான் காண்கிறேன். நவீன மருத்துவம் தங்களைக் காக்க வந்த ஒன்று எனவும், மருந்துகள் தங்களுக்குக் குணமளிப்பவை என்பதாகவும் அவர்கள் பார்க்கின்றனர். வருந்தத்தக்க விதமாக, நோயுற்ற பின்னர்தான் நமது சிகிச்சை எவ்வாறு செயலற்றது என்பதை நோயாளிகள் உணர்கின்றனர்.

எனக்கு மிகவும் நெருங்கிய நண்பர்களில் ஒருவர் சென்ற மாதம் என்னிடம், “நான் இறக்கும்வரை வாழ விரும்புகிறேன்,” என்று கூறினார். இதுதான் உங்கள் விருப்பமா? என்னுடையதும் அதுவேயாகும். முப்பது ஆண்டுகளாக டாக்டராகப் பணியாற்றிய பின்னர், சீர்கேடு விளைவிக்கும் நோய்கள் எனக்கும் எனது நோயாளிகளுக்கும் ஏற்படுத்தக்கூடிய நோவும், துன்பங்களும் எனக்கு மிகவும் கவலையளிப்பவையாக உள்ளன.

அதனால்தான் நான் இப்புத்தகத்தை எழுதினேன். அதனால்தான் நோய்க்குப் பின்னர் கொடுக்கப்படும் மருந்துகளுக்குப் பதிலாக, நோய்த்தடுப்பு மருந்துகளை நான் பரிந்துரைக்கின்றேன்.

## பாரம்பரியமான நோய்த் தடுப்பு மருத்துவம்

உடல்நலம் பேணும் சமூகம், நோய்த் தடுப்பை ஊக்குவித்து உடல்நலம் பேணுவதில் பெருமை கொள்கின்றது. ஆனால் இந்த மருத்துவ முறை பற்றி நீங்கள் அதிகமாக எண்ணிப் பார்த்தது உண்டா? டாக்டர்கள் நோயாளிகளை ஒழுங்காக உடற்பயிற்சிகள் செய்து அவர்களது உடல்நலத்தை ஒரே சீராக வைத்துக் கொள்ளும்படித் தூண்டுகிறார்கள். ஆனால் டாக்டர்களின் உதவியளிக்கும் பரிந்துரைகள், நோயை முன்னதாகவே அவர்கள் கண்டறிய முயல்கின்றனர் என்ற முடிவுக்கு நம்மை இட்டுச் செல்கின்றன. இதைப் பற்றி எண்ணிப் பாருங்கள். நான் முன்னர் கூறியபடி, டாக்டர்கள் பொதுவாகத் தங்கள் நோயாளிகளிடம் கர்ப்பப்பைப் புற்றுநோய்ப் பரிசோதனை, மார்பகப் புற்றுநோய்க்கான எக்ஸ்ரே பரிசோதனை, இரத்தப் பரிசோதனைகள் மற்றும் உடல் பரிசோதனைகள் ஆகியவற்றை மேற்கொண்டு ஏதாவது நோய் அறிகுறிகள் அவர்களிடம் காணப்படுகின்றதா என்பதைக் கண்டறிய முயல்கின்றனர். இதனால் என்ன தடுக்கப்பட்டது?

உண்மையிலேயே நோய்கள் சீக்கிரமாகக் கண்டறியப்பட்டால், நோயாளிக்கு மிகவும் நன்மையானதாகும். நான் இங்கு கூற விரும்புவது என்னவென்றால், நோயாளிகள் தங்களுக்கு நோய்

வராமல் பாதுகாக்க என்ன செய்ய வேண்டும் என்பதை அவர்களுக்குத் தெரிவிக்க டாக்டர்கள் மிகக் குறைந்த நேரத்தையே செலவிட்டனர் என்பதுதான். மற்றொரு வகையில் கூறப் போனால், டாக்டர்கள் நோயாளிக்குச் சிகிச்சை அளிப்பதில் மிகவும் சுறுசுறுப்பாக இருந்ததால், நோயாளிகளுக்கு உடல்நலம் பயக்கும் வாழ்க்கை முறைகளைக் கற்பித்து அதன் மூலம் சீர்கேடு விளைவிக்கும் நோய்களை தவிர்க்க அவர்கள் முயலவில்லை.

## உண்மையான நோய்த் தடுப்பு மருத்துவம்

நாம் ஏதாவது ஒன்றை, தடுக்கும் தன்மையுடையது என்று பெயரிட்டால் அது உண்மையிலேயே தடுக்கும் சக்தி உள்ளதாக இருக்க வேண்டும் என நம்புகிறேன். ஓர் உண்மையான நோய்த் தடுப்பு மருந்தானது நோயாளிகளை ஊக்குவித்து, அவர்கள் மூன்று வகையான நோக்கங்களை மேற்கொள்ள ஆதரிக்க வேண்டும். அவை உடல்நலம் பெறும்படி உண்ணுதல், தொடர்ச்சியான உடற்பயிற்சிகளை மேற்கொள்ளுதல் மற்றும் உயர்ரக ஊட்டச்சத்து மருந்துகளை உட்கொள்ளுதல் ஆகியவையாகும். நோயாளிகள் பெரிய நோய்களால் பாதிக்கப்படாதவாறு அவர்களை நோய் எதிர்ப்பு சக்தியுடைவர்களாக மாற்றுவதுதான் உண்மையான நோய்த் தடுப்பு முறையாகும். அதற்கு அந்த நோயாளிகளை ஊக்குவிக்க வேண்டுமா? கண்டிப்பாக. பெரும்பாலானவர்கள், பிரச்சனையின் தன்மையை உண்மையாகவே புரிந்து கொண்டால் அவர்கள் தங்கள் வாழ்க்கை முறையில் மாற்றங்களைச் செய்ய விருப்பம் காட்டுகிறார்கள்.

இங்குதான் மருத்துவ உலகம் முழுமையாகச் செயல்படாமல் விட்டுவிட்டது. அதாவது உண்மையான நோய்த் தடுப்பு மருத்துவத்தை அது நடைமுறைப்படுத்தவில்லை.

# ஆரோக்கியமான வாழ்க்கை முறைக்குத் தேவையான அடிப்படைகள்

## உடற்பயிற்சி

நோயுறுவதிலிருந்து நம்மைப் பாதுகாக்கும் அமைப்பு நமது உடலிலேயே இருப்பதை நாம் மறந்துவிட்டோம். நோய்த் தடுப்பு மருத்துவத்தில் டாக்டர் கென்னெத் கூப்பர் ஒரு முன்னோடியாகத் திகழ்கின்றார் என்பதை நான் கண்டேன். 1970ம் ஆண்டின் ஆரம்பக் காலத்தில் அவர் ஏரோபிக்ஸ் என்ற வார்த்தையைப் புதிதாகப் படைத்து, உடற்பயிற்சி தொடர்பான ஓர் அடக்க முடியாத ஆர்வத்தை மக்களிடையே தோற்றுவித்தார்.

இன்று நாம் அனைவரும், முப்பது ஆண்டுகளுக்கு முன்னரே மருத்துவரீதியாக நிரூபிக்கப்பட்டிருக்க வேண்டிய ஓர் உண்மையை வேதவாக்காகக் கொண்டிருக்கிறோம். உடற்பயிற்சி செய்யத் தூண்டுவது சரியான செயலா என அந்தக் காலத்தில் டாக்டர்கள் கூட்டங்களில் டாக்டர்கள் வாதிட்டத்தை நான் இன்னும் ஞாபகத்தில் வைத்துள்ளேன். டாக்டர் கூப்பர் மிகவும் பிடிவாதமாக இருந்தார். உடற்பயிற்சி செய்வதால் நோயாளிகள் பெறும் உடல்நல முன்னேற்றங்களைப் பற்றிய தனது கருத்துக்களை அவர் தொடர்ந்து பகிர்ந்து கொண்டார். எழுபதாவது ஆண்டுகளின் இறுதியில் பல மருத்துவர்களும் டாக்டர் கூப்பரின் கருத்துக்களை ஏற்றுக் கொண்டு தங்கள் நோயாளிகளுக்கு சுமாரான அளவு உடற்பயிற்சியைப் பரிந்துரை செய்தனர்.

உடற்பயிற்சியின் மூலமாக விளையும் உடல் நலம் பற்றி 1980களின் ஆரம்பக் காலத்தில் அமெரிக்க அரசு ஓர் அறிக்கை வெளியிட்டது. இதில் கீழ்க்கண்ட நன்மைகள் விளைவதாகக் குறிப்பிடப்பட்டது.

- எடைக் குறைவு
- இரத்த அழுத்தம் குறைதல்
- வலுவான எலும்புகள் உருவாதல், முதுமை மூட்டு அழற்சி தோன்றுவது குறைதல்
- 'நல்ல' இரத்தக் கொழுப்பின் அளவு அதிகரித்தல்
- 'கெட்ட' இரத்தக் கொழுப்பின் அளவு குறைதல்
- செயல் ஒருங்கிணைப்பு மற்றும் உடல்வலு அதிகரித்தல்; அதன் மூலம் கீழே விழுதல் தவிர்க்கப்படுகிறது
- உடலில் உள்ள சர்க்கரை அளவைக் கட்டுப்பாடோடு வைத்திருத்தல்
- நோய் எதிர்ப்பு அமைப்பு பலப்படுத்தப்படுதல்
- மொத்தத்தில் உடல்நலம் நன்றாக இருப்பதாக உணர்தல்

மேற்கூறிய பட்டியலைப் பார்க்கும்போது நம்பிக்கை அளிப்பதாக உள்ளது. சுமாரான அளவு உடற்பயிற்சியைத் தொடர்ந்து செய்யும் ஒருவர், பல்வேறு வியாதிகள் தோன்றுவதைத் தவிர்ப்பதற்காக ஒரு முக்கியமான நிகழ்வைத் தேர்ந்தெடுப்பவராக ஆகிறார்.

## ஆரோக்கியமான உணவு

உணவு உண்ணும் பழக்கம் பற்றி என்ன நினைக்கின்றீர்கள்? குறைந்த கொழுப்புள்ள உணவுகளை உட்கொள்ளும் நோயாளிகள், அதாவது தினமும் பழங்களும் காய்கறிகளையும் உண்பவர்கள், அதிகப்படியான உடல்நலப் பயன்களை அடைகின்றனர் என்பதை டாக்டர்கள் உணர்ந்துள்ளனர். அப்பயன்களில் கீழ்க்கண்டவை அடங்கும்:

- எடை இழப்பு
- நிரிழிவு நோய் தோன்றும் வாய்ப்பு குறைதல்
- இதய நோய் ஆபத்து குறைதல்
- எல்லா வகையான புற்றுநோய் ஆபத்துக்களும் குறைதல்
- உயர் இரத்த அழுத்த ஆபத்து குறைதல்
- உயர் கொழுப்பு அளவால் ஏற்படும் ஆபத்து குறைதல்
- நோய் எதிர்ப்பு அமைப்பு வலுவடைதல்
- உடலில் உள்ள சர்க்கரை அளவைக் கட்டுப்பாட்டோடு வைத்திருத்தல்
- அதிக சக்தி மற்றும் ஒருமுகப்படுத்துதலுக்குத் தேவையான அதிக ஆற்றல் பெறுதல்

இந்த உண்மையை நாம் ஏற்றுக் கொண்டுதான் ஆக வேண்டும்: ஆரோக்கியமான உணவு பலனளிக்கும் ஒன்றாகும்.

## ஊட்டச்சத்து மாத்திரைகள்

கடந்த ஏழு ஆண்டுகளாக நான் மருத்துவ இதழ்களை ஆய்வு செய்ததன் மூலம், உயர்ரக ஊட்டச்சத்து மாத்திரைகளை நீங்கள், நல்ல உடல் நிலையில் இருந்தாலும், உட்கொண்டால் குறிப்பிடத்தக்க உடல் நல முன்னேற்றம் ஏற்படும் என்பதில் எனக்கு வலுவான நம்பிக்கை ஏற்பட்டு உள்ளது. ஊட்டச்சத்து மாத்திரைகளை உட்கொள்வதால் ஏற்படும் அடிப்படை உடல் நல முன்னேற்றங்கள் பின்வருமாறு:

- பலப்படுத்தப்பட்ட நோய் எதிர்ப்பு அமைப்பு
- பலப்படுத்தப்பட்ட ஆன்ட்டிஆக்சிடென்ட் பாதுகாப்பு அமைப்பு
- இதய நோய் ஆபத்து குறைதல்
- பக்கவாத நோய் ஆபத்து குறைதல்
- புற்றுநோய் ஆபத்து குறைதல்
- வாதம், மாக்குலார் டிஜெனரேஷன் மற்றும் கண்புரை ஆகியவை மூலம் ஏற்படும் ஆபத்து குறைதல்
- அல்சீமர், பார்க்கின்சன் நோய், ஆஸ்துமா மற்றும் பிற நாட்பட்ட சீர்கேடு விளைவிக்கும் பல நோய்களால் ஏற்படும் ஆபத்து குறைய வாய்ப்பு உள்ளது
- பல நாட்பட்ட சீர்கேடு விளைவிக்கும் நோய்களின் மருத்துவமுறை முன்னேற வாய்ப்புள்ளது

தொடர் உடற்பயிற்சியும், ஆரோக்கியமான உணவும் எடுத்துக் கொள்ளும் நோயாளிகள், ஊட்டச்சத்து மாத்திரைகளையும் உட்கொண்டால், அவர்களது உயர் இரத்த அழுத்தம்,

நீரிழிவுநோய், மற்றும் உயர்கொழுப்பு அளவு ஆகியவற்றை மருந்து தேவைப்படாத அளவுக்குக் குறைக்க முடியுமா? மருத்துவ ஆய்வு இதழ்கள் இந்த வகை முயற்சியை ஆதரிக்கின்றன.

நாட்பட்ட நோய்களுக்கான மருந்துகளை உட்கொள்ளத் துவங்கும் முன்னர், நோயாளிகள் தங்கள் வாழ்க்கை முறைகளில் மாற்றங்களை ஏற்படுத்துவதை ஒரு முறை முயற்சித்துப் பார்க்க வேண்டும் என்பதை அனேக டாக்டர்கள் ஒத்துக் கொள்கின்றனர். ஆனால் உண்மையிலேயே டாக்டர்கள் நோய்கான மருந்துகளைச் சீட்டில் எழுதிக் கொண்டிருக்கும்போதே வாழ்க்கை முறைகளில் மாற்றம் ஏற்படுத்துவது பற்றிப் ஒப்புக்குப் பேசுகின்றார்களே தவிர வேறெதுவும் செய்வதில்லை. வழக்கமாக டாக்டர்கள், பெரும்பாலான நோயாளிகள் தங்களது வாழ்க்கை முறையை எப்போதும் மாற்றிக் கொள்ள மாட்டார்கள் எனவும், அவர்களுக்கான ஒரே விமோசனம் தாங்கள் எழுதிக் கொடுக்கும் மருந்துகளேயாகும் எனவும் நினைக்கின்றனர். ஒரு டாக்டர் முதன்முதலாக ஒரு நோயாளிக்கு உயர் இரத்த அழுத்தமும், நீரிழிவு நோயும் அல்லது அதிகப்படியான கொழுப்பும் இருக்கின்றது எனக் கண்டறிந்ததும், அதற்கான மருந்துகளை எழுதத் துவங்குகின்றார்.

## நோயாளிகளுக்கு ஒரு வாய்ப்புக் கொடுத்தல்

நான் கடந்த ஏழு அல்லது எட்டு ஆண்டுகளாக ஒரு வித்தியாசமான மனப்பாங்கைக் கொண்டுள்ளேன். நான் மருந்துகளை கடைசிப் புகலிடமாகக் கொண்டுள்ளேனே தவிர அதனை எனது முதல் தேர்வாகக் கொள்வதில்லை. எனது நோயாளிகளில் பலர் தாங்களே முன்வந்து தங்களது உடல்நலத்திற்கு மருந்துகளை உட்கொள்ளாமல் நலம் ஏற்படும் என்றால் அதற்கு ஆதரவு அளிப்பதாக முன்வந்தது எனக்கு ஆச்சரியம் அளிப்பதாக இருந்தது. ஆனால் இதுபோன்ற மாற்றத்தை விரும்பாத சில நோயாளிகள் இன்னும் என்னிடம் உள்ளனர். அது போன்றவர்களுக்கு நான் மருந்துகளை வைத்துள்ளேன்.

சில நோயாளிகள் மிகவும் மோசமான நிலையில் உள்ளனர். இவர்களுக்கு நான் உடனடியாக மருந்துகளைக் கொடுக்கின்றேன். ஆனால் இதுபோன்ற நோயாளிகள் அவர்களது நிலையை முன்னேற்றிக் கொள்வதற்காகத் தங்கள் வாழ்க்கை முறையில் ஆரோக்கியமான மாற்றங்களைக் கொண்டு வந்து, என்றேனும் ஒரு நாள் மருந்து உட்கொள்வதைக் குறைக்கவோ அல்லது முழுவதுமாக விட்டுவிடவோ வேண்டும் என நான் விரும்புகின்றேன்.

நல்ல உடற்பயிற்சி செய்வதாலும் நல்ல ஆரோக்கியமான உணவு உட்கொள்வதாலும் கிடைக்கும் நன்மைகளைப் பற்றி

அனைவரும் அறிவர். ஆனால் ஒருசிலர், (குறிப்பாக டாக்டர்கள்), உயர்தர ஊட்டச்சத்து மாத்திரைகளை உட்கொள்வதால் ஏற்படும் உடல்நல நன்மைகள் பற்றி எந்த விதத்திலும் அறிந்திருக்கவில்லை. நானும் ஒரு காலத்தில் இச்செய்திகளை அறியாமல் இருந்தவன்தான் என்பதை நான் முன்னமே கூறியுள்ளேன். ஆனால் மூன்று முக்கியக் கூறுகளான ஆரோக்கியமான உணவு, நல்ல உடற்பயிற்சி மற்றும் உயர்தர ஊட்டச்சத்து மாத்திரைகள் ஆகியவை உங்கள் உடல்நலத்தைப் பாதுகாக்க முழுமையான வழி என்பதை எண்ணற்ற ஆய்வுகள் நிரூபித்து உள்ளன. இது நீங்கள் உங்கள் ஆரோக்கியத்தை இழந்த பிறகு, மீண்டும் அதைப் பெறுவதற்கான சிறந்த வழியாகும்.

## டேவிட்டின் கதை

இந்தக் கோட்பாடு எப்படிச் செயல்படுகின்றது என்பதை நாம் பார்க்கலாம். உட்டா மாநிலத்தின் ஓட்டுனர் உரிமம் வழங்கும் ஓர் ஆய்வாளராகத் தன் வாழ்வின் பெரும் பகுதியை கழித்தார் டேவிட். அங்கு அவர் தன் மனைவி குழந்தைகளுடன் வாழ்ந்து வந்தார். டேவிட் எப்போதும் நல்ல உடல்நலத்துடன் காணப்பட்டார். அதோடு, அவர் எந்தவித மருந்தும் எடுத்துக் கொள்ளவில்லை. 1990ம் ஆண்டின் ஆரம்பக் காலத்தில், தனது கால்கள் வலுவிழந்து, வழக்கத்திற்கு மாறான சோர்வுடன் இருப்பதை அவர் உணர்ந்தார். 1990ம் ஆண்டின் வசந்த காலத்தில், நடப்பதற்குச் சிரமப்பட்டு, அவர் தன் கால்களை இழுத்து இழுத்து நடந்தார், சில வேளைகளில் கீழேயும் விழுந்தார். அவர் பல்வேறு வகையான டாக்டர்களைப் பார்த்தார். கடைசியாக ஒரு நரம்பியல் நிபுணர் அவருக்கு அபூர்வமான லியூக்கோஎன்செஃபாலோபதி என்று அழைக்கப்படும் நோய் இருப்பதாகக் கண்டுபிடித்தார்.

டேவிட் தன் நோயின் பெயரைக் கேட்டதும் டாக்டரிடம் அது என்ன நோய் என்று கேட்டார். நரம்பியல் நிபுணர் அவரிடம் அந்நோய் படிப்படியாகப் பரவும், சீர்கேடு விளைவிக்கும், மூளையின் சில பகுதிகளைப் பாதிக்கும் நோய் எனக் கூறினார். இது மல்டிப்பிள் ஸ்கிளீரோசிசைப் போன்ற நோயாகும். இதற்கு எவ்விதமான சிகிச்சையும் கிடையாது எனவும் தெரிவித்தார். அதோடு, அவர் குணமடைவதற்கான வாய்ப்பு மிகவும் குறைவாக உள்ளது எனவும் அம்மருத்துவர் டேவிட்டிடம் கூறினார். இந்த நோய் வழக்கமாகச் சாவை நோக்கி இட்டுச் செல்லும்.

இச்செய்தி டேவிட்டை மிகவும் மனமுடைந்து போகச் செய்தது. அவர் செய்வதென்னவென்று அறியாமலும், அதிர்ச்சியுடனும் வீடு திரும்பினார். இந்த நோய் பற்றி அவர் எப்போதும் கேள்விப்பட்டதில்லை. அந்த நோய் இப்போது அவரது உயிரை எடுக்கப் போகின்றது. டாக்டர் கூறியபடி டேவிட் மிகவும் பலவீனமடைந்தார். அவருக்குத் தலை சுற்றல் ஏற்பட்டது.

மல ஜலம் கழிப்பதும் அவரது கட்டுப்பாட்டில் இல்லை. 1993ம் ஆண்டின் வசந்த காலத்தில் டேவிட் சக்கர நாற்காலியில் அமர வேண்டிய நிலை ஏற்பட்டது. 1995ம் ஆண்டு ஜூன் மாதத்தில் அவரது கால்களில் வலி மிகவும் அதிகமானது. எனவே அவரது டாக்டர்கள் அவருக்குத் தூக்க மருந்தைக் கொடுத்தனர். இப்போது அனைத்து வேலைகளுக்கும் அவர் தனது மனைவி மற்றும் குழந்தைகளின் உதவியை நாட வேண்டியிருந்தது. அவர் அறிந்திருந்த வாழ்க்கை அவரைவிட்டு விலகிவிட்டது.

1995ம் ஆண்டு நவம்பர் மாதம் டேவிட்டுக்கு சளிக் காய்ச்சல் தீவிரமாகத் தோன்றி அவரைப் படுக்கையில் கிடத்தியது. டேவிட் இன்னும் பலவீனமடைந்தார். அவரது கால்களும் கைகளும் சில்லெனக் குளிர்ந்தன. அவற்றில் இரத்த ஓட்டம் இல்லாததுபோல் காணப்பட்டன. அவர் மீண்டும் குணமடைவதற்கு வாய்ப்பில்லை என டாக்டர்கள் அவரது குடும்பத்தாரிடம் தெரிவித்தனர். அவர் ஒரு வாரமோ அல்லது இரு வாரங்களோதான் உயிர் வாழ்வார் என டாக்டர்கள் எதிர்பார்த்தனர்.

டேவிட்டும் அவரது குடும்பத்தினரும் அவரது இறுதிச் சடங்குக்கான ஏற்பாடுகள் பற்றித் திட்டமிடலானார்கள். டேவிட் அவர் விரும்பிய அனைத்தையும் இழப்பதைப் பற்றி வருந்தி ஆணாஊ குடும்பத்தினருக்கும் நண்பர்களுக்கும் தனது இறுதி விடைபெறுதலைக் கூறினார். அவர் இரு ஆண்டுகளுக்கு முன்பே தன் இறப்பை ஏற்றுக் கொண்டிருந்தாலும், டாக்டர்கள் ஊகித்து கூறியபடி அந்த நேரம் கடைசியாக வந்துவிட்டது.

ஆனால் எப்படியோ டேவிட் கிறிஸ்துமஸ் காலம்வரை வாழ்ந்து வந்தார். அவரால் படுக்கையைவிட்டு எழுந்து வர முடியாவிட்டாலும், அவர் இறந்துவிடவில்லை.

இரு மாதங்களுக்குப் பின்னர் டேவிட் ஊட்டச்சத்து மாத்திரைகள் சிலவற்றை உட்கொள்ள முடிவு செய்தார். அவர் ஆன்ட்டிஆக்சிடென்ட் மாத்திரை, தாதுப் பொருள் மாத்திரை மற்றும் திராட்சை விதைச் சாறு ஆகியவற்றை முதலில் உட்கொண்டார். ஐந்து நாட்களுக்குள் அவர் குறைவான நேரம் தூங்கினார். தனக்குச் சற்றுக் கூடுதல் சக்தி கிடைத்ததாகவும் அவர் உணர்ந்தார். பல வாரங்கள் ஊட்டச்சத்து மாத்திரைகள் உட்கொண்ட பின்னர் அவரால் சிறிது நேரம் தனது படுக்கையைவிட்டு எழுந்து வர முடிந்தது. உண்மையாக 'அன்னையர் தினத்'தன்று அவரது குழந்தைகள் அவரை மலர்கள் விற்கும் கடைக்குக் கூட்டிச் சென்று அவரது மனைவிக்கும் தாயாருக்கும் மலர்களை வாங்கச் செய்தனர். வாரங்கள் பல சென்ற பின்னர் டேவிட் தான் உயிர்வாழ்வோம் என்ற நம்பிக்கையைப் பெற்று, இழந்த உடல் வலுவை மீண்டும் பெற்றார்.

1996ம் ஆண்டு கோடைக் காலத்தில் டேவிட் தான் கண்ட "லோரென்சோஸ் ஆயில்' என்ற திரைப்படத்தை ஞாபகத்தில்

வைத்திருந்தார். அத்திரைப்படத்தில் தோன்றிய லோரென்சோ என்ற சிறுவன் டேவிட்டைப் போன்றே மூளை நோயால் பாதிக்கப்பட்டிருந்தான். அத்திரைப்படத்தில் லோரென்சோவுக்குச் சிகிச்சை அளிப்பதற்காகப் பயன்படுத்தப்பட்ட மருந்தைக் கண்டு டேவிட் மிகவும் வியப்படைந்தார். அந்த மருந்து டேவிட்டின் உடல் சீர்கேட்டைக் குறைத்த திராட்சை விதை எண்ணையே ஆகும். தன் உடல்நல முன்னேற்றத்திற்கு, தான் பயன்படுத்திய திராட்சை விதைச் சாறே முக்கிய காரணி என்பதை டேவிட் உணர்ந்தார். அவர் அந்த நிமிடத்திலிருந்து அதை அதிகமாக உட்கொள்ளத் தீர்மானித்தார். விரைவில், இந்த திராட்சை விதை சாறு ஒரு சக்தி வாய்ந்த ஆன்ட்டிஆக்சிடென்ட் என்பதை அவர் தெரிந்து கொண்டார். இந்தச் சாற்றை மூளையைச் சூழ்ந்துள்ள திரவம் சுலபமாக உட்கிரகிப்பதையும் அறிந்து கொண்டார். திராட்சை விதைச் சாற்றினை அதிகமான அளவு மற்ற ஆன்ட்டிஆக்சிடென்ட்டுகள் மற்றும் தாதுப் பொருட்களுடன் சேர்த்து உட்கொண்டதால், அவரது உடல்நலத்தில் ஏற்பட்ட முன்னேற்றம் பிரமிக்கத்தக்கதாக இருந்தது. அவரது கால்களில் இருந்த வலி குறைந்தது. அதனால் அவர் மீண்டும் நடக்கத் துவங்கினார். வாரங்கள் செல்லச் செல்ல அவரது கால்களில் வலு கூடியது. இரண்டு மாதங்களுக்குப் பின்னர், டேவிட் தானாகவே தனியாக, மூன்று ஆண்டுகளில் முதன்முறையாகத் தன் தேவாலயத்திற்கு நடந்து சென்றார். அவர் நடந்தபோது சிறிது தள்ளாடினாலும், அவரால் நடக்க முடிந்தது.

டேவிட்டின் டாக்டர் டேவிட்டிற்குக் கொடுத்து வந்த தூக்க மருந்தை நிறுத்தினார். தனது நோயாளியின் உடல்நல முன்னேற்றம் பற்றியக் குறிப்புகளை அவர் எழுதினார். அவரால் அதை நம்ப முடியாவிட்டாலும், மறுக்கவும் இயலவில்லை. டேவிட்டிற்கு மிகவும் சிலிர்ப்பூட்டிய விஷயம், ஓட்டுனர் உரிமத் தேர்வில் கலந்து கொண்டு அதில் தான் தேர்ச்சி பெற்றதுதான். பல ஆண்டுகளுக்குப் பின்னர் இப்போது மீண்டும் அவரால் காரை ஓட்ட முடிந்தது.

இப்போதும் டேவிட்டுக்கு நோய் உள்ளது. அவர் முற்றிலும் குணமடையவில்லை. அவர் நோயைக் கட்டுப்படுத்தித் தனது வாழ்க்கையைத் தனது கட்டுப்பாட்டில் வைத்துள்ளார். இப்போதும் அவர் ஒரு விநோதமான நடை உடையவராகக் காணப்படுகின்றார். ஆனால் அவர் அதைப் பற்றி கவலைப்படவில்லை. ஒவ்வொரு முறை நான் டேவிட்டைப் பார்க்கும்போதும் அவரது உடல்நல முன்னேற்றத்தைக் காண மிகவும் மகிழ்ச்சியாக இருக்கிறது.

எல்லா வகையான நோயாளிகளுக்கும் ஊட்டச்சத்து மாத்திரைகள் பலனளிக்க வாய்ப்புள்ளது என்பதற்கான பல காரணங்களில் ஒன்று டேவிட்டின் கதையாகும்.

\* \* \*

இந்தப் பகுதியில் உடல்நலம் பேணுதல் பற்றிய நமது நாட்டின் கொள்கை பற்றி விவாதித்தோம். உங்கள் கொள்கை என்ன? நீங்கள் வயதாவதால் பயப்படுகின்றீர்களா? வருங்காலத்தில் உங்களுக்கு நாட்பட்ட நோய் அல்லது நோவு ஏற்படலாம் என்பதை ஒத்துக் கொள்கிறீர்களா? உங்கள் உடல்நலத்தை பாதுகாக்க, உங்கள் வாழ்க்கை முறைகளை மாற்றிக் கொள்ள விருப்பமுடன் இருக்கின்றீர்களா? நாற்பது வயதிலேயே உடல்நலத்துடன்கூடிய முழுமையான வாழ்க்கை நம்மை விட்டு நழுவிச் செல்ல அனுமதிக்கக்கூடாது என நான் நம்புகிறேன். உங்கள் வாழ்வின் ஒவ்வொரு நாளும் உங்களது மிகச் சிறந்த நாளாக இருக்க வேண்டும் என நான் நம்புகின்றேன். குறைந்த காலம் ஆரோக்கியமாகவும், நெடுங்காலம் ஆரோக்கியம் இன்றியும் வாழ்வதைத் தவிர்க்க வேண்டும். ஆனால் முதலில் நம் ஒவ்வொருவரின் உடலுக்குள் நடைபெறும் போர் பற்றி நீங்கள் அறிந்து கொள்ள வேண்டும். அது பற்றி நாம் அடுத்தப் பகுதியில் பார்க்கலாம்.

# 3

# உடலுக்குள் நடக்கும் உள்நாட்டுப் போர்

அமருங்கள், உங்கள் கண்களைச் சிறிது நேரம் மூடுங்கள், உங்கள் சுவாசத்தில் கவனம் செலுத்துங்கள், உங்கள் தோள்களைத் தளரவிடுங்கள், உங்களால் முடிந்த அளவு மூச்சை உள்ளிழுங்கள். அதன் பின்னர் உங்கள் நுரையீரலிலிருந்து காற்றை மெல்ல வெளிவிடுங்கள். இதைப் பல முறை செய்யுங்கள். உங்கள் உடல் முழுவதையும் உங்கள் பெருவிரல்வரை உப்பச் செய்வதுபோல் மூச்சை உள்ளிளுங்கள். சிறிது நேரத்திற்கு அப்பால் மெதுவாகக் காற்றை வெளிவிடுங்கள். இது நன்றாக இருக்கின்றதல்லவா? நம் நுரையீரல்களுக்குள் செல்லும் காற்று நமக்கு உயிர் ஊட்டுகின்றது. உடற்பயிற்சிகள் மூலமாகவோ அல்லது ஓடுதல் மூலமாகவோ நாம் நம் சுவாசத்தைத் துரிதப்படுத்தினால் சக்தியடைந்ததைப்போல் உணர்கின்றோம். சமயங்களில் இனிமையாகவும் உணர்கின்றோம்.

நான் ஒரு டாக்டர் ஆதலால், எனது உடம்புக்குள் என்ன நடக்கின்றது என்பதை நான் கற்பனை செய்து பார்க்க விரும்புகின்றேன். எனது மூக்கு வழியாக எனது நுரையீரலுக்குள் செல்லும் ஆக்சிஜனுக்கு உயிரணு அளவில் என்ன நடைபெறுகின்றது என அறிய விரும்புகின்றேன். வாழ்க்கை என்பது சிக்கலாகப் பின்னப்பட்ட ஓர் அதிசயமாகும். இது ஒவ்வொரு மூச்சிலும் தெளிவாகத் தெரிகின்றது. நான் எனது நுரையீரல்களை நிறைய ஆக்சிஜனைக் கொண்ட புதிய காற்றால் நிரப்புகின்றேன். பின்னர் ஆக்சிஜன் மூலக்கூறுகள் நுரையீரலிலுள்ள நுண்காற்றுப்பைகளின் மெல்லிய சுவர்களை ஊடுருவி அங்கு செல்லும் இரத்தத்துடன் கலக்கின்றன. இங்கு

அவை எனது இரத்தத்தில் காணப்படும் ஹீமோகுளோபினுடன் தம்மை இணைத்துக் கொள்கின்றன. சுருங்கி விரியும் எனது இதயம் ஆக்சிஜன் ஏற்றப்பட்ட இப்புதிய இரத்தத்தை எனது உடம்பின் எல்லாப் பகுதிகளுக்கும் எடுத்துச் செல்கின்றது. பின்னர் இந்த ஹீமோகுளோபின் ஆக்சிஜனை வெளிவிடுகிறது. அது எனது உடலில் காணப்படும் உயிரணுக்களுள் நுழைகின்றது. அங்கு அது சக்தியையும் உயிரையும் கொடுக்கின்றது.

உடலிலுள்ள ஒவ்வோர் உயிரணுவிலும் மைட்டோகான்ட்ரியா என்று அழைக்கப்படும் ஓர் உலை காணப்படுகின்றது. ஓர் எரியும், வெதுவெதுப்பான நெருப்புக்கு அருகில் நீங்கள் இருப்பதாகக் கற்பனை செய்து பாருங்கள். பெரும்பாலான நேரம் அது பாதுகாப்பாகவும் அமைதியாகவும் எரிகின்றது. ஆனால் சில நேரங்களில் அதிலிருந்து தீக்கங்குகள் பறந்து உங்களது தரை விரிப்பில் விழுந்து அதில் சிறிய துளையைத் தோற்றுவிக்கின்றன. ஒரே ஒரு கங்காக மட்டுமிருந்தால் அது எவ்வித பயத்தையும் தோற்றுவிக்காது. ஆனால் இந்த வெடித்தலும், சிதறலும் மாதந்தோறும் தொடர்ந்தாலும் அல்லது ஆண்டு முழுவதும் தொடர்ந்தாலும் உங்கள்து கணப்பு அடுப்புக்கு முன்னர் விரிக்கப்பட்டுள்ள தரை விரிப்பு கிழிந்து கந்தலாகிவிடும்.

இதேபோன்று நுண்நோக்கியால் மட்டும் பார்க்கக்கூடிய உயிரணுவின் உள்ளே உள்ள மைட்டோகான்ட்ரியா, எலக்ட்ரான்களை இடம் மாற்றுவதன் மூலம் ஆக்ஸிஜனைச் சிதைத்து சக்தியை உருவாக்குகின்றது. துணைப் பொருளாக நீர் தோன்றுகின்றது. இது தடங்கலின்றி 98 விழுக்காடு நேரம் நடைபெறுகின்றது. ஆனால் ஆக்சிஜனை நீராகச் சிதைக்க 4 முழு எலக்ட்ரான்கள் தேவைப்படுவதால் சமயங்களில் திட்டமிட்டபடி நடைபெறுவதில்லை. அதன் விளைவாக எதிர்வினையாற்றும் மூலக்கூறு ஒன்று தோற்றுவிக்கப்படுகிறது.

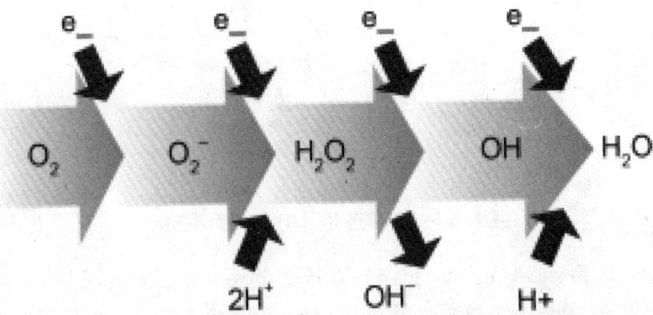

குளிர்காயும் நெருப்பு எரியும் இடத்திலிருந்து விழும் கங்கு ஓர் எதிர்வினையாற்றும் மூலக்கூறைச் சுட்டிக் காட்டுகின்றது. தரை விரிப்பு உங்களது உடலைக் காட்டுவதாக உள்ளது. உடலின் எந்தப் பகுதி மிக அதிகமான எதிர்வினையாற்றும் மூலக்கூறுகளைப் பெறுகின்றதோ அந்தப் பகுதி முதலில் சேதமடைந்து சீர்கேடு விளைவிக்கும், நோயைத் தோற்றுவிக்கும் சக்தி நிறைந்ததாக காணப்படுகின்றது. அந்தப் பகுதி உங்கள் கண்களாக இருந்தால் உங்களுக்கு மாக்குலார் டிஜெனரேஷன் நோயையோ அல்லது கண்புரை நோயையோ தோன்றலாம். அந்தப் பகுதி உங்கள் இரத்தக் குழாய்களாக இருந்தால் உங்களுக்கு மாரடைப்போ அல்லது பக்க வாதமோ தோன்றலாம். அது உங்கள் மூட்டுப் பகுதியாக இருந்தால். உங்களுக்கு வாதநோய் தோன்றலாம். அது உங்கள் மூளையாக இருந்தால் உங்களுக்கு அல்சீமர் அல்லது பார்க்கின்சன் நோய் தோன்றலாம். நாட்கள் செல்லச் செல்ல நமது உடல், குளிர்காயும் நெருப்பின் முன்னே காணப்படும் தரை விரிப்புப்போல் அலங்கோலமாகக் காணப்படுகின்றது.

இதுவரை நாம் அனைவரும் ஆக்சிஜனின் ஒளிமிகுந்த பக்கத்தைப் பற்றியும் அதனால் உயிர்கள் வாழ்வதைப் பற்றியும் (நெருப்பின் வெதுவெதுப்புத் தன்மைபோல்) கற்பனை செய்து பார்த்தோம். ஆனால் நாம் இந்தக் கதையின் எஞ்சிய பகுதியை மறுக்க முடியாது. இது நம்மில் பலர் இதுவரை கேள்விப்படாத ஒன்றாகும். இதுபோன்ற கட்டுக்கு அடங்காத, எதிர்வினையாற்றும் மூலக்கூறுகள் மூலம் தோற்றுவிக்கப்படும் நிலைக்கு ஆக்சிஜனேற்ற அழுத்தம் என்று பெயர்.

பெரும்பாலான நாட்பட்ட சீர்கேடு விளைவிக்கும் நோய்களின் மூல காரணம் ஆக்சிஜனேற்ற அழுத்தமேயாகும். இது உடலின் உள்ளே நடைபெற்றாலும், உடலின் புறப் பகுதியான தோலில் நடைபெறும் ஆக்சிஜனேற்ற அழுத்தத்தைக் கண்டறிவது மிகவும் எளிதாகும். பல தலைமுறைகளைச் சேர்ந்தவர்கள் காணப்படும் குடும்பப் படத்தை நீங்கள் எப்போதாவது பார்த்திருக்கின்றீர்களா? அப்படத்தில் உள்ளவர்களின் தோல் பகுதியைக் கூர்ந்து பார்த்தால், வயதானவர்களுக்கும் இளைஞர்களுக்கும் இடையே குறிப்பிடத்தக்க வித்தியாசம் உள்ளதைக் காண்பீர்கள். தோலில் நீங்கள் காணும் இந்த விளைவு ஆக்சிஜனேற்ற அழுத்தத்தால் ஏற்பட்டதாகும். இதேபோன்ற சிதைவு நமது உடல்களுக்குள்ளும் நிகழ்கின்றது.

## ஆக்சிஜனின் மறு பக்கம்

நான் கூறியதுபோல், உயிர் வேதியல் ஆய்வுகள் மூலம் சீர்கேடு விளைவிக்கும் நோய்கள் தோன்றுவதற்கும், மூப்படைதலுக்கும், எதிர்வினையாற்றும் மூலக்கூறுகளால் தோற்றுவிக்கப்படும் ஆக்சிஜனேற்ற அழுத்தமே காரணம்.

வேதியல்ரீதியாக இந்த எதிர்வினையாற்றும் மூலக்கூறுகளின் முரட்டுத்தனமான செயல்கள் சில நேரங்களில் ஒளிச் சிதறல்களைத் தோற்றுவித்தன. தோன்றிய உடனே அவை செயலிழக்கச் செய்யப்படாததால், இந்த எதிர்வினையாற்றும் மூலக்கூறுகள் தொடர் எதிர்விளைவுகளைத் தோற்றுவித்து ஆபத்தான விளைவுகளுக்கு இட்டுச் செல்கின்றன. நமது உடலுக்குள்ளேயே ஒரு போர் நிகழ்கின்றது என்பதை நீங்கள் அறிந்திருக்கின்றீர்களா? தினமும் ஆக்சிஜன் சத்தமின்றி சிதைக்கப்படும்போது ஒரு முக்கியமான போர் நிகழ்வதுபோல் உள்ளது. நம் உடலில் வளர்சிதை மாற்றத்தின்போது தோன்றும் பண்புகளின் தெளிவான, குறிப்பிட்டப் பங்கினை அறுதியிட்டுக் கூறுவதன் மூலம் இந்தப் போர் பற்றி அறியலாம்.

**எதிரி**: எதிர்வினையாற்றும் மூலக்கூறுகள்

**நண்பர்கள்**: ஆன்ட்டி ஆக்சிடென்ட்கள்

**எதிரியின் கோட்டைக்குள்**: துணைபுரியும் ஊட்டச்சத்துக்கள் பி1, பி2, பி6, பி12 மற்றும் ஃபோலிக் அமிலம் மற்றும் **ஆன்ட்டி ஆக்சிடென்ட் தாதுக்கள்**. இவை போர்க் காலங்களில் எரிபொருள்கள், தோட்டாக்கள் மற்றும் உணவு வழங்குபவர்களைப் போன்றும் போர்க் கருவிகளை இயக்கும் இயந்திர வல்லுனர்களைப் போன்றும் செயல்படுகின்றன.

**எதிரிகளின் எண்ணிக்கை அதிகரித்தல்**: உடல் தோற்றுவிக்கின்ற எதிர்வினையாற்றும் மூலக்கூறுகளின் எண்ணிக்கையை அதிகரிக்கும் காற்று, நீர் மற்றும் உணவில் காணப்படும் மாசுபடுத்தும் பொருட்கள்; அதிகப்படியான மன அழுத்தம், சரியான உடற்பயிற்சி இல்லாமை போன்ற இன்னும் பல விஷயங்கள்.

**நகரும் மருத்துவமனை**: காயமடைந்த எதிர்வினையாற்றும் மூலக்கூறுகளைப் பழுது நீக்கும் அமைப்பு

எதிர்வினையாற்றும் மூலக்கூறுகள் முக்கியமாக ஆக்சிஜன் மூலக்கூறுகள் ஆகும். இவற்றின் வெளிவட்டச் சுற்றில் ஜோடி சேராத தனியான ஓர் எலக்ட்ரான் காணப்படுகின்றது. பொதுவான வளர்சிதை மாற்றத்தின்போது உயிரணுவுக்கு உள்ளாக சக்தியைத் தோற்றுவிப்பதற்காக ஆக்சிஜனைப் பயன்படுத்தும் செயலின்போது (இது ஆக்சிஜனேற்றம் என அழைக்கப்படுகின்றது) செயல்திறன் மிக்கத் தனி எதிர்வினையாற்றும் ஆக்சிஜன் மூலக்கூறுகள் தோற்றுவிக்கப்படுகின்றன. அவை முக்கியமாக ஒரு மின்னேற்றம் பெற்று அருகிலிருக்கும் ஏதாவது மூலக்கூறு அல்லது பொருளிலிருந்து ஓர் எலக்ட்ரானைப் பெற முயற்சிக்கின்றது. இவை மிக வேகமாக இயங்கும் தன்மையுடையதால், அவை வேதியியல்ரீதியாகச் சிறுசிறு ஒளியை உடலுக்குள்

தோற்றுவிப்பதாகத் தெரிகின்றது. இந்த எதிர்வினையாற்றும் மூலக்கூறுகள் ஓர் ஆன்ட்டிஆக்சிடென்டால் சமன் செய்யப்படாவிடில், அவை இன்னும் அதிகமான, எளிதில் மாறும் தன்மையுடைய எதிர்வினையாற்றும் மூலக்கூறுகளைத் தோற்றுவிக்கின்றன அல்லது உயிரணுவின் சவ்வைச் சேதப்படுத்துகின்றன. அதோடு, குழாய்ச் சுவர், புரதங்கள், கொழுப்புக்கள், அல்லது உயிரணுவின் நியூக்கிளியசில் உள்ள டிஎன்ஏவைக்கூட அவை சேதப்படுத்துகின்றன. அறிவியல் மற்றும் மருத்துவ இதழ்கள் இந்த வகையான சேதங்களை ஆக்சிஜனேற்ற அழுத்தம் என அழைக்கின்றன.

## நமது நண்பன்: ஆன்ட்டிஆக்சிடென்ட்கள்

எதிர்வினையாற்றும் மூலக்கூறுகளின் தாக்குதலுக்கு ஆளாகும்படி, கடவுள் நம்மைப் பாதுகாப்பற்ற நிலையில் விட்டுவிடவில்லை. உண்மையிலேயே நான் நமது ஆன்ட்டிஆக்சிடென்ட் பாதுகாப்பு அமைப்பின் வியப்பூட்டும் சிக்கலான அமைப்பைப் பார்க்கும்போது நாம் எவ்வளவு ஆச்சரியப்படத்தக்க விஷயமாகப் படைக்கப்பட்டுள்ளோம் என்பதை மிகவும் வியந்து பாராட்டுகின்றேன். நாம் நமக்குச் சொந்தமான ஆன்ட்டிஆக்சிடென்ட் இராணுவப் படைகளைக் கொண்டுள்ளோம். இவை எதிர்வினையாற்றும் மூலக்கூறுகளைச் சமன் செய்து, அவற்றைச் செயலிழக்கச் செய்து, தீங்கற்றதாக மாற்றிவிடுகின்றன. ஆன்ட்டிஆக்சிடென்டுகள், குளிர் காய்வதற்காக அமைந்துள்ள நெருப்புக் கணப்பு இடத்தின் முன்பகுதியில் அமைந்துள்ள கண்ணாடிக் கதவைப் போன்றோ அல்லது கம்பி வலை அடிக்கப்பட்டக் கதவைப் போன்றோ காணப்படுகின்றன. கணப்பு அடுப்பிலிருந்து தெறிக்கும் கங்குகள் (எதிர்வினையாற்றும் மூலக்கூறுகள்) இன்னும் பறக்கவிருக்கின்றன. இருந்தாலும் உங்கள் தரை விரிப்பு (உங்கள் உடல்) பாதுகாக்கப்பட்டுள்ளது.

ஆன்ட்டிஆக்சிடென்ட்கள், எதிர்வினையாற்றும் மூலக்கூறுகளுக்கு ஓர் எலக்ட்ரானை வழங்கி, துணையற்ற அந்த எலக்ட்ரானைச் சமன் செய்து செயலிழக்கச் செய்யும் சக்தி வாய்ந்த பொருளாகும். நமது உடல் தனக்குச் சொந்தமான ஆன்ட்டிஆக்சிடென்டுகளைத் தோற்றுவிக்கக்கூடிய திறன் பெற்றது. உண்மையிலேயே உடலானது மூன்று பெரிய ஆன்ட்டிஆக்சிடென்ட் பாதுகாப்பு அமைப்புக்களைத் தோற்றுவிக்கின்றது. அவை முறையே சூப்பராக்சைடு டிஸ்மியூட்டேஸ், காட்டலேஸ் மற்றும் குளூட்டோத்தியோன் பெராக்சிடேஸ் ஆகியனவாகும். நீங்கள் இந்தப் பெயர்களை எல்லாம் ஞாபகத்தில் வைத்துக் கொள்ள வேண்டும் என்ற அவசியம் இல்லை. ஆனால் நமக்கு இயற்கையாகவே அமைந்த

ஆன்ட்டிஆக்சிடென்ட் பாதுகாப்பு அமைப்பு உள்ளது என்பதை உணர்ந்து கொள்வது முக்கியமாகும்.

நமது உடல்கள் நமக்குத் தேவையான எல்லா ஆன்ட்டிஆக்சிடென்ட்டுகளையும் தோற்றுவிப்பதில்லை. நமக்குத் தேவையான மீதமுள்ள ஆன்டிஆக்சிடென்ட்டுகள் நாம் உட்கொள்ளும் உணவிலிருந்தோ அல்லது ஊட்டச்சத்து மாத்திரைகளிலிருந்தோ பெறப்பட வேண்டும். உடலில் தோன்றும் எதிர்வினையாற்றும் மூலக்கூறுகளுக்கு ஏற்றவாறு, அவற்றைச் சமன் செய்யும் அளவுக்கு ஆன்ட்டிஆக்சிடென்ட்டுகள் இருந்தால், நமது உடலுக்கு எவ்விதத் தீங்கும் நேராது. ஆனால் உடலில் இருக்கும்ம ஆன்ட்டிஆக்டென்ட்டுகளின் அளவைவிட அதிகமான எதிர்வினையாற்றும் மூலக்கூறுகள் தோற்றுவிக்கப்பட்டால், ஆக்சிஜனேற்ற அழுத்தம் தோன்றுகின்றது. இந்த நிலைமை நீண்ட நாட்களுக்கு நீடிக்குமானால், நாம் சீர்கேடு விளைவிக்கும் நோய்களை வளரவிட்டு, நமக்குள் நடக்கும் போரில் தோற்றுவிடத் துவங்குகின்றோம்.

நடந்து கொண்டிருக்கும் போரில் சமநிலை செய்வதுதான் வெற்றிக்கான திறவுகோலாகும். தாக்குதலையும் அதற்கெதிரான பாதுகாப்பையும் நாம் சமமாக இருக்கும்படி பார்த்துக் கொள்ள வேண்டும். இதில் வெல்ல நமது உடல்கள் எதிர்வினையாற்றும் மூலக்கூறுகளைவிட அதிகமாக ஆன்ட்டிஆக்சிடென்ட்களைப் படைக்கலன்களாகக் கொண்டதாக இருக்க வேண்டும்.

பெரும்பாலான ஆன்டிஆக்சிடென்ட்டுகளை நாம் காய்கள் மற்றும் பழங்களிலிருந்து பெறுகின்றோம். மிகவும் சாதாரணமாகக் காணப்படும் ஆன்டிஆக்சிடென்ட்டுகள் வைட்டமின் 'சி', வைட்டமின் 'இ', வைட்டமின் 'ஏ' மற்றும் பீட்டா கரோட்டீன் ஆகியவையாகும். நாம் நமது உணவிலிருந்து பல்வேறு ஆன்ட்டிஆக்சிடென்ட்டுகளைப் பெறலாம். இவை துணைநொதி கியு10, ஆல்ஃபா லிப்போயிக் அமிலம் மற்றும் பையோஃப்ளேவனாய்டு ஆன்ட்டிஆக்சிடென்ட்டுகள் ஆகும். ஆன்ட்டிஆக்சிடென்ட்டுகள் மற்றொன்றின் துணையுடன் கூட்டுச் செயல் புரிந்து, உடலின் பல பகுதிகளில் காணப்படும் எதிர்வினையாற்றும் மூலக்கூறுகளைச் செயலிழக்கச் செய்கின்றன. போர்ப் படைகளில் காணப்படும் பல்வேறு பாதுகாப்பு வியூகங்களைப் போன்று, இந்த ஆன்ட்டிஆக்சிடென்ட்டுகள் ஒவ்வொன்றும் குறிப்பிட்டப் பணியைச் செய்கின்றன. சில ஆன்ட்டிஅக்சிடென்ட்டுகள், வேறு ஆன்ட்டிஆக்சிடென்ட்டுகளை மீண்டும் தோற்றுவிக்கும் திறன் பெற்றவையாகும். அதனால் அவற்றால் அதிகமான எதிர்வினையாற்றும் மூலக்கூறுகளைச் சமன் செய்ய முடியும். எடுத்துக்காட்டாக வைட்டமின் 'சி' நீரில் கரையும் தன்மையுடையதால், இரத்தத்திலும், பிளாஸ்மாவிலும் காணப்படும் எதிர்வினையாற்றும் மூலக்கூறுகளைத் தாக்கிச் சமன்செய்யும் ஒரு நல்ல திறன் மிக்க ஆன்ட்டிஆக்சிடென்ட்

ஆகும். வைட்டமின் 'இ' கொழுப்பில் கரையக்கூடியது. அதனால் இது உயிரணுச் சவ்விற்குப் பாதுகாப்பான மிகச் சிறந்த ஆன்ட்டி ஆக்சிடென்ட்டாகும். உயிரணுவுக்கு உள்ளாகச் சிறந்த பாதுகாப்பான ஆன்ட்டி ஆக்சிடென்டாக குளூட்டத்தியோன் விளங்குகின்றது. ஆல்ஃபா லிப்பாயிக் அமிலம் உயிரணுச் சவ்விற்கு உள்ளாகவும், பிளாஸ்மாவிலும் ஆன்ட்டி ஆக்சிடென்ட்டாகப் பணியாற்றுகின்றது. வைட்டமின் 'சி' யும் ஆல்ஃபா லிப்பாயிக் அமிலமும், வைட்டமின் 'இ' யையும் குளூட்டத்தியோனையும் மீண்டும் தோற்றுவிக்கும் திறன் பெற்றவையாகக் காணப்படுகின்றன. இவ்வாறு தோற்றுவிக்கப்பட்டவை மீண்டும் பயன்படுத்தப்படலாம்.

அதிகமான ஆன்ட்டி ஆக்சிடென்ட்டுகள் காணப்பட்டால் நாம் மகிழ்ச்சியாக இருக்கலாம். நாம் தோற்றுவிக்கக்கூடிய எதிர்வினையாற்றும் மூலக்கூறுகளின் எண்ணிக்கையைவிட மிக அதிகமான ஆன்ட்டி ஆக்சிடென்ட்டுகளைப் பெற்று, எதிர்வினையாற்றும் மூலக்கூறுகளைச் சமன் செய்வதே நமது நோக்கமாகும். இச்செயல் எல்லா நேரங்களிலும் முழுமையான சமநிலையுடைய ஆன்ட்டி ஆக்சிடென்ட் படைகள் இருந்தால்தான் நிகழ முடியும்.

## எதிரியின் கோட்டைக்குள்

ஒவ்வொரு படையும் போர்முனைக்குப் பின்னாலிருந்து தனக்குத் தேவையான உதவிகளைப் பெற வேண்டும். இது போரின் முடிவைத் தீர்மானிக்கும் முக்கியமான ஒன்றாகும். தேவையான அளவு ஆன்ட்டி ஆக்சிடென்ட்டுகளைப் (போர் வீரர்கள்) பெற்றிருப்பது மட்டும் நாம் தோற்றுவிக்கக்கூடிய எதிர்வினையாற்றும் மூலக்கூறுகளைச் சமன் செய்ய முழுவதுமான பதில் அல்ல. போர் வீரர்களுக்குத் தடையற்ற விதத்தில் தொடர்ந்து பொருட்களை அனுப்புதல் வேண்டும் - வெடி மருந்துகள், உணவு, நீர், மற்றும் ஆடைகள் ஆகியவை அவர்கள் உச்சபட்ச அளவில் தங்களது கடமையை நிறைவேற்றத் தேவைப்படுகின்றது.

போர் வீரர்களான ஆன்ட்டி ஆக்சிடென்ட்டுகள், எதிர்வினையாற்றும் மூலக்கூறுகளுக்கு எதிரான தங்களது கடமையைச் சிறப்பாக நிறைவேற்ற வேண்டுமானால் அவர்களுக்கு வேறுசில ஊட்டச்சத்துப் பொருட்கள் போதுமான அளவு தேவைப்படுகின்றன. அவர்களுக்குப் போதுமான ஆன்ட்டி ஆக்சிடென்ட் தாதுப் பொருட்களான செம்பு, துத்தநாகம், மாங்கனீஸ், மற்றும் செலீனியம் ஆகியவை தேவைப்படுகின்றன. இத்தாதுப் பொருட்கள் ஆன்ட்டி ஆக்சிடென்ட்டுகளின் வேதியல் எதிர்விளைவுகளின்போது திறமையுடன் அவற்றின் பணியைச் செய்யத் துணை புரிகின்றன. இந்தத் தாதுப் பொருட்கள்

போதுமான அளவு கிடைக்காவிடில் ஆக்சிஜனேற்ற அழுத்தம் உண்டாகும்.

அவற்றின் பணியை நல்லவிதமாகச் செய்து முடிக்க ஆன்ட்டி ஆக்சிடென்ட்டுகளுக்கு அவற்றின் நொதி தொடர்பான எதிர்விளைவுகளுக்குச் சில துணைக் காரணிகள் தேவைப்படுகின்றன. இந்தத் துணைக் காரணிகள் போர்ப் படையில் துணை புரியும் அமைப்புகளான, இயந்திரவியலாளர்கள் அல்லது பொருட்களை வழங்கும் அதிகாரிகள், எரிபொருள் சேமிப்புக் கலன்கள், வெடிப் பொருட்களைச் செய்வோர்கள் போன்றவையாகும். இவை முக்கியமாக பி துணைக் காரணிகளாகும்: ஃபோலிக் அமிலம், வைட்டமின் பி1, பி2, பி6 மற்றும் பி12 ஆகியனவாகும். நம் உடலுக்குள் நடைபெறும் போரில் வெற்றி பெற வேண்டுமானால் நமக்கு ஆன்ட்டி ஆக்சிடென்ட் தாதுப் பொருட்களும், துணைக் காரணிகளும் போதிய அளவு இருப்பில் இருக்க வேண்டும்.

நான் இப்போது விவரித்ததைவிட, போர்களம் மிகவும் சிக்கலானது. நாம் தோற்றுவிக்கும் எதிர்வினையாற்றும் மூலக்கூறுகளின் எண்ணிக்கை நிலையானதல்ல. அந்த மூலக்கூறுகளின் உற்பத்தி தினசரி நடக்கும் வளர்சிதை மாற்றத்தினால் வேறுபடுகின்றது. ஆக்சிஜன் அளவும் குறைகின்றது. அதோடு, நமது பாதுகாப்பு அமைப்பு ஒரு குறிப்பிட்ட நாளில் எத்தனை எதிர்வினையாற்றும் மூலக்கூறுகளுடன் செயல் புரிய வேண்டியிருக்கும் என்பதைச் சரியாக எப்போதும் தெரிந்து கொள்ள முடியாது. பல காரணிகள் நாம் உற்பத்திச் செய்யும் எதிர்வினையாற்றும் மூலக்கூறுகளின் அளவை அதிகரிக்கலாம். அவை அனைத்தும் சமன் செய்யப்பட வேண்டும்.

நமது உடலால் எதிர்த்துப் போரிட முடியாத அளவுக்கு, அதிகமான எதிர்வினையாற்றும் மூலக்கூறுகள் தோற்றுவிக்கப் படுவதற்கான காரணங்கள் என்ன? இந்தக் கேள்வி என்னை மணிக்கணக்கான ஆய்வில் ஈடுபடச் செய்தது. இதற்கான விடையைக் கண்டறிய நான் அது தோன்றக்கூடிய பல்வேறு விதமான மூலங்களை ஆய்வு செய்யக் கற்றுக் கொண்டேன். இப்போது அந்தக் குற்றவாளிகள் பற்றி விவாதிக்கலாம்.

## எதிர்வினையாற்றும் மூலக்கூறுகளைத் தோற்றுவிப்பது எது?

### மிதமிஞ்சிய உடற்பயிற்சி

'ஆன்ட்டிஆக்சிடென்ட் புரட்சி' என்ற தனது புத்தகத்தில் டாக்டர் கென்னத் கூப்பர், அதிகமான உடற்பயிற்சி நமது உடலில் எதிர்வினையாற்றும் மூலக்கூறுகளைக் குறிப்பிடத்தக்க விதத்தில்

அதிகம் தோற்றுவிப்பதாகத் திட்டவட்டமாகக் கூறினார். மிகவும் கடினமாக உடற்பயிற்சி செய்பவர்கள், வயதாகும் முன்னரே இதயத்தடை, பக்கவாதம் மற்றும் புற்றுநோய் ஆகியவற்றால் இறப்பதைக் கண்டு டாக்டர் கூப்பர் வருந்தினார். இவர்கள் தங்களது வாழ்நாளில் முப்பது அல்லது நாற்பது நெடுந்தொலைவு ஓட்டப் பந்தயங்களில் பங்கேற்றிருப்பார்கள். அதற்கு முன்பாக அதற்குத் தேவையான கடுமையான பயிற்சிகளைத் தினமும் செய்திருப்பார்கள்.

ஆன்ட்டிஆக்சிடென்ட் பற்றிய தனது புத்தகத்திற்கான ஆராய்ச்சிகளின்போது, அதிகமான உடற்பயிற்சி உண்டாக்கும் தீய விளைவுகளை டாக்டர் கூப்பர் உணர்ந்து கொண்டார். நாம் ஓரளவு சுமாராக உடற்பயிற்சி செய்யும்போது அல்லது குறைந்த அளவு உடற்பயிற்சி செய்யும்போது எதிர்வினையாற்றும் மூலக்கூறுகளின் எண்ணிக்கை சிறிதளவுதான் அதிகரிக்கும். இதற்கு மாறாக, நாம் அதிகமாக உடற்பயிற்சி செய்யும்போது தோன்றும் எதிர்வினையாற்றும் மூலக்கூறுகளின் எண்ணிக்கை வரைபடத்தில் மேல்நோக்கிச் செல்கின்றது. அதன் எண்ணிக்கை கடுமையாக அதிகரிக்கின்றது.

அதிகமான உடற்பயிற்சி நமது உடல்நலத்திற்கு கேடு விளைவிக்கும் என ஆன்ட்டிஆக்சிடென்ட் புரட்சிப் புத்தகம் தன் வாசகர்களை எச்சரிக்கின்றது. இந்த உடற்பயிற்சி பல ஆண்டுகளுக்குத் தொடர்ந்து செய்யப்பட்டால் கேடு அதிகமாகும். அனைவருக்கும் சுமாரான அளவு உடற்பயிற்சியே போதும் என டாக்டர் கூப்பர் பரிந்துரைக்கின்றார். ஆனால் உணவுடன் சேர்த்து ஆன்ட்டிஆக்சிடென்ட்டுகளை அனைவரும் எடுத்துக் கொள்ள வேண்டும் என்றும் அவர் கூறினார். உண்மையான விளையாட்டு வீரர்கள்தான் கடின உடற்பயிற்சியை மேற்கொள்ள வேண்டும். அவர்கள் அதனுடன் குறிப்பிடத்தக்க அளவு ஆன்டிஆக்சிடென்ட்டுகளையும் எடுத்துக் கொள்ள வேண்டும்.

## அளவுக்கு அதிகமான மன அழுத்தம்

உடற்பயிற்சி போன்றே குறைந்த அல்லது சுமாரான அளவு உணர்ச்சிவசப்படுதலால் எதிர்வினையாற்றும் மூலக்கூறுகள் ஓரளவுதான் அதிகரிக்கின்றன. தீவிரமாக உணர்ச்சிவசப்படுவதால் தோன்றும் மன அழுத்தம், எதிர்வினையாற்றும் மூலக்கூறுகளின் எண்ணிக்கையைக் குறிப்பிடத்தக்க அளவு அதிகரித்து, ஆக்சிஜனேற்ற அழுத்தத்தை உண்டாக்குகின்றது. நீங்கள் அதிகமான மன அழுத்தத்தில் இருக்கும்போது அடிக்கடி உடல் நலமில்லாமல் போய்விடுவதை நீங்கள் எப்போதாவது கவனித்துள்ளீர்களா? நீண்ட காலத்திற்கு மிக அதிகமான மன அழுத்தத்தில் இருந்த ஒரு நெருங்கிய நண்பரோ அல்லது உறவினரோ, புற்றுநோய் அல்லது இதய தடையால் பாதிக்கப்பட்டுள்ளதை நீங்கள் அறிவீர்களா?

வாழ்நாளில் பல நெடுந்தொலைவு ஓட்டப் பந்தயங்களில் பங்கேற்ற நோயாளிகள் பல பேர் என்னிடம் சிகிச்சைக்கு வரவில்லை. ஆனால் அதிக உணர்ச்சிவசப்படுதலால் மன அழுத்தத்துக்கு உள்ளான நூற்றுக்கணக்கான நோயாளிகள் என்னிடம் சிகிச்சை பெறுகின்றனர். நிதி தொடர்பான, வேலை தொடர்பான மற்றும் தனிப்பட்ட மன அழுத்தம் ஆகியவை நமது வாழ்க்கையைக் குழப்புவதால், உணர்வுபூர்வமான மன அழுத்தம்தான் எனது மருத்துவத்தில் நான் முக்கியமாகக் கவனிக்கும் உடல்நலக் காரணியாகும். ஆக்சிஜனேற்ற அழுத்தத்தால் ஏற்படும் மோசமான விளைவுகளை நீங்கள் புரிந்து கொள்ளத் துவங்கினால், நீண்டகால உணர்வுபூர்வ மன அழுத்தத்தால் உங்கள் உடல்நலத்தில் தோன்றும் அபாயகரமான விளைவுகளை நீங்கள் புரிந்து கொள்ள ஆரம்பித்தால், அதற்கு எதிரான சிகிச்சையை உங்களால் துவங்க முடியும்.

## காற்று மாசுபாடு

நமது உடல் தோற்றுவிக்கும் எதிர்வினையாற்றும் மூலக்கூறுகளின் எண்ணிக்கையின்மீது நமது சுற்றுச்சூழல் அதிகமான தாக்கத்தை ஏற்படுத்துகின்றது. காற்று மாசு நமது நுரையீரல்களிலும், நமது உடம்பிலும் ஆக்சிஜனேற்ற அழுத்தத்தைத் தோற்றுவிக்கும் முக்கியக் காரணமாக உள்ளது. இப்போது நீங்கள் எந்தப் பெரு நகருக்குள் நுழைந்தாலும், மங்கலான புகை மூட்டத்தைக் காண்பதோடு மட்டுமல்லாமல் அதனை உங்களால் சுவைக்கவும் முடியும்.

1970ம் ஆண்டில் கொலராடோ பல்கலைக்கழகத்தின் மருத்துவப் பள்ளியில் நான் பயின்ற காலத்தை இன்றும் ஞாபகத்தில் வைத்துள்ளேன். நரம்பியல் துறையில் நான் பயிற்சி பெற்று வந்தபோது, நான் காலை 6 மணி அளவில் நோயாளிகளைப் பார்க்க வேண்டும். நான் காலையில் கிளம்புவதற்கு முன்னர் மேற்குப் பகுதியிலுள்ள ஜன்னல்களுக்கு நடந்து சென்று, உதிக்கும் சூரியனின் ஒளி பாறைகளால் ஆன அழகிய மலைகள்மீது படுவதைக் கண்டு ரசிப்பேன். அதன் பின்னர் நான் விரைவாக நோயாளிகளைக் கவனிக்கச் செல்வேன். இப்பணி முடிய ஒவ்வொரு நாளும் இரண்டு மணிநேரமாகும். இதனை முடித்தவுடன், எனது முதல் மருத்துவ விரிவுரை வகுப்புக்கு முன்னால் மீண்டும் ஒருமுறை மலையின் அழகிய தோற்றத்தை கண்டு ரசிக்கச் செல்வேன். ஆனால் அந்த நேரத்தில், ஆச்சரியமூட்டும் விதத்தில், அந்த மலைகளை என்னால் பார்க்க முடியாமல் போய்விடும். அந்த அடர்ந்த சிவப்பு நிறத் தூசி மூட்டத்தில் மலையின் வெளிப்புற எல்லைக்கோடுகளை மட்டுமே என்னால் பார்க்க முடிந்தது. மக்கள் தங்களது வேலைக்குச் செல்லும் அந்த இரண்டு மணிநேரத்தில் எவ்வளவு வியத்தகு மாற்றம் ஏற்பட்டுவிடுகிறது.

காற்று மாசுறுவதால் ஏற்படும், உடல்நிலையைப் பாதிக்கும் விளைவுகள் முக்கியமாகக் கவலையூட்டுவதாக இருந்தன. காற்றில் உள்ள மாசில் ஓசோன், நைட்ரஜன் டை ஆக்சைடு, சல்பர் டை ஆக்சைடு, மற்றும் பல ஹைட்ரோகார்பன் மூலக்கூறுகள் ஆகியவை அடங்கும். இவை அனைத்தும் குறிப்பிடத்தக்க அளவு எதிர்வினையாற்றும் மூலக்கூறுகளைத் தோற்றுவிக்கின்றன. நீங்கள் இந்த நச்சுப் பொருட்களைத் தினமும் சுவாசிக்கும்போது, அவை உங்கள் உடல்நலத்தை மிகவும் பாதிக்கும் விளைவுகளை ஏற்படுத்தும். காற்று மாசுறுதல், ஆஸ்துமா, நாட்பட்ட பிராங்கைட்டிஸ், மாரடைப்பு மற்றும் புற்றுநோயைக்கூட தோற்றுவிக்கக்கூடும். இந்த நோய்கள் அனைத்திற்கும் அடிப்படைக் காரணமான ஆக்சிஜனேற்ற அழுத்தத்தைப் பற்றி அறிந்து கொள்வது, காற்று மாசுக்களிலிருந்து நம்மைப் பாதுகாத்துக் கொள்ள உரிய வழிமுறைகளைத் தோற்றுவிக்க உதவுகின்றது.

காற்று மாசுவின் மற்றொரு பகுதியைப் பற்றியும் கருத்தில் கொள்ள வேண்டும். தொழில் தொடர்பான தாதுப் பொருட்களில் தூசு, அதாவது, ஆஸ்பெஸ்டாஸ் இழைகள் போன்றவற்றுடன் தொடர்பு ஏற்படுவது பற்றியும் கவனம் கொள்ள வேண்டும். ஆஸ்பெஸ்ட்டாஸில் இரும்பு சேர்ந்த இழைகள் சேர்க்கப்படுவது அதிகமான எதிர்வினையாற்றும் மூலக்கூறுகளைத் தோற்றுவிக்கலாம். நீண்டகாலம் ஆஸ்பெஸ்டாஸ் இழைகளின் தொடர்பால் நுரையீரல் புற்றுநோயும், உயிரணுக்களிடையே வீக்கமும் ஏற்படலாம் (இது நுரையீரலை மிகவும் பாதிக்கும்). தொழில் தொடர்பான ஆபத்துக்கள் பல உள்ளன. விவசாயிகள் தங்களது தானிய சேமிப்புக் கலன்களிலிருந்து வரும் நுண் தூசுகளாலும், தானியப் பெட்டிகளிலுள்ள தூசுக்களாலும் பாதிக்கப்படலாம். தொழிற்சாலைகளில் பணியாற்றுவோர் பல்வேறு வேதியல் பொருட்களாலும் மற்றும் அங்கு தோன்றும் நுண் தூசுக்களாலும் பாதிக்கப்படலாம்.

நாம் சுவாசிக்கும் காற்று உடல்நலத்தைப் பாதிப்பதாக உள்ளது என்பதைக் கூற வேண்டியதில்லை.

## சிகரெட் புகை

தூசு அல்லது வேதிப் பொருட்கள் நமது உடல் நலத்திற்குத் தினந்தோறும் மிகுந்த ஆபத்தாகத் தோன்றுவதை ஒருவர் எதிர்பார்க்கலாம். ஆனால் நமது உடலில் ஆக்சிஜனேற்ற அழுத்தத்துக்கான முக்கியக் காரணம், சிகரெட் மற்றும் சுருட்டு புகைப்பதுதான் என்பது உங்களுக்குத் தெரியுமா? இது உண்மை. புகை பிடிப்பதால் ஆஸ்துமா, எம்ஃபைசீமா, நாட்பட்ட பிராங்கைட்டிஸ், நுரையீரல் புற்றுநோய் மற்றும் இதய இரத்தக் குழாய் நோய்கள் போன்ற நோய்கள் தோன்ற அதிகமாக வாய்ப்புள்ளது. புகை பிடிப்பதால் தோன்றும் உடல்நலக்

குறைகளை நாம் அனைவரும் அறிவோம். ஆனால் புகை பிடிப்பது நமது உடல்களில் தோற்றுவிக்கப்படும் ஆக்சிஜனேற்ற அழுத்தத்துக்கு அடிப்படையான காரணம் என்பதை அறிய ஆச்சரியமாக உள்ளது. சிகரெட் புகையில் பல்வேறு வித்தியாசமான நச்சுப் பொருட்கள் காணப்படுகின்றன. இந்நச்சுப் பொருட்கள் அனைத்தும், எதிர்வினையாற்றும் மூலக்கூறுகளின் அளவை நுரையீரல்களில் மட்டுமல்லாமல், நம் உடல் முழுவதும் அதிகரிக்கின்றன. புகை பிடிப்பதைவிட மற்ற எந்தக் கெட்ட பழக்கங்களும் நமது முழு உடல்நலத்தையும் இந்த அளவுக்கு பாதிப்பதில்லை.

நிக்கோட்டினைவிட அடிமைப்படுத்தும் வேறு எந்த போதைப் பொருளைப் பற்றியும் எனக்கு எதுவும் தெரியாது. அமெரிக்க சர்ஜன் ஜெனரலாகப் பணியாற்றிய டாக்டர் சி. எவெரெட் கூப் என்பவர் புகைத்தலை ஒரு பழக்கம் என்று அழைப்பதைவிட, அது அடிமைப்படுத்தும் ஒன்று என்று கூறியதன் மூலம், நாம் புகைத்தலைப் பார்த்தக் கண்ணோட்டத்தை மாற்றிவிட்டார். எப்படி? மக்களுக்கு நிக்கோட்டினின் அடிமைப்படுத்தும் தன்மைகள் பற்றி அவர் தெரிவித்தார். இதைப் பற்றிப் புகையிலை நிறுவனங்கள் அரை நூற்றாண்டுகளுக்கு முன்னரே நன்கு அறிந்திருந்தன. நிக்கோடினுக்கு நீங்கள் இரண்டு அல்லது மூன்று வாரங்களில் அடிமையாகிவிடலாம் என்பதற்கு உண்மையிலேயே வலுவான சான்றுகள் உள்ளன. புகைப்பதை விட்டுவிடுவது மக்களுக்கு மிகவும் கடினமாக ஒன்றாகத் தோன்றுவது வியப்பளிப்பதாக உள்ளது. எனது நோயாளிகளில் பலருக்கு, சாராயம் குடிப்பதை நிறுத்துவதைவிட, புகைப்பதை நிறுத்துவது மிகவும் கடினமான ஒரு செயலாக இருந்தது. சிகரெட் புகைப்பதால் நமது உடல்நலத்திற்கு விளையும் காரணமற்ற நாட்பட்டக் கேடுகள் நாம் கண்டறியக்கூடியதைவிட மிக அதிகமானவை.

இரண்டாம் நிலை புகைத்தல் பற்றி நாம் அறிவது என்ன? இரண்டாம் நிலைப் புகையை குறிப்பிடத்தக்க அளவு உள்ளிழுக்கும் மனிதர்களுக்கு அதிக அளவு ஆஸ்துமா, எம்ஃபைசீமா, மாரடைப்பு மற்றும் நுரையீரல் புற்றுநோய் போன்ற நோய்கள் தோன்றும் வாய்ப்புள்ளதாக மருத்துவ ஆராய்ச்சிகள் நிரூபித்துள்ளன. இதன் காரணமாகத்தான் பொது இடங்களில் சிகரெட் புகைப்பதைக் குறைப்பதற்காகப் பல சட்டங்கள் இயற்றப்பட்டுள்ளன.

ஒரு குழுவினர் ஒரு தனியான இடத்தில் புகைபிடிக்கும்போது அவர்களுக்கு அருகில் நீங்கள் சென்றுள்ளீர்களா? கடந்த மாதம் எனது மகளைக் கல்லூரியிலிருந்து காரில் அழைத்து வந்ததை நான் மீண்டும் நினைவுக்குக் கொண்டு வந்து பார்க்கின்றேன். நான் ஒரு சிறிய நகரில், பெட்ரோல் போடுவதற்காகக் காரை நிறுத்த வேண்டியிருந்தது. நான் பெட்ரோலுக்கு காசு கொடுப்பதற்காகச்

சென்றபோது, அப்பகுதியைச் சேர்ந்த ஆறு பேர் ஒரு மேசையைச் சுற்றி அமர்ந்து காபி அருந்திக் கொண்டே சிகரெட் புகைத்துக் கொண்டிருந்தனர். நான் சுவாசிக்க முடியாமல் இருமினேன். எனக்கு உடல்நலம் பாதிக்கப்பட்டதுபோல் உணர்ந்தேன். சிகரெட் புகைக்குப் பழக்கப்படாதவர்களால் அதன் விளைவுகளைத் தெளிவாகக் கண்டறிய முடியும். உங்களுக்கும் சில நேரங்களில் இதுபோன்ற அனுபவம் ஏற்பட்டிருக்கக்கூடும். இதுபோன்று தினமும் இரண்டாம் நிலைப் புகைக்கு நீங்கள் ஆளாக வேண்டியிருந்தால், அது உங்கள் உடல்நலத்தை மிகவும் பாதிக்கும் என்பதை உணர நீங்கள் அதிகமாக கற்பனை செய்ய வேண்டியதில்லை.

## மாசுபட்டுள்ள நமது உணவும் நீரும்

நீங்கள் தாகமாக இருக்கிறீர்களா? 1988ம் ஆண்டில் அமெரிக்கப் பொது சுகாதாரத் துறை, அமெரிக்காவிலுள்ள குடிநீரில் 85 விழுக்காடு மாசுற்றுள்ளது என எச்சரித்துள்ளது. கடந்த பத்து ஆண்டுகளில் நிலைமை முன்னேறிவிட்டது என நான் நம்பத் தயாரில்லை. நமக்கு வழங்கப்படும் நீர் ஐம்பதாயிரத்திற்கும் மேற்பட்டப் பல்வேறு வேதிப் பொருட்களால் தற்போது மாசுபடுத்தப்படுகின்றது. நீர் சுத்திகரிக்கும் நிலையங்கள் இந்த வேதிப் பொருட்களில் முப்பத்திலிருந்து நாற்பது வரையிலான வேதிப் பொருட்களைத்தான் சோதித்து அறிகின்றன. இது தவிர, அதிக மூலக்கூறு எடையுள்ள உலோகங்களான ஈயம், காட்மியம் மற்றும் அலுமினியம் ஆகியவையும் நமக்கு வழங்கப்படும் நீரை மாசுபடுத்துகின்றன. அமெரிக்காவில் காணப்படும் 55,000 ஒருங்கமைத்துக் கட்டுப்படுத்தப்பட்ட வேதிக் கழிவுகளைச் சேமித்து வைக்கும் இடங்களும் மற்றும் 2,00,000 ஒருங்கமைத்து கட்டுப்படுத்தப்படாத வேதிக் கழிவு சேமிக்கும் இடங்களும், நிலத்தடியில் காணப்படும் நீர் மட்டத்திற்குள் வேதிப் பொருட்களைக் கசிவுறச் செய்து மாசுபடுத்துகின்றன. நாம் இவ்வாறு மாசுற்ற நீரைப் பருகும்போது, எதிர்வினையாற்றும் மூலக்கூறுகளின் உற்பத்தி குறிப்பிடத்தக்க விதத்தில் அதிகரிக்கின்றது.

இப்போது அமெரிக்கர்கள், வடிகட்டப்பட்டு, சுத்தப்படுத்தப்பட்டு, புட்டிகளில் அடைக்கப்பட்ட நீரையே அதிக அளவு பருகுகின்றனர். ஆனால் நீங்கள் ஒன்றைத் தெரிந்து கொள்ள வேண்டும். காய்ச்சி வடிகட்டப்பட்ட நீர் தவிர மற்ற வகை நீர்களின் தரம் பற்றி அறிய, கட்டுப்பாடற்ற இந்தச் சந்தையில் வாய்ப்பில்லை.

இரண்டாவது உலகப் போரிலிருந்து 60,000க்கும் அதிகமான வேதிப்பொருட்கள் சுற்றுச்சூழலில் அறிமுகப்படுத்தப்பட்டுள்ளன. ஒவ்வோர் ஆண்டும் ஓராயிரத்திற்கும் குறையாத நச்சுத் தன்மையுடைய புதிய வேதிப் பொருட்கள் நமது சுற்றுச்சூழலில்

அறிமுகப்படுத்தப்படுகின்றன. களைக் கொல்லிகள், பூச்சிக் கொல்லிகள் மற்றும் பூஞ்சைக் கொல்லிகள் ஆகியவை நமது உணவு உற்பத்தியில் பயன்படுத்தப்படுகின்றன. நாம் இந்த உணவை உட்கொள்ளும்போது இந்த வேதிப் பொருட்கள் அதிகப்படியான ஆக்சிஜனேற்ற அழுத்தத்தைத் தோற்றுவிப்பதாக மருத்துவ ஆய்வுகள் காட்டுகின்றன. சில வேதிப் பொருட்கள் மற்றவற்றைவிட மிகவும் ஆபத்தானவை. ஆனால் அவை அனைத்தும் உடல்நலக் கேடுகளைத் தோற்றுவிக்கக்கூடிய திறன் வாய்ந்தவை. இந்த வேதிப் பொருட்கள் நமது உணவுத் துறையை, எப்போதும் இருந்திராத அளவு அதிகப்படியான உணவை உற்பத்தி செய்ய ஏதுவாக்கியுள்ளது. ஆனால் நமது உடல்நலத்திற்கான விலை என்ன?

## சூரியனிலிருந்து வரும் புறஊதாக் கதிர்கள்

மக்கள் தங்களது இருபதாவது வயதிற்கு முன்னதாகவே தங்களது வாழ்நாளில் தங்கள் தோல் பகுதிக்குத் தேவையான மூன்றில் இரண்டு பகுதி சூரிய ஒளியைப் பெறுகின்றனர். இந்த புத்தகத்தைப் படிக்கும் நீங்கள், ஏற்கனவே உங்களது தோல் பகுதியைச் சூரியனின் சேதம் விளைவிக்கும் புறஊதாக் கதிர்கள் படும்படிச் செய்திருப்பீர்கள் என்பதே இதன் அர்த்தமாகும்.

புறஊதாக் கதிர்கள் மனிதத் தோல் பகுதிகளில் எதிர்வினையாற்றும் மூலக்கூறுகளின் உற்பத்தியை அதிகரிப்பதாகப் பல ஆய்வுகள் சுட்டிக் காட்டியுள்ளன. இவ்வாறு எதிர்வினையாற்றும் மூலக்கூறுகளின் எண்ணிக்கை அதிகரித்தல், தோல் உயிரணுகளின் காணப்படும் டிஎன்ஏக்களைப் பாதித்து அதனால் தோல் புற்றநோயைத் தோற்றுவிப்பதாக நிரூபிக்கப்பட்டுள்ளது. ஆக்சிஜனேற்ற அழுத்தம் புற்றுநோயைத் தோற்றுவிக்கக்கூடியது என்பதற்கான நேரடிச் சான்றுகளாக இந்த ஆய்வுகள் அமைந்துள்ளன.

புறஊதாக் கதிர்களில் இரண்டு உள்ளன. யுவிஏ மற்றும் யுவிபி. யுவிபி கதிர்கள் சூரியனுடைய எரிக்கும் கதிர்களுக்கு முக்கியப் பொறுப்பான ஒன்றாகும். ஆனால் யுவிஏ, யுவிபி ஆகிய இரு ஒளிக் கதிர்களும் தோல் பகுதியில் எதிர்வினையாற்றும் மூலக்கூறுகளின் உற்பத்தியை அதிகரிக்கின்றன. நீங்கள் சூரிய ஒளியிலிருந்து உங்களைப் பாதுகாக்க உங்களுக்குப் பிடித்தமான தரம் வாய்ந்த வெயில் பாதுகாப்புக் கிரீமைத் தேய்த்துக் கொள்ளும்போது நீங்கள் உங்களை யுவிபி ஒளிக் கதிருக்கு எதிராக மட்டுமே பாதுகாத்துக் கொள்கின்றீர்கள். ஆனால் இந்தப் பாதுகாப்புக் கிரீம் யுவிஏ ஒளிக் கதிருக்கு எதிராகப் பாதுகாப்பதில்லை. இந்த யுவிஏ ஒளிக் கதிர் தோலின் ஆழமான பகுதியில் அதிகமான எதிர்வினையாற்றும் மூலக்கூறுகளைத் தோற்றுவிக்கின்றது. இது கடந்த 20 ஆண்டுகளில் தோல் புற்றுநோய் 5 மடங்காக அதிகரித்துள்ளதை விளக்குவதாக உள்ளது.

இப்பொழுது கடைகளில் யுவிஏ மற்றும் யுவிபி ஆகிய இரண்டு ஒளிக் கதிர்களுக்கும் எதிராகப் பாதுகாப்பளிக்கும் கிரீம் கிடைக்கிறது. நீங்கள் உங்களையும் உங்கள் குழந்தைகளையும் சூரிய ஒளியிலிருந்து பாதுகாக்கவும் தோல் புற்றுநோயிலிருந்து பாதுகாக்கவும், இதுபோன்ற கிரீம்களை வாங்க விரும்புவீர்கள். நான் உங்களில் ஒவ்வொருவரையும் உங்கள் தோலின்மீது தோன்றும் அசாதாரணமான வளர்ச்சிகள் அல்லது மாற்றங்களை கவனமாகப் பார்க்குமாறு கேட்டுக் கொள்கிறேன்.

## மருந்துகளும் கதிர்வீச்சும்

நான் நோயாளிகளுக்குக் கொடுக்கும் ஒவ்வொரு மருந்தும் உடலில் ஆக்சிஜனேற்ற அழுத்தத்தை அதிகரிக்கக் காரணமாகின்றது. வேதிச் சிகிச்சை மருந்துகளும், கதிர்வீச்சும் முக்கியமாக ஆக்சிஜனேற்ற அழுத்தம் மூலம் புற்றுநோய் உயிரணுக்களைச் சேதமடையச் செய்கின்றன. இவை அவற்றைக் கொல்கின்றன. இதனால்தான் நோயாளிகள் இந்த மருந்தகளையும் சிகிச்சையையும் தாங்குவதற்கு மிகவும் கஷ்டப்படுகிறார்கள். அதிகரித்த ஆக்சிஜனேற்ற அழுத்தம் நோயுறாத சாதாரண உயிரணுக்களையும் சேதப்படுத்துகின்றன.

ஒவ்வொரு மருந்தும் அடிப்படையில் உடலுக்கு ஒரு புதிய வெளிப் பொருளாகும் என்பதை நாம் அறிந்து கொள்ள வேண்டும். மற்றும் இப்புதிய பொருளை வளர்சிதை மாற்றத்தின் மூலம் சிதைக்க உடல் மிகக் கடினமாக உழைத்து அதனை வெளியேற்ற வேண்டும். இது உடலில் கல்லீரலில் காணப்படும் பல வளர்சிதை மாற்ற வழித் தடங்களின்மேல் அதிகமான பணிச் சுமையைச் சுமத்துவதோடு மட்டுமல்லாமல் உடலின் எல்லாப் பகுதிகளிலும் மொத்தமாகப் பணிச் சுமையை அதிகரிக்கின்றன. இவ்வாறு எதிர்வினையாற்றும் மூலக்கூறுகளின் உற்பத்தி அதிகரிக்கின்றது மற்றும் ஆக்சிஜனேற்ற அழுத்தத்தை தோற்றுவிக்கும் திறன் வளர்கின்றது.

இருபத்து ஒன்றாம் நூற்றாண்டின் தொழில் மயமாக்கப்பட்ட உலகம் அதிகமான அளவு மருந்துகளைச் சார்நதே காணப்படுகின்றது. மருந்துகளை உட்கொள்ளுதல் அமெரிக்காவிலும் மற்றும் உலகின் எல்லாப் பகுதிகளிலும் எப்போதையும்விட மிக அதிகமாக உள்ளது. ஒவ்வொரு மருந்தும் சோதிக்கப்பட்டு, அதனால் நன்மை விளையும் என்று காட்டப்பட்டாலும், ஒவ்வொரு மருந்தும் உள்ளுறைந்து காணப்படும் ஆபத்தையும் கொண்டுள்ளது. அமெரிக்காவில் மருந்துகளால் ஏற்படும் மோசமான எதிர் விளைவுகள், இறப்பைத் தோற்றுவிக்கும் நான்காவது முக்கியக் காரணமாக உள்ளது. இது உண்மை. சரியான அளவில் கொடுக்கப்படும்போதுகூட மருந்துகள் ஒரு இலட்சம் இறப்புகளுக்குக் காரணமாகவும், ஒவ்வோர் ஆண்டும் பத்து இலட்சம் மக்கள் அமெரிக்க

மருத்துவமனைகளில் சேர்க்கப்படுவதற்குக் காரணமாகவும் இருக்கின்றது. மருந்துகளில் உள்ளுறைந்து காணப்படும் ஆபத்து, மருந்துகளால் தோற்றுவிக்கப்படக்கூடிய ஆக்சிஜனேற்ற அழுத்தத்தினால் ஏற்படுகிறது.

70க்கும் மேற்பட்ட நாட்பட்ட சீர்கேடு விளைவிக்கும் நோய்கள் ஆக்சிஜனின் 'நச்சு' விளைவுகளால் தோற்றுவிக்கப்படுவதாகும். அதாவது இந்த நோய்களுக்கான மூல காரணம் ஆக்சிஜனேற்ற அழுத்தமாகும். இந்த நோய்களுக்கான அடிப்படைக் காரணம் சந்தேகத்திற்கு இடமின்றி ஆக்சிஜனின் இருண்ட பக்கம்தான்.

* * *

நீங்கள் ஒரு பழைய காரை எப்போதாவது சரி பண்ணிப் பார்த்தீர்களானால் துருவின் கேடுவிளைவிக்கும் தன்மைகளை நீங்கள் பார்த்திருக்கலாம். உலகில் காணப்படும் வலுமிக்கப் பொருட்களுள் ஒன்றான உலோகங்களை வலுவிழக்கச் செய்து சிதைக்கும் தன்மையுடையது துருவாகும். ஒரு திறந்த வயல்வெளியில் தனித்து விடப்பட்ட ஒரு வண்டியைப்போல், நமது உடல்கள் பாதுகாக்கப்படாவிடில் அவை துருப்பிடித்ததுபோல் ஆகிவிடும். நமது உடலில் ஒரு மெதுவான அரிப்பு துவங்குகின்றது. ஓர் உலோகத்தின் வலுவற்றப் பகுதிபோல், நமது உடலில் முதலில் தேய்வடையும் பகுதி, நம் உடலில் எந்த வகையான சீர்கேடு விளைவிக்கும் நோய் உருவாகக்கூடும் என்பதைத் தீர்மானிக்கின்றது.

அதிர்ஷ்டவசமாக, நமது உடல் ஒரு பெரிய வலுமிக்க ஆன்ட்டிஆக்சிடென்ட் பாதுகாப்பு அமைப்பை பெற்றிருப்பதோடு மட்டுமல்லாமல், பழுதடைந்தவற்றைச் சீர் செய்யும் அமைப்பையும் பெற்றுள்ளது. அந்த அமைப்பு நமது உடலில் உள்ள ஒவ்வோர் உயிரணுவின் உள்ளாகவும் நடைபெறும் போரில் காயமுற்றவைகளை எப்படிச் சீர் செய்கிறது என்பதை நாம் அடுத்த அத்தியாயத்தில் பார்க்கலாம்.

*பகுதி 2*

## உடலுக்குள் நடக்கும் உள்நாட்டுப் போரில் வெற்றி

# 4

## பழுது நீக்கும் நம் உடலமைப்பு

போரில் எப்போதும் இறப்புகள் காணப்படுவதுண்டு. நமது உடம்பில் நடக்கும் போரும் எந்த விதத்திலும் வித்தியாசமானது அல்ல. அதிக வலுவான ஆன்டிஆக்சிடென்ட் பாதுகாப்பு அமைப்புகள் இருந்தாலும், எதிரி உள்ளே நுழைந்து கொழுப்பு, புரதங்கள், உயிரணுச்சுவர், குழாய்ச் சுவர்கள் மற்றும் உயிரணு உட்கருவின் டிஎன்ஏவையைக்கூடச் சிதைக்கின்றன. சேதப்படுத்தப்பட்டப் பொருட்களையும் பழுதையும் நீக்கும் அமைப்புக்கள் நம் உடலில் இருப்பதாகப் பல ஆய்வுகள் கூறியுள்ளன. அதாவது நமது உடலில் நன்கு அமைக்கப்பட்ட ஒரு நடமாடும் மருத்துவமனை இயங்கிக் கொண்டு இருக்கின்றது.

நான் ஓர் இளம் டாக்டராக இருந்தபோது, வியட்நாம் போரில் அப்படிப்பட்ட நடமாடும் இராணுவ மருத்துவமனை ஒன்றின் உறுப்பினராக அழைக்கப்படுவதற்கான வலுவான வாய்ப்பு எனக்கு இருப்பதாக உணர்ந்தேன். கொலராடோ பல்கலைக்கழக மருத்துவப் பள்ளியில் எனது பயிற்சியின்போது, பல பயிற்சி டாக்டர்கள் வியட்நாமுக்குச் சென்றிருந்தனர். இன்னும் பலர் செல்வதற்குத் தயாராக இருந்தனர். ஆனால் நான் பயிற்சி டாக்டராக எனது பயிற்சியை முடிக்கும் வேளையில் வியட்நாம் போர் கிட்டத்தட்ட முடிவடையும் நிலைக்கு வந்துவிட்டது. அதனால் ஆட்கள் அனுப்பப்படுவதும் நிறுத்தப்பட்டுவிட்டது.

நான் ஒருபோதும் வியட்நாம் செல்லாவிட்டாலும், வியட்நாம் போர் பற்றிய ஒரு திரைப்படத்தை ஞாபகம் வைத்துள்ளேன். இதில் காயமடைந்த போர் வீரர்கள் ஹெலிகாப்டர்களில் கொண்டுவரப்படுவதையும் நினைவில் வைத்துள்ளேன். போர் வீரர்களைக் குணப்படுத்துவதற்காக அவசர அவசரமாக

மேற்கொள்ளப்பட்ட அறுவைச் சிகிச்சைகள் என் மனத்தில் தெளிவாகப் பதிந்துள்ளன. இதேபோன்ற காட்சிகள் ஒவ்வொரு நாளும் நமது உடலுக்குள் நடைபெறுவது உங்களுக்குத் தெரியுமா? நமது உடலில் எதிர்வினையாற்றும் மூலக்கூறுகள் ஏற்படுத்தும் சேதங்களைச் சரி செய்யவதற்கான செவிலியர்களும், மயக்க மருந்தியல் வல்லுநர்களும், அறுவைச் சிகிச்சை நிபுணர்களும் அங்கேயே உள்ளனர்.

ஒரு நேரடிப் பழுது நீக்கும் அமைப்பும், மறைமுகப் பழுது நீக்கும் அமைப்பும் நம் ஒவ்வொருவரின் உடலிலும் உள்ளது. நேரடிப் பழுது நீக்கும் அமைப்பு பற்றி உண்மையிலேயே நமக்கு ஒன்றும் தெரியாது. ஆனால் அது இருப்பதாக அறிவியல் ஆவணங்கள் கூறுகின்றன. ஆனால் நாம் அதிகமாக அறிந்துள்ளது மறைமகப் பழுது நீக்கும் அமைப்பைப் பற்றித்தான்.

உடல்நலம் பேணும் துறையில், செவிலியர்கள்தான் நோயாளிகளின் உடல்நிலையை மதிப்பீடு செய்து, யார் மிகவும் ஆபத்தான நிலையில் இருக்கிறார்கள் என்பதையும், யார் முதலில் டாக்டரைப் பார்க்க வேண்டும் என்பதையும் தீர்மானிப்பார்கள். பரவலாகச் செய்யப்பட்ட ஆய்வுகள். நம் உடலில் உள்ள 'செவிலியர்கள்' சேதப்பட்ட உயிரணுப் பகுதிகளைக் கண்டறிந்து, அவற்றைப் பழுது நீக்கிச் சரி செய்கின்றன. உடல் இந்த உயிரணுக்களில் ஒட்டு வேலை செய்வதில்லை. அது உண்மையிலேயே அவற்றை முழுவதுமாகக் கிழித்துவிட்டு, பின்னர் அடிப்படையிலிருந்து திரும்பத் தோற்றுவிக்கின்றது. இது நம்ப முடியாததாக இருக்கின்றது அல்லவா? சிதைந்த புரதங்கள் மறுசுழற்சி செய்யப்பட்ட அமினோ அமிலங்களால் மிகப் புதிய புரதங்களாக ஆக்கப்படுகின்றன. இதேபோல், உடலானது, மாற்றப்பட்டக் கொழுப்புக்களையும் டிஎன்ஏக்களையும் பழுது நீக்கிச் சரி செய்கின்றது. தன்னைத் தானே குணப்படுத்திக் கொள்ள நம் உடலுக்குள் ஓர் அமைப்பு இருக்கின்றது என்பதை நாம் உணர்ந்து கொள்ள வேண்டும்.

பழுது நீக்கிச் சரிசெய்யும் அமைப்பின் சிக்கலான தன்மையையும் உயிரணுக்கள் செயல்படும் விதத்தையும் நான் யோசித்துப் பார்த்தபோது, இது இயற்கையின் ஒரு நோக்கமற்றச் செயல் அல்ல என்பது சந்தேகத்திற்கிடமின்றி எனக்குத் தெரிந்தது. நான் மருத்துவப் பள்ளியில் முதலாம் ஆண்டு படித்துக் கொண்டிருந்தபோது, கண்ணின் உள் அமைப்பையும், அது செயல்படும் விதத்தையும் பற்றிப் படித்தேன். கண்ணின் அமைப்பிலுள்ள சிக்கலைப் பார்க்கும்போது அது தற்செயலாகவோ அல்லது நோக்கமற்றத் தேர்வு மூலமாகவோ தோன்றியதாக நினைக்க முடியாது என்பதை உணர்ந்து கொண்டேன். விழித்திரை மட்டும் பன்னிரண்டு மெல்லிய படலங்களாலும் இலட்சக்கணக்கான தனித் திறன் வாய்ந்த உயிரணுக்களாலும் ஆக்கப்பட்டிருக்கின்றது. விழித்திரையில் உள்ள

குச்சி உயிரணுக்களும் கூம்பு உயிரணுக்களும் ஒளி அலைகளைச் சேகரித்து இந்தச் செய்தியை மூளைக்கு அனுப்புகின்றன. நமது மூளை இந்த உணர்வலைகளைப் பிரித்தறிந்து தெளிவான அசையும் தன்மையும் நிறங்களும் உடைய பார்வையைத் தோற்றுவிக்கின்றது. உங்களுக்கு அருகில் உள்ள சன்னல் வழியாக வெளியே பார்த்து உங்களுக்கு இயற்கையின் பெரிய வெகுமதியாக கிடைத்தப் பார்வையை நினைத்து வியப்படையுங்கள். இது ஒரு விபத்து அல்ல. இது அறிவு நுட்பமுடைய ஒரு படைப்பாகும்.

**விழிக்கோளத்தின் குறுக்குவெட்டுத் தோற்றம்**

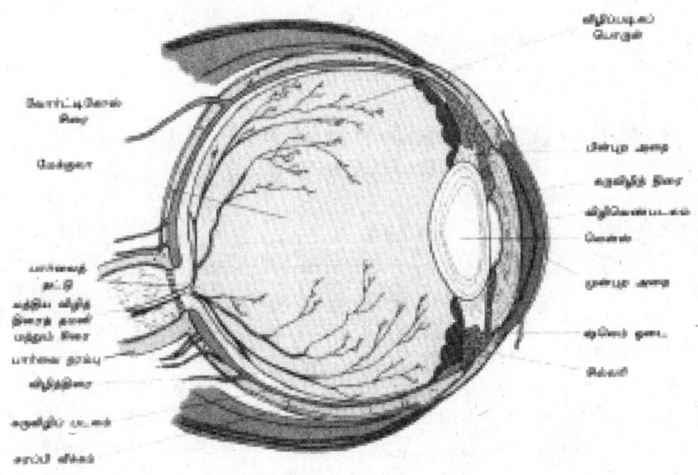

இதேபோன்ற எண்ணங்கள் உடலில் காப்படும் நோய் திர்ப்புஅமைப்பையும், ஆன்ட்டிஆக்சிடென்ட் பாதுகாப்பு அமைப்பையும் பற்றிப் படிக்கும்போது எனக்குத் தோன்றியது. கடவுள்தான் நமக்கு உண்மையான சுகமளிப்பவர் என்பதில் எனக்கு சந்தேகமில்லை. கடவுள் இந்த அற்புதமான உடலை நமக்காக படைத்து நாம் அதனைப் பாதுகாக்கவும் பேணவும் உத்தரவிட்டார். நாட்பட்ட சீர்கேடு விளைவிக்கும் நோய்களைப் பெறுவதற்கு எதிரான பாதுகாப்பு நமது உடலிலேயே கொடுக்கப்பட்டுள்ளது. நான் கொடுக்கும் மருந்துகளில் அல்ல.

உயிர்வேதியியல் ஆய்வாளர்களால் நமது உடலில் உள்ள ஒவ்வோர் உயிரணுவின் உள்ளார்ந்த செயல்பாட்டையும் சிக்கல்களையும் அறிந்து கொள்ள முடிகின்றது. உயிரணு என்பது ஆரம்பக் காலப் பரிணாம வல்லுனர்கள் நம்பியதுபோல்,

மிருதுவான கூழ் போன்ற பொருள் நிறைந்த கூடு அல்ல. அதற்கு மாறாக, அது அதிநவீன அமைப்புகளையும், மரபியல் செய்திகளையும், பொருட்களை எடுத்துச் செல்லும் அமைப்புகளையும் கொண்டுள்ளது. இவை தங்களது விரிவான உயிர்வேதியல் எதிர்விளைவுகள் மூலம் நாம் உயிர்வாழ உறுதுணையாக இருக்கின்றன.

நான் ஒரு மை நிரப்பப்பட்டப் பேனாவைப் பார்க்கும்போது, சில பிளாஸ்டிக் பொருட்கள், உலோகம் மற்றும் மை ஆகியவை பல இலட்சம் ஆண்டுகள் அருகருகே இருந்து பின்னர் திடீரென எதேச்சையாக இந்தப் பேனாவைத் தோற்றுவித்ததாகக் கற்பனை செய்து பார்க்க முயற்சிக்கிறேன். ஆனால் பின்னர் இதை யாரோ செய்திருக்கின்றனர் என நான் எண்ணுகிறேன். மனித உடல் மிகவும் சிக்கலான ஒரு படைப்பு. அது எவ்வாறு இயங்குகின்றது என்ற இரகசியங்களை நாம் அறிந்து கொள்ள முயல்வது அதனை மேலும் மேலும் நம்ப முடியாததாக ஆக்குகின்றது.

## உடலினுள் நிகழும் போரின் அழிவுகள்

நம் உடலுக்குள் பாதுகாப்பு மற்றும் பழுது நீக்கும் அமைப்புகள் இருந்தாலும் தொடர்ந்து சேதங்கள் விளைந்து கொண்டுதான் இருக்கின்றன. ஆக்சிஜனேற்ற அழுத்தம் இந்தப் பாதுகாப்பு அமைப்புகள் அனைத்தையும் அடக்கி, நாட்பட்ட சீர்கேடு விளைவிக்கும் நோய்களைத் தோற்றுவிக்கின்றன. எதிர்வினையாற்றும் மூலக்கூறுகள் அதிகமாக உற்பத்தி செய்யப்படும் காலங்களில் பாதுகாப்பு மற்றும் பழுது நீக்கும் அமைப்புகள் செயலிழந்துவிடுவதால், சேதமடைந்த புரதங்கள், கொழுப்புக்கள், உயிரணுப் படலங்கள் மற்றும் டிஎன்ஏ அமைப்புகளை சரிசெய்ய இயலவில்லை.

சரியாகப் பழுது நீக்கப்படாவிடில், சேதமடைந்த புரதங்கள், உயிரணுச் செயல்பாட்டில் அதிகப்படியான பிரச்சனைகளைத் தோற்றுவிக்கக்கூடும். சேதமுற்றக் கொழுப்புக்கள் கெட்டியான உயிரணுப் படலங்களை உண்டாக்குகின்றன. ஆக்சிஜனேற்றம் செய்யப்பட்டக் கொழுப்புப் பொருள் தமனிகளின் சுவர்களைக் கெட்டியாக்குகின்றன. மோசமாகப் பழுது நீக்கப்பட்ட டிஎன்ஏ சங்கிலிகள் உயிரணுவின் சடுதி மாற்றத்திற்கு இட்டுச் சென்று, அதன் விளைவாகப் புற்றுநோய் மற்றும் முதுமை அடைதலைத் தோற்றுவிக்கின்றன.

சுருக்கமாகக் கூறினால், நமது உடலில் உள்ள ஆன்ட்டிஆக்சிடென்ட் பாதுகாப்பு அமைப்பையும், பழுது நீக்கும் அமைப்பையும் மிக அதிகமாகப் பயன்படுத்தினால், நம் உடலுக்குக் குறிப்பிடத்தக்க சேதம் விளைகின்றது. அதோடு பல நாட்பட்ட சீர்கேடு விளைவிக்கும் நோய்களும் தோன்றுகின்றன. ஆக்சிஜனேற்ற அழுத்தத்தால் பாதிக்கப்பட்ட உயிரணுக்களை

மதிப்பீடு செய்ததன் அடிப்படையில், ஆன்ட்டிஆக்சிடென்ட் நொதிகளும் கூட்டுப் பொருட்களும் மட்டுமே நமது பாதுகாப்புக்கான ஒரே வழியாக இருந்தால் நாம் நமது முக்கியமான உயிரணுப் பகுதிகளில் விளையும் சேதத்தால் விரைவில் இறந்துவிடுவோம் என்பதை உயிர்வேதியல் ஆய்வாளர்கள் பல ஆண்டுகளுக்கு முன்பாகவே தெளிவாக உணர்ந்திருந்தனர். இதனால்தான் நாம் இயற்கையாகவே அமைந்துள்ள இந்தப் பாதுகாப்பு அமைப்புக்களை ஓரளவு சுமாராகப் பயன்படுத்த வேண்டியது அவசியமாகின்றது.

## நமது மிகச் சிறந்த பாதுகாப்பு அம்சம்

ஈடன் தோட்டத்திற்கு வெளியே நமது உணவும் நமது சுற்றுச்சூழலும் முற்றிலுமாக மாறிவிட்டது. இதன் விளைவாக நமது உடல் தாக்குதல்களுக்கு உள்ளாகின்றது. காற்று மற்றும் நீர் மாசுக்கள், புகைத்தலால் ஏற்படும் நாட்பட்ட விளைவுகள், மற்றும் வேகமான அழுத்தம் நிறைந்த வாழ்க்கை முறை ஆகியவை நமது உடலின்மீது அழுத்தத்தை ஏற்படுத்துகின்றன. நமது உணவு முறைகூட பாதிக்கப்பட்டுள்ளது. நமக்கு வழங்கப்படும் உணவு குறிப்பிடத்தக்க விதத்தில் தரமான ஊட்டச்சத்து இல்லாததாகக் காணப்படுகின்றது. 1970ம் ஆண்டில் அமெரிக்கர்கள் துரித உணவுக்காக அறுநூறு கோடி டாலர்களைச் செலவிட்டுள்ளனர். 2000 ஆவது ஆண்டில் அவர்கள் பதினோறாயிரம் கோடி டாலர்களை அதிகமாகச் செலவிட்டுள்ளனர். தற்போது அமெரிக்கர்கள், உயர்கல்வி, தனிநபர்க் கணினிகள், கணினி மென்பொருள் அல்லது புதிய கார்கள் ஆகியவற்றிற்குச் செலவிடுவதைவிட மிக அதிகமாகத் துரித உணவுகளுக்காகச் செலவிடுகின்றனர். சினிமா, புத்தகங்கள், இதழ்கள், செய்திப் பத்திரிகைகள், வீடியோக்கள் மற்றும் பதிவு செய்யப்பட்ட இசை ஆகிய மொத்தத்திற்கும் செலவிடுவதைவிட அதிகமாக அவர்கள் துரித உணவுக்காகச் செலவிடுகின்றனர்.

இந்தக் காரணிகள் எல்லாம், எதிர்வினையாற்றும் மூலக்கூறுகள் மிகவும் செயல்திறன் மிக்கதாகவும் சேதம் விளைவிப்பதாகவும் உள்ளன எனத் தெரிவிக்கின்றன. ஊட்டச்சத்து மருத்துவம், அதாவது நமது உணவுடன் வைட்டமின்கள், அவசியமான ஆன்ட்டிஆக்சிடென்ட்டுகள், மற்றும் தாதுப் பொருட்கள் ஆகியவற்றைச் சேர்த்துக் கொள்வதன் மூலமாக மட்டுமே, நமது உடலின் இயற்கையான பாதுகாப்பு மற்றும் நோய் எதிர்ப்பு அமைப்பை மிகவும் சக்தி வாய்ந்ததாக நம்மால் மாற்ற முடியும்.

ஊட்டச்சத்து மருத்துவம், இந்த மாசுற்ற உலகில் நம்மைப் பாதுகாப்பதற்காகக் கடவுளால் தோற்றுவிக்கப்பட்ட இயற்கையான பாதுகாப்பு அமைப்பைப் பலப்படுத்தி நமது உடல்நலத்தைப் பாதுகாக்கின்றது. நமது உடம்புக்குத் தேவையான

சரியான ஊட்டச்சத்துக்களைப் போதுமான அளவு கொடுத்தால், கடவுள் என்ன நினைத்தாரோ அதை அதனால் செய்ய முடியும். ஆக்சிஜனேற்ற அழுத்தம் பற்றியக் கருத்தையும் நமது உடம்பின்மீதான அதன் ஆபத்தான விளைவுகளையும் புரிந்து கொண்டால், அடுத்து அதனை எவ்வாறு வெற்றி கொள்வது என்பது பற்றி நீங்கள் அறிந்து கொள்ள விரும்புவீர்கள். உங்கள் உடல் உற்பத்தி செய்யும் எதிர்வினையாற்றும் மூலக்கூறுகளைச் சமாளிக்கத் தேவையான ஆன்ட்டி ஆக்சிடென்ட்டுகளையும் அவற்றிற்குத் துணை புரியும் ஊட்டச்சத்துக்களையும் தயாராக எவ்வாறு பெறுவது என்பதைப் பற்றியும் அறிய விரும்புவீர்கள்.

இது மிகவும் எளிதாகத் தோன்றினாலும், நமது உடல்நலத்தைப் பொறுத்தவரை இது ஒரு புரட்சிகரமான கருத்தாகும். சீர்கேடு விளைவிக்கும் நாட்பட்ட நோய்கள் தோன்றுவதை அதிக நாட்கள் தடுக்கவோ அல்லது தள்ளி வைக்கவோ முடிந்தால், அதிக நாட்கள் நம்மால் நல்ல உடல்நலத்தை அனுபவிக்க முடியும். நாம் அனைவரும் என்றேனும் ஒருநாள் இறப்பது உறுதி. ஆனால் நான் இறக்கும்வரை வாழ விரும்புகின்றேன்.

## சமநிலையே இலக்கு

நான் சிறுவனாக இருந்தபோது காசுகளில் உள்ள வெள்ளியை நீக்க அரசு முடிவு செய்தது. பழைய கெட்டியான வெள்ளிக் காசுகள், அரசு இப்போது வெளியிடும் புதிய காசுகளைவிட அதிக மதிப்புள்ளதாக இருந்தன. இதனால் பல தனிமனிதர்களும், வர்த்தக நிறுவனங்களும் கெட்டியான பழைய வெள்ளிக் காசுகளை வாங்கத் துவங்கினர். சிறுவர்களாகிய நாங்களும் எங்களால் எவ்வளவு முடியுமோ அவ்வளவு வெள்ளிக் காசுகளைச் சேகரித்தோம். நான் மிகவும் அதிர்ஷ்டமுடையவனாக இருந்தேன். எனது தந்தை ஒரு பால் பண்ணை வைத்திருந்தார். ஒவ்வோர் இரவும் அவர் ஒரு குவியல் காசுகளைக் கொண்டு வருவார். நான் அவற்றைக் காகிதத்தில் சுருட்டிக் கட்டி வைக்க வேண்டும். நான் மிகவும் கவனமாக, கெட்டியான வெள்ளி காசுகளைத் தேர்ந்தெடுத்து (எனது தகப்பனாரின் அனுமதியுடன்) பின்னர் அவற்றை விற்பதற்குக் கொண்டு சென்றேன்.

முக்கியத் தெருவின் அருகில் அமைந்துள்ள இரும்புக் கடையின் கனத்த மரக் கதவைத் தள்ளித் திறப்பதை நான் மிகவும் விரும்பினேன். பழைய மரம், மரப் பொருட்களுக்கான பளிச்சிடச் செய்யும் திரவம் மற்றும் எண்ணெய் ஆகியவற்றின் ஒன்றுகலந்த மணமும், திரு. ஸ்மாலியின் நட்பான, வாஞ்சையுடன் 'மகனே!' என்றழைக்கும் குரலும் என்னை மிகவும் வரவேற்றன. திரு. ஸ்மாலி நான் வருவதைப் பார்த்ததும் காசுகளை எடை போடுவதற்காக ஒரு தராசைக் கொண்டு வருவார். (அவர் எடை பார்த்துத்தான் பணம் கொடுப்பார்). ஸ்மாலி எனது காசுகளை ஒரு தட்டில்

எடுத்து வைத்தார். பின்னர் மற்றொரு தட்டில் எடைகளை ஒவ்வொன்றாக எடுத்து வைத்தார்.

எனது காசுகளின் எடைக்குச் சமமாக அவர் பித்தளையால் ஆன எடைகளை ஒவ்வொன்றாக எடுத்து வைத்தபோது நான் எனது மூச்சைப் பிடித்துக் கொண்டிருந்ததை இன்னும் ஞாபகத்தில் வைத்துள்ளேன். தராசுகள் ஏறக்குறைய சமநிலைக்கு வந்தவுடன் அவர் என்னைத் தனது தொப்பியின் விளிம்பு வழியாகப் பார்த்து கண் சிமிட்டுவார். கடைசியாகத் தராசு சமனானவுடன், அந்த வெள்ளிக் காசுகளுக்காக எவ்வளவு பணம் நான் பெறப் போகின்றேன் என என்னிடம் கூறுவார்.

ஆக்சிஜனேற்ற அழுத்தத்தில் சமநிலைதான் திறவுகோல். நான் கூறிய கதை ஒரு பயனுள்ள ஒப்புமையாக அமைகின்றது. நமது உடல் எப்பொழுதும் பித்தளை எடைகளைத் (ஆன்ட்டிஆக்சிடென்ட்டுகள்) தராசின் ஒரு தட்டில் போட்டு, எல்லா வெள்ளிக் காசுகளையும் (எதிர்வினையாற்றும் மூலக்கூறுகளை) மற்றொரு தட்டில் போடுகின்றது. உடல் சில ஆன்ட்டிஆக்சிடென்ட்டுகளைத் தோற்றுவிக்கின்றது. ஆனால் அவை போதுமானதல்ல. நமது உணவு, முக்கியமாகப் பழங்களும் காய்களும் நமது உடலுக்குத் தேவையான அதிகப்படியான ஆன்ட்டிஆக்சிடென்ட்டுகளை வழங்குகின்றன. ஓரிரு தலைமுறைகளுக்கு முன்னால் மக்கள் நல்ல உடல்நலத்துடன் முழுமையடைந்து காணப்பட்டதற்குக் காரணம், அவர்கள் அதிக ஆன்ட்டிஆக்சிடென்ட்டுகளைக் கொண்ட, தற்போது உள்ளதைவிட நல்ல புதிதான உணவுகளை உட்கொண்டதுதான். ஆனால், தற்போது நமது சுற்றுச்சூழலில் அளவுக்கதிகமான நச்சுப் பொருட்கள் காணப்படுவதன் விளைவாலும், மிகவும் பதப்படுத்தப்பட்ட உணவில் ஊட்டச்சத்துக்கள் மிகக் குறைவாக இருப்பதாலும் தராசில் நமது தட்டு சமநிலையில் இல்லாமல், வெள்ளிக்காசுகள் இருக்கும் பகுதிக்கு (எதிர்வினையாற்றும் மூலக்கூறுகளுக்கு) ஆதரவாகக் காணப்படுகின்றது.

நமது உடலுக்குத் தேவையான ஆன்ட்டிஆக்சிடென்ட்டுகளைப் பெறுவதற்குத் தராசுத் தட்டில் ஊட்டச்சத்துப் பொருட்களை நாம் சேர்க்க வேண்டும். உண்மையிலேயே பித்தளை எடைகளை நாம் தராசில் சேர்க்க வேண்டும். ஏனென்றால் அதன் பின்னர் நமக்கு ஆக்சிஜனேற்ற அழுத்தம் தோன்றாது.

ஒரு காசுக்கு இரு பக்கங்கள் உள்ளதை ஞாபகத்தில் கொள்ளுங்கள். ஒரு பக்கம் நமது உடல் சரிசெய்ய வேண்டிய எதிர்வினையாற்றும் மூலக்கூறுகளும், மறு பக்கம் ஓரளவு காணப்டும் ஆன்ட்டிஆக்சிடென்ட்டும் பழுது நீக்கும் அமைப்பும் காணப்படுகின்றன. தொடர்ந்து வரும் பகுதிகளில், நீங்கள் எவ்வாறு உடல்நலம் தரக்கூடிய சத்தான உணவு, சுமாரான அளவு உடற்பயிற்சி மற்றும் உயர்தர ஊட்டச்சத்துப் பொருட்கள் ஆகியவற்றின் மூலம் உங்களது ஆன்ட்டிஆக்சிடென்ட் பாதுகாப்பு

அமைப்பை முன்னேற்ற முடியும் என்பதற்கான மருத்துவச் சான்றுகளை உங்கள் முன்பாகக் காண்பிக்க இருக்கின்றேன். மேலும் நான் 'ஆப்டிமைசர்கள்' என்றழைக்கும் மிகவும் சக்தி வாய்ந்த ஆன்ட்டிஆக்சிடென்ட்டுகளைப் பயன்டுத்தி, நீங்கள் ஏற்கனவே உடல்நலத்தை இழந்திருந்தால் அதை மீண்டும் எவ்வாறு பெறலாம் என்பதையும் காட்டவிருக்கின்றேன்.

முதலில் ஊட்டச்சத்து மருத்துவம் எவ்வளவு சக்தி வாய்ந்தது என்பதைத் தனிப்பட்ட முறையில் அறிந்த ஒருவரைச் சந்தியுங்கள்.

## எவலினின் கதை

எவலின் தனது குடும்பத்தாருடன் வாஷிங்டனின் ஸ்போக்கேன் பகுதியில் குடியேறினாள். அப்போது அவள் ஒரு மோசமான கார் விபத்தில் சிக்கி, பலமான காயங்களுடன் மருத்துவமனையில் சேர்க்கப்பட்டாள். அவளது இடது பகுதி பலமற்றதாகவும் உணர்ச்சியற்றதாகவும் காணப்பட்டது. டாக்டர்கள் அவளுக்குப் பக்கவாதம் பாதித்திருக்கலாம் எனக் கவலையடைந்தனர். ஒன்றன்பின் ஒன்றாகச் செய்யப்பட்ட சோதனைகள் அவளையும் அவளது குடும்பத்தினரையும் செய்வதறியாது திகைக்க வைத்தன. எவலினுக்கு என்னவாயிற்று என்று அவர்களுக்குப் புரியவில்லை.

சுமார் ஆறு மாதங்களுக்குப் பின்னர், பதினெட்டு வெவ்வேறு டாக்டர்களைப் பார்த்த பின்னர், எவலினுக்கு மல்டிப்பிள் ஸ்கீளிரோசிஸ் பாதித்திருப்பதாகக் கண்டுபிடிக்கப்பட்டது. காயங்களோ அல்லது அறுவைச் சிகிச்சைகளோ ஆக்சிஜனேற்ற அழுத்தத்தைத் தூண்டும் ஒரு பெரிய காரணமாகக் கருதப்படுகின்றது. விபத்தினால் ஏற்பட்டக் காயத்தினால் மல்டிப்பிள் ஸ்கிளீரோசிஸ் தூண்டப்பட்டிருக்கலாம் என எவலினின் டாக்டர்கள் எண்ணினர்.

கண்டுபிடிக்கப்பட்டத் தனது நோயைப் பற்றி எவலின் ஒருபோதும் அதிகமாக வருந்தவில்லை. அந்த நோய் தன்னை வெற்றி கொள்ளத் தான் அனுமதிப்பதில்லை என்பதில் அவள் உறுதியாக இருந்தாள். மல்டிப்பிள் ஸ்கிளீரோசிஸ் நோய்க்கு வழக்கமாக கொடுக்கப்படும் பீட்டாசெரான் என்ற மருந்தை டாக்டர்கள் அவளுக்குக் கொடுத்தனர். இது நோய் எதிர்ப்பு அமைப்பைப் பலப்படுத்த முயலும் ஒரு வேதியியல் பொருளாகும். இது விலை கூடுதலான ஒன்றாக விளங்கியது. எவலினின் உடலால் இந்த மருந்தின் வீரியத்தைத் தாங்க முடியாததால் அவள் மிகவும் நோயுற்றுவிட்டாள். இரண்டு மாதங்களுக்குப் பின்னர், தொடர்ந்து தான் அந்த மருந்தை உட்கொள்ளப் போவதில்லை என்று அவள் தனது குடும்பத்தாரிடமும் டாக்டரிடமும் கூறினாள். அந்த மருந்தினால் விளைந்த பயங்கரமான பக்க விளைவுகளைக் கண்டு பயந்து, அதனை உட்கொள்வதால் எவ்விதப் பயனும் இல்லை

என்று கருதிய அவளது குடும்பத்தினர், எவலினின் முடிவுக்கு ஆதரவாக இருந்தனர்.

"நான் மிகவும் சேதடைந்துவிட்டேன். அதோடு, பல நாட்களை மன அழுத்தத்துடனேயே கழித்தேன்," என எவலின் நினைவு கூர்கின்றாள். "நான் எனது சன்னல் வழியாக வெளியே பார்த்து எனது மனதில் இருந்து கொண்டிருக்கும் கேள்விகளைக் கேட்பேன். நான் ஏன் இந்நோயால் பாதிக்கப்பட்டிருக்கின்றேன்? ஏன் இப்போது? நான் பல இரவுகள் எங்கள் வீட்டின் பெரிய கூடங்களில் அலைந்து திரிந்தேன். சில சமயங்களில் என் அறையின் சன்னல் அருகே அமர்ந்து அழுவேன். இது மட்டும்தான் நான் தனியாக இருக்கும் நேரம். இப்போதுதான் எனது ஆழமான உணர்ச்சிகளை என்னால் வெளிக்காட்ட இயலும்."

எவலின் தனது கணவருடனும் குழந்தைகளுடனும் ஆதரவளிக்கும் குழுக் கூட்டங்களுக்குச் சென்றாள். அவளது தேவைகளுக்கு ஏற்றவாறு அவளும் அவளது குடும்பத்தினரும் தங்களது வாழ்க்கை முறையில் சிறுசிறு மாறுதல்களை ஏற்படுத்திக் கொள்ளத் துவங்கினர். எவலினுக்குத் திடீரென பார்வை இழப்பு ஏற்படும் வாய்ப்பிருந்தது. இது மல்டிப்பிள் ஸ்கிளீரோசிஸ் நோயுள்ள சில பேர்களில் காணப்படும் ஒரு நோய்க் குறியாகும். "நான் எனது குழந்தைகளின் படுக்கையின் கால் பகுதியில் உட்காருவேன்," என எவலின் நினைவு கூர்கிறாள், அவர்கள் தூங்குவதைப் பார்த்துக் கொண்டிருப்பேன், அவர்களது முகங்களை எனது நினைவில் இருத்திக் கொள்ள முயல்வேன். அவர்களது தலைமுடியின் நிறம், அவர்களது முகத்தில் காணப்படும் அமைதியான தோற்றம் ஆகியவற்றை மீண்டும் மீண்டும் பார்ப்பேன். ஏனென்றால் நான் அவர்கள் எவ்வாறு இருந்தார்கள் என்பதை மறந்துவிடக்கூடாதல்லவா? நான் எனது குழந்தைகள் பற்றி என்னவெல்லாம் எனது ஞாபகத்துக்கு வருகின்றதோ அதை எல்லாம் எனது பத்திரிகையில் எழுதுவேன். ஒரு நாளில் ஒரு சிறு பொழுதைக்கூட நான் வீணாக்கவில்லை."

விரைவில் எவலினின் உடல்நலம் மோசமடையத் துவங்கியது. அடுத்த நான்கு ஆண்டுகளில் அவளது இரு கால்களும், அதைத் தொடர்ந்து கைகளும் பலமிழக்கத் தொடங்கின. சில காலம் நான்கு குமிழ்கள் கொண்ட பிரம்பை அவள் உபயோகிக்க வேண்டியிருந்தது. சில மாதங்கள் கழிந்தப் பின்னர் அவளுக்கு ஒரு நடப்பானின் துணை தேவைப்பட்டது. மலம் கழிப்பதிலும், சிறுநீர்க் கழிப்பதிலும் அவளுக்குச் சிரமம் ஏற்பட்டது. இது அவளுக்கு மன அமைதியற்ற நிலையைத் தோற்றுவித்ததோடு, சிறுநீர்ப்பை மற்றும் சிறுநீரகத் தொற்று நோய்களைத் தோற்றுவித்தது. அவள் தனது உடல்ரீதியான மற்றும் மனரீதியான எல்லாவற்றிற்கும் முற்றிலும் அவளது குடும்பத்தினரையே சார்ந்திருக்க வேண்டியிருந்தது.

இவ்வளவு இன்னல்களுக்கு இடையேயும் அவளுடைய மனப்பாங்கு மிகவும் வியப்பளிப்பதாக இருந்தது. அவளால் நடப்பானின் துணையோடு அல்லது குடும்பத்தினர் ஒருவரின் துணையின்றி வெளியே செல்ல இயலாது. அவளது நிலைமையினால் அவளது நண்பர்களின் முகத்தில் ஏற்பட்ட அதிர்ச்சியை அவளால் காண முடிந்தது. ஆனால் எவலின் நம்பிக்கை இழக்கவில்லை. மல்டிப்பிள் ஸ்கினீரோசிஸ் பற்றி அவளாகவே ஆய்வு செய்யத் துவங்கினாள்.

எவலின் சில மாற்று மருத்துவ முறைகளை முயற்சி செய்து பார்த்தாள். ஆனால், அவளது உடல்நிலை நாளுக்கு நாள் மோசமடைந்தது. தனது உடல்நிலை மோசமடைவதைத் தடை செய்யும் முயற்சியாக எவலின் சில சக்தி வாய்ந்த ஊட்டச்சத்துப் பொருட்களை உட்கொள்ள தீர்மானித்தாள். வலுவான ஆன்ட்டிஆக்சிடென்ட் மாத்திரைகள், தாதுப் பொருள் மாத்திரைகள், திராட்சை விதைச் சாறு மற்றும் துணை நொதி கியு 10 ஆகியவற்றை அவள் எடுத்துக் கொண்டாள். சில வாரங்களுக்குள்ளாகவே எவலினின் உடல்நலத்தில் சிறிது முன்னேற்றம் ஏற்படத் தொடங்கியது.

“பல ஆண்டுகளுக்குப் பின்னர் நான் இரவு முழுவதும் தூங்கி காலையில் நல்ல ஓய்வு பெற்ற உணர்வுடன் எழுந்தேன்,” என அவர் கூறுகிறார். “நான் பகலில் தூங்க வேண்டிய அவசியம் ஏற்படவில்லை. மலம் கழிப்பதிலோ, சிறுநீர்க் கழிப்பதிலோ எவ்வித பிரச்சனையும் எழவில்லை. வேதனையைத் தாங்கும் எனது திறன் அதிகரித்தது. எனது கால்களிலும், கைகளிலும் மீண்டும் பலம் கூடியது. மாடிப் படிகளில் வேகமாக ஓடிச் சென்று தொலைபேசி அழைப்புகளுக்கு என்னால் பதில் கூற முடிந்தது. இது எனது குழந்தைகளைத் திகைப்படையச் செய்தது. நான் எனது பெண் டாஷாவுடன் கயிற்றைத் தாண்டி குதித்தது அவளை முற்றிலும் ஆச்சரியமடையச் செய்தது. நீண்ட நாட்களுக்குப் பின் வெறுங்காலுடன் நடந்து சென்று எனது பெருவிரல்களுக்குக் கீழே தரையில் உள்ள புற்களை என்னால் உணர முடிந்தது.

எவலின் ஊட்டச்சத்துப் பொருட்களைத் தொடர்ந்து உட்கொண்ட பின்னர், அவள் மிகுந்த ஆச்சரியங்களை அளித்தாள். விபத்துக்கு முன்னதாக அவள் இதயப் படபடப்பினால் பாதிக்கப்பட்டிருந்தாள். மல்டிப்பிள் ஸ்கிளீரோசிஸ் நோயில் அவளுக்கு ஏற்பட்ட முன்னேற்றத்துடன், அவளது இதயம் மீண்டும் ஒழுங்காகச் செயல்பட துவங்கியதை அவள் உணர்ந்தாள். அவள் தன் டாக்டரிடம் சென்று, இதயம் சீராக இயங்க உட்கொள்ளும் நார்பேஸ் என்ற மாத்திரையை நிறுத்திவிடலாமா எனக் கேட்டதற்கு, அவர் சில சோதனைகளைச் செய்துவிட்டு அவள் எடுத்துக் கொண்டிருந்த எல்லா மருந்துகளையும் நிறுத்தும்படி எழுதினார். எவலினின் வாழ்க்கை வியக்கத்தக்க விதத்தில் மாறிவிட்டது.

என்ன நடந்தது? எவலினால் எப்படி இவ்வளவு முன்னேற்றம் அடைய முடிந்தது? நான் எவலினுக்குச் சிகிச்சை அளித்துக் கொண்டிருந்தபோது, மல்டிப்பிள் ஸ்கிளீரோசிஸ் நோயால் பாதிக்கப்பட்ட எவரும் இதுபோன்று முன்னேற்றம் அடைந்ததை நான் ஒருபோதும் பார்த்ததில்லை. பல நோயாளிகளுக்கு நோய் ஓரளவு குறைந்ததுண்டு. ஆனால் அவர்களது வலுவும் மொத்த உடலின் செயல்திறனும் மெதுவாகக் கீழ் நோக்கிச் சரிந்தன. எவலினின் கதை முற்றிலும் வித்தியாசமானது.

இப்புத்தகத்தில் நீங்கள் கற்கும் கொள்கையைப் பயன்படுத்தியதன் மூலம் தனக்குள் நடந்த போரில் எவலினால் வெற்றி பெற முடிந்தது. அவள் தேவையான அளவு ஆன்ட்டிஆக்சிடென்ட்டுகளை அதன் ஆதரவான ஊட்டச்சத்துக்களுடன் தனது உடலுக்கு வழங்கி, தன் உடலைச் சமநிலைக்கு கொண்டு வந்து, ஆக்சிஜனேற்ற அழுத்தத்தைக் கட்டுப்பாட்டிற்குள் கொண்டு வந்தாள். அவள் தனது உடலின் இயற்கையான நோய் எதிர்ப்பு அமைப்பை நன்றாக உருவாக்கி, உடலின் இயற்கையான பழுது நீக்கும் அமைப்பையும் முன்னேற்றமடையச் செய்தாள்.

எவலின் தொடர்ந்து உடல்நலம் முன்னேற்றமடைந்து இப்போது சுறுசுறுப்பான வாழ்க்கை வாழ்ந்து வருகிறாள் என்பதை நான் மகிழ்ச்சியுடன் தெரிவித்துக் கொள்கின்றேன். அவள் தனது ஊட்டச்சத்துச் செயல்முறைகளை ஏழு ஆண்டுகளுக்கு முன்னர் துவங்கினாள். இன்றும் அவளுக்கு மல்டிப்பிள் ஸ்கிளீரோசிஸ் உள்ளது. அவள் கவனமாக இருக்க வேண்டும். ஆனால் அவள் தனது வாழ்க்கையை முழுவதுமாக அனுபவிக்கின்றாள். மல்டிப்பிள் ஸ்கிளீரோசிஸ் ஆதரவுக் குழுவிற்கு அவள் தொடர்ந்து செல்கின்றாள். அங்கு அவள் தனக்காகச் செல்லவில்லை, மற்றவர்களை ஊக்குவிக்கவே செல்கின்றாள்.

எவலினின் நரம்பியல் டாக்டருக்கு அவளது அதிசயிக்கத்தக்க உடல்நல முன்னேற்றம் குறித்து என்ன நினைப்பது என்று தெரியவில்லை. அண்மையில் எவலினுக்கு மூளைப் பகுதியில் மீண்டும் எம்ஆர்ஐ ஸ்கேன் செய்து பார்க்க வேண்டும் என அவர் உத்தரவிட்டார். அவர் ஆச்சரியப்படும் விதமாக மூளையின் மேல் படர்ந்து காணப்பட்ட மல்ட்டிப்பிள் ஸ்கிளீரோசிசுக்கே உரித்தான வெண்படிவு குறிப்பிடத்தக்க அளவு குறைந்திருந்தது. இந்த இடைவெளியில் காயங்கள் குணமடைந்துள்ளன என்பதையே இது காட்டுகின்றது. பொதுவாக மூளையில் காணப்படும் இந்தக் காயங்கள் எண்ணிக்கையில் அதிகரிக்கும். எவலினின் நரம்பியல் டாக்டர் என்ன சொல்வதென்று தெரியாமல் திகைத்துப் பேச்சற்றுப் போனார்.

உடலுக்குப் போதிய அளவு ஊட்டச்சத்து இருந்தால் அது தன்னைத் தானே குணப்படுத்திக் கொள்ளும் என்பதற்கான வலுவான ஆதாரம் இங்கு உள்ளது. நமக்குள் நடக்கும் போரில்

வெற்றி பெறுவதற்கான எடுத்துக்காட்டுகளில் ஒன்று எவலினின் கதையாகும்.

\* \* \*

இப்போது நீங்கள் ஆக்சிஜனேற்ற அழுத்தத்தின் அடிப்படைக் கருத்தைப் புரிந்திருப்பீர்கள். எனவே, நாட்பட்ட சீர்கேடு விளைவிக்கும் நோய்கள் ஒவ்வொன்றையும் கவனமாக உற்று நோக்கி, அவற்றைச் சரியாகப் புரிந்து கொண்டு, அவற்றை எவ்வாறு தடுப்பது என்பதைத் தெரிந்து கொள்ள வேண்டும். உங்களுக்கு ஏற்கனவே தீவிரமான சீர்கேடு விளைவிக்கும் நோய் இருக்குமானால், நீங்கள் உங்கள் உடல்நலத்தை மீண்டும் எவ்வாறு சரிசெய்வது என்பதைக் கண்டறிவீர்கள். நோய்த் தடுப்பு மருத்துவத்தின் முற்றிலும் புதுமையான ஓர் அணுகுமுறையின் வியக்கத்தக்க விளைவுகளை நீங்கள் கண்டு கொள்வீர்கள். அதுதான் ஊட்டச்சத்து மருத்துவமாகும்.

# 5

## இதய நோய்க்கான ஒரு காரணம்: திசுப் பாதிப்பு

அமெரிக்காவில் காணப்படும் இரத்தக் கொழுப்புப் பிரச்சனையின் தீவிரம் குறித்துத் தினமும் நீங்களும் நானும் ஞாபகப்படுத்தப்படுகின்றோம். இப்புத்தகத்தின் இரண்டாவது அத்தியாயத்தில் நான் கூறியபடி அமெரிக்காவில் இறப்பைத் தோற்றுவிக்கும் முதல் காரணமாக இதய நோய் விளங்குகிறது. என்னைப் போலவே நீங்களும் பத்திரிகைகளில் கூறப்படும் புள்ளி விபரங்களைப் பார்த்து இரத்தக் கொழுப்புத்தான் இதய நோய்க்கு அடிப்படையான காரணம் என நினைத்திருக்கலாம்.

அப்படி நினைத்திருந்தீர்களானால், நீங்களும் என்னைப் போலவே இதய நோயின் அடிப்படையான குற்றவாளி இரத்தக் கொழுப்பு அல்ல என்பதை அறிந்து திகைப்படைவீர்கள். இரத்தக் கொழுப்பு இரத்தக் குழாய்களில் வீக்கத்தை ஏற்படுத்துகின்றது. என்னுடைய ஆய்வின்படி அமெரிக்காவில் காணப்படும் மாரடைப்பு நோயாளிகளில் பாதிக்கு மேற்பட்டவர்கள் சாதாரண இரத்தக் கொழுப்பு அளவு உள்ளவர்களே. எந்தப் பொருள் இரத்தக் குழாய்களின் வீக்கத்தைக் குறிப்பிடத்தக்க விதத்தில் குறைக்கின்றது அல்லது நீக்குகின்றது என நான் கண்டுபிடித்ததை உங்களால் யூகிக்க முடியுமா? உங்கள் ஊகம் சரியானதுதான். அது ஊட்டச்சத்து மாத்திரைகள்தான்.

இந்தக் கண்டுபிடிப்பு, மாரடைப்பிற்குச் சிகிச்சை அளிப்பதிலும், அது வராமல் தடை செய்வதிலும் புரட்சியை ஏற்படுத்தும் ஒன்றாக அமைந்தது. இரத்தக் கொழுப்பு அளவைக்

குறைப்பதில் கவனம் செலுத்தாமல், உங்கள் தமனிகளின் வீக்கத்திற்கான காரணத்தைக் கண்டறிந்து அதனைக் குறைப்பதற்கான நடவடிக்கைகளை எடுக்க வேண்டும். இந்த அணுகுமுறை இதய நோயைத் தடுப்பதிலும், மீண்டும் இதய நோயற்ற சாதாரண நிலையை அடைவதிலும் குறிப்பிடத்தக்கத் தொடர்புடையதாக உள்ளது.

## இரத்தக் கொழுப்பு பற்றிச் சில விஷயங்கள்

இரத்தத்தில் காணப்படும் உயர்ந்த அளவு கொழுப்பு இதய இரத்தக் குழாய் நோய்க்கோ அல்லது பக்கவாதத்துக்கோ காரணமானது என எப்போதும் கருதப்பட்டதல்ல என்பது உங்களுக்குத் தெரியுமா? 1972ல் நான் டாக்டராகப் பணி செய்யத் துவங்கிய காலத்தில் 320க்கு குறைவான இரத்தக் கொழுப்பு அளவைச் சாதாரணமானது என நாங்கள் கருதினோம். 280 அல்லது 310 இரத்தக் கொழுப்பு அளவுள்ள நோயாளிகளிடம், அவர்களின் இரத்தக் கொழுப்பு அளவு சாதாரணமான அளவில் உள்ளது எனவும், அது பற்றி பயமடைய வேண்டாம் எனவும் கூறியது இன்றும் தெளிவாக என் ஞாபகத்தில் உள்ளது.

எழுபதாம் ஆண்டின் பிற்பகுதியில்தான், அதிகமான இரத்தக் கொழுப்பு அளவு மாரடைப்பு மற்றும் பக்க வாதம் ஆகியவற்றைத் தோற்றுவிக்க அதிக வாய்ப்புள்ளது என்பதை நாங்கள் உணர்ந்தோம். இது ஃபிராமின்ங்ஹாம் ஆய்வுகளை அடிப்படையாகக் கொண்டது. இந்த ஆய்வுகள் ஃபிராமின்ங்ஹாமில் வாழ்ந்த அதிகமான நோயாளிகளிடையே நடத்தப்பட்டன. இரத்தக் கொழுப்பின் அளவு அதிகரித்தபோது மாரடைப்பின் அளவும் அதிகரித்தது என இந்த ஆய்வுகளில் அறிவியல் அறிஞர்கள் கண்டுபிடித்தனர். இந்த ஆய்வுகளைத் தொடர்ந்து, 200க்கும் அதிகமான இரத்தக் கொழுப்பு அளவு அசாதாரணமான அல்லது உயர்ந்த அளவாகக் கருதப்பட்டது. 240க்கும் அதிகமான இரத்தக் கொழுப்பு அளவு கொண்ட நோயாளிகள் மாரடைப்பு நோய் தோன்றுவதற்கான அதிக வாய்ப்பு உடையவர்களாகக் கருதப்பட்டனர்.

1980ம் ஆண்டின் ஆரம்பக் காலத்தில், எல்லா இரத்தக் கொழுப்பும் மோசமானதல்ல என டாக்டர்கள் அறிந்து கொள்ளத் துவங்கினர். ஹெச்டிஎல் இரத்தக் கொழுப்பு நல்ல இரத்தக் கொழுப்பாகும். நமது உடம்பில் ஹெச்டிஎல் இரத்தக் கொழுப்பு அதிகமாக இருந்தால் நல்லது. இதற்கு நேர் எதிராக எல்டிஎல் இரத்தக் கொழுப்பு மிகவும் மோசமானதாகும். எல்டிஎல் இரத்தக் கொழுப்பு தமனிகளின் உட்சுவர்களில் ஒரு படிவைத் தோற்றுவித்து தமனிகளின் உட்பகுதியைச் சுருக்குகின்றது. ஹெச்டிஎல் இரத்தக் கொழுப்பு அங்கு வந்து தமனிகளைச் சுத்தப்படுத்துகின்றது.

இது கண்டறியப்பட்ட பின்னர் மொத்த இரத்தக் கொழுப்பு அளவை மட்டும் கண்டறியாமல் நல்ல மற்றும் கெட்ட இரத்தக் கொழுப்பின் அளவையும் சோதித்தோம். மொத்த இரத்தக் கொழுப்பு அளவை, ஹெச்டிஎல் இரத்தக்கொழுப்பு அளவைக் கொண்டு வகுத்து ஒரு விகிதத்தை நாங்கள் கணக்கிட்டோம். இந்த விகிதம் குறைவாக இருந்தால் இதய நோயுள்ள நோயாளிகளுக்கு நல்லது. தற்போது ஹெச்டிஎல் மற்றும் எல்டிஎல் இரத்தக் கொழுப்பு அளவுகள் சாதாரணமாக எல்லா டாக்டர்களாலும் சோதித்து அறியப்படுகின்றன. நாம் அனைவரும் இரத்தக் கொழுப்பின் முக்கியத்துவம் பற்றியும் எல்டிஎல் இரத்தக் கொழுப்பின் தீங்கு விளைவிக்கும் தன்மை பற்றியும் அறிந்துள்ளோம் என்பதைச் சொல்லத் தேவையில்லை.

நான் இதுவரை உங்களிடம் கூறியது அனைவரும் அறிந்ததே. பொதுவாக அறியப்படாத விஷயம் பற்றித் தெரிந்து கொள்ள நீங்கள் தயாராக உள்ளீர்களா?

உண்மையிலேயே எல்டிஎல் இரத்தக் கொழுப்பு மோசமானதல்ல. அதைப் படைத்ததன் மூலம் கடவுள் ஒரு தவறும் இழைக்கவில்லை. நம் உடம்பினால் தோற்றுவிக்கப்பட்ட அசலான எல்டிஎல் இரத்தக் கொழுப்பு நல்லதுதான். அது உண்மையிலேயே நல்ல உயிரணுப் படலத்தை உண்டாக்குவதற்கு நமது உடலுக்குத் தேவையான பலவித ஹார்மோன்களைத் தோற்றுவிப்பதில் முக்கியப் பங்கு வகிக்கின்றது. அவை இல்லாமல் நம்மால் உயிர் வாழ முடியாது. உண்மையிலேயே நாம் நமது உணவிலிருந்து போதிய அளவு பெற முடியாவிடில், நமது உடல் இந்த வகை இரத்தக் கொழுப்பைத் தோற்றுவிக்கும்.

எதிர்வினையாற்றும் மூலக்கூறுகள் உடலில் தோன்றும் எல்டிஎல் இரத்தக் கொழுப்பை மாற்றவோ அல்லது ஆக்சிஜனேற்றம் செய்யவோ செய்தால் பிரச்சனைகள் எழத் தொடங்குகின்றன. இவ்வாறு மாற்றம் செய்யப்பட்ட இரத்தக் கொழுப்புதான் உண்மையாகவே மோசமானதாகும். 1989ம் வருடத்திய ‘நியூ இங்கிலாந்து ஜர்னல் ஆப் மெடிசன்’ இதழில் டாக்டர் டானியல் ஸ்டீன்பெர்க், நோயாளிகளிடம் ஆக்சிஜனேற்றத்தைக் கட்டுப்படுத்தும் ஆன்ட்டிஆக்சிடென்ட்டுகள் போதுமான அளவு இருந்தால், இரத்தக் கொழுப்பு மோசமானதாக மாறாது என்ற ஒரு கருத்தைக் கூறியுள்ளார்.

டாக்டர் டானியல் ஸ்டீன்பெர்கின் கோட்பாடு வெளியிடப்பட்டதிலிருந்து, அவரது கோட்பாட்டைச் சரியென அங்கீகரிக்கவோ நிராகரிக்கவோ நூற்றுக்கணக்கான ஆய்வுகள் மேற்கொள்ளப்பட்டன. அறிவியல் அறிஞர்களும், ஆய்வாளர்களும் டாக்டர் ஸ்டீன்பெர்க்கின் புதிய கோட்பாட்டை மிகுந்த உற்சாகத்துடன் வரவேற்றார்கள் என்பதை உங்களால் புரிந்து கொள்ள முடியும். இந்த ஆண்டு மட்டும் அமெரிக்காவில் பதிவு செய்யப்பட்ட சுமார் 15 இலட்சம் மாரடைப்பில், பாதி

நோயாளிகளுக்கு மேல் அறுபத்து ஐந்து வயதுக்குக் குறைந்தவராவர். நமக்குத் தெரிந்த நண்பர்கள் மற்றும் நம் அன்பிற்குரியவர்கள் நல்ல உடல்நலத்துடன் இருப்பதுபோல் தோன்றினாலும் திடீரென மாரடைப்பால் இறந்துவிடுகின்றனர். ஸ்டீன்பெர்க்கின் கோட்பாடு உண்மையாக இருக்குமானால், புதிய நோய்த் தடுப்பு முறைகளும், சிகிச்சை முறைகளும் அதிக எண்ணிக்கையில் தோன்றக்கூடும்.

டாக்டர் ஸ்டீன்பெர்க் முதன்முதலில் அவரது கோட்பாட்டைக் கூறியதிலிருந்து, முக்கியமான ஆய்வுப் பத்திரிகைகளில் வெளிவந்த ஆய்வுக் கட்டுரைகள் அனைத்தையும் பற்றி 1997ம் ஆண்டு, ஆய்வாளர் டாக்டர் மார்க்கோ டயஸ், நம் மனதில் பதியத்தக்க விதமாகப் பரிசீலித்துள்ளார். உடலில் அதிகமான ஆன்ட்டிஆக்சிடென்ட்டுகள் காணப்பட்ட நோயாளிகளிடம் இதய இரத்தக் குழாய் தொடர்பான நோய் ஏற்படும் வாய்ப்பு மிகவும் குறைவாக இருந்தது என்ற முடிவுக்கு அவர் வந்தார்.

இந்த நேரத்தில் விலங்குகளிடம் செய்யப்பட்டப் பரிசோதனைகளும் டாக்டர் ஸ்டீன்பெர்க்கின் கோட்பாட்டை ஆதரிப்பவையாக இருந்தன. ஆன்ட்டிஆக்சிடென்ட்டுகளும் அவற்றிற்கு ஆதரவாகக் காணப்படும் ஊட்டச்சத்துக்களும் இதய நோய்க்கு எதிரான நமது போராட்டத்தில் புதிய நம்பிக்கையைத் தோற்றுவித்துள்ளன.

## இரத்தக் குழாய்களில் வீக்கம்

எல்டிஎல் இரத்தக் கொழுப்பு மட்டுமே இரத்தக் குழாய்களின் வீக்கத்தைத் தூண்டும் ஒரே பொருள் அல்ல. ஹோமோசிஸ்டெய்ன் (இதனைப்பற்றி நான் ஆறாவது பகுதியில் விவரிக்கின்றேன்) மற்றும் சிகரெட் புகைத்தல், உயர் இரத்த அழுத்தம், கொழுப்பு நிறைந்த உணவு மற்றும் நீரிழிவு நோய் ஆகியவற்றால் தோற்றுவிக்கப்பட்ட எதிர்வினையாற்றும் மூலக்கூறுகள் ஆகியவையும் பிற காரணங்களில் அடங்கும்.

நமது தமனிகளில் ஏற்படும் வீக்கம், நமது உடலின் மற்றப் பகுதிகளில் ஏற்படும் வீக்க எதிர்வினைகளைப் போன்றதாகும். இந்தச் செயல்முறைகளை நான் எளிய முறையில் விவரிக்க முயற்சிக்கின்றேன். இதன் மூலம் உயிரணு அளவில் என்ன நடைபெறுகின்றது என்பதைப் பற்றி உங்களால் தெளிவாகப் புரிந்து கொள்ள முடியும். இந்தச் செயல்முறையின் நுண்ணிய விபரங்களை அறிந்து கொள்ள முயற்சித்து மாட்டிக் கொள்ளாதீர்கள். (பெரும்பாலான டாக்டர்கள்கூட இதனைப் புரிந்து கொள்ள மிகவும் சிரமப்படுகின்றனர். எனவே எல்லாவற்றையும் அறிந்து கொள்ள முடியவில்லையே என வருந்தாதீர்கள்.) அதன் பின்னர், உங்கள் தமனிகளுக்கு ஏற்படும்

ஆபத்துக்களிலிருந்து எப்படி உங்களை பாதுகாத்துக் கொள்வது என்பது பற்றி நான் விளக்குகின்றேன். உண்மையிலேயே இது எளிதானதாகும்.

நீங்கள் ஒரு மத்திம அளவுத் தமனியின் குறுக்குவெட்டுத் தோற்றத்தைப் பார்த்தால் (படம் 1) எண்டோதீலியம் என்றழைக்கப்படும் முதல் அடுக்கு உயிரணுக்களை மட்டுமே பார்க்க வேண்டும். இதுதான் தமனியின் மெல்லிய திசு மூடியாகும். நான் தமனி பற்றிக் கூறப் போவதெல்லாம் இந்த மெல்லிய உயிரணு அடுக்கையும், இதற்கு சற்றுக் கீழாக அமைந்து காணப்படும் சப்என்டோதீலியல் வெற்றிடத்தைப் (படம் 2ஐ பார்க்கவும்) பற்றியும் ஆகும்.

இந்த வீக்கம் நான்கு நிலைகளைக் கொண்ட ஒரு செயல்முறை மூலம் நிகழ்கிறது.

## நிலை 1: தமனியின் உட்சுவரில் உள்ள சவ்வு பாதிப்பு அடைதல்

என்டோதீலியம் மிகவும் உணர்ச்சியுள்ள ஒரு மெல்லிய படலமாகும். இதில் மிக லேசான உறுத்தல் ஏற்பட்டாலும் அது பாதிக்கப்படும். தமனிகள் கெட்டியாவது ஆக்சிஜனேற்ற அழுத்தத்தால் உயிரணு அடுக்கால் ஆன என்டோதீலியம் சோதப்படுத்தப்பட்டாலோ அல்லது அதற்கு உறுத்துதல் ஏற்படுத்தப்பட்டாலோ தோன்றுகின்றது எனப் பெரும்பாலான ஆராய்ச்சியாளர்களும் அறிவியல் அறிஞர்களும் நம்புகின்றனர்.

ஆக்சிஜனேற்றம் செய்யப்பட்ட எல்டிஎல் இரத்தக் கொழுப்பு, ஹோமோசிஸ்டெய்ன், அதிகப்படியான எதிர்வினையாற்றும் மூலக்கூறுகள் ஆகியவை உருவாக்கும் ஆக்சிஜனேற்ற அழுத்தம் என்டோதீலியத்தைக் காயப்படுத்துகின்றது. உயிரணுவில் உள்ள எல்டிஎல் இரத்தக் கொழுப்பு தமனியின் உள்படலத்திற்குக் கீழே காணப்படும் பகுதிக்கு (இது சப் என்டோதீலியல் வெற்றிடம் என அழைக்கப்படுகின்றது) வந்து அங்கு ஆக்சிஜனேற்றம் செய்யப்படும்போது இது நிகழ்கின்றது. இந்த ஆக்சிஜனேற்றம் செய்யப்பட்ட இரத்தக் கொழுப்பு தமனியின் உள் படலத்தை உறுத்த ஆரம்பிக்கின்றது.

## நிலை 2: வீக்கம்

தமனியின் என்டோதீலியத்தைப் பாதுகாக்க நமது உடல் அதற்காகவே அமைக்கப்பட்டப் பாதுகாப்பு அமைப்பைக் கொண்டுள்ளது. காயம் ஏற்படும்போது நமது உடல் சில வெள்ளை உயிரணுக்களை (முக்கியமாக மோனோசைட்டுகள்) அனுப்பி, தீங்கு விளைவிக்கும், ஆக்சிஜனேற்றம் செய்யப்பட்ட இரத்தக் கொழுப்புகளிடமிருந்து பாதுகாக்க முயலுகின்றது. இங்கு பாதுகாப்புக் குழுவான மோனோசைட்டுகள் எதிரிகளை விழுங்கி,

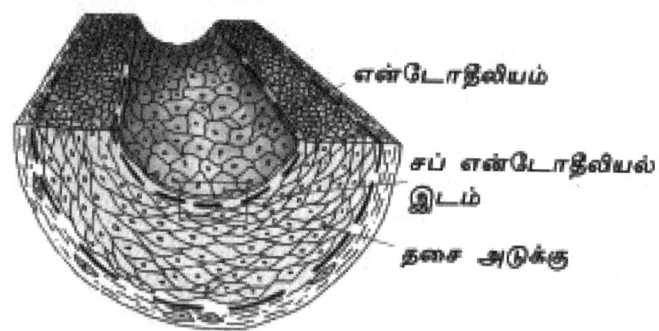

**படம் 1 — நல்ல நிலையில் உள்ள தமனி**

என்டோதீலியம்
சப் என்டோதீலியல் இடம்
தசை அடுக்கு

**தமனியின் உட்பகுதி உணர்ச்சியுள்ள ஓர் உயிரணு அடுக்கான என்டோதீலியத்தாலும் அதன் கீழ்ப் பகுதி தசை அடுக்காலும் ஆக்கப்பட்டது. என்டோதீலியத்திற்கும் தசை அடுக்கிற்கும் இடையில் சப் என்டோதீலியல் இடம் காணப்படுகின்றது. இங்குதான் சேதம் ஏற்படுகின்றது.**

என்டோதீலியத்திற்கு ஏற்படும் உறுத்தலைக் குறைக்கின்றன. இந்த வீக்கத்திற்கான செயல்விடை வெற்றிகரமானதாக அமைந்தால் பிரச்சனை முடிந்துவிடுகின்றது. அதோடு தமனியின் உட்புறப் படலமும் சரிசெய்யப்படும். ஆனால் வழக்கமாக நடப்பது இதுவல்ல.

மோனோசைட்டை ஒரு சிறிய வெள்ளை மோட்டார் வாகனமாக நினைத்துக் கொள்ளுங்கள். அது சுற்றி வந்து குழந்தைகளை ஏற்றிக் கொண்டும், அவர்கள் இறங்க வேண்டிய சரியான இடத்தில் இறக்கிவிட்டும் செல்கின்றது. அந்த வாகனத்தில் குறிப்பிட்ட எண்ணிக்கையுள்ள குழந்தைகளால் மட்டுமே ஏற முடியும். ஏனென்றால் அது குறிப்பிட்ட எண்ணிக்கையுள்ள அமரும் இடங்களையும், பாதுகாப்புக் கச்சையையும் கொண்டுள்ளது. இதே ஒப்புமை மோனோசைட்டுகளுக்கும் ஒத்துவரும் உண்மையாகும். நாம் உடல்நலத்தோடு இருக்கும்போது அவை அங்கங்கே சென்று உயிரணுவில் உள்ள எல்டிஎல் இரத்தக் கொழுப்பை எடுத்துக் கொண்டும் மற்ற உயிரணுவில் உள்ள எல்டிஎல் இரத்தக் கொழுப்பை விட்டுவிட்டும் செல்கின்றன. ஒரு சிறிய மோட்டார் வாகனத்தைப் போன்றே, மோனோசைட்டுகளால் ஒரு நேரத்தில் ஒரு குறிப்பிட்ட எண்ணிக்கையுள்ள உயிரணு எல்டிஎல் இரத்தக் கொழுப்புகளை மட்டுமே எடுத்துச் செல்ல முடியும்.

**படம் 2 — எல்டிஎல் இரத்தக் கொழுப்பின் ஆக்சிஜனேற்றம்**

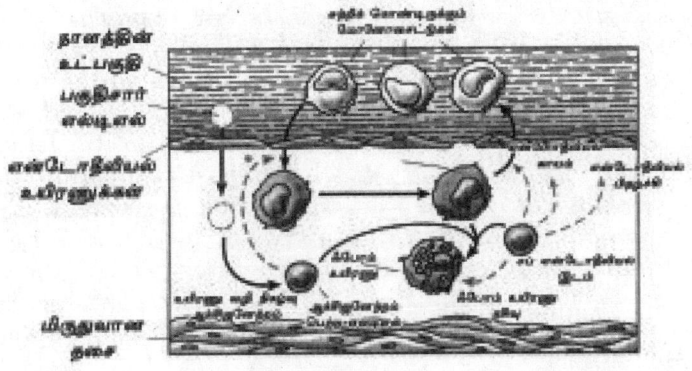

உடலிலேயே தோன்றும் எல்டிஎல் இரத்தக் கொழுப்பு சப்என்டோதீலிய வெற்றிடத்தில் மாட்டிக் கொள்கின்றது. அங்கு அது எளிதாக ஆக்சிஜனேற்றம் செய்யப்படலாம். இந்நிகழ்வு ஆன்ட்டிஆக்சிடென்ட்டுகள் இல்லாவிடில் மிக எளிதாக நடைபெறும். இவ்வாறு ஆக்சிஜனேற்றம் செய்யப்பட்ட எல்டிஎல் இரத்தக் கொழுப்பு மிகவும் எளிதாக மோனோசைட் வெள்ளை உயிரணுக்களால் விழுங்கப் படுகின்றது. அதனுள் கொழுப்புப் பொருள் திணிக்கப் படுகின்றது. எல்டிஎல் இரத்தக் கொழுப்பு ஆக்சிஜனேற்றம் செய்யப்படாவிடில் இந்நிகழ்வு நடைபெறாது. இந்த மோனோசைட், ஆக்சிஜனேற்றம் செய்யப்பட்ட எல்டிஎல் இரத்தக் கொழுப்பால் நிரப்பப்பட்டதும் அது ஒரு ஃபோம் உயிரணுவாக மாறுகின்றது. இந்த ஃபோம் உயிரணு தமனியில் உணர்வு மிகுந்த படல மூடுபகுதிக்குச் சேதம் விளைவிக்கின்றது. இச்சேதம் இப்பகுதியில் ஆக்சிஜனேற்ற அழுத்தத்தை ஏற்படுத்துவதன் மூலம் செய்யப்படுகின்றது. இது என்டோதீலியத்தில் காயத்தையும் செயலற்றத் தன்மையையும் தோற்றுவிக்கின்றது. இதனால் தமனியின் சுவர் கெட்டியாவது தொடர்கின்றது.

உயிரணுவிற்கு உள்ளேயே காணப்படும் எல்டிஎல் இரத்தக் கொழுப்பு ஆக்சிஜனேற்றம் அடைந்த பின்னர், இரத்தக் கொழுப்பு நுண் துகள்கள் இனிமேலும் தீங்கற்றவையாக இருப்பதில்லை. அதற்கு மாறாக இப்போது அவை உடலுக்கு ஆபத்து விளைவிப்பவையாகத் தோன்றுகின்றன. மோனோசைட்டுகள் அவற்றை வேறொரு விதமாக எடுத்துக் கொள்கின்றன. மோனோசைட்டுகள் ஆக்சிஜனேற்றம் செய்யப்பட்ட எவற்றையும் வெளியே விடுவதில்லை. இது குண்டான சிறுவர்கள் குழு வாகனத்திற்குள் இடித்துக் கொண்டு பின்கதவு வழியாக ஓட்டுனரின் அனுமதி இல்லாமலும், கட்டுப்பாடு இல்லாமலும் ஏறுவதைப் போன்றது. இது நடந்திருந்தால், வாகனம் நிலை தடுமாறி விரைவில் போக்குவரத்துக்குத் தடையாக இருந்திருக்கும். மோனோசைட் தீய இரத்தக் கொழுப்பைச் சந்திக்கும்போது அதுவும் இதேபோன்ற நிலையில் காணப்படுகின்றது. இயற்கையான ஃபீட்பேக் அமைப்பு இல்லாததால் மோனோசைட் ஆக்சிஜனேற்றப்பட்ட இரத்தக் கொழுப்பால் முழுவதும் நெருக்கமாக நிரப்பப்பட்டு ஃபோம் உயிரணுவாகின்றது. இது கொழுப்பால் நிரப்பப்பட்ட ஒரு பந்துபோல் தோற்றமளிக்கின்றது. பின்னர் இந்த ஃபோம் உயிரணு தமனியின் உட்பகுதியுடன் ஒட்டிக் கொண்டு தமனிகளின் சுவர் கெட்டியாவதற்கான முதல் குறைபாட்டை ஏற்படுத்துகின்றது. இதற்குக் கொழுப்புக் கீற்று என்று பெயர்.

இந்த கொழுப்புக் கீற்று வீக்கமாகக் காணப்படும் ஒரு வெட்டுப்புண் போன்றது. இது அத்திரோஸ்கிளீரோசிசின் முதல் நிலையாகும். இந்தச் செயல்முறை இந்நிலையிலேயே நின்றுவிட்டால், உடலானது இந்தக் குறைபாட்டை நீக்க ஒரு வாய்ப்பைப் பெறும். ஆனால் இது நடப்பதில்லை. எல்லாப் போர்களிலும் நடப்பதுபோல் இந்தச் செயல்முறைகளால் சிறிதளவு சேதம் விளைகின்றது. வேறு விதமாகக் கூறப் போனால், நமது தமனிகளின் உட்பக்கத்தில் காணப்படும் மெல்லிய உயிரணுக்கள், அவற்றைக் குணப்படுத்தும் என்று கருதப்பட்ட வழிமுறைகள் மூலமாகவே சிதைக்கப்படுகின்றன. இது அதிக வீக்கத்தைத் தோற்றுவிப்பதால் அதிகமான மோனோசைட்டுகள் அப்பகுதிக்கு ஈர்க்கப்பட்டு, உயிரணுவில் காணப்படும் எல்டிஎல் இரத்தக் கொழுப்பை, ஆக்சிஜனேற்றம் செய்யப்பட்ட எல்டிஎல் இரத்தக் கொழுப்பாக மாற்றுகின்றது. இது நமது தமனிகளின் உட்பக்க உயிரணு அடுக்குகளைச் சுற்றி நாட்பட்ட வீக்கம் என்ற விளைவைத் தோற்றுவிக்கின்றது.

## 3. நாட்பட்ட வீக்கம்

நாட்பட்ட வீக்கமானது மாரடைப்பு, பக்கவாதம், இரத்தக் குழாய் நோய் மற்றும் அநியூரிசம்கள் ஆகியவற்றிற்கான அடிப்படைக் காரணமாகும். இவை அனைத்தும் மொத்தமாகக்

கார்டியோ வாஸ்குலர் நோய் (நமது உடலில் உள்ள தமனிகளில் தோன்றும் நோய்கள்) என வகைப்படுத்தப்பட்டுள்ளன. தமனிகளின் வீக்கம் தொடர்ந்து காணப்பட்டால், நான் முன்னர் கூறிய எளிய கொழுப்புக் கீற்று மாற ஆரம்பிக்கின்றது. இந்த வீக்கமானது அதிகமான வெள்ளை உயிரணுக்களை ஈர்ப்பதோடு மட்டுமல்லாமல் அவற்றை ஆக்சிஜனேற்றம் செய்யப்பட்ட எல்டிஎல் இரத்தக் கொழுப்பால் திணித்து நிரப்புகின்றது. இது அதிக கனமுள்ள படிவை உண்டாக்குகின்றது. இதன் விளைவாக, தமனிகள் கெட்டியாக்கப்படும் செயல் துவங்குகின்றது.

நாட்பட்ட இந்த வீக்கம் தமனியின் தசை அடுக்கு, புராலிஃபெரேஷன் என்ற முறையின் மூலமாக மிகத் தடிமனான தமனித் தசை உயிரணுக்களைத் தோற்றுவித்து, தமனியைக் கெட்டியாக்குகின்றது. இதன் விளைவாக, தமனி குறுகத் துவங்குகின்றது. படம் 3ஐப் பார்க்கவும்.

இந்தச் செயல்முறை ஒரு சுழற்சி போன்றது. வெண்படலம் தோற்றுவிக்கப்படுவதோடு மட்டுமல்லாமல் தமனியின் சுவரும் தடிமனாகுகின்றது. பொதுவாக என்டோதீலிய அடுக்கு நன்கு செயல்பட்டு ஒரு முக்கியமான பொருளைத் தோற்றுவிக்கின்றது. இது நைட்ரிக் ஆக்சைடு என அழைக்கப்படுகின்றது. வீக்க வழியான செயல்விடையின்போது என்டோதீலியத்திலிருந்து நைட்ரிக் ஆக்சைடு வெளியிடப்படுவது தடை செய்யப்படுகின்றது. இதனால் என்டோதீலியத்தின் செயல்திறன் குறைகின்றது. இதன் விளைவாக, தட்டுருவ உயிரணுக்கள் வெண்படலத்துடன் ஒட்டிக் கொள்கின்றன. இதனால் வெண்படலத்தைச் சுற்றியுள்ள தமனி வேகமாகச் சுருங்கி விரிகின்றது.

## நிலை: 4 காரை சிதைவடைதல்

சுமார் 50 விழுக்காடு மாரடைப்புகளில் கடைசி நிகழ்ச்சி கெட்டியான காரைப் படிவுகளில் ஒன்று வெடித்தலாகும். இதன் விளைவாக வெண்படிவைச் சுற்றி இரத்தம் உறைகின்றது. இதுபோன்ற ஒரு நிலைமை தீவிர மற்றும் திடீரென்று தமனி முழுவதுமாக மூடப்படுவதற்குக் காரணமாகின்றது. தமனி மூடப்படுவதால் இதயத்தின் அந்தப் பகுதிக்கு இரத்த ஓட்டம் தடைபடுகின்றது. ஆபத்தை விளைவிக்கக்கூடிய வெண்படிவங்கள் பெரும்பாலும் சிறியதாகக் காணப்படுகின்றன. அவை தமனிகளில் குறிப்பிடத்தக்க அளவு சுருக்கத்தை ஏற்படுத்துவதில்லை. இதனால் கெட்டியான வெண்படிவு வெடிப்பதற்கு முன்னரே இதய நோயைக் கண்டறிவது கடினம். (இந்த நோய் எவ்வாறு சத்தமின்றி காணப்படுகின்றது என்பது இப்போது புரிந்திருக்கும். இது கடின வெண்படிவு வெடித்து, தமனியை மூடும்வரை நம்மால் சந்தேகப்பட முடியாது) ஆக்சிஜனேற்ற அழுத்தம்கூட இந்த கெட்டியான வெண்படிவு உடைவதற்குக் காரணமாகின்றது. இதன் விளைவாக அது வெடிப்பதற்கும் காரணமாகின்றது.

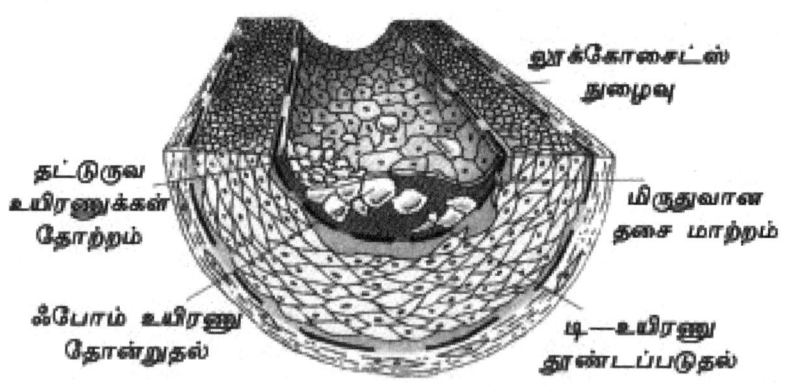

**படம் 3 — சுருங்கிய தமனி**

**ஃபோம் உயிரணுக்கள் குவியத் துவங்குகின்றன. அவை அதிகமான மோனோசைட்டுகளைக் கவர்கின்றன. பின்னர் அவையும் ஃபோம் உயிரணுக்களாக மாறிவிடுகின்றன. மிருது அணுக்களும் பெருகி இப்பகுதிக்குள் வருகின்றன. தமனியின் உட்சூழல் பகுதி சுருங்கத் துவங்குகிறது. தமனியின் படர்ச் சவ்வு செயலிழக்கிறது. தட்டுருவ உயிரணுக்கள் ஒட்டிக் கொள்வதால், இது தமனி மேலும் சுருங்க வழிவகுக்கிறது.**

தமனிகள் கொஞ்சம் கொஞ்சமாகக் குறுகலாகி முடிவில் மூடப்படுகின்றன. உங்கள் நண்பர் அல்லது குடும்பத்தில் யாராவது ஒருவருக்கு இதயத்திற்குச் செல்லும் தமனிகள் மிகவும் அதிகமாகக் குறுகியுள்ளதா என்பதைக் கண்டறிய, ஊசி மூலம் சாயம் செலுத்தப்பட்டதுண்டா? இந்த நோயாளிகள், வழக்கமான நோய் அறிகுறியாக நெஞ்சுவலி அல்லது டாக்டர்கள் கூறுவதுபோல் அன்ஸ்டேபிள் அன்ஜினா உள்ளவர்களாக இருப்பார்கள். இதுபோன்ற நிலைமைகளில் டாக்டர்கள் இரத்தக் குழாய்களை அன்ஜியோபிளாஸ்ட்டி (பலூன்கள் போன்ற பொருளைச் செலுத்தித் தமனியை விரிவுபடுத்துதல்) அல்லது அறுவைச் சிகிச்சை மூலம் அடைப்புகளைக் கடந்து செல்லுதல் போன்றவை மூலம் சரி செய்கின்றனர்.

நீங்கள் ஓர் இதயச் சிகிச்சை மருத்துவரையோ அல்லது இதய இரத்தக் குழாய் அறுவைச் சிகிச்சை மருத்துவரையோ ஒரு மருத்துவமனையில் ஒருநாள் பின்தொடர்ந்து சென்றால், அவர் தனது நேரத்தின் பெரும்பகுதியை 'தீயை அணைப்பதிலேயே'

செலவழிக்கின்றார் என்பதைப் புரிந்து கொள்வீர்கள். அவர் வீக்கச் செயல்முறையின் இறுதி நிலையில் இருப்பவர்களையே கவனித்துச் சிகிச்சை அளிக்கின்றார். அவரது முழுக் கவனமும் நோயாளியின் உயிரைக் காப்பாற்றும் முயற்சியிலேயே இருக்கின்றது. வாழ்க்கை முறைகளில் செய்ய வேண்டிய மாறுதல்கள் பற்றியும் அதன் மூலம் நோயின் வீரியத்தைக் குறைக்கவோ, அல்லது சேதம் விளைவிக்கும் நோயைத் தடுத்துத் தனது உதவி பின்னர் தேவைப்படாதவாறு பார்த்துக் கொள்வது பற்றி நோயாளிகளுக்குக் கற்பிக்கவோ அவருக்குப் போதிய நேரம் இருப்பதில்லை.

## உண்மையான நோய்த் தடுப்பு : ஆய்வுகளின் முடிவு

ஒரு நல்ல செய்தி: ஆன்ட்டிஆக்சிடென்ட்களும் அவற்றிற்கு ஆதரவான ஊட்டச்சத்துக்களும், தமனிகளில் ஏற்படும் வீக்கத்தைத் தோற்றுவிக்கும் காரணங்களை முற்றிலும் நீக்கலாம் அல்லது குறிப்பிடத்தக்க அளவில் எல்லாக் காரணங்களையும் குறையச் செய்யலாம் என்பதாகும். இதய நோய் பற்றிய நூற்றுக்கணக்கான, மருத்துவம் சார்ந்த ஆய்வு அறிக்கைகள் ஊட்டச்சத்துப் பொருட்கள் உடல்நலத்திற்கு நன்மைகள் பயப்பதாகக் கூறுகின்றன. இப்போது நாம் ஒவ்வொரு குறிப்பிட்ட ஊட்டச்சத்து பற்றியும், வீக்கம் தோற்றுவிக்கும் எதிர்வினைகளை மெதுவாக நடைபெறச் செய்வதிலோ அல்லது தடுப்பதிலோ அதன் பங்கு பற்றியும் பார்க்கலாம்.

### வைட்டமின் 'இ'

வைட்டமின் 'இ' மிகவும் முக்கியமான, தமனிகளைக் கெட்டியாக்கும் செயல்முறைகளைத் தடை செய்வதில் திறன் மிக்கதாகும். வைட்டமின் 'இ' இதுபோன்ற சக்திமிக்கப் பாதுகாப்பு அமைப்பை வழங்குவதற்கு, அது கொழுப்பில் கரையும் தன்மையுடையதாக இருப்பதே காரணமாகும். இதனால் அது உயிரணுச் சுவருக்கு உள்ளாகக் காணப்படும் திறன்மிக்க ஆன்ட்டிஆக்சிடென்ட் ஆகின்றது. வைட்டமின் 'இ' உண்மையிலேயே எல்டிஎல் இரத்தக் கொழுப்புடன் தன்னைத் தானே இணைத்துக் கொள்கின்றது. உயிரணுவின் உள்ளே காணப்படும் இரத்தக் கொழுப்பின் உயிரணுப் படலத்தின் உள்ளே வைட்டமின் 'இ' அதிகமாகக் காணப்பட்டால், எல்டிஎல் இரத்தக் கொழுப்பு மாறுபாடு அடைவதற்கோ அல்லது ஆக்சிஜனேற்றமடைவதற்கோ எதிர்ப்புத் தன்மையுடையதாகக் காணப்படுகின்றது. எல்டிஎல் இரத்தக் கொழுப்பு எங்கெல்லாம் செல்கின்றதோ அதனோடு வைட்டமின் 'இ'யும் பயணம் செய்கின்றது.

நான் முன்னர் கூறியபடி எல்டிஎல் இரத்தக் கொழுப்பு தமனிக்கு உள்ளாக ஆக்சிஜனேற்றம் செய்யப்படுவதில்லை என்பதை அறிந்து கொள்வது முக்கியமாகும். ஆனால் அது தமனியின் மெல்லிய படலம் மூலமாக சப்என்டோதீலியல் வெற்றிடத்திற்குள் செல்லும்போதுதான் ஆக்சிஜனேற்றம் பெறுகின்றது. ஆராய்ச்சியாளர்கள், பிளாஸ்மா அல்லது இரத்தம் ஆகியவற்றில் ஆன்ட்டிஆக்சிடென்ட் அளவு மிக அதிகமாக இருந்தால் தமனியில் இந்த மாற்றம் நடக்க அது அனுமதிப்பதில்லை என நம்புகின்றார்கள். சப்என்டோதீலியல் வெற்றிடத்தைச் சுற்றியுள்ள உயிரணுக்கள் குறிப்பிடத்தக்க அளவு குறைந்த ஆன்ட்டிஆக்சிடென்ட் பாதுகாப்புத்தான் அளிக்கின்றன. உயிரணுவிற்குள் காணப்படும் எல்டிஎல் இரத்தக் கொழுப்பில் வைட்டமின் 'இ'யின் அளவு அதிகமாக இருந்தால், அது சப்என்டோதீலியல் வெற்றிடத்திற்குள் சென்றாலும் அது ஆக்சிஜனேற்றம் செய்யப்படுவதிலிருந்து பாதுகாக்கப்படுகின்றது.

மோனோசைட் வெள்ளை உயிரணுக்கள், உயிரணுவில் உள்ள எல்டிஎல் இரத்தக் கொழுப்பை ஓரிடத்தில் இருந்து எடுத்துச் சென்று வேறோர் இடத்தில் விடுவிப்பது தொடர்ந்து நடைபெறுவதால் அவை ஓரிடத்தில் குவிவது தவிர்க்கப்படுகின்றது. உயிரணுவில் உள்ள இரத்தக் கொழுப்பை மாற்றமடைவதிலிருந்து தடுப்பது, வீக்கம் தோற்றுவிக்கும் செயல்முறைகளை ஆரம்பத்திலிருந்தே தடுக்கின்றது.

## வைட்டமின் 'சி'

அண்மை ஆய்வுகள், வைட்டமின் 'சி' நீரில் கரையும் தன்மை உடையதாதலால், அது நல்ல ஆன்ட்டிஆக்சிடென்ட்டாகும் எனச் சுட்டிக் காட்டுகின்றன. அது இரத்தத்தின் பிளாஸ்மாவிலும், திரவத்திலும் காணப்படுகின்றது. வைட்டமின் 'சி' உணவுடன் சேர்க்கப்படுவது என்டோதீலியத்தின் அமைப்பு மற்றும் செயல்களைப் பாதுகாக்கின்றது. தமனியின் இந்த மெல்லிய அடுக்கின் தனித்தன்மையைப் பாதுகாப்பது முக்கியமாதலால், பல ஆய்வுகள் மூலம் வைட்டமின் 'சி'யை உணவுடன் கூடுதலாகக் கொடுத்து, கார்டியோ வாஸ்குலர் நோயைத் தடுக்கவோ அல்லது குறைக்கவோ முயற்சிகள் மேற்கொள்ளப்பட்டன.

வைட்டமின் 'சி', எல்டிஎல் இரத்தக் கொழுப்பு, பிளாஸ்மாவிலும் மற்றும் சப்என்டோதீலியல் வெற்றிடத்திலும் ஆக்கிஜனேற்றம் செய்யப்படுவதிலிருந்து பாதுகாப்பதில் திறன் மிக்கது என நிரூபிக்கப்பட்டுள்ளது. வைட்டமின் 'சி' யின் மற்றொரு பயன் என்னவென்றால், அது வைட்டமின் 'இ'யையும் மற்றும் உயிரணுக்களில் காணப்படும் குளூட்டத்தியோனையும் மீண்டும் தோற்றுவிக்கும் சக்தி உடையது. இதனால் அவை மீண்டும் மீண்டும் பயன்படுத்தப்படலாம்.

### குளூட்டத்தியோன்

குளூட்டத்தியோன் மிகவும் சக்திமிக்க ஆன்ட்டிஆக்சிடென்ட் ஆகும். அது ஒவ்வோர் உயிரணுவின் உள்ளும் உள்ளது. இதயத் தமனி தொடர்பான நோய் உள்ள நோயாளிகளில் குறைந்த அளவு குளூட்டத்தியோனே அவர்களின் உயிரணுக்களுக்கு உள்ளாக உள்ளது. உடல்நலம் நன்றாக உள்ளவர்களின் உயிரணுக்களின் உள்ளே குளூட்டத்தியோனின் அளவு அதிகமாக உள்ளது. குளூட்டத்தியோன் மிக முக்கியமான ஓர் ஆன்ட்டிஆக்சிடென்ட் ஆகும். ஏனென்றால் சப்என்டோதீலியல் வெற்றிடத்தைச் சுற்றியுள்ள எல்லா உயிரணுக்களிலும் இது காணப்படுகின்றது. குளூட்டாத்தியோனை உண்டாக்குவதற்கு உயிரணுவிற்குத் தேவைப்படும் ஊட்டச்சத்துக்களை நீங்கள் உட்கொண்டால் (செலினியம், என்-அசிடில் எல்-சிஸ்டெய்ன், வைட்டமின்பி2, மற்றும் நியாசின்), நீங்கள் உங்கள் உடம்பின் ஆன்ட்டிஆக்சிடென்ட் அமைப்பை முன்னேற்றமடையச் செய்கின்றீர்கள்.

### தாவர நிறமிகள்

பழங்களிலும் காய்களிலும் ஆயிரக்கணக்கான தாவர நிறமிகள் காணப்படுகின்றன. பழங்கள் மற்றும் காய்களின் நிறம் பலவாறாகக் காணப்பட்டால், பல விதமான தாவர நிறமிகள் கிடைக்கும். அதிகத் திறனுள்ள இந்த ஆன்ட்டிஆக்சிடென்ட்டுகள், சில ஆன்ட்டிஅலெர்ஜென்களையும் வீக்கத்தைத் தடுக்கும் பண்புகளையும் உடையவை. சிவப்பு நிற ஒயின், திராட்சை ரசம் ஆகியவை பாலிஃபீனால்கள் எனும் பொருட்களைக் கொண்டவை. இவை ஆக்சிஜனேற்றம் செய்யப்பட்ட எல்டிஎல் இரத்தக் கொழுப்பு தோன்றுவதைக் குறைப்பதாகக் காட்டப்பட்டுள்ளது. அவை என்டோதீலியத்தின் தனித்தன்மையைப் பாதுகாக்கவும் உதவுதாகத் தெரிகின்றது.

திராட்சை விதைச்சாறு, நாட்பட்ட வீக்க நோய்களைத் தடை செய்யும் மிக நல்ல தாவர நிறமி ஆன்ட்டிஆக்சிடென்ட் என நம்பப்படுகின்றது.

## ஊட்டச்சத்து மருத்துவம் : உண்மையான நோய்த் தடுப்பு

இதய நோய்க்கான மூல காரணம் ஆக்சிஜனேற்ற அழுத்தத்தால் தோன்றும் வீக்கம் அல்லது அழற்சிதான் என்று ஆராய்ச்சி அறிவியலாளர்கள் கண்டுபிடித்துள்ளனர். இப்போது என்னைப் போன்ற டாக்டர்கள் இந்தச் செய்தியை நோயாளிகளுக்குப் பயன்படும் விதமாகச் செயல்முறைப்படுத்த வேண்டும். ஆனால் டாக்டர்களும் ஆராய்ச்சியாளர்களும்

அடிப்படையான ஊட்டச்சத்துக்களை மருந்துகளாகக் கருதும் ஒரு தன்மையைக் கொண்டுள்ளனர். அதாவது அவர்கள் ஒரு நேரத்தில் ஓர் ஊட்டச்சத்தின் எதிர்ச்செயலைச் சோதித்துப் பார்த்து அதன் சரியான திறனை அறிந்து கொள்கின்றனர்.

எடுத்துக்காட்டாக அவர்கள் வைட்டமின் 'இ'யைக் கொண்டு ஓர் ஆய்வை நடத்துவார்கள். பின்னர் அதேபோன்று வைட்டமின் 'சி'யைப் பயன்படுத்தி ஆய்வு செய்வார்கள். அதன் பின்னர் ஒரு தனியான ஆய்வு பீட்டா கரோட்டீனின் விளைவுகளைப் பரிசோதிக்கும். எப்போதாவது ஒரு மருத்துவரீதியான ஆய்வு குறிப்பிடத்தக்க உடல்நல நன்மையைத் தோற்றுவிப்பதில்லை. அதனால் டாக்டர்களும் ஆராய்ச்சியாளர்களும் அந்தக் குறிப்பிட்ட ஊட்டச்சத்தை நோயாளிகளுக்குப் பரிந்துரை செய்யத் தயங்குகின்றனர். இதுதான் பத்திரிகைகளிலும், மருத்துவ இதழ்களிலும் நீங்கள் காணும் சர்ச்சையைத் தோற்றுவிக்கின்றது. டாக்டர்கள் எந்த வகையான ஊட்டச்சத்து மாத்திரைகளையும் பரிந்துரைப்பதற்கு முன்னால் எவ்வித சந்தேகத்துக்கும் இடமின்றி அந்த ஊட்டச்சத்து உடல்நலத்திற்கு உதவியாக இருக்கும் என அறிந்த பின்னர்தான் பரிந்துரைப்பர். ஆனால் அவர்கள் ஊட்டச்சத்து மருத்துவத்தில் கூறப்பட்ட முக்கியமான 'கூட்டு விளைவுகளை'த் தவறவிட்டுவிடுகின்றனர்.

இது ஆன்ட்டிஆக்சிடென்ட்டுகள் கூட்டாகச் சேர்ந்து செயல் புரிவதைக் குறிக்கின்றது. ஆக்சிஜனேற்ற அழுத்தத்தை நிறுத்த, எதிர்வினையாற்றும் மூலக்கூறுகளைச் சமாளிக்கப் போதுமான அளவு ஆன்ட்டிஆக்சிடென்ட்டுகள் நம் உடலுக்குத் தேவை. இந்த ஆன்ட்டிஆக்சிடென்ட்டுகள் தங்கள் வேலையை நன்கு செய்வதற்கு அனைத்து ஊட்டச்சத்துக்களும் தேவை. இந்தப் பொருட்கள் ஒன்றாக இணைந்து பணியாற்றி, தங்களது இறுதி நோக்கமான ஆக்சிஜனேற்ற அழுத்தத்தைத் தோற்கடிப்பதை நிறைவேற்றுகின்றன.

நான் என் நோயாளிகளிடம் உயிரணு மற்றும் திசுக்களுக்குத் தேவையான அளவு எல்லா ஊட்டச்சத்துக்களையும் வழங்கும்படி அறிவுறுத்துகின்றேன். இந்த வீக்கம் துவங்குவதையே நான் நிறுத்த விரும்புகின்றேன். எனவே அவர்கள் மிக அதிக அளவு வைட்டமின் 'இ'யை எல்டிஎல் இரத்தக் கொழுப்புக்கு உள்ளாகக் கொண்டுவந்து, அது ஆக்சிஜனேற்றமாவதைத் தடுத்துப் பாதுகாக்க வேண்டும் எனப் பரிந்துரைக்கின்றேன்.

என்டோதீலியத்தின் தனித்தன்மையைப் பாதுகாக்கவும் எல்டிஎல் இரத்தக் கொழுப்பின் ஆக்சிஜனேற்றத்தைக் குறைக்கவும் வைட்டமின் 'இ' மற்றும் குளூட்டத்தியோனை மீண்டும் தோற்றுவிக்கவும் எனது நோயாளிகளுக்குப் போதுமான அளவு வைட்டமின் 'சி' தேவை என்பதை நான் கண்டுகொண்டேன். மற்ற எல்லா வகையான வித்தியாசமான கரோட்டீனுடன் சேர்த்து பீட்டா கரோட்டீனும் இந்தச் செயல்முறைகளைத் தடை

செய்யவும் அல்லது தாமதப்படுத்தத் துணை புரியவும் தேவையான பொருட்களாகும்.

நான் உயிரணுவிற்குள் குளூட்டத்தியோனின் அளவை அதிகரிக்க விரும்புகின்றேன். இதற்கு குளூட்டதியோனைத் தோற்றுவிக்கும் மூலப்பொருட்களான செலீனியம், வைட்டமின் பி2, என் அசிட்டில் எல் சிஸ்டெய்ன் மற்றும் நியாசின் ஆகிய பொருட்களைக் கொடுத்தேன். அடுத்தப் பகுதியில் நீங்கள் ஃபோலிக் அமிலம் மற்றும் வைட்டமின் பி6 மற்றும் பி12 ஆகியவை கார்டியோ வாஸ்குலர் நோயால் ஏற்படும் ஆபத்தைக் குறைப்பதில் முக்கியப் பங்கு வகிப்பதைப் பற்றிப் பார்ப்பீர்கள். இந்த ஊட்டச்சத்துக்கள் அனைத்தும் ஒன்றாக இணைந்து பணியாற்றி, தமனிகளில் காணப்படும் வீக்கத்தை நீக்கவோ அல்லது குறைக்கவோ பயன்படுகின்றன. இந்த அனைத்து ஊட்டச்சத்துக்களையும் ஒன்றாகக் கொடுப்பதால் தோன்றும் கூட்டு விளைவுதான் முக்கியமானதாகும். எனவேதான் உயிரணு ஊட்டம் நமது உடல்நலத்துக்கு முக்கியமானதாகும்.

# 6

# இதய நோய்க்கான இன்னொரு காரணம்: ஹோமோசிஸ்டெய்ன் அமினோ அமிலம்

நீங்கள் எப்போதாவது ஹோமோசிஸ்டெய்னைப் பற்றி கேள்விப்பட்டுள்ளீர்களா? உங்கள் டாக்டர் எப்போதாவது இரத்தப் பரிசோதனை மூலம் உங்களது ஹோமோசிஸ்டெய்ன் அளவைச் சரிபார்க்கும்படிக் கூறியதுண்டா? அநேகமாக இருக்காது. இந்தப் பகுதியைப் படித்தப் பின்னர், உங்கள் டாக்டர் ஏன் அதைப் பற்றி உங்களிடம் கூறவில்லை என நீங்கள் கேட்பீர்கள் என்று நான் உத்தரவாதம் அளிக்கின்றேன். இந்தப் பொருள் பற்றி ஒருசிலரே கேள்விப்பட்டுள்ளனர். மற்றும் ஒருசிலரே இது இரத்தக் கொழுப்பைப்போல் கார்டியோ வாஸ்குலர் நோய்க்கு ஒரு பெரிய ஆபத்தான பொருளாகக் காணப்படுவதை உணர்ந்துள்ளனர்.

இரத்தத்தில் ஹோமோசிஸ்டெய்ன் அளவு அதிகமாகக் காணப்படுவது உலகம் முழுவதிலும் சுமார் 15 விழுக்காடு மாரடைப்பு மற்றும் பக்கவாதம் தோன்றுவதற்குக் காரணமாக இருந்தது என மதிப்பீடு செய்யப்பட்டுள்ளது. அதாவது ஒவ்வோர் ஆண்டும் அமெரிக்காவில் மட்டும் 2,25,000 மாரடைப்புகளும் 24,000 பக்கவாதமும் நிகழ்கின்றன. இதனுடன், இரத்தத்தில் ஹோமோசிஸ்டெய்ன் அளவு அதிகமானதால் கூடுதலான 9

மில்லியன் மக்களுக்குக் கார்டியோ வாஸ்குலர் நோய் உள்ளது. மக்களை அதிக அளவில் கொல்லும் இந்தப் பொருள் பற்றி அறிந்து கொள்வது மிகவும் முக்கியம் என நான் நினைக்கின்றேன். இதனைச் சரிசெய்ய வைட்டமின் பி மாத்திரைகளை எடுத்துக் கொள்ளலாம்.

## ஹோமோசிஸ்டெய்ன் அமினோ அமிலம் என்றால் என்ன?

ஹோமோசிஸ்டெய்ன் பற்றிய ஆய்வின் சரித்திரம் மிகவும் அதிசயிக்கத்தக்க ஒன்றாகும். இது டாக்டர் கில்மெர் மெக்கல்லியின் மருத்துவப் பணியுடன் தொடர்புடையது. இவர் ஒரு சிறந்த நோயியல் அறிஞர் மற்றும் ஆய்வாளர். இவர் 1960ம் ஆண்டுகளின் மத்தியப் பகுதியில் ஹார்வர்டு மருத்துவப் பள்ளியிலிருந்து பட்டம் பெற்றார். டாக்டர் மெக்கல்லி, நோயுடன் தொடர்புள்ள உயிர் வேதியில் பற்றிக் கற்பதில் மிகவும் விருப்பமுடையவராக இருந்தார். அவர் மிகவும் புகழ் பெற்று விளங்கினார். விரைவில் அவர் மசாசூசெட்ஸ் பொது மருத்துவமனையில் ஓர் இணை நோயியலாளராகப் பணியேற்றார். அவர் ஹார்வர்டு மருத்துவப் பள்ளியில் நோயியல் துணைப் பேராசிரியராகவும் பணியாற்றினார்.

மெக்கல்லி தன் பணிக்கால ஆரம்பத்தில் ஹோமோசிஸ்டின்னூரியா என்ற நோய் பற்றி ஆர்வத்துடன் ஆய்வு செய்ய ஆரம்பித்தார். இந்நோய் குழந்தைகளிடம் காணப்பட்டது. மெத்தியோனைன் என்ற அமினோ அமிலத்தை உடைக்கும் திறன் இல்லாத குழந்தைகளிடம் இது காணப்பட்டது. இக்குழந்தைகளின் உடலில் மெத்தியோனைனின் துணைப் பொருளான ஹோமோசிஸ்டெய்ன் அதிகமாகச் சேர்வது கண்டறியப்பட்டது. மெக்கல்லி இந்தக் குறைபாட்டினால் பாதிக்கப்பட்டு மாரடைப்புயால் இறந்துவிட்ட இரண்டு சிறுவர்களின் நோய் வரலாறு பற்றி ஆய்வு செய்தார். இது மிகவும் அதிர்ச்சியளிக்கும் ஒன்றாகக் காணப்பட்டது. ஏனென்றால் அந்தச் சிறுவர்கள் இருவரும் எட்டு வயதுகூட நிறையாதவர்கள். அவர் அந்தச் சிறுவர்களின் நோயியல் பற்றி ஆய்வு செய்தபோது அவர்களது தமனிகளுக்கு ஏற்பட்டிருந்த பாதிப்பு, கடினமான தமனிகளைக் கொண்டிருந்த பெரியவர்களுக்கு ஏற்பட்டிருந்த பாதிப்பைப் போன்றே இருந்ததை அவர் கண்டறிந்தார். இது டாக்டர் மெக்கல்லியை, ஹோமோசிஸ்டெய்னின் அளவு ஓரளவு அதிகமானதால் இது நேர்ந்திருக்கமோ என எண்ணத் தூண்டியது.

இந்த இரு சிறுவர்களின் நோய் ஆய்வுகளில் பார்த்ததுபோல் ஹோமோசிஸ்டெய்ன் என்பது நமது உடலில் காணப்படும் மெத்தியோனைன் என்ற அமினோ அமிலம் வளர்சிதை மாற்றம் அடையும்போது தோன்றும் இடைநிலை துணைப் பொருளாகும்.

மெத்தியோனைனானது, இறைச்சி, முட்டை, பால், வெண்ணெய் வெள்ளைமாவு, டப்பாக்களில் அடைக்கப்பட்ட உணவுகள் மற்றும் அதிகம் பதப்படுத்தப்பட்ட உணவுகளில் மிக அதிகமாகக் காணப்படுகின்றது. நாம் உயிர்வாழ மெத்தியோனைன் அவசியமான ஒன்றாகும். நாம் முன்னர் பார்த்தப் பட்டியலில் உள்ளபடி அமெரிக்காவில் நாம் உண்ணும் உணவுகளில் அதிகமான அளவு மெத்தியோனைன் காணப்படுகின்றது. நமது உடல் பொதுவாக ஹோமோசிஸ்டெய்னை சிஸ்டெய்னாகவோ அல்லது மீண்டும் மெத்தியோனைனாகவோ மாற்றுகின்றன.

சிஸ்டெய்னும் மெத்தியோனைனும் தீங்கிழைக்காத, உடலுக்கு எவ்விதத்திலும் இடர்களைத் தோற்றுவிக்காத பொருட்களாகும். ஆனால் இங்கு ஒரு சிக்கல் உள்ளது. ஹோமோசிஸ்டெய்னை சிஸ்டெய்னாகவோ அல்லது மீண்டும் மெத்தியோனைனாகவோ உடைத்து மாற்றப் பயன்படும் நொதிகள் அவற்றின் பணியைச் சிறப்பாகச் செய்ய ஃபோலிக் அமிலம், வைட்டமின் பி12 மற்றும் வைட்டமின் பி6 ஆகியவை தேவைப்படுகின்றன. நாம் இந்த ஊட்டச்சத்துக்களைக் குறைவாகச் கொண்டிருந்தால், இரத்தத்தில் ஹோமோசிஸ்டெயினின் அளவு உயரத் துவங்குகின்றது.

நாம் ஏன் இது பற்றி முன்பே கேள்விப்படவில்லை? நாம் மீண்டும் டாக்டர் கில்மெர் மெக்கல்லியிடம் செல்ல வேண்டும்.

## சரியான பொருள் - பொருந்தாத சமயம்

மெக்கல்லி தனது ஹோமோசிஸ்டெய்ன் கோட்பாடு பற்றி 1960களின் பிற்பகுதியிலும் எழுபதுகளின் ஆரம்பக் காலத்திலும் பல மருத்துவ ஆய்விதழ்களில் எழுதியவை பெரும் உற்சாகத்துடன் வரவேற்கப்பட்டன. அவரது துறையின் தலைவரான டாக்டர் பெஞ்சமின் கேசில், டாக்டர் மெக்கல்லியை முழுமையாக ஆதரித்து அவருடைய ஆய்வுகளை மதிப்பிற்குரிய வல்லுனர்கள் குழுவிடம் சமர்ப்பித்தார். ஆனால் எழுபதுகளின் மையப் பகுதியில் ஹோமோசிஸ்டெய்ன் கோட்பாடு தனது பெரும்பாலான முக்கியத்துவத்தை இழந்துவிட்டது.

டாக்டர் கேசில் பணியிலிருந்து ஓய்வு பெற்றார். துறையின் புதிய தலைவராகப் பொறுப்பேற்றவர், ஆய்வுகளுக்கு ஆகும் செலவுகளை மெக்கல்லியே ஏற்க வேண்டும் அல்லது துறையைவிட்டு அவர் வெளியேறலாம் என்று டாக்டர் மெக்கல்லியிடம் கூறினார். மெக்கல்லி மிகவும் கடினமாகவும் நீண்ட காலமும் போராடினார். ஆனால் விரையில், நேரமும் பணமும் காலியாகின. 1979ல், ஹோமோசிஸ்டெய்ன் மற்றும் மாரடைப்பு பற்றிய டாக்டர் மெக்கல்லியின் கோட்பாடுகள் அதுவரை நிரூபிக்கப்படாததால் ஹார்வர்டு அவரைப் பணிநீக்கம் செய்துள்ளதாக, துறையின் புதிய தலைவர் டாக்டர் மெக்கல்லியிடம் தெரிவித்தார்.

மெக்கல்லியின் ஹார்வர்டு மருத்துவப் பள்ளிப் பணியையும் மசாசூசெட்ஸ் பொது மருத்துவமனைப் பணியையும் ஜனவரி 1979ம் ஆண்டு இழந்துவிட்டார். ஹார்வர்டில் வகுப்புத் தோழராக இருந்த ஒருவர் எம்ஐடியில் ஆர்ட்டீரியோஸ்கிளீரோசில் மையத்தின் இயக்குநராக அப்போது பணியாற்றி வந்தார். மெக்கல்லியின் ஆய்வுகள் தவறானவை என்றும் பொதுமக்களை ஏமாற்றுவதற்காகச் செய்யப்பட்ட முயற்சி என்றும் அவர் கூறினார். விரைவில், மசாசூசெட்ஸ் பொது மருத்துவமனையின் மக்கள் தொடர்பு இயக்குனரும், ஹோமோசிஸ்டெய்ன் கோட்பாடுகளை மருத்துவமனையின் பெயருடனோ அல்லது ஹார்வர்டின் பெயருடனோ இணைத்துக் கூறக் கூடாது என மெக்கல்லியிடம் கூறினார். மெக்கல்லியின் ஆய்வுகளுக்கு முற்றுப்புள்ளி வைக்கப்பட்டது.

மருத்துவ ஆய்வைப் பொறுத்தவரை, டாக்டர் கில்மர் மெக்கல்லி நிச்சயமாக அவரது காலத்தைவிட முந்தி இருந்தார். இப்போதுள்ள உலகில் மக்களைக் கொல்வதில் முதலிடம் வகிக்கும் ஒரு நோய்க்கான காரணத்தைக் கண்டறிய முயன்ற ஒரு மனிதருடன் ஏன் இவ்வளவு பகைமை பாராட்ட வேண்டும்? இதுபோன்ற அவநம்பிக்கைக்கும் வாய்மொழியாக நிந்தனை செய்வதற்குமான நோக்கம் என்ன? அந்த நேரத்தில் இரத்தக் கொழுப்பு ஆய்வுக்கான நிதி ஒதுக்கீடு மிக அதிகமாக இருந்தது ஒரு காரணமாக இருக்கலாமோ?

அந்த நேரத்தில் இரத்தக் கொழுப்பு மாரடைப்பு பற்றிய கோட்பாடு மிகப் புகழ் பெற்று விளங்கியது. கில்மர் மெக்கல்லியின் கோட்பாடு அதன் எதிர்காலத்திற்குப் போட்டியாக இருப்பது தெளிவானது. டெக்சாஸ் பல்கலைக்கழகத்தின் மருத்துவப் பிரிவுத் தலைவராகவும், 1979 மற்றும் 1980ம் ஆண்டுகளில் அமெரிக்க இதய நோய்க் கழகத்தின் தலைவராகவும் விளங்கிய இதயச் சிகிச்சை நிபுணர் டாக்டர் தாமஸ் ஜேம்ஸ், “இரத்தக் கொழுப்பு தவிர வேறு திசைகள் நோக்கிச் செல்லும் கருத்துக்களுக்கு உங்களால் நிதி உதவி பெற முடியாது. வேறு வகையான ஆய்வுகளைத் தொடர்வதிலிருந்து உங்களுக்கு வேண்டுமென்றே ஆதரவு நீக்கிக் கொள்ளப்படுகின்றது. எதிர்ப்பைத் தோற்றுவிக்கும் இதுபோன்ற ஒரு பொருள் குறித்து எனது வாழ்நாளில் நான் எப்போதும் ஒரு முடிவெடுக்கும் நிலைக்குத் தள்ளப்பட்டதில்லை,” எனக் கூறினார்.

தன்னை எதிர்த்த அனைத்துக் கோட்பாடுகளும் நிராகரிக்கப்பட்டப் பின்னர், இரத்தக் கொழுப்புக் கோட்பாடு கொடிகட்டிப் பறந்தது. மருந்து தயாரிக்கும் நிறுவனங்கள் கோடிக்கணக்கில் சம்பாதித்தன. மாரடைப்பும் பக்கவாதமும் இரத்த ஓட்டத்தில் காணப்படும் அதிக அளவு இரத்தக் கொழுப்பால்தான் ஏற்படுகின்றன என அனைவரும் நம்பினர். மருத்துவச் சமூகத்திற்கும் பொது மக்களுக்கும் இதனை விற்பதில் அவர்கள் ஒரு பெரும் பணியைச் செய்தனர் என்று கூறலாம்.

# ஹோமோசிஸ்டெய்ன் மீதான புதுப்பிக்கப்பட்ட ஆர்வம்

1990ம் ஆண்டு டாக்டர் மெய்ர் ஸ்டாம்ஃபெர், டாக்டர் மெக்கல்லியின் ஹோமோசிஸ்டெய்ன் கோட்பாட்டினை மீண்டும் உயிர்ப்பித்தார். டாக்டர் மெய்ர் ஸ்டாம்ஃபெர் ஹார்வர்டு பொதுச் சுகாதாரப் பள்ளியில் தொற்றுநோயியல் பேராசிரியராகப் பணியாற்றி வந்தார். இவர் பதினைந்தாயிரம் டாக்டர்களின் இரத்தத்தில் காணப்படும் ஹோமோசிஸ்டெய்ன் அளவுகளைக் கண்டறிந்தார். இவர்கள் அனைவரும் உடல்நல ஆய்வுகளில் ஈடுபட்டிருந்தனர். ஹோமோசிஸ்டெய்னின் அளவு சிறிது கூடினாலும் இதய நோய் தோன்றுவதற்கான ஆபத்து அதிகரித்தது என டாக்டர் ஸ்டாம்ஃபெர் தெரிவித்தார். அதிகமான அளவு ஹோமோசிஸ்டெய்ன் உள்ளவர்களிடம் இதய நோய் தோன்றுவதற்கான வாய்ப்பு, மிகக் குறைந்த அளவு ஹோமோசிஸ்டெய்ன் உடையவர்களைவிட மூன்று மடங்கு அதிகமாகும். ஹோமோசிஸ்டெய்னானது இதய நோய் தோன்றுவதற்கான தனியான ஒரு காரணியாக இருக்கக்கூடும் எனக் காட்டிய முதல் பெரிய ஆய்வு இதுதான்.

1995ம் ஆண்டு பிப்ரவரி மாதம் டாக்டர் ஜாக்கப் செல்ஹப் என்பவர் 'நியூ இங்கிலாந்து' மருத்துவ இதழில், இரத்தப் பிளாஸ்மாவில் ஹோமோசிஸ்டெய்ன் அளவு அதிகமாக இருப்பது மூளைக்கு இரத்தத்தை எடுத்துச் செல்லும் இரண்டு முக்கியத் தமனிகளின் சுருக்கத்திற்குக் காரணமாகின்றது என்று எழுதினார். பெரும்பாலான நோயாளிகளிடத்தில் அதிக ஹோமோசிஸ்டெய்ன் அளவுகளுடன் சேர்த்து, அவர்களது உடலில் குறைந்த அளவு ஃபோலிக் அமிலம், வைட்டமின் பி12 மற்றும் பி6 ஆகியவையும் காணப்படுகின்றன என டாக்டர் செல்ஹப் கண்டறிந்தார்.

ஹோமோசிஸ்டெய்ன் அளவு அதிகமாக இருந்தால் மாரடைப்பு உருவாவதற்கான ஆபத்து அதிமாக உள்ளதாக ஐரோப்பாவில் நடத்தப்பட்ட மற்றொரு பெரிய ஆய்வு கூறியது. முன்னர் சாதாரணமாகக் கருதப்பட்ட ஹோமோசிஸ்டெய்ன் அளவு தற்போது திடீரென மிகவும் ஆபத்தானதாகக் கருதப்படுகின்றது.

உயர் இரத்த அழுத்தம், அதிகரிக்கப்பட்ட இரத்தக் கொழுப்பு அளவு அல்லது சிகரெட் புகைக்கும் பழக்கம் போன்ற மற்ற ஆபத்தான நோய்கள் உடையவர்களிடம் ஹோமோசிஸ்டெய்ன் அளவு அதிகமாகக் காணப்பட்டால், அவர்களுக்கு இரத்தக் குழாய் நோய்கள் வருவதற்கான வாய்ப்புகள் குறிப்பிடத்தக்க அளவு அதிகரித்தது ஆய்வாளர்களுக்குக் கவலையளிக்கும் மற்றொரு விஷயமாகும். ஹோமோசிஸ்டெய்னின் அளவு

எவ்வளவு குறைவாக உள்ளதோ அவ்வளவு நமக்கு நல்லது என்பதை இந்த மருத்துவரீதியான முடிவுகள் நிரூபித்தன.

கார்டியோ வாஸ்குலர் நோய் தோன்றுவதற்கு ஹோமோசிஸ்டெய்னும் ஒரு தனியான காரணம் என்று திடீரென ஆராய்ச்சியாளர்கள் ஒத்துக் கொண்டார்கள். இரத்தக் கொழுப்புதான் இதய நோய்கான காரணம் என்ற கொள்கையைக் கொண்டிருந்த, தேசிய இதய, நுரையீரல் மற்றும் இரத்தக் கழக இயக்குனர் க்ளாட் லாஃபாங், "இரத்தத்தில் உயர்ந்த அளவு ஹோமோசிஸ்டெய்ன் ஆபத்தானது என்பது நிரூபிக்கப்படாவிட்டாலும், அது ஆராய்ச்சியின் மிக முக்கியமான ஒரு பகுதி," எனக் கூறியுள்ளார். இதயத் தசை நோய், பக்கவாதம் போன்ற நோய்கள் தோன்றுவதற்கு ஹோமோசிஸ்டெய்ன் உதவி புரியும் என்பதற்கான மருத்துவரீதியான சான்று இன்று சர்ச்சைக்கு அப்பாற்பட்டதாக உள்ளது.

## மருத்துவத்தின் பொருளாதார சக்தி

மாரடைப்பால் அவதிப்படும் பாதிக்கு மேற்பட்டவர்கள் சாதாரண இரத்தக் கொழுப்பு அளவையே கொண்டுள்ளனர் என்பதை நீங்கள் இப்போது உணர்ந்திருக்கலாம். டாக்டர் மெக்கல்லி ஹோமோசிஸ்டெய்ன் பற்றிய தனது கோட்பாட்டை முன்மொழிந்த பின்னர் மருத்துவச் சமூகத்திற்கு அதன்மீது கவனம் செலுத்த ஏன் இருபத்து ஐந்து ஆண்டுகள் ஆனது? ஹார்வர்டு மருத்துவப் பள்ளிப் பேராசிரியரான சார்லஸ் ஹென்கென்ஸ் இதேபோன்ற எடுத்துக்காட்டைச் சுட்டிக் காட்டுகின்றார். "இப்போது பல ஆண்டுகளாக, கடுமையான மாரடைப்பு நோயால் பாதிக்கப்பட்டவர்களுக்கும், மாரடைப்பு நோயிலிருந்து மீண்டவர்களுக்கும் ஆஸ்ப்பிரின் மாத்திரைகள் கொடுத்துச் சிகிச்சை அளிப்பதன் பெரிய பயன்களைப் பற்றி நாம் அறிந்துள்ளோம். ஆனால் நாம் அவற்றைக் குறைவாகப் பயன்படுத்துகின்றோம். ஆஸ்ப்பிரின் பாதி அளவு மட்டுமே திறனுடையதாகவும், பத்து மடங்கு விலை அதிகமானதாகவும், டாக்டர் கொடுக்கும் மருந்துச் சீட்டின் மூலமாக மட்டுமே வாங்கக் கூடியதாகவும் இருந்திருந்தால் மக்கள் அதனை மிகவும் முக்கியமானதாகக் கருதியிருப்பர் என அண்மையில் நடந்த ஒரு எப்டிஏயின் அறிவுரைக் குழுக் கூட்டத்தில் நான் வேடிக்கையாகக் கூறினேன்," என்று கூறினார்.

மருந்து தயாரிக்கும் நிறுவனங்களாவது அதை முக்கியமானதாக எடுத்துக் கொண்டு, அதனால் விளையும் உடல்நல நன்மைகளை டாக்டர்களுடன் கண்டிப்பாகப் பகிர்ந்து கொள்வார்கள். இங்கு காணப்படும் நிலைமையும் அதைப் போன்றே உள்ளது. மிகவும் குறைந்த விலைக்குக் கிடைக்கும் ஆஸ்பிரினைப் போன்றே

ஒவ்வொரு நாளும் உட்கொள்ளப்படும் வைட்டமின் பி மாத்திரைகளும் அதிகப்படியாக உயர்த்தப்பட்ட ஹோமோசிஸ்டெய்ன் அளவுகளைக் குறைக்க உதவும். டாக்டர் ஸ்டாம்ப்ஃபெர், “ஹோமோசிஸ்டெய்ன் பற்றிய ஆராய்ச்சிகளை ஆதரிப்பதற்கான வியாபாரரீதியான ஆர்வம் ஏதும் இல்லை என்பதிலிருந்து தப்பிக்க முடியாது. ஏனென்றால் அதிலிருந்து யாரும் பணம் சம்பாதிக்க முடியாது,” எனக் கூறுகின்றார்.

டாக்டர்கள் சமுதாயமும், மருந்துகள் தயாரிக்கும் நிறுவனங்களும், கூட்டு மருந்துகள் மூலம் இரத்தக் கொழுப்பு அளவைக் குறைத்து அதன் மூலம் பெற்றப் பணத்தின் அளவைப் பாருங்கள். ஒவ்வோர் ஆண்டும் கோடிக்கணக்கான டாலர்கள் புழங்கிக் கொண்டிருக்கின்றன. அதிகப்படியான இரத்தக் கொழுப்பின் ஆபத்தான விளைவுகள் பற்றி உங்களுக்கு யார் கற்பித்தார்கள் என்பதை நீங்கள் எப்போதாவது எண்ணிப் பார்த்ததுண்டா? ‘யுஎஸ்ஏ டுடே’ பத்திரிகையில் உங்கள் உடலில் இரத்தக் கொழுப்பின் அளவைக் குறைப்பதன் முக்கியத்துவம் பற்றி யார் முழுப் பக்க விளம்பரங்கள் கொடுக்கின்றார்கள்? மருந்து தயாரிக்கும் நிறுவனங்கள்தான்! உங்கள் உடலில் ஹோமோசிஸ்டெய்ன் அளவைக் குறைப்பதன் முக்கியத்துவம் பற்றி யாராவது தொலைக்காட்சி மூலமாகவோ அல்லது பத்திரிகை விளம்பரம் மூலமாகவோ ஏன் தெரிவிக்க வில்லை? வைட்டமின் பி12 வைட்டமின் பி6 மற்றும் ஃபோலிக் அமிலம் மாத்திரைகள் விற்பதன் மூலம் அவ்வளவாகப் பணம் கிடைப்பதில்லை. நாம் மருத்துவப் பொருளாதாரத்தின் சிக்கலில் மாட்டிக் கொண்டுள்ளோம் என்பதை வருத்தத்துடன் கூறிக் கொள்கின்றேன். டாக்டர் கில்மர் மெக்கல்லி தனது ஆராய்ச்சிக்கான நிதி உதவியையும் ஹார்வர்டில் அவரது பதவியையும் இழந்ததற்கு இது ஓர் அடிப்படைக் காரணமாக இருந்திருக்க வாய்ப்புள்ளது.

ஹோமோசிஸ்டெய்னினால் விளையும் ஆபத்துக்களை மக்களுக்கு விளக்கிச் சொல்லாமல் இருப்பதால் யார் லாபமடைவார்கள் எனக் கேட்டு, டாக்டர் மெக்கல்லி, பணத்தைத் தேடிச் செல்பவர்களுக்கு எதிரான பிரச்சாரத்தை மேற்கொண்டுள்ளார். அவர், “கடந்த இருநூறு ஆண்டுகளில் மனிதனின் வாழ்நாள் அதிகமாகியிருப்பது மருந்துகளால் அல்ல, பொதுச் சுகாதாரத்தில் ஏற்பட்ட முன்னேற்றத்தினால்தான். பொதுச் சுகாதாரம் இலாபகரமானது அல்ல. நோயைத் தடுப்பதன் மூலம் மக்களால் இலாபம் சம்பாதிக்க முடியாது. மருந்துகள் மூலம்தான் அவர்கள் இலாபம் ஈட்டுகின்றனர். மிகவும் மோசமான நிலைமைகளில் உள்ளவர்களுக்குச் சிகிச்சை அளிப்பதன் மூலம் அவர்கள் இலாபம் ஈட்டுகின்றனர்,” என அவர் கூறுகின்றார்.

## ஆரோக்கியமான ஹோமோசிஸ்டெய்ன் அளவு என்று ஒன்று உள்ளதா?

உடல் சில உயிரணுப் பகுதிகளை உற்பத்தி செய்யவும், ஹார்மோன்களைத் தோற்றுவிக்கவும் இரத்தக் கொழுப்பு தேவைப்படுகின்றது. ஆனால் ஹோமோசிஸ்டெய்னால் உடல்நலத்திற்கு எவ்விதத்திலும் நன்மை ஏற்படுவதில்லை. ஹோமோசிஸ்டெய்னின் அளவு அதிகமானால் கார்டியோ வாஸ்குலர் நோய் தோன்றுவதற்கான வாய்ப்பு அதிகரிக்கின்றது. ஹோமோசிஸ்டெய்ன் அளவு குறைவாக இருத்தல் நல்லது. ஒரு குறிப்பிட்ட அளவுக்குக் கீழே ஹோமோசிஸ்டெய்னால் ஆபத்து இல்லை என்ற ஒரு நிலை கிடையாது. உங்களது ஹோமோசிஸ்டெய்ன் அளவு எவ்வளவு குறைவாக இருக்கின்றதோ அவ்வளவு நல்லது.

பெரும்பாலான மருத்துவ ஆய்வகங்கள், ஹோமோசிஸ்டெய்னின் சாதாரண அளவு ஐந்திலிருந்து பதினைந்து மைக்ரோமோல்கள் என்று கூறுகின்றன. இந்த அளவு ஏழு மைக்ரோமோல்களுக்கு மேல் உயர்ந்தால் கார்டியோ வாஸ்குலர் நோய் தோன்றுவதற்கான வாய்ப்பு உள்ளதாக மருத்துவ இதழ்கள் தெரிவிக்கின்றன. பெரும்பாலான நோயாளிகள் ஹோமோசிஸ்டெய்ன் அளவு ஏழுக்குக் கீழாக இருக்க வேண்டுமென விரும்புகின்றனர். இந்த அளவு பன்னிரண்டுக்கு மேல் சென்றால் நீங்கள் மிகவும் கஷ்டத்தில் இருக்கின்றீர்கள் என்று அர்த்தம்.

மருத்துவச் சமுதாயத்தினர் ஒரு புதிய விஷயத்தையோ அல்லது ஆபத்தைத் தோற்றுவிக்கும் ஒரு காரணியையோ கண்டுபிடித்தால் அதைச் சோதித்து அறிவதற்கான வசதிகள் அவ்வளவாக இல்லை. இது இரத்தக் கொழுப்பின் விஷயத்தில் நடந்தது. இது ஹோமோசிஸ்டெய்னுக்கும் நடக்கும். எனவே உங்களது டாக்டர் உங்களிடம் ஹோமோசிஸ்டெய்ன் அளவு பத்து அல்லது பதினொன்றுக்குள்ளாக இருப்பது சாதாரண அளவுதான் என்றும், நீங்கள் அதனால் கவலைப்படத் தேவையில்லை என்றும் கூறினால், அதைக் கேட்டுச் சமாதானம் அடைந்துவிடாதீர்கள். உங்களுக்குக் கார்டியோ வாஸ்குலர் நோய் இல்லாவிடில் உங்களது ஹோமோசிஸ்டெய்ன் அளவு குறைந்தது ஒன்பதுக்குக் கொண்டு வரப்பட வேண்டும். ஏற்கனவே உங்களுக்குக் கார்டியோ வாஸ்குலர் நோய் இருப்பதாகச் சான்று இருந்தாலோ அல்லது இதய நோய் வரும் வாய்ப்பு இருந்தாலோ ஹோமோசிஸ்டெய்ன் அளவு ஏழுக்கு கீழே இருக்க வேண்டும்.

# எனது ஹோமோசிஸ்டெய்னின் அளவை என்னால் எப்படிக் குறைக்க முடியும்?

அதிகமான ஹோமோசிஸ்டெய்ன் அளவு குறித்தப் பிரச்சனைக்கு உண்மையிலேயே இரண்டு பக்கங்கள் உள்ளன. ஒன்று உங்கள் உணவில் உள்ள மெத்தியோனைன். இது உங்கள் உடம்பில் வளர்சிதை மாற்றம் அடைந்து உடைக்கப்பட வேண்டும். இதற்கு நீங்கள் இறைச்சி மற்றும் பால் பொருட்களை உட்கொள்வதில் கவனமாக இருக்க வேண்டும். இந்த உணவுகளில் அடர்க் கொழுப்பு மற்றும் இரத்தக் கொழுப்பு அளவு அதிகமாக இருப்பது ஆர்வமூட்டுவதாக இல்லை. எனவே நாம் இந்த உணவுகளுக்குப் பதிலாகப் பழங்களும், காய்களும் மற்றும் காய்ப் புரதங்களும் உட்கொள்ள வேண்டும். மெத்தியோனைன் மிகவும் முக்கியத் தேவையான ஓர் அமினோ அமிலமாகும். ஆனால் அமெரிக்கர்களின் உணவில் தேவைக்கு அதிகமாகவே இது காணப்படுகின்றது.

இதன் மறுபக்கம், தேவையான அளவு ஃபோலிக் அமிலம், வைட்டமின் பி6 மற்றும் வைட்டமின் பி12 ஆகியவற்றை உட்கொள்ளுதல் ஆகும். இதனால் ஹோமோசிஸ்டெய்னை உடைக்க உதவும் நொதி அமைப்புகளால் திறமையாகப் பணியாற்ற முடியும். ஹோமோசிஸ்டெய்னின் உயர் அளவுகள் பற்றிக் கூறும் ஆய்வுகள் அனைத்தும் குறைந்த அளவு வைட்டமின்கள் பி உள்ளதையே காட்டுகின்றன. எனது எல்லா நோயாளிகளும் 1000 மைக்ரோகிராம்கள் ஃபோலிக் அமிலமும், 50ல் இருந்து 150 மைக்ரோகிராம்கள் வைட்டமின் பி12ம் மற்றும் 25லிருந்து 50 மில்லிகிராம்கள் வைட்டமின் பி6ம் எடுத்துக் கொள்ள வேண்டும் என நான் பரிந்துரை செய்துள்ளேன்.

ஹோமேசிஸ்டெய்ன் அளவு எவ்வளவு குறைவாக உள்ளதோ அவ்வளவு நல்லது என்பதை ஞாபகத்தில் வைத்துக் கொள்ளுங்கள். ஹோமோசிஸ்டெய்ன் அளவும் முடிந்தால் ஏழுக்குக் கீழ் இருக்கும்படிப் பார்த்துக் கொள்ள வேண்டும் என நான் விரும்புகின்றேன். அவர்களுக்கு வைட்டமின்கள் பி மாத்திரைகளைக் கொடுத்து ஆறு அல்லது எட்டு வாரங்களுக்குள் அவர்களது இரத்தத்தில் காணப்படும் ஹோமோசிஸ்டெய்ன் அளவை மீண்டும் சோதித்துப் பார்க்க வேண்டும். வைட்டமின்கள் பி சிகிச்சைக்குப் பின்னர், ஹோமோசிஸ்டெய்னின் அளவு 15ல் இருந்து 75 விழுக்காடுவரை குறைகின்றது. ஆனால் பி வைட்டமின் சிகிச்சைக்கு எல்லா நோயாளிகளும் குணம் பெறுவதில்லை. இது இந்த நோயாளிகளுக்கு மெதிலேஷன் செயல்முறைகள் முழுவதிலும் பிரச்சனைகள் இருப்பதைச் சுட்டிக்காட்டுவதாக அமைந்துள்ளது. மெதிலேஷன் என்பது ஹோமோசிஸ்டெய்னைத் தீங்கற்றப் பொருள்களாக உடலே மாற்றிக் கொள்ளும் ஒரு செயல்முறை ஆகும்.

## மெதிலேஷன் குறைபாடு

மெதிலேஷன் குறைபாடு உயர்த்தப்பட்ட ஹோமோசிஸ்டெய்ன் அளவுகளுக்கு மட்டுமல்லாமல், உடலில் தோன்றும் முக்கிய நாட்பட்ட சீர்கேடு விளைவிக்கும் நோய்களான சில வகை புற்றுநோய்கள், அல்சீமர் போன்ற நோய்களுக்கு அடிப்படையான காரணமாகின்றது. நான் இந்தப் பகுதியை எழுதிக் கொண்டிருக்கும்போதே, அல்சீமர் தோன்றுவதற்காக ஆபத்தான நிலைகள் யார் யாரிடம் காணப்படுகின்றன என்பதை நிர்ணயிப்பதற்கான புதிய சோதனை கண்டறியப்பட்டுவிட்டதாக ஓர் ஆய்வு அறிக்கை கூறியது. நான் மிகுந்த எதிர்பார்ப்புடன் இந்த அறிக்கையைப் படித்தேன். இந்தப் புதிய சோதனை எதைப் பரிசோதித்தது என உங்களால் யூகிக்க முடிகின்றதா? ஆம், அது ஹோமோசிஸ்டெய்ன் அளவுதான். கடந்த பல ஆண்டுகளாக எனது அலுவலகத்தில் இந்தச் சோதனை செய்யப்பட்டு வந்தது. ஏனென்றால், உயர்ந்த ஹோமோசிஸ்டெய்ன் அளவுகள் வைட்டமின் குறைவாக உள்ளதைச் சுட்டிக்காட்டும் ஓர் அளவுகோலாக மட்டுமின்றி, மெதில் மூலக்கூறுகளை வழங்கும் பகுதி நமது உடலில் குறைவாக உள்ளதையும் காட்டுவதாக உள்ளது. மெதில் வழங்கும் பகுதிகள் ஹோமோசிஸ்டெய்ன் அளவைக் குறைப்பதற்கு மட்டுமல்லாமல், மூளைக்குத் தேவையான ஊட்டச்சத்துக்களையும் தோற்றுவிக்கின்றன.

ஹோமோசிஸ்டெய்ன் அளவுகள்மீது நல்ல கட்டுப்பாட்டுத் திறன் கொண்ட செலவில்லாத மெதில் வழங்கி, பீடெய்ன் அல்லது டிரைமெதில்கிளைசின் ஆகும். ஹோமோசிஸ்டெய்ன் தேவையான அளவுக்குக் குறையாவிடில், நான் *1 — 5* கிராம் டிரைமெதில்கிளைசினைத் தினமும் கொடுக்கும் வைட்டமின் 'பி'யுடன் சேர்த்துக் கொடுக்கின்றேன்.

## டாக்டர் கில்மர் மெக்கல்லியின் எழுச்சியும் வீழ்ச்சியும்

*1997*ம் ஆண்டு ஆகஸ்ட் மாதம் *10*ம் தேதி நியூயார்க் டைம்ஸ் பத்திரிகையில் ஒரு கட்டுரை வெளியானது. இதன் தலைப்பு "கில்மர் மெக்கல்லியின் எழுச்சியும் வீழ்ச்சியும்" என்பதாகும். அதில் இருபது ஆண்டுகளுக்கு முன் மிகப் பெரிதாகக் காணப்பட்ட ஏமாற்றத்தின் நிழல் பற்றி மெக்கல்லிச் சுருக்கமாகச் சொல்கின்றார்:

"கடந்த அக்டோபர் மாதம் மாஸ் பொதுமருத்துவமனையின் நோயியல் துறையில் பணியாற்றியவர்கள் மீண்டும் சந்திப்பதற்கு

# இதய நோய்க்கான புதிய பரிசோதனைகள்

## சிஆர்பி இரத்தப் பரிசோதனை

மருத்துவச் சமுதாயம் இதயத் தமனி நோயை ஒரு வீக்கம் அல்லது அழற்சியால் தோன்றும் நோயே தவிர இரத்தக் கொழுப்பால் தோன்றும் நோயல்ல என உணரத் துவங்கி இருப்பதால், தங்கள் நோயாளிகளைச் சரியாக மதிப்பீடு செய்வதற்கான சிறந்த வழிமுறைகளை மருத்துவ இதழ்களில் வெளியிடப்படும் மருத்துவ ஆய்வுகள் டாக்டர்களுக்குப் பரிந்துரை செய்கின்றன.

மிகவும் அதிகமாக விரும்பிச் செய்து கொள்ளப்படும் பரிசோதனைகளில் ஒன்று சிஆர்பி இரத்தப் பரிசோதனை ஆகும். இந்தப் பரிசோதனை அப்போது காணப்படும் தமனி வீக்கத்தை அளவிட உதவுகின்றது. இந்தப் பரிசோதனை யார் இதய நோயால் பாதிக்கப்படப் போகின்றனர் என்பதை, இரத்தக் கொழுப்பு அளவைவிடத் துல்லியமாக முன்கூட்டியே மதிப்பிட உதவும் ஒன்றாகும். இது ஏன் அவ்வாறு இருக்கக்கூடாது? உண்மையிலேயே மிகவும் துல்லியமான சிஆர்பி பரிசோதனைகள், சாதாரண இரத்தக் கொழுப்பு அளவைக் கொண்டுள்ள, ஆனாலும் கார்டியோவாஸ்குலர் நோய்கள் தோன்றும் ஆபத்து அதிகமாக இருக்கக்கூடிய நோயாளிகளைக் கண்டுபிடிக்க டாக்டர்களுக்கு உதவுகின்றன.

ஹோமோசிஸ்டெய்ன் இரத்தப் பரிசோதனை

சாப்பிட்டு நெடுநேரத்திற்குப் பின் நோயாளிகளிடம் ஹோமோசிஸ்டெய்ன் அளவுகளைக் கண்டறிவது சுலபமானது. அது மட்டுமல்லாமல், நோயாளிகள் நோயுற்றிருக்கின்றார்களா இல்லையா என்பதை அறிவதிலும் அது மிகவும் முக்கியமானதாக விளங்குகிறது. இப்பரிசோதனைகள் சோதனைக்கூடங்கள் இடையே சரிபார்க்கப்பட்டு நிலைப்படுத்தப்பட்டால் நோயாளிகளால் இப்பரிசோதனைகளை மலிவு விலையில் செய்து கொள்ள முடியும். தற்போது இரத்தத்தில் காணப்படும் ஹோமோசிஸ்டெய்ன் அளவைக் கண்டறிய 45 டாலர்களிலிருந்து 150 டாலர்கள்வரை வசூலிக்கப்படுகின்றன.

## இதயத் தமனியில் காரைப் படிம அளவுப் பரிசோதனை.

பெரும்பாலான மருத்துவ மையங்கள் அவற்றின் சிடி ஸ்கேனர் கருவிகளில் இதயத் தமனிகளில் காணப்படும்

காரைப் படிம அளவுகளைக் கண்டறியும் வண்ணம் மாறுதல்களைச் செய்துள்ளனர். இது ஓர் எளிய செயல்முறை ஆகும். ஆனால் இதற்காகும் செலவு 250 டாலர்களிலிருந்து 600 டாலர்கள்வரை ஆகும். நான் இப்பரிசோதனையை இதய நோய் தோன்றுவதற்கான குறிப்பிடத்தக்க வாய்ப்பு உள்ளவர்களுக்கும் குடும்ப நோயாகக் காணப்படுபவர்களுக்கும் பரிந்துரை செய்கின்றேன்.

இப்பரிசோதனையில் கால்சியம் படிவுகள் காணப்பட்டால் இந்த நோயாளியின் பிரச்சனை எவ்வாறு உள்ளது என்பது பற்றியும், எவ்வாறு அதிகமான சிகிச்சை அளிப்பது என்பது பற்றியும் டாக்டரால் ஒரு முடிவெடுக்க முடிகின்றது. 30 விழுக்காட்டிற்கும் மேற்பட்ட நோயாளிகளில் இதய நோயின் முதல் அறிகுறி உடனடியான இறப்பாகும் என்பதை மறந்து விடாதீர்கள். எனது நோயாளிகளுக்கு இந்தப் பரிசோதனை மிகவும் பயனுள்ளதாகவும் ஊக்கமளிப்பதாகவும் இருப்பதை நான் கண்டேன்.

* * *

மேற்கூறப்பட்டப் பரிசோதனைகளில் ஒன்றையோ அல்லது எல்லாவற்றையுமோ உங்கள்மீது செய்யும்படி உங்கள் குடும்ப டாக்டரிடம் நீங்கள் கேட்க வேண்டும் என்று நான் பரிந்துரைக்கிறேன். இந்தப் பரிசோதனைகளுக்கெல்லாம் பணம் கொடுக்க உங்கள் காப்பீட்டு நிறுவனம் தயாராக உள்ளதா என்பதை நீங்கள் அறிந்து கொள்ள விரும்பலாம். வழக்கமான வேதியல் மற்றும் இரத்தக் கொழுப்புப் பரிசோதனைகளுடன் சேர்த்து, எந்தெந்த நோயாளிகள் இதய நோய் தோன்றுவதற்கான அதிக வாய்புள்ளவர்களாக இருக்கின்றனர் என்பதை அறிய இவையும் உதவுகின்றன. எனவே ஒவ்வொரு டாக்டரும் தங்களது நோயாளிகளிடம் இந்நோய் தோன்றுவதைத் தடுக்கவோ அல்லது தாமதப்படுத்தவோ முயற்சிகளை மேற்கொண்டு, அவர்கள் அறுவைச் சிகிச்சை நிபுணர்களின் கைகளில் ஒருபோதும் சிக்காதவாறு பாத்துக் கொள்ள வேண்டும். இது உங்களுக்கு நல்லதாகத் தெரிகின்றதல்லவா?

ஏற்பாடு செய்யப்பட்டு நானும் அதற்கு அழைக்கப்பட்டேன். நான் அத்துறையைவிட்டு வெளியேறுவதற்குக் காரணமான ஒருவரைப் பார்த்தேன். அவர் என்னை நோக்கி, “நீங்கள் கூறியது சரிதான் போலிருக்கிறதே!” என்று கூறினார். 20 ஆண்டுகளுக்குப் பின்னர்

நாங்கள் சந்திக்க நேர்ந்திருக்கின்றது! என்னுடைய தொழில் முடிவுக்கு வந்துவிட்டது! இழந்த இருபது ஆண்டுகளை எதுவும் செய்வதற்கில்லை."

மெக்கல்லியின் ஆய்வுகளை முன்னர் ஒன்றுமில்லாததாக ஆக்கிய அரசியல் மற்றும் பொருளாதாரச் சக்திகள் இன்னும் தீவிரமாகக் காணப்படுவது மிகவும் மோசமானது. கடந்த ஏப்ரலில் 'நியூ இங்கிலாந்து' மருத்துவ இதழ், கீழ்கண்ட தலைப்புள்ள ஒரு கட்டுரையை வெளியிட்டது. 'தூதுவர் தாக்கப்பட்டார் — ஆராய்ச்சியாளர்களை அச்சுறுத்தும் தனி ஆர்வலர் குழுக்கள்'. இது தொல்லை கொடுக்கும் மூன்று குழுக்கள் பற்றி விவரித்தது. ஆதரித்துப் பேசும் குழுக்கள், டாக்டர்களின் கழகங்கள் மற்றும் கல்வி தொடர்பான ஆலோசகர்கள் ஆகியோரே அந்த மூன்று குழுவினர் ஆவர். இவர்கள் தங்களுக்கும் மருந்துகள் தயாரிக்கும் நிறுவனங்களுக்கும் இடையேயுள்ள நெருக்கமான தொடர்பை வெளிக்காட்டுவதில்லை. ஆராய்ச்சிகளுக்காகப் பணம் வழங்கும் நிறுவனங்கள் மற்றும் ஆராய்ச்சியை ஊக்குவிக்கும் நிறுவனங்கள் ஆகியவற்றிற்குக் கொடுக்கப்படும் தொல்லைகள் குறித்து இக்கட்டுரை, "இதுபோன்ற தாக்குதல்கள் அடிக்கடி நிகழலாம், மனக்கசப்பையும் ஏற்படுத்தலாம்," எனக் கூறுகின்றது.

மெக்கல்லி ஹோமோசிஸ்டெயினால் விளையும் ஆபத்துக்களை அறிந்திருந்தார். வைட்டமின் பி மாத்திரைகளை உட்கொள்வது இந்த ஆபத்துக்களுக்கு எதிரான, செலவு குறைந்த ஒரு பாதுகாப்பு மட்டுமல்லாமல், மிகவும் பத்திரமானதும் ஆகும் என அவர் அறிந்திருந்தார். அவர் ஓர் அரசியல் அரக்கனுக்கு எதிராகப் போரிட வேண்டியிருக்கிறது. ஆனால் இப்போது உண்மை தெளிவாகத் தெரிகின்றது. தங்கள் நோயாளிகளின் ஹோமோசிஸ்டெய்ன் அளவுகளைப் பரிசோதிக்க டாக்டர்கள் ஏன் இன்னும் தயங்குகிறார்கள் என நாம் ஆச்சரியப்பட வேண்டியுள்ளது. மேலும், அவர்கள் தங்களது அனைத்து நோயாளிகளுக்கும் வைட்டமின் 'பி'யை ஏன் பரிந்துரை செய்யவில்லை? உங்கள் டாக்டரின் அறியாமை உங்களைக் கொல்லக்கூடும். குறிப்பாக, இதய நோய்க்கு இரத்தக் கொழுப்பைவிட ஹோமோசிஸ்டெய்ன் அதிக ஆபத்தானதாக இல்லாவிட்டால்கூட, அது மிக முக்கியமானது என்று நீங்கள் கருதும்போது மேற்கூறிய சிகிச்சை முக்கியத்துவம் பெறுகின்றது.

# 7

## இதயத் தசை நோய்க்கு ஒரு புதிய நிவாரணம்

வெயின் எனது மிக நெருங்கிய பால்ய நண்பன். நாங்கள் இருவரும் தெற்கு டகோட்டா மாநிலத்தில் மிசௌரி ஆற்றின் கரையோரமாக அமைந்திருந்த சிறிய நகரில் ஒன்றாக வளர்ந்தவர்கள். அவனது தந்தை எனது பள்ளிப் பருவம் முழுமையிலும் எனக்கு பேஸ்பால் பயிற்சியாளராக இருந்தார். வெயின் என்னைவிடச் சிறியவனாக இருந்தாலும் விளையாட்டில் எங்கள் இருவருக்குமிடையே கடும் போட்டி நிலவியது. உண்மையிலேயே நான் பள்ளியில் மூத்த மாணவனாக இருந்தபோது அரை மைல் ஓட்டப் பந்தயத்தில் முதல் மாணவனாகத் திகழ்ந்தேன். இரண்டு ஆண்டுகளுக்குப் பின்னர் வெயின் முதலாவதாக வந்தான். நாங்கள் இருவரும் தெற்கு டகோட்டா பல்கலைக்கழகத்தில் சேர்ந்தோம். அங்கு நாங்கள் இருவரும் பல்கலைக்கழக ஓட்டப் பந்தயக் குழுவில் ஒன்றாகப் பங்கேற்று ஓடினோம். அப்பல்கலைக்கழகத்தில் நாங்கள் பயின்ற ஆண்டுகளில் விளையாட்டுப் போட்டிகளில் வெயின் தொடர்ந்து பங்கேற்றான். அவன் ஒரு திறமையான சைக்கிள் பந்தய வீரன். சில வேளைகளில் ஓட்டப் பந்தயங்களிலும் பங்கேற்றான். எப்போதும் மிக நல்ல உடல்நலத்துடன் அவன் காணப்படுவதைக் கண்டு நான் வியந்துள்ளேன்.

அவனது விளையாட்டு ஆர்வம் பற்றி அறிந்திருந்த நான், ஒரு கோடைக் காலத்தின் மத்தியில் ஒருநாள் அவன் எனது அலுவலகத்துக்கு வந்தபோது நான் மிகுந்த கவலையடைந்தேன். வெயினின் நிறம் குறைந்து காணப்பட்டது. தனது இதயம் தன்

மார்பைவிட்டு வெளியே குதித்து விடுவதுபோன்று உணர்வதாக அவன் கூறினான். என்னுடைய பழைய போட்டியாளன் மிகவும் களைப்பாகவும் ஓய்ந்துபோயும் காணப்பட்டான். 3 மாதங்களுக்கு முன்னர் ஃப்ளூ காய்ச்சலால் பாதிக்கப்பட்டதாகவும், அதிலிருந்து சரியாகக் குணமடையவில்லை என்றும் கூறினான். அவன் ஏதாவது வேலை செய்தால் மிகவும் களைப்படைந்தான். அவன் ஓர் உணவு விடுதியின் மேலாளராகப் பணியாற்றி வந்தான். தொடர்ந்து எவ்வாறு பணியாற்றுவது என்று அவனுக்குத் தெரியவில்லை. அங்கு பணியாற்ற அவன் உடலில் போதிய திறன் இல்லை.

நான் எனது நண்பனைப் பரிசோதித்துப் பார்த்தபோது, அவனது இதயம் மிக வேகமாகவும் ஒழுங்கற்றும் இயங்குவது தெரிந்தது. வெயினின் இதயம் ஒரு துவைக்கும் கருவி போன்று ஒலித்தது. அவன் மிகவும் மோசமான நிலையில் இருப்பது தெளிவாகத் தெரிந்தது. அவன் மருத்துவமனையில் சேர வேண்டும் என நான் அவனுக்குத் தெரிவித்தேன்.

வெயின் நேராக மருத்துவமனைக்குச் சென்றான். அங்குள்ள இதயச் சிகிச்சை நிபுணர் அவனைப் பரிசோதித்தார். வெயினின் இதயம் குறிப்பிடத்தக்க அளவு பெரிதாகி இருப்பதை எக்ஸ்ரே படம் காட்டியது. எனவே அந்த டாக்டர் ஓர் இசிஜி எடுக்க உத்தரவிட்டார். அதன் முடிவுகள் அதிர்ச்சியளிப்பதாக இருந்தன. வெயினின் இதயத்தின் உந்தித் தள்ளும் விகிதம் (இதயம் எவ்வளவு வேகமாக இயங்குகின்றது என்பதை அளவிடுவது) 17 விழுக்காடுதான் காணப்பட்டது. ஒரு சாதாரண மனிதனிடத்தில் உந்தித் தள்ளும் விகிதம் 50லிருந்து 70 விழுக்காடுவரை காணப்படுகின்றது. உந்தித் தள்ளும் விகிதம் 30 விழுக்காட்டிற்கும் குறைவாகக் காணப்படும்போது அந்த நோயாளி இதய மாற்று அறுவைச் சிகிச்சைக்கு தயாராக உள்ளார் என்பது தெளிவாகின்றது. வெயினின் இதயம் மிகவும் பெரிதாகக் காணப்பட்டது. அதன் இயக்கம் சீரற்ற நிலையில் இருந்தது. அவனது நிலைமை மிகவும் மோசமாக இருந்தது.

இதயச் சிகிச்சை நிபுணர் பின்னர் கார்டியாக் கேத்தீட்டரைசேஷன் என்ற ஒரு சோதனையைச் செய்தார். இதில் ஒரு சிறப்புத் தன்மை வாய்ந்த சாயத்தை வெயினின் இதயத்திற்குள்ளும், இதயத் தமனிகளிலும் ஊசி மூலம் செலுத்தினார். அவனது இதயத் தமனிகள் நல்ல நிலையில் இருந்தன. ஆனால் அவனது இதயம் நோயுற்றிருந்தது. அடுத்து மேற்கொள்ளப்பட்ட இதயத் தசையின் பயாப்சி பரிசோதனையில், ஒரு வைரஸ் தாக்குதலால் வெயினின் இதயத் தசை மிகுந்த பலவீனமாக இருந்தது தெரிந்தது. இந்த நோய் வசந்தகாலத்தில் வெயினுக்கு ஃப்ளூ காய்ச்சல் தோன்றியபோது அவனைத் தாக்கி இருக்கலாம். அவன் மயோகார்டைட்டிஸ் என்ற வைரஸின் தாக்குதலுக்கு ஆளாகி இருந்தான்.

அவனது இதய நோய் நிபுணர், அவனது இரத்தத்தின் அடர்தன்மையைக் குறைக்க கௌமாடின் மாத்திரையை அவனுக்குக் கொடுத்தார். வெயினின் இதயத்தைப் பலப்படுத்தும் முயற்சியாகப் பல்வேறு மருந்துகளையும் அவர் கொடுத்தார். அதன் பின்னர் அவன் மருத்துவமனையில் இருந்து செல்ல அனுமதிக்கப்பட்டான். அவன் மிகவும் பலவீனமாக இருந்ததால் நடப்பதுகூட அவனுக்குச் சிரமமாக இருந்தது.

வெயினின் இதயத்தின் நிலை பற்றித் தொடர்ந்து நடத்தப்பட்ட ஆய்வுகள், சில வாரங்களுக்குப் பின்னர் அவனது இதயத்தின் உந்தித் தள்ளி வெளியேற்றும் திறன் 23 விழுக்காடாக உயர்ந்திருப்பதைக் காட்டின. இதயச் சிகிச்சை நிபுணர் அவ்வளவு நம்பிக்கையாக எதுவும் சொல்லவில்லை. வெயினின் உடல்நல முன்னேற்றம் எப்போதும் இந்த அளவுதான் இருக்கும் என அவர் நினைத்தார். வெயினின் இதயம் இன்னும் இரத்த உறைவுகளால் நிரப்பப்பட்டிருந்தது.

இதயச் சிகிச்சை நிபுணருக்கு இருந்த மற்றொரு வழி, மினியாபொலிஸில் உள்ள அப்போட் நார்த்வெஸ்டர்ன் என்ற மருத்துவமனைக்கு வெயினை அனுப்பி அவனுக்கு இதய மாற்று அறுவைச் சிகிச்சைக்கு ஏற்பாடு செய்வதுதான்.

இதைப் பற்றி எனது நோயாளியும் நண்பனுமான ஒருவனிடம் கலந்துரையாடுவது எனக்கு எவ்வளவு சிரமமாக இருந்திருக்கும் என நீங்கள் கற்பனை செய்து பாருங்கள். அதோடு, நான் மிகவும் நேசித்த வெயினின் பெற்றோர்களிடம் அவர்களது மகனின் வாழ்க்கை மிகுந்த ஆபத்திலிருப்பது பற்றியும் நான் கூற வேண்டியிருந்தது. அண்மையில்தான் அவர்கள் தங்களது இளைய மகனை நுரையீரல் புற்றுநோய்க்குப் பலி கொடுத்து இருந்தனர். நான் ஒரு நம்பிக்கையின்மையின் தூதுவனாகச் சென்றதாக எனக்குத் தோன்றியது.

வெயின் மினியாபொலிஸிற்குச் செல்ல விரும்பவில்லை. அதற்குப் பதிலாக உள்ளூரில் இருந்த இதயச் சிகிச்சை நிபுணரையே அவன் பார்க்க விரும்பினான். என்னையும் தொடர்ந்து தினமும் பார்க்க விரும்பினான். நாங்கள் அவனுக்குச் சக்திமிக்க ஆன்ட்டிஆக்சிடென்டும் தாதுப் பொருட்களும் கொடுத்தோம். இதோடு அவன் மற்ற மருந்துகளையும் உட்கொண்டான். முடிவில் அவனது இரத்த உறைவுகள் மறைந்தன. இதயச் சிகிச்சை நிபுணர் மின் அதிர்வுச் சிகிச்சை அளித்து வெயினின் இதயத் துடிப்பை முன்புபோல் சாதாரண அளவுக்குக் கொண்டு வந்தார்.

அதே நேரத்தில் எனது மனைவி லிஸ்சும் நானும் விடுமுறைக்குச் சென்றிருந்தோம். அப்போது அவள், இயற்கை ஊட்டச்சத்தான துணை நொதி கியு10ஐப் பற்றித் தான் படித்துக் கொண்டிருந்த ஒரு கட்டுரையை என்னிடம் காட்டினாள். இதயச் சிகிச்சை நிபுணரும் உயிர்வேதியல் நிபுணருமான டாக்டர் பீட்டர்

லாங்ஜான் டெக்சாசில் உள்ள டைலர் என்ற இடத்தில் டாக்டராகப் பணியாற்றி வருகின்றார். டாக்டர் லாங்ஜான் இதயச் சதை நோயால் பாதிக்கப்பட்டத் தனது நோயாளிகளுக்கு எளிதான ஊட்டச் சேர்க்கைப் பொருளான துணைநொதி கியு10ஐ அவர்களது தினசரி மருந்துகளுடன் சேர்த்துக் கொடுத்துக் குறிப்பிடத்தக்க அளவு முன்னேற்றத்தை ஏற்படுத்தினார்.

வீட்டுக்குத் திரும்பிய உடன் நான் மருத்துவ இதழ்களை நன்கு ஆய்வு செய்து துணை நொதி கியு10ன் பயன் பற்றித் தெரிந்து கொண்டேன். எனது நண்பனுக்கு அதனைப் பயன்படுத்தத் தீர்மானித்தேன். இழப்பதற்கு வெயினிடம் ஒன்றும் இருக்கவில்லை. அடுத்த நாள் நான் அவனை என்னுடைய அலுவலகத்துக்கு அழைத்து டாக்டர் லாங்ஜான் பரிந்துரைத்தபடி துணை நொதி கியு10 சிகிச்சையை ஆரம்பித்தேன்.

இதய நோய் நிபுணர் வெயினைத் தொடர்ந்து கண்காணித்து வந்ததால், நான் அவனை நான்கு மாதங்கள்வரை பார்க்கவில்லை. அவன் எனது அலுவலகத்திற்கு வந்தபோது, முற்றிலும் உடற்செயலிழந்தோர் வருமானத்திற்கு விண்ணப்பிக்கலாமா என்பது பற்றிக் கலந்தாலோசிக்க வந்தான். நான் முற்றிலும் நம்பிக்கை இழந்துவிட்டேன். முற்றிலுமான உடற்செயல் இழப்பு? கடந்த எட்டு மாதங்களாக வெயின் பணிக்குச் செல்லாததால், அவனது நண்பர்களும் வியாபாரரீதியாக அவனுடன் பழகியவர்களும் உடற்செயலிழந்தோர் வருமானத்திற்கு விண்ணப்பிக்குமாறு வெயினை வற்புறுத்தினார்கள். உடல்நலம் எப்படியுள்ளது என நான் அவனிடம் கேட்டதற்கு, தான் நன்றாக இருப்பதாகவும் சுமாராக தினமும் ஐந்து மைல்கள் சைக்கிள் சவாரி செய்வதாகவும் கூறினான். அவனால் சிறிது தூரம் ஓடவும் முடிந்தது.

அவனது உடல்நிலை நன்கு தேறியுள்ளபோது, உடற்செயலிழப்பு வருமானத்திற்குப் பரிந்துரைப்பதில் சிரமம் ஏற்படும் என்று நான் சிரித்துக் கொண்டே கூறினேன். அவனது இதயம் எவ்வாறு உள்ளது என்பதை அறிய இன்னோர் இசிஜி எடுத்துப் பார்க்கலாம் எனக் கூறினேன். அவன் சம்மதம் தெரிவித்தான். அந்த முடிவுகள் வந்தபோது நான் மிகவும் ஆச்சரியடைந்தேன். வெயினின் இதயம் இரத்தத்தை உந்தித் தள்ளும் விகிதம் சாதாரண அளவான 51 விழுக்காட்டை அடைந்திருந்தது. அவனது அதிசயிக்கத்தக்க முன்னேற்றத்திற்கான காரணம் அனைவரின் பிரார்த்தனையும் துணை நொதி கியு10ம் மட்டுமே ஆகும்.

அடுத்த வாரம் நான் வெயினின் இதயச் சிகிச்சை நிபுணரை டாக்டர்களின் அறையில் சந்திக்க வேண்டிய சந்தர்ப்பம் ஏற்பட்டது. வெயினின் உடல்நலத்தில் ஏற்பட்டிருந்த முன்னேற்றத்தைப் பற்றி நான் அவருடன் பகிர்ந்து கொண்டேன். ஆனால் அவர் எனது உற்சாகத்தைப் பிரதிபலிக்கவில்லை. அவர்

என்னை நம்பவில்லை. வெயினுக்கு மீண்டும் ஓர் எக்கோ கார்டியோகிராம் எடுத்துப் பார்க்க வேண்டும் என அவர் கூறினார்.

வெயின் தனது இதயச் சிகிச்சை நிபுணரின் அலுவலகத்திற்கு வரும்படி அழைக்கப்பட்டார். ஆனால் அதன் முடிவுகள் பற்றிப் பல வாரங்கள்வரை எதுவும் தெரியவில்லை. கடைசியாக அவரிடமிருந்து கடிதம் வந்தபோது, வெயினின் இதயத்தின் உந்தித் தள்ளும் திறன் இதயச் சிகிச்சை மருத்துவரின் கருவியின் படி 58 விழுக்காடாக இருந்தது. அது மிகவும் நல்லது என நான் நினைத்தேன்.

அந்தக் கடிதம் வந்த ஒரு வாரத்திற்குப் பின்னர் ஒருநாள் டாக்டர்களின் அறையில் சிற்றுண்டி அருந்திக் கொண்டிருந்தபோது வெயினின் இதயச் சிகிச்சை நிபுணர் என்னை நோக்கி வந்தார். எங்களது இந்த சந்திப்பின்போது எங்கள் உரையாடல் சற்று வித்தியாசமாக இருந்தது. வெயினின் முன்னேற்றத்தில் மிகுந்த ஆச்சரியமடைந்த அவர் துணை நொதி கியு10ஐப் பற்றிய ஆய்வுகளைப் பார்க்க விரும்பினார். அந்த ஆய்வுகள் பற்றிய நகல்களை அவருக்கு அனுப்புவதாக நான் கூறினேன்.

வெயின் முழு நேரப் பணிக்குச் சென்றான். தொடர்ந்து அவனுக்கு எடுக்கப்பட்ட இசிஜி அவனது இதயத்தின் உந்தி வெளியேற்றும் திறன் விகிதம் எப்போதும்போல் சாதாரணமாக இருப்பதைக் காட்டியது.

வெயினின் இதயம் முழுமையாக குணமடையவில்லை. அவனுக்கு இன்னும் இதயத் தசை நோய் உள்ளது. ஆனால் ஊட்டச்சத்தான துணை நொதி கியு10 சேர்க்கப்பட்டப் பின்னர் அவனது இதயம் அதற்குத் தேவையான சக்தியளிக்கும் பொருளைப் பெற்றுவிட்டது. அது இப்போது அவனது இதயத்தின் பலமிழந்த நிலையை ஈடுசெய்கின்றது.

## இதயத் தசை நோய்கள்

இதயம் ஒரு சிக்கலான உறுப்பல்ல. இது முக்கியமாக, தசையாலான ஒன்றாகும். அதன் முதன்மையான பணி இரத்தத்தை உடல் முழுவதும் உந்தித் தள்ளுவதாகும். கடந்த இரு அத்தியாயங்களில் இதயத்திற்கு இரத்தத்தை வழங்கும் தமனிகள் பற்றிப் பார்த்தோம். இந்த அத்தியாயத்தில் நாம் இதயத் தசை பற்றிப் பார்க்கலாம்.

இரத்த உறைவால் ஏற்படும் மாரடைப்பு மற்றும் கார்டியோ மயோபதி ஆகியவை இதயத் தசையைப் பாதிக்கும் நோய்களாகும். ஒரு மின் அமைப்பு இந்தத் தசைகளைத் தூண்டி ஒரே சீராகவும் திறம்படவும் துடிக்கச் செய்கின்றது. இதயத்தின் வால்வுகள் பின்னர் மூடித் திறந்து, இரத்தம் அதன் நான்கு அறைகளின்

வழியாகவும் ஓடும்படிச் செய்கின்றது. உடலின் பல பகுதிகளுக்கும் இரத்தத்தை வழங்கும் உறுப்பான இதயம் தொடர்ந்து எல்லா நேரங்களிலும் சீராக இயங்க வேண்டும். எனவே அதற்குக் குறிப்பிடத்தக்க அளவு அதிகமான சக்தி தேவைப்படுகின்றது.

இரத்த உறைவால் ஏற்படும் மாரடைப்பு மற்றும் கார்டியோ மயோபதி ஆகியவை பல காரணங்களால் தோன்றலாம். உயர் இரத்த அழுத்தம், அடுத்தடுத்த அல்லது தீவிர மாரடைப்பு, வைரஸ் தாக்குதல்கள் மற்றும் இதயத் தசைகளை ஊடுருவிச் செல்லும் நோய்களான லூப்பஸ் அல்லது ஸ்கிளீரோடெர்மா ஆகியவை அவற்றில் சிலவாகும். ஒவ்வொரு நோயிலும் இதயத் தசை வலுவிழக்கச் செய்யப்படுகின்றது. எனவே உடம்பின் பல பகுதிகளிலிருந்து வரும் இரத்தத்தை அது உந்தித் தள்ள முடியாதவாறு உள்ளது. இதனை ஈடுகட்ட இதயம் விரிந்து வேகமாக துடிக்கத் துவங்குகின்றது. ஆனால் இரத்தம் நுரையீரல்களுக்குள் நுழைந்து அதனைத் திரவத்தால் நிரப்புகின்றது. இதற்கு 'அடைப்பை ஏற்படுத்தும் மாரடைப்பு' என்று பெயர். நோயாளி அவரது சொந்தத் திரவத்திலேயே மூழ்கிவிடுகின்றார். சில நேரங்களில் இதயத்தின் வலது பக்கம் செயலிழந்துவிடுகின்றது. இதனால் கல்லீரலில் அடைப்பு ஏற்பட்டு நோயாளியின் கால்கள் வீங்க ஆரம்பிக்கின்றன.

ஒருவரின் இதயம் மிகுந்த பலவீனமடைந்து, வெயினிடம் காணப்பட்டதுபோல் பெரிதானால் டாக்டர்கள் இதனைக் கார்டியோமயோபதி என்று அழைக்கின்றனர். இது ஒரு மோசமான அடைப்பை ஏற்படுத்தும் மாரடைப்பு ஆகும். அசாதாரணமாகப் பெரிய வீக்கமடைந்த இதயம்தான் அதன் அடையாளமாகும்.

## துணை நொதி கியு10 என்றால் என்ன?

துணை நொதி கியு10 அல்லது யுபிக்குயினோன், கொழுப்பில் கரையும் வைட்டமின் அல்லது வைட்டமின் போன்ற பொருள். இது மிகவும் சக்தி வாய்ந்த ஆன்ட்டிஆக்சிடென்ட் ஆகும். மிகவும் குறைந்த அளவு துணை நொதியே மாட்டிறைச்சி, சோய் எண்ணெய், சார்டைன் மீன்கள், மேக்கரெல் மீன்கள் மற்றும், வேர்க்கடலை போன்ற பல வகையான உணவுப் பொருட்களில் காணப்படுகின்றது. டைரோசின் என்ற அமினோ அமிலத்திலிருந்து துணை நொதி கியு10ஐத் தோற்றுவிக்கும் திறமை உடம்புக்கு உண்டு. ஆனால் இது மிகவும் குழப்பமான ஒரு செயல்முறை ஆகும். இதற்குக் குறைந்தது எட்டு வைட்டமின்களும் குறைந்த அளவில் பல தாதுப் பொருட்களும் தேவை. இந்த ஊட்டச்சத்துக்கள் எதிலாவது குறைவு ஏற்பட்டால், உடலில் துணை நொதி இயற்கையாகத் தயாரிக்கப்படுவது தடைப்படும்.

ஒரு குழுவாக அமைந்துள்ள துணை நொதிகள் உடலின் உள்ளே நடைபெறும் பல நொதிகள் தொடர்பான

எதிர்வினைவுகளுக்கு அவசியத் தேவையான துணைக் காரணிகளாகும். துணை நொதி கியு10 உயிரணுவின் மைட்டோகான்ட்ரியாவில் பயன்படும் மூன்று முக்கிய நொதிகளுக்குத் துணைக் காரணியாகும். மைட்டோகான்ட்ரியா உயிரணுவின் உலைக்களமாகும். இங்குதான் உயிரணுவின் சக்தி தோற்றுவிக்கப்படுகின்றது. இங்கு காணப்படும் நொதிகள் அதிக சக்தியை அளிக்கும் பாஸ்ஃபேட் மற்றும் அடினோசின் பாஸ்ஃபேட் ஆகியவற்றைத் தோற்றுவிக்க தேவையானவை. உயிரணுவின் அனைத்துப் பணிகளும் பாஸ்பேட், அடினோசின் பாஸ்பேட் ஆகியவற்றைச் சார்ந்தே உள்ளது.

ஆக்சிஜனேற்றம் மைட்டோகான்ட்ரியாவில் நடைபெறுகின்றது. இங்கு சக்தி மட்டும் தோற்றவிக்கப்படுவதில்லை. ஆபத்தான துணைப் பொருட்களான எதிர்வினையாற்றும் மூலக்கூறுகளும் தோற்றுவிக்கப்படுகின்றன. துணை நொதி கியு10 ஒரு திறன்மிக்க ஆன்ட்டிஆக்சிடென்ட் ஆகையால், எதிர்வினையாற்றும் மூலக்கூறுகளைச் சமன் செய்வதில் அது முக்கியமாகத் துணை புரிகின்றது. ஆனால் மைட்டோகான்ட்ரியாவில் உள்ள துணை நொதி, சக்தியைத் தோற்றுவிப்பதில் முக்கியப் பணியாற்றுகின்றது.

மனித மைட்டோகான்ட்ரியாவில் சக்தியைத் தோற்றுவிக்கத் துணை புரியும் துணை நொதி முதன்முதலாக 1957ம் ஆண்டு டாக்டர் பிரடெரிக் கிரேன் என்பவரால் ஒரு மாட்டு இதய மைட்டோகான்ட்ரியாவிலிருந்து பிரித்தெடுக்கப்பட்டது. 1958ம் ஆண்டு மெர்க் நிறுவனத்தைச் சேர்ந்த டாக்டர் கார்ல் ஃபோக்கர்சும் அவரது இணை ஆய்வாளர்களும் துணை நொதியின் சரியான வேதியல் அமைப்பைக் கண்டறிந்து அதனைக் கூட்டுச் சேர்க்கை செய்யத் துவங்கினர். 1970களின் மத்தியப் பகுதியில் ஜப்பானியர்கள் இத்தொழில்நுட்பத்தைக் கச்சிதமாக்கி, சுத்தமான துணை நொதி கியு10ஐத் தற்போது அதிக அளவில் உற்பத்தி செய்கின்றனர்.

## துணைநொதி கியு10ன் பற்றாக்குறையும் மாரடைப்பும்

இரத்தத்தில் துணை நொதி கியு10ன் சாதாரண அளவுகளைப் பல ஆய்வாளர்கள் கண்டறிந்துள்ளனர். துணை நொதியின் குறைந்த அளவுக்கும் மாரடைப்பிற்கும் இடையேயுள்ள தொடர்பை அவர்கள் கண்டறிந்துள்ளனர். புற்றுநோய், இதய நோய் மற்றும் நீரிழிவு நோய்களில் துணை நொதியின் அளவு குறிப்பிடத்தக்க விதத்தில் குறைந்து இருப்பது கண்டறியப்பட்டது. மாரடைப்பு மற்றும் கார்டியோமயோபதி போன்ற நோய்களால் பாதிக்கப்பட்ட நோயாளிகளில் துணை நொதி கியு10ன் அளவுகள் மிகவும் குறைவாக உள்ளது நிரூபிக்கப்பட்டுள்ளது.

துணை நொதி கியு10ன் குறைவு பல காரணங்களின் விளைவாகத் தோன்றலாம். சத்தற்றக் குறைந்த உணவு, துணை நொதி கியு10ஐ கூட்டுச் சேர்க்கை செய்யும் உடலின் திறன் தடைபடுதல் மற்றும் துணை நொதி கியு10 ஐ உடல் அதிக அளவு பயன்படுத்துதல் ஆகியவையாகும்.

1980களில் ஆய்வாளர்கள் நடத்தியப் பரிசோதனைகளில் நோயாளிகள் துணை நொதி கியு10 கூட்டுச் சேர்க்கைப் பொருட்களை உட்கொண்டனர். கடந்த இருபது ஆண்டுகளில் இந்த ஆய்வுகள் பற்றிய ஆர்வம் அதிகரித்துள்ளது. கார்டியோமயோபதி மற்றும் மாரடைப்பு நோயாளிகளில் துணை நொதி கியு10ன் விளைவுகளைப் பல மருத்துவ ஆய்வுகள் சோதித்துப் பார்த்தன. உலகம் முழுவதிலும் இதுபோன்று ஒன்பது மருத்துவ ஆய்வுகள் செய்யப்பட்டன. துணை நொதி கியு10ன் உயிர் மருத்துவ மற்றும் மருத்துவ அடிப்படைகள் பற்றி எட்டு அகில உலகக் கருத்தரங்குகள் நடத்தப்பட்டன. இதில் பதினெட்டு நாடுகளிலிருந்து டாக்டர்களும் அறிவியல் அறிஞர்களும் பங்கேற்று முந்நூறுக்கும் அதிகமான ஆய்வுக் கட்டுரைகளைச் சமர்ப்பித்தனர்.

இந்த அகில உலக ஆய்வுகளில் அதிகமான ஆய்வறிக்கைகளைச் சமர்ப்பித்தது இத்தாலியைச் சேர்ந்த மல்டிசென்டர் டிரயல் என்ற

**நியூயார்க் இதயக் கழகத்தின் இதயம் செயலாற்றும் திறன் பற்றிய வகைபாடு**

**வகை 1:** கட்டுப்பாடுகள் ஏதும் இல்லை. சாதாரண உடல் செயல்பாடுகள் தேவையற்றக் களைப்பை ஏற்படுத்துவதில்லை. மூச்சு விடுவதில் சிரமம் அல்லது இதயப் படபடப்பு.

**வகை 2:** உடல் இயக்கத்தில் ஒரளவு கட்டுப்பாடு. இதுபோன்ற நோயாளிகள் ஓய்வாக இருக்கும்போது நலமாக இருக்கின்றனர். சாதாரண உடல் செயல்பாடுகள் களைப்பைத் தோற்றுவிக்கின்றது. இதயப் படபடப்பு மற்றும் மூச்சிரைப்பு.

**வகை 3:** உடல் இயக்கத்தில் அதிகக் கட்டுப்பாட்டுடன் இருக்க வேண்டும். ஓய்வில் இருக்கும்போது நோயாளிகள் நலமாக இருந்தாலும், சாதாரண நிலையைவிட அதிகமான உடல் இயக்கங்கள் மேற்கூறிய அறிகுறிகளைத் தோற்றுவிக்கின்றன.

**வகை 4 :** உடல் இயக்கங்கள் எதையும் எரிச்சலடையாமல் செய்ய முடியாது. ஓய்வாக இருக்கும்போதே மாரடைப்பிற்கான அறிகுறிகள் தோன்றுகின்றன. ஏதாவது உடல் இயக்கங்கள் இருந்தால் அதிகமான உடல்நலக்குறைவும் நோய் அறிகுறிகளும் தோன்றும்.

குழுவைச் சேர்ந்த பேக்கியோவும் அவரது நண்பர்களுமாவர். இந்த ஆய்வில் 2664 மாரடைப்பு நோயாளிகள் பங்கேற்றனர். குறிப்பிட்ட இந்த ஆய்வில், துணை நொதி கியு10ஐ உட்கொண்ட பின்னர், 80 விழுக்காடு நோயாளிகளின் உடல்நிலையில் முன்னேற்றம் ஏற்பட்டது. இதில் 54 விழுக்காடு நோயாளிகள் மூன்று நோய்க்குறி வகைகளில் பெருமளவு முன்னேற்றமடைந்தனர். எளிதாகக் கூறுவதென்றால், உயிருக்கு ஆபத்தாகத் தோன்றும் இதய நோய்கள் உள்ள நோயாளிகளுக்குச் சிகிச்சை அளிப்பதில் துணை நொதி கியு10ன் கூட்டுச் சேர்க்கை அதிக அளவில் உதவியாக இருக்கின்றது என்பதை ஆய்வுகளும் உண்மை வாழ்க்கை எடுத்துக்காட்டுகளும் எடுத்துரைக்கின்றன. இது அவர்களை முழுமையாகக் குணமாக்காவிடினும் நோயை முன்னேறவிடாமல் தடுக்கின்றது.

## இதயத் தசை நோய்ச் சிகிச்சை

இதய மாற்று அறுவைச் சிகிச்சைக்கு எவ்வளவு செலவாகும் என எப்போதாவது நீங்கள் நினைத்து வியந்ததுண்டா? உங்களது யூகம் 2,50,000 டாலரா?

அறுபத்தைந்து வயதுக்குக் கீழுள்ள இருபதாயிரம் நோயாளிகள் இதய மாற்ற அறுவைச் சிகிச்சைக்கான பட்டியலில் இடம்பெற்றுள்ளனர் என்பதை நீங்கள் அறிவீர்களா? அறுபத்தைந்து வயதுக்கு மேற்பட்ட ஆயிரத்திற்கும் அதிகமானவர்கள் கார்டியோமயோபதி நோயால் பாதிக்கப்பட்டிருக்கின்றார்கள். ஆனால், அவர்களது வயதைக் கவனத்தில் கொண்டால் அவர்கள் இதய மாற்று அறுவைச் சிகிச்சைக்கு தகுதியானவர்கள் அல்ல. அவர்கள் கூடுதலான அளவு மருத்துவச் சிகிச்சை பெற்றாலும், அநேகர் முற்றிலும் உடற்தகுதி அற்றவர்களாகக் காணப்படுகின்றனர். இவர்களில் பத்தில் ஒருவர்தான் இதய மாற்று அறுவைச் சிகிச்சைக்கு தகுதி பெறுவார். மீதியுள்ள ஒன்பது நோயாளிகளும் நோயால் விரைவில் மரணமடைவர். இந்த எண்ணிக்கையில் மாரடைப்பால் பாதிக்கப்பட்ட இலட்சக்கணக்கானோர் அடங்க மாட்டார்கள்.

டாக்டர்கள் ஃபோக்கர்சும் லாங்ஜானும் 1992ம் ஆண்டு ஒரு மருத்துவ இதழில் வெளியிட்ட ஆய்வுக் கட்டுரை இந்தத் தடுமாற்றத்தைத் தெளிவான முடிவுக்குக் கொண்டு வந்துள்ளதாக நான் நம்புகிறேன். இதய அறுவைச் சிகிச்சைக்குத் தகுதியான பதினோரு நோயாளிகளை அவர்கள் துணை நொதி கியு10 சிகிச்சைக்குத் தயாராக்கினர். இதில் மூன்று நோயாளிகள் மோசமான 4வது வகையிலிருந்து நல்ல வகையான முதல் வகையைச் சென்றடைந்தனர். நான்கு நோயாளிகள் வகை மூன்று மற்றும் நான்கிலிருந்து வகை இரண்டுக்கு முன்னேறினர். மற்றும் இருவர் வகை மூன்றிலிருந்து வகை ஒன்றுக்கு முன்னேறினர்.

இது பற்றி முன்னரே மருத்துவ இதழ்களில் கூறப்பட்ட மருத்துவச் சோதனைகளில், ஃபோக்கர்சும் லாங்ஜானும், மாரடைப்பின் கடைசி நிலையில் உள்ள, இதய மாற்று அறுவைச் சிகிச்சைக்காகக் காத்திருக்கும் நோயாளிகளுக்குத் துணை நொதி கியு10ஐ அளிப்பது பாதுகாப்பானது என்பதற்கான மறுக்க இயலாத சான்றுகளைக் காட்டினார்கள்.

ஓர் இயற்கையான வைட்டமின்னும் ஆன்டிஆக்சிடென்ட்டும், பல மருத்துவ ஆய்வுகளில் திறன்மிக்கதாகவும் பாதுகாப்பானதாகவும் காட்டப்பட்டதற்கான ஒரு முக்கிய எடுத்துக்காட்டு இங்குள்ளது. இது அடிப்படையில் ஊட்டச்சத்து மருத்துவம் ஆகும். ஏதாவது ஒரு காரணத்தால் இதயத் தசைகள் பலவீனமடையும்போது சக்தியைத் தோற்றுவிப்பதற்காக இதய உயிரணுக்களில் அதிக அளவு ஊட்டச்சக்தி கேட்டுப் பெறப்படுகின்றது. இந்த ஊட்டச்சக்திகளின் அதிகப் பயன்பாடு காரணமாக, இதயத் தசைகளில் துணை நொதி கியு10ன் அளவு குறைகின்றது. துணை நொதி கியு10தான் அதிக சக்தியைத் தோற்றுவிப்பதற்குத் தேவைப்படும் மிக முக்கியமான ஊட்டப் பொருளாகும். நோயாளிகள் இந்த ஊட்டச்சத்தை உட்கொண்டால் பலவீனமடைந்த இதயத் தசை அதனுடைய இழந்த சக்தியை மீண்டும் பெற உதவுகின்றது.

துணை நொதி கியு10ஐ டாக்டர்கள், வழக்கமாகக் கொடுக்கப்படும் மருந்துகளுக்கு ஆதரவாகப் பயன்படுத்த வேண்டுமே தவிர அவற்றிற்குப் பதிலாகப் பயன்படுத்தக்கூடாது. இது துணை புரியும் மருந்தே தவிர மாற்று மருந்தல்ல. துணை நொதி கியு10ஐ உட்கொண்டதால் பல நோயாளிகளின் உடல்நலம் நன்கு முன்னேறியது. ஆனால் அவர்கள் வழக்கமாக உட்கொள்ளும் மருந்துகளை நிறுத்திவிடும்போது அவர்களிடம் அடிப்படையில் காணப்பட்ட இதய நோய் குணமடையவில்லை.

நோயாளிகள் நீண்ட நாட்களுக்குக் கியு10 ஊட்டச்சத்து மருந்துகளைக் கண்டிப்பாகத் தொடர்ந்து எடுத்துக் கொள்ள வேண்டும் என்பதை அறிந்து கொள்வது முக்கியம். ஊட்டச்சத்துப் பொருளான துணை நொதி கியு10ஐ உட்கொள்வதை நோயாளிகள் நிறுத்திவிட்டால், இதய உயிரணுகளுக்குத் தேவையான சக்தி வழங்கும் மூலப்பொருள் குறைந்து பழைய மோசமான நிலையை அடைகின்றது என்று மருத்துவ ஆய்வுகள் தெரிவிக்கின்றன. இதற்கு மாறாக, டாக்டர் லாங்ஜான் ஆறு ஆண்டுகளாகத் தொடர்ந்து நோயாளிகளை ஆய்வு செய்த பின்னர், ஊட்டச்சத்துப் பொருட்களை ஒழுங்காகக் குறிப்பிட்ட அளவு உட்கொண்டவர்களது இதயம் பணிசெய்யும் திறன் முன்னேற்றமடைந்தது என்பதைக் கண்டறிந்தார்.

# டாக்டர்கள் ஏன் துணை நொதி கியு10ஐப் பரிந்துரை செய்வதில்லை?

இங்கு நாம் நமது உயிருக்கு ஆபத்து விளைவிக்கும் ஒரு நோய், சாதாரணமான, வழக்கமான மருந்துகளால் எவ்வித முன்னேற்றமும் அடையாததைக் காண்கின்றோம். துணை நொதி கியு10ஐ ஊட்டச்சத்துப் பொருளாக எடுத்துக் கொள்வதற்கு ஒரு நாளைக்கு சுமாராக ஓர் அமெரிக்க டாலர்தான் செலவாகும். இதய மாற்று அறுவைச் சிகிச்சைக்கான 250,000 டாலர்களைக் கருத்தில் கொள்ளும்போது இது மிகவும் குறைவாகும். இதய மாற்று அறுவைச் சிகிச்சைக்காகப் பல நோயாளிகள் காத்திருக்கின்றனர். மேலும் துணை நொதி பயன்படுத்துவதால் பக்க விளைவுகள் ஏதும் கிடையாது. உண்மையிலேயே நான்கு மாதங்களில் குறிப்பிடத்தக்க முன்னேற்றம் ஏற்பட்டதைப் பல ஆய்வுகள் காட்டுகின்றன. அப்படியென்றால், டாக்டர்கள் ஏன் தங்களது கார்டியோமயோபதி நோயாளிகளுக்குத் துணை நொதி கியு10ஐப் பரிந்துரைப்பதில்லை?

டாக்டர்களின் அறியாமை உங்கள் உயிரைப் பலி வாங்கக்கூடும்

துணை நொதி கியு10ன் பயன்பாடு பற்றி எந்த மருத்துவக் குழுக் கூட்டங்களிலும் நடந்த எந்தவொரு விவாதத்தைப் பற்றியும் நான் ஒருபோதும் கேள்விப்பட்டதில்லை. வெயினுக்குச் சிகிச்சை அளித்த டாக்டரைத் தவிர வேறு எந்த இதயச் சிகிச்சை நிபுணரும் இது பற்றி விவாதிக்கவில்லை. மாரடைப்பு மற்றும் கார்டியோமயோபதியால் பாதிக்கப்பட்ட எனது நோயாளிகள் யாருக்கும் இதய நோய் நிபுணர்கள் துணைநொதி கியு10ஐக் கொடுத்ததாக நான் ஒருபோதும் கேள்விப்பட்டதில்லை. இந்த ஆய்வுகளைப் பரிசீலனை செய்த பின்னர், மருத்துவச் சமுதாயத்தினர் தங்களது நோயாளிகளுக்கு இந்த ஊட்டச்சத்தைக் கொடுப்பதற்கு மனமில்லாமல் இருப்பது என்னைத் திகைக்கச் செய்தது. அமெரிக்காவில் உள்ள இதய நோய் நிபுணர்களில் ஒரு விழுக்காட்டினரே மாரடைப்பு மற்றும் கார்டியோமயோபதியால் பாதிக்கப்பட்டத் தங்களது நோயாளிகளுக்குத் துணைநொதி கியு10ஐப் பரிந்துரை செய்தனர். அவர்கள் மனத்தில் வேறு மாற்று மருத்துவ முறைகள் இருப்பதாகவும் தெரியவில்லை. தேசிய மருத்துவக் கழகம் அமெரிக்காவில் துணைநொதி கியு10 தொடர்பான பல ஆய்வுகளுக்கு நிதி உதவி அளித்துள்ளது. ஆனால் இது மற்றக் கூட்டுச் சேர்க்கை செய்யப்பட்ட மருந்துகளைப்போல் அல்லாமல் ஓர் இயற்கையான மருந்தாகும். எனவே ஃஎப்டிஏ மூலமாக இதற்குரிய காப்புரிமையைப் பெற இயலாது. மருந்து தயாரிக்கும் நிறுவனங்கள் ஃஎப்டிஏவிடம் இருந்து இக்காப்புரிமையைப் பெற 350 மில்லியன் டாலர்கள்

செலவிடத் தயாராக இல்லை. ஒரு மருந்து தயாரிக்கும் நிறுவனம் தனது மருந்துகளை டாக்டர்கள் பயன்படுத்தும்படிச் செய்வதற்கு அதிகச் செலவாகும். இது நடக்கக்கூடிய ஒன்றாகத் தெரியவில்லை.

டாக்டர்கள் ஏன் துணைநொதி கியு10ஐப் பரிந்துரைப்பது இல்லை என்பதை நான் உங்களுக்குச் சொல்கின்றேன். டாக்டர்கள் மருந்துகள் மூலம் பயிற்றுவிக்கப்பட்டுள்ளனர். எங்களுக்கு மருந்துகளைப் பற்றித் தெரியும். ஆனால் இயற்கையான பொருட்கள் பற்றி அவ்வளவாகத் தெரியாது. இதனை நாங்கள் வெளிக்காட்டிக் கொள்ள விரும்புவதில்லை. எங்கள் அலுவலகத்திற்கு வரும் மருந்து நிறுவன விற்பனையாளர்கள்தான் புதிய சிகிச்சை முறைகள் பற்றி நாங்கள் அறிந்து கொள்வதைக் கட்டுப்படுத்துகின்றனர். துணைநொதி கியு10 பற்றிய ஆய்வுகள் மற்றும் கார்டியோமயோபதிமீதான அதன் விளைவுகள் பற்றிய எதையும் எந்த மருந்து நிறுவன விற்பனையாளரும் இதுவரை என்னிடம் காட்டி நான் பார்த்ததில்லை. ஏனென்றால் அதில் அவர்களுக்கு அவ்வளவாகப் பணம் கிடைப்பதில்லை.

## எம்மாவின் கதை

எம்மா என்னுடைய இனிய நோயாளிகளில் ஒருவர். அவர் எண்பது வயதின் ஆரம்பப் பகுதியில் உள்ளார். நான்கு ஆண்டுகளுக்கு முன்னர் அவரது இதய நோய் நிபுணர் அவருக்குக் கார்டியோமயோபதி இருப்பதைக் கண்டறிந்தார். இதயத்தில் இரத்தத்தை உந்தித் தள்ளும் விகிதம் 20 விழுக்காடுகளாக இருந்ததால் எம்மாவின் வாழ்க்கை கட்டுப்பாடுகளுக்கு உட்பட்டதாகக் காணப்பட்டது. அவரது இதய நோய் நிபுணர் பல மருந்துகளைக் கொடுத்தார். அவற்றுள் ஒன்றான கார்டாரோன் என்ற மருந்தைத் தனது ஒழுங்கற்ற இதயத் துடிப்பைக் கட்டுப்படுத்துவதற்காக எம்மா எடுத்துக் கொண்டார். ஆனால் இந்த மருந்து அவரை மிகவும் நோயுற்றவராக ஆக்கியது. விரைவில், அவரால் உணவு உண்ண முடியவில்லை. அவர் தனது உடல் எடையின் பெரும் பகுதியை இழந்ததோடு மட்டுமல்லாமல், மருந்துகள் அவரது தைராய்டு நாளமில்லாச் சுரப்பியையும் அழித்தது. தைராய்டைக் குணப்படுத்துவதற்கான மருந்துகள் துவங்கப்பட்டன. ஆனாலும் எம்மா தொடர்ந்து நோயுற்றவராகவே இருந்தார். அவரது இதய நோய் நிபுணர் நம்பிக்கையாக எதுவும் அவரிடம் கூறவில்லை. அவரது வயது மிக அதிகமாக இருந்ததால் இதய மாற்று அறுவைச் சிகிச்சையும் அவருக்குச் செய்ய இயலாது. எம்மா பெற்ற வழக்கமான சிகிச்சைகள் அவரது நிலையை மிகவும் மோசமாக்கின.

நம்பிக்கை இழந்த நிலையில் அவர் என்னைப் பார்க்க வந்தார். ஏனென்றால் அவரைப் போன்ற பிரச்சனை உள்ளவர்களுக்கு நான் எவ்வாறு சிகிச்சை அளித்து உதவினேன் என்பதைப் பற்றி

அவர் கேள்விப்பட்டிருந்தார். எனது புதிய நோயாளியைப் பரிசோதித்து மதிப்பீடு செய்த பின்னர், அவர் கார்டாரோனுக்கு குறிப்பிடத்தக்க விதத்தில் எதிர்வினை உள்ளவராகக் காணப்பட்டார் என்பதை என்னால் காண முடிந்தது. அவர் அந்த மருந்து உட்கொள்வதை விட்டுவிட விரும்பினார். நானும் அதற்குச் சம்மதித்தேன். தொடர்ந்து அவர் இந்த மருந்தை உட்கொண்டால் இன்னும் ஒன்று அல்லது இரண்டு மாதங்கள்தான் உயிர் வாழ்வார் என்பதை நான் உணர்ந்தேன். கார்டாரோனை நிறுத்திய பின்னர் என்னுடைய புதிய நோயாளிக்கு 300 மில்லி கிராம் துணைநொதி கியு10ஐக் கொடுக்கத் துவங்கினேன்.

தனது பசியும் வலிமையும் முன்னேற்றமடைந்தது எம்மாவிற்கு மகிழ்ச்சி அளித்தது. மூச்சு வாங்குவது குறைந்துவிட்டது. அவர் விரைவில் சாதாரணமாகச் செயல்படத் துவங்கினார். நான்கு மாதங்களுக்குப் பின்னர், அவரது இதய நோய் நிபுணர் மீண்டும் ஓர் இசிஜி சோதனை செய்து பார்த்தார். அவரது நோயாளியின் இதயத்தின் உந்தித் தள்ளும் திறன் விகிதம் 42 விழுக்காடாக முன்னேறி இருந்ததைக் கண்டு திருப்தி அடைந்தார்.

எம்மா தனது மூட்டு வலியைப் பற்றி அதிகமாகக் கவலைப்பட்டாரே தவிர தனது இதயத்தைப் பற்றிக் கவலைப்படவில்லை. உண்மையிலேயே அவரது இடது முழங்கால் மூட்டு முற்றிலும் புதிதாக மாற்றப்பட்டது. உயிர் வாழமாட்டார் என எதிர்பார்க்கப்பட்ட ஒரு பெண்மணிக்கு இது அவ்வளவு மோசமான விஷயம் அல்ல.

எம்மாவுக்குக் கார்டியோமயோபதி நோய் உள்ளது கண்டறியப்பட்டு நான்கு வருடங்கள் ஆகிவிட்டன. அவர் தொடர்ந்து நல்ல உடலநலத்துடனும் மகிழ்ச்சியுடனும் வாழ்ந்து வருகிறார்.

* * *

டாக்டர்கள் தங்களது நோயாளிகளின் வழக்கறிஞர்களாக இருக்க வேண்டும். இயற்கைப் பொருட்களால் எவ்வாறு நமது நோயாளிகளுக்கு உதவ முடியும் என்பதை நாம் கற்றுப் புரிந்து கொள்ள வேண்டும். நான் அதிகமாகக் கூற ஒன்றுமில்லை: உடலின் இயற்கையான செயல்பாடுகளுக்கு நாம் ஆதரவு அளித்து, அதன் செயல்பாட்டுத் திறனை உச்சபட்ச நிலைக்கு எடுத்துச் செல்ல நாம் உதவினால் மட்டுமே, குணமடைதலைத் தோற்றுவிக்க நம்மால் முடிந்த அனைத்தையும் நாம் செய்தோம் என்ற திருப்தி நமக்கு உண்டாகும்.

இந்தச் செயல்பாடுகளை ஊக்குவிப்பதற்கு ஊட்டச்சத்துப் பொருட்களை உட்கொள்வதைத் துணை மருத்துவம் என விவரிக்கலாம். கார்டியோமயோபதி நோயால் பாதிக்கப்பட்ட நோயாளிகள் தங்கள் மருந்துகளைத் தொடர்ந்து உட்கொள்ள

வேண்டும். ஆனால் அதோடு, முற்றிலுமான சமநிலையிலுள்ள ஆன்ட்டி ஆக்சிடென்ட் மற்றும் தாதுப் பொருள் மாத்திரைகளை உயர்ந்த அளவுக்குத் துணைநொதி கியு10 (ஒரு நாளைக்கு 300—500 மில்லி கிராம்) உடன் சேர்த்து உட்கொள்ள வேண்டும். பலமிழந்து கொண்டிருக்கும் இதயத்திற்கு நாம் இயற்கையான ஆதரவு அளிக்க வேண்டும். இதனால் நோயாளி குறிப்பிடத்தக்க முன்னேற்றமடைகிறார்.

# 8

# புற்றுநோயும் வேதியல் தடுப்பு முறைகளும்

ஒரு நோயாளியிடம், "உனக்குப் புற்றுநோய் உள்ளது," என்று சொல்வதைப்போல் வேறு எதுவும் எனக்கு அவ்வளவு கடினமாகத் தோன்றவில்லை. ஆனால் எனது பணியின் வழக்கமான நிகழ்வாக, புற்றுநோயைக் கண்டறியும் பணியைச் செய்கின்றேன். நாட்டின் பிற பகுதிகளில் உள்ள டாக்டர்களுடனும் நோயாளிகளுடனும் இதே மோசமான செய்தியைப் பகிர்ந்து கொள்ள வேண்டியுள்ளது. இந்த ஆண்டு அமெரிக்காவில் முப்பது இலட்சம் புதிய நோயாளிகள் கண்டறியப்படுவார்கள். சொடுக்குப் போடும் நேரத்திற்குள் சுமாராக 550,000 நோயாளிகள் புற்றுநோயால் இறந்திருப்பார்கள். கடந்த 20 ஆண்டுகளில் புற்றுநோய் ஆராய்சிக்காக 2500 கோடி டாலர்கள் செலவிடப்பட்டிருந்தாலும் இதே கால அளவில் புற்றுநோயால் ஏற்படும் இறப்புகள் உண்மையிலேயே அதிகரித்துவிட்டன. ஆராய்ச்சியாளர்கள் மற்றும் டாக்டர்களிடையே ஒரு பெருங்கவலை தோன்றியுள்ளது. புற்றுநோய்த் தடுப்பு மற்றும் சிகிச்சை பற்றிய நமது அணுகுமுறையைப் பற்றி மீண்டும் யோசிக்க வேண்டிய நேரம் இது என்பதுதான் அது.

ஆனால் ஆராய்ச்சி பெரிய முன்னேற்றத்தை ஏற்படுத்தவில்லையா என நீங்கள் கேட்கலாம்? நாம் சில முன்னேற்றங்களை உண்மையாகவே அடைந்துள்ளோம். ஆனால் அவை சில வகைப் புற்றுநோய்களை விரைவாகக் கண்டறிய

மட்டுமே உதவியுள்ளன. உதாரணமாக, மார்பகப் புற்றுநோய்க்கான எக்ஸ்ரே பரிசோதனை, புராஸ்டேட் புற்றுநோயைக் கண்டறியச் செய்யப்படும் பிஎஸ்ஏ பரிசோதனை ஆகியவற்றைக் குறிப்பிடலாம்.

நோயை முன்னதாகக் கண்டறிய முயல்வது மட்டுமே நாம் செய்யக்கூடிய ஒன்றா? இந்தப் பகுதியில் புற்றுநோய் ஆராய்ச்சியில் அண்மைக் கால முன்னேற்றம் பற்றியும், புற்றுநோய் தோன்றும் வாய்ப்பை எவ்வாறு குறைக்க முடியும் என்பதைப் பற்றியும் பார்க்கலாம்.

## புற்றுநோயும் அதற்கான காரணங்களும்

நாம் தற்போது உண்ணும் உணவு புற்றுநோயைத் தோற்றுவிக்குமா? சூரிய ஒளியில் அதிக நேரம் இருப்பது தோல் புற்றுநோய் தோன்றுவதற்கான காரணத்தை அதிகரிக்கின்றது. அஸ்பெஸ்டாஸ் நிறுவனங்களில் பணியாற்றுபவர்கள் ஒருவகை நுரையீரல் நோய்க்கு ஆளாகின்றனர். அதற்கு மிசோதீலியோமா என்று பெயர். புகை பிடித்தலும் இரண்டாம் நிலைப் புகையும் நுரையீரல் புற்றுநோய்க்கான முக்கிய காரணமாகும். நுரையீரல் புற்றுநோய் மரணத்தை உண்டாக்குவதில் முக்கிய காரணமாகும். கதிர் வீச்சு, கரிக் கங்கில் சுடப்பட்ட இறைச்சித் துண்டு, உணவில் அதிகமாகக் கொழுப்பு காணப்படுதல், சாக்கிரின், களைக் கொல்லிகள் மற்றும் பூச்சிக் கொல்லிகளில் காணப்படும் வேதியல் பொருட்கள் ஆகியவற்றை மருத்துவ இலக்கிய இதழ்கள் கார்சினோஜென்கள், அதாவது புற்றுநோயைத் தோற்றுவிக்கக்கூடிய பொருட்கள் எனக் குறிப்பிடுகின்றன. அதாவது, இந்தப் பொருட்கள் புற்றுநோய் தோன்றும் ஆபத்தை அதிகரிக்கின்றன.

சமையலறைப் புகைக் கூண்டில் காணப்படும் மிருதுவான கரிப்பொடி, உயிரணு விதைப்பைப் புற்றுநோயைத் தோற்றுவிக்கும் ஆபத்து அதிகமாக உள்ளது என்ற அறிக்கையைப் பார்த்ததிலிருந்து, நமது சுற்றுச்சூழலைப் பற்றி நாம் மிகவும் அஞ்ச வேண்டியிருந்தது. இது ஓரளவு சரியானதுமாகும். முந்தையத் தலைமுறையினரைவிட இப்போது நமது உடல் அதிகப்படியான வேதியல் பொருட்களின் தாக்குதல்களுக்கு ஆளாகும்படியாக அமைந்துள்ளது. புற்றுநோயைத் தூண்டும் இப்பொருட்கள் அனைத்திலும் பொதுவாகக் காணப்படுவது எது? நீங்கள் அதனை ஊகித்துவிட்டீர்கள். இந்தப் பொருட்கள் அனைத்தும் ஆக்சிஜனேற்ற அழுத்தத்தை அதிகரிக்கின்றன. இங்குதான் புற்றுநோயை எதிர்த்துப் போராடுவதற்கான புதிய உத்திகளை அறிந்து கொள்வதற்கான திறவுகோல் உள்ளது.

# புற்றுநோய்க்குக் காரணமாக அமைந்துள்ள ஆக்சிஜனேற்ற அழுத்தம்

புற்று நோயைத் தோற்றுவிக்கும் அடிப்படைக் காரணம் பற்றிப் பல ஆராய்ச்சியாளர்கள் பல்வேறு கோட்பாடுகளைக் கூறுகின்றனர். ஆனால் இவற்றில் ஒன்றால்கூடப் புற்றுநோயின் வேறுபட்ட பண்புகளை விளக்கிக் கூறவோ, மனித உடலில் இந்நோய் தோன்றி வளர்வதற்கான காரணத்தை விளக்கவோ இயலவில்லை.

இந்த மருத்துவப் புதிருக்கு விடையளிக்கும் வண்ணம் டாக்டர் பீட்டர் கோவாசிக் என்பவர் 'கரன்ட் மெடிசினல் கெமிஸ்ட்ரி 2001' என்ற மருத்துவ இதழில் ஒரு விரிவான ஆய்வுக் கட்டுரையை எழுதி வெளியிட்டுள்ளார். அதில் அவர், "புற்றுநோயின் தோற்றத்தை விளக்கக் கூறப்பட்ட அனைத்துக் கோட்பாடுகளிலும், ஆக்சிஜனேற்ற அழுத்தம் பற்றியது விரிவானதாகவும் காலத்தின் சோதனையில் எதிர்த்து நிற்கக்கூடியதாகவும் உள்ளது. இது புற்றுநோயின் தோற்றத்திற்கான பல பண்புகளையும் ஒருங்கிணைத்துச் சீரமைக்கும் திறமுடையது," எனக் கூறியுள்ளார்.

அதிகமான எதிர்வினையாற்றும் மூலக்கூறுகள் உயிரணுவின் உட்கரு அருகே இருக்க அனுமதிக்கப்பட்டால் உயிரணுவின் டிஎன்ஏவுக்குக் குறிப்பிடத்தக்க அளவில் சேதம் விளைவிக்கக்கூடும் என்ற, வளர்ந்து வரும் மருத்துவச் சான்றை கோவாசிக்கின் ஆய்வுகள் ஆதரிப்பதாக உள்ளன. உட்கருவின் டிஎன்ஏ, குறிப்பாக உயிரணு பிரியும்போது தாக்குதலுக்கு உள்ளாகலாம். உயிரணு பிரியும்போது டிஎன்ஏ இழைகள் சுருள் பிரிக்கப்பட்டு நீட்டுவிக்கப்படுகின்றன. எதிர்வினையாற்றும் மூலக்கூறுகள் உயிரணுவின் உட்கருவைச் சேததப்படுத்துகிறது என்பதை மட்டுமல்லாமல், டிஎன்ஏவின் எந்த இழை மிகவும் அடிக்கடி சேதப்படுத்தப்படுகிறது என்பதையும் கண்டுபிடித்து உறுதிப்படுத்தும் நிலையில் ஆராய்ச்சியாளர்கள் உள்ளனர்.

புற்றுநோயைத் தோற்றுவிக்கும் பொருட்களால் உடல் தாக்கப்படும்போது, உடலின் சரிசெய்யும் அமைப்பு சேதப்படுத்தப்பட்ட டிஎன்ஏவைச் சரி செய்வதில் சுறுசுறுப்பாகக் காணப்படும். ஆனால் ஆக்சிஜனேற்ற அழுத்தம் அதிகமாக இருந்தால் எதிர்வினையாற்றும் மூலக்கூறுகளால் ஏற்படுத்தப்படும் சேதம், சரிசெய்யும் அமைப்பால் ஈடுகட்ட முடியாதவாறு அதிகமாகி டிஎன்ஏவின் சடுதி மாற்றத்திற்கு வழி வகுக்கலாம். எதிர்வினையாற்றும் மூலக்கூறுகள் டிஎன்ஏவின் மரபியல் அமைப்பிலும் சேதம் ஏற்படுத்தலாம். இதனால் உயிரணு அசாதாரண வளர்ச்சியடையலாம். இந்த உயிரணுக்கள் தொடர்ந்து பிரிந்தால், சடுதி மாற்றமடைந்த டிஎன்ஏ புதிதாகத்

தோன்றிய ஒவ்வோர் உயிரணுவிற்கும் எடுத்துச் செல்லப்படுகின்றது. இந்த உயிரணுவில் சடுதி மாற்றமடைந்த டிஎன்ஏவுக்குக் கூடுதலான ஆக்சிஜனேற்ற அழுத்தம் ஏற்பட்டால் அதிகமான சேதம் ஏற்படுகின்றது. இந்த உயிரணு பின்னர் கட்டுப்பாடின்றி வளர ஆரம்பித்து அது தனியான ஒரு வாழ்க்கையை வாழ ஆரம்பிக்கின்றது. இது உடலின் ஒரு பகுதியிலிருந்து மற்றொரு பகுதிக்குப் பரவும் திறனைப் பெற்றுக் கொண்டு புற்றுநோயாக மாறுகின்றது.

## பல அடுக்குச் செயல்முறை

சியாட்டிலைச் சேர்ந்த உயிர்வேதியல் அறிஞர் டாக்டர் டோனல்ட் மாவின்ஸ் என்பவர் மார்புத் திசுக்களின் டிஎன்ஏவில் காணப்படும் அமைப்பு சார்ந்த மாற்றங்களைக் கண்டறிய ஒரு புதிய முறை பற்றிக் கூறியுள்ளார். டிஎன்ஏவில் இருந்து அகச்சிவப்புக் கதிர்வீச்சைத் தடுத்து எதிர்த் திசையில் அனுப்பும் ஒரு கருவியைப் பயன்படுத்துவதன் மூலமும், அவ்வாறு அனுப்பப்படும் சமிக்கைகளை ஒரு நவீனக் கணினி மூலம் ஆய்வு செய்வதன் மூலமும், எதிர்வினையாற்றும் மூலக்கூறுகளால் டிஎன்ஏவுக்கு இழைக்கப்படும் அமைப்பு சார்ந்த சேதத்தை அவரால் கண்டறிய முடிகின்றது.

புற்றுநோய் ஒரு பலநிலைச் செயல்முறையால் வளர்ச்சியடையப் பத்து ஆண்டுகளுக்கு மேல் எடுத்துக் கொள்ளும் நோய் என்ற மாலின்சின் கருத்துடன் பல ஆராய்ச்சியாளர்கள் ஒத்துப் போனார்கள். வாலிபர்களில் புற்றுநோய், டிஎன்ஏவின் முதல் சடுதி மாற்றத்திலிருந்து முழுதும் வளர்ச்சியடைந்த நிலையை அடைய இருபது அல்லது முப்பது ஆண்டுகளுக்கு மேல்கூட ஆகலாம். குழந்தைகளில் இந்தச் செயல்முறை மிக வேகமாக முன்னேறலாம். ஏனெனில் அவர்களது உயிரணுக்கள் எண்ணிக்கையில் வேகமாகப் பெருகுகின்றன.

மாலின்ஸ் புற்றுநோயின் பல நிலைகளை ஆய்வு செய்யும்போது, டிஎன்ஏவின் அமைப்பிற்குள் மாறுதல்கள் நிகழ்வதைக் கண்டறிந்தார். ஆக்சிஜனேற்ற அழுத்தம்தான் கணிக்கப்படக்கூடிய சேதத்தை டிஎன்ஏவிற்கு ஏற்படுத்துகின்றது என மாலின்ஸ் நம்பினார். இது நாளடைவில் மார்ப்புப் புற்றுநோயைத் தோற்றுவிக்கின்றது. மேலும் அவர், செயல்படாத ஜீன்களால் புற்றுநோய் தோன்றுவதில்லை என்றும், அது எதிர்வினையாற்றும் மூலக்கூறுகளால் விளைவிக்கப்படும் மரபியல் சேதங்களால் தோன்றுகின்றது என்றும் கூறினார்.

கடந்த இருபது ஆண்டுகளாக, எல்லா வகையான புற்றுநோய்களுக்கும் அசாதாரணமான மரபணுக்கள்தான் மூலகாரணம் என ஆராய்ச்சியாளர்கள் நம்பினர். ஆனால் இப்போது அதற்கு மாறாக, சில குறிப்பிட்ட வகை மரபணுக்களை

உடையவர்கள் ஆக்சிஜனேற்ற அழுத்தத்தால் மற்றவர்களைவிட அதிகமாக பாதிக்கப்படுவார்கள் என அவர்கள் நம்ப ஆரம்பித்துள்ளனர். இது தலைமுறையாகத் தோன்றும் பல வகையான புற்றுநோய்களை விளக்குவதாக உள்ளது.

## பல்லாண்டுகள் தாமதம்

டாக்டர்கள் வழக்கமாகப் புற்றுநோயை முற்றிய நிலையில்தான் கண்டுபிடிக்கின்றனர். துரதிர்ஷ்டவசமாக, நோய் அறிகுறிகளைத் தோற்றுவிக்கும் அளவிற்கு அல்லது எக்ஸ்கதிர் நிழற்படத்தில் தெரியும் அளவிற்குப் புற்றுநோய் வளர்ந்திருந்தால், வழக்கமாக அது பத்து அல்லது இருபது ஆண்டுகள் வளர்ச்சியடைந்திருக்க வேண்டும். டாக்டர்கள் அறுவைச் சிகிச்சை, வேதியல் சிகிச்சை மற்றும் கதிர்வீச்சுச் சிகிச்சை ஆகியவற்றைப் பயன்படுத்தியும் நோயாளிகளுக்கு எந்த விதத்திலும் உதவ முடியாமல் இருக்கின்றனர்.

சென்ற முறை நான் எனது நோயாளிகளில் ஒருவருக்கு நுரையீரல் புற்றுநோய் இருப்பதைக் கண்டுபிடித்தேன். அவரது புற்றுநோய் நிபுணர் அவருக்கு வேதியல் சிகிச்சையைப் பரிந்துரைத்தார். இதன் மூலம் அவரது நுரையீரல் புற்றுநோயை சுமார் 40 விழுக்காடு குறைத்து அதை ரெமிஷனுக்குள் கொண்டு வரலாம் என்று அவர் கூறினார். எனது நோயாளி இந்தப் புள்ளி விவரங்களால் சிறிது ஆறுதல் அடைந்தார். இது அவர் ரெமிஷன் என்றால் என்ன எனது கேட்கும்வரைதான் நீடித்தது. புற்றுநோயியல் நிபுணர், “புற்றுநோய் வெற்றிகரமாக ரெமிஷனுக்குள் கொண்டு வரப்பட்டு விட்டால் உங்கள் வாழ்க்கை இன்னும் மூன்று மாதங்கள் நீட்டிக்கப்படும்,” என்று கூறினார். இதை எனது நோயாளி எதிர்பார்க்கவில்லை. புற்றுநோய் பாதித்தப் ப்ல நோயாளிகளின் சோகக்கதை இதுதான்.

எனது தாய் தீவிர மூளைப் புற்றுநோயால் பாதிக்கப்பட்டு இருப்பதாகக் கண்டுபிடிக்கப்பட்டபோது, கதிர்வீச்சு நிபுணர், கதிர்வீச்சுச் சிகிச்சையால் அவரது உயிரை ஒரு விழுக்காடு அளவுதான் நீட்டிக்க முடியும் என்று கூறினார். என்னுடைய விருப்பத்திற்கு மாறாக எனது அன்னை இந்தச் சிகிச்சைக்கு உட்பட்டார். எனது அன்னை ஆறு மாதங்களுக்குப் பின்னர் இறந்துவிட்டார். அவர் இறப்பதற்கு முன்னர் புற்றுநோயை மட்டும் எதிர்த்துப் போராடவில்லை. சிகிச்சை முறைகள் காரணமாகத் தோன்றிய பலவீனத்தையும் எதிர்த்துப் போராடினார். அதிரடியான சிகிச்சை முறைகளால் நோயாளி உயிர் வாழ்வதை ஒரு சில மாதங்களிலிருந்து ஓர் ஆண்டுவரை நீட்டிக்க முடியும். ஆனால் இந்தக் குறுகிய காலச் சிறு நன்மைகளுக்காக நோயாளிகளும் அவர்களது நெருங்கிய உறவினர்களும் தாங்கிக் கொள்ள வேண்டிய துயரங்கள் எண்ணிலடங்காதது.

நாம் தற்போது புற்றுநோய்க்கு எதிரான போரில் தோற்று வருகின்றோம். இந்த பயங்கர ஆபத்தான நோய் அதன் வளர்ச்சியின் ஆரம்ப நிலைகளிலேயே தாக்கப்பட்டுக் கட்டுப்படுத்தப்பட்டால்தான் அதிக எண்ணிக்கையில் நிகழும் இறப்புகள் குறையும் என்பதில் ஐயம் ஏதும் உண்டா? புற்றுநோயைத் தோற்றுவிப்பதில் ஆக்சிஜனேற்ற அழுத்தத்தின் பங்கு பற்றி அறிந்திருப்பது அதைத் தடுப்பதிலும் சிகிச்சை அளிப்பதிலும் புதிய வழிகளைத் தரும் என்ற நம்பிக்கையை அளிக்கிறது.

## புற்றுநோய்த் தடுப்பு = வேதியல் தடுப்புச் சிகிச்சை முறைகள்

புற்றுநோயின் அடிப்படைக் காரணத்தை நாம் புரிந்து கொள்ளத் துவங்கும்போது, மருத்துவரீதியான சிகிச்சை முறைகள் கிடைக்கின்றன. புற்றுநோய் பல நிலைகளில் தோன்றும் ஒரு செயல்முறையாதலால் அது வளர்ச்சியடைவதற்குப் பல ஆண்டுகள் ஆவதால் அதில் தலையிடப் பல சந்தர்ப்பங்கள் உண்டாகும்.

புற்றுநோயின் ஆரம்ப நிலைகளில் மாற்றங்கள் முதலாவதாக டிஎன்ஏவின் உட்கருவில் நிகழ்வதை முக்கியமாக நாம் காணலாம். எதிர்வினையாற்றும் மூலக்கூறுகளின் தாக்குதலால் டிஎன்ஏவில் நடக்கும் சடுதி மாற்றங்கள் உயிரணுக்கள் பிரிவதால் தோன்றும் புதிய உயிரணுக்கள் ஒவ்வொன்றுக்கும் செல்கின்றது. இதன் விளைவாக, எதிர்வினையாற்றும் மூலக்கூறுகளால் உயிரணுவிற்கு விளையும் அதிகமான சேதத்தினால் புற்றுநோய்க்கு முன்பாகத் தோன்றும் கட்டி தோன்றுகின்றது. புற்றுநோயின் இந்த முதல் நிலையைத்தான் மருத்துவரீதியாக நம்மால் மதிப்பீடு செய்ய முடியும். இதன் முடிவு நிலை, புற்றுநோயின் தோற்றமாகும். இவ்வாறு தோன்றும் புற்றுநோய் உடலின் ஒரு பகுதியிலிருந்து மற்றொரு பகுதிக்குப் பரவும் திறன் உடையது.

புற்றுநோயை அதன் முற்றிய நிலைகளில் சிகிச்சைகள் மூலம் தாக்குவதிலிருந்து வேறுபட்டு, வேதியல் தடுப்பு முறைகள் புற்றுநோயை அதன் ஆரம்ப நிலைகளிலிருந்தே வளர்ச்சியடைவதைத் தடுப்பதில் கவனம் செலுத்துகின்றன. சமநிலைதான் புற்றுநோய்ச் சிகிச்சையின் திறவுகோல் என்பதை ஞாபகத்தில் கொள்க. நம்மிடம் தேவையான அளவு ஆன்ட்டிஆக்சிடென்ட் இருந்தால் ஆக்சிஜனேற்ற அழுத்தம் நிகழ்வதில்லை. டிஎன்ஏ உட்கரு ஆரம்ப நிலை சேதத்திலிருந்து பாதுகாக்கப்படுகின்றது. குளிர் காயும் கணப்பு அருகே இருக்கும் தரைவிரிப்பைப் பற்றி நான் முன்பு குறிப்பிட்டதை இங்கு மீண்டும் நினைவுகூருங்கள். “திரை அதன் சரியான நிலையிலிருக்கும்போது, கங்குகளால் தரை விரிப்பைச் சேதப்படுத்த இயலாது.”

முன்னரே உயிரணுவுக்கு நிகழ்ந்த சேதத்தைச் சரி செய்வதுதான் வேதியல் தடுப்புச் சிகிச்சை முறையின் நோக்கமாகும். நான்காவது அத்தியாயத்தில் நீங்கள் கற்றுக் கொண்டதுபோல உடல் தன்னைத் தானே குணப்படுத்திக் கொள்ளும் வியத்தகு திறனைப் பெற்றுள்ளது. இப்போது புற்றுநோயை எதிர்த்துப் போராட வேதியல் தடை முறையின் மூன்று நிலைகள் பற்றியும், உடல்மீதான அவற்றின் விளைவுகள் ஒவ்வொரு நிலையிலும் எவ்வாறு உள்ளன என்பது பற்றியும் கவனமாகப் பார்க்கலாம்.

## முதல் நிலை: ஆபத்தைக் குறைப்பது

புற்றுநோயைத் தடுப்பதில் முதல் உக்தி மிகவும் தெளிவானதாகத் தோன்றலாம். புற்றுநோய் ஆபத்தைத் தோற்றுவிக்கும் வேதியல் பொருட்கள் என்று நமக்கு தெரிந்தவற்றுடன் ஏற்படும் தொடர்பை முடிந்த அளவு தவிர்க்கலாம் அல்லது குறைக்கவாவது செய்யலாம். கூறியபடி செய்வது சொல்வதைவிட மிகக் கடினமாகும். புற்றுநோயைத் தோற்றுவிக்கக்கூடிய ஆபத்துக்களைத் தவிர்க்க நீங்கள் உடனடியாகப் பின்பற்ற வேண்டியவை கீழே கொடுக்கப்பட்டுள்ளன.

1. புகைப்பதை நிறுத்துங்கள்: சிகரெட் பிடிப்பது புற்றுநோயைத் தோற்றுவிக்கும் சக்தி வாய்ந்த ஒரு செயலாகும். இதை நம்மில் பெரும்பாலானோர் பழக்கத்தில் கொண்டுள்ளோம். நிக்கோடின் ஒரு பயங்கரமான போதைப் பொருளானதால் நாம் அதனையும், சிகரெட் புகையில் உள்ள, புற்றுநோயைத் தோற்றுவிக்கும் பொருட்களையும் விட்டொழிக்க வேண்டும். புகை பிடிப்பவர்களின் உடலில் எதிர்வினையாற்றும் மூலக்கூறுகளின் எண்ணிக்கை மிகவும் அதிகமாகக் காணப்படுகின்றது. குறைவாகக் காணப்பட்டாலும் இரண்டாம் நிலை புகையும் ஆக்சிஜனேற்ற அழுத்தத்தைத் தோற்றுவிப்பதில் முக்கியக் காரணியாகும்.

2. சூரியக்கதிர்த் தாக்கத்தைக் குறையுங்கள்: யுவிஏ மற்றும் யுவிபி புற ஊதாக்கதிர்கள் நன்கு அறியப்பட்ட, புற்றுநோயைத் தோற்றுவிக்கும் பொருட்களாகும். அவை இரண்டில் இருந்தும் நம்மைப் பாதுகாக்க சன்ஸ்கிரீன் பொருட்களைப் பயன்படுத்த வேண்டும் என நான் பரிந்துரைக்கின்றேன். இவை இல்லாமல் வாழக்கூடாது என்ற கட்டுப்பாட்டு ஒழுங்குடன் இருக்க வேண்டும். பெற்றோர்கள் தங்கள் குழந்தைகளைப் பாதுகாக்க வேண்டும்.

3. கொழுப்பு குறைவாக உள்ள உணவை உண்ணுங்கள்: உணவில் அதிகப்படியான கொழுப்பு ஆக்சிஜனேற்ற அழுத்தத்தைத் தூண்டுவதாகத் தெரிகின்றது. குறிப்பாக அந்த உணவில் தேவையான ஆன்டி ஆக்சிடென்ட்டுகள் இல்லை

என்றால் ஆக்சிஜனேற்ற அழுத்தம் அதிகமாகின்றது. அடர்த்தி மிகுந்த கொழுப்புப் பொருட்களை உண்பதைக் குறைக்க வேண்டும். ஏழுமுறை பழம் மற்றும் காய்களையும், ஒரு நாளைக்கு முப்பத்து ஐந்து கிராம்கள் நார்ச்சத்துள்ள உணவையும் உட்கொள்ள வேண்டும். (இது பற்றி முன்பே நீங்கள் கேள்விப்பட்டிருப்பீர்கள் என்பது எனக்குத் தெரியும். ஆனால் 9 விழுக்காட்டினருக்கும் குறைவான மக்களே இந்த அறிவுரையைப் பின்பற்றுகின்றனர்.)

4. புற்றுநோயைத் தோற்றுவிக்கும் மற்றப் பொருட்கள் பற்றித் தெரிந்தவராக இருங்கள்: முடிந்தவரை புற்றுநோயைத் தோற்றுவிக்கும் பொருட்களுடன், அதாவது கதிர்வீச்சு, பூச்சிகொல்லிகள், களைக் கொல்லிகள், ஆஸ்பெஸ்ட்டாஸ், கரி, புகைப் படிவு போன்ற மற்றும் பல பொருட்களுடனான தொடர்பைக் குறையுங்கள். உங்கள் வீட்டுச் சுற்றுச் சூழலிலிருந்தும் அவற்றை நீக்குங்கள்.

புற்றுநோயைத் தோற்றுவிக்கும் பொருட்களுடனான நமது தொடர்பைக் குறைத்துக் கொண்டால் நாம் நமது உடல் எதிர்த்துப் போரிடக்கூடிய அளவைவிடக் குறைவான எதிர்வினையாற்றும் மூலக்கூறுகளைத்தான் தோற்றுவிப்போம். ஒரு நாளைக்கு இருபது சிகரெட்டுக்களைப் புகைக்கும் ஒரு நோயாளியிடம் ஊட்டச்சத்துப் பொருட்களுடனான, உடல்நலம் பயக்கும் உணவை உட்கொள்ளச் சொல்லிப் பரிந்துரைப்பது எனக்குச் சிரமம்தான். இதன் விளைவு அவ்வளவு ஆற்றல்மிக்கதாக இருக்காது என்பது எனக்குத் தெரியும். அந்த நோயாளி புகை பிடிப்பதை நிறுத்தாவிடில் புற்றுநோய் தோன்றும் ஆபத்தைக் குறைப்பது நிச்சயமாக இயலாத ஒன்றாகும்.

## இரண்டாம் நிலை: உடலின் நோய் எதிர்ப்பையும் ஆன்ட்டிஆக்சிடென்ட்களையும் அதிகரித்தல்

சுற்றுச்சூழலில் காணப்படும், புற்றுநோயைத் தோற்றுவிக்கும் பொருட்கள் மற்றும் வேதியல் பொருட்களுடன் ஏற்படும் தொடர்பைத் தவிர்த்தல் இயலாது. இருந்தாலும் நாம் இந்த உலகில் வசிக்க வேண்டும். அங்கு என்ன இருக்கலாம் என்ற பயத்துடன் தயங்கினால் நமது முழு வாழ்வையும் நாம் இழக்க நேரிடும். நீங்கள் முன்பே தெரிந்து கொண்டதுபோல், நாம் உயிர்வாழ ஆக்சிஜன் தேவை என்ற உண்மை நம்மை ஆக்சிஜனேற்ற ஆபத்துக்கு உள்ளாக்கலாம். எனவே இதற்குச் சரியான உத்தி அதிலிருந்து ஒளிந்து கொள்வதல்ல. ஆனால் அதற்கு எதிராக உங்கள் உடம்பின் நோய் எதிர்ப்பு அமைப்பையும் ஆன்ட்டிஆக்சிடென்ட் பாதுகாப்பு அமைப்பையும் உச்சபட்சச் செயல்திறன் அளவுக்குக் கொண்டு வருதல் ஆகும். இதன் ஆரம்பம், உடல்நலம் தரும் உணவை உட்கொள்வதுதான்.

ஆக்சிஜனேற்ற அழுத்தம்தான் உண்மையிலேயே புற்றுநோய்க்கான காரணம் என்பது ஏற்றுக் கொள்ளக்கூடியதாக இருக்கின்றது. ஆன்ட்டிஆக்சிடென்ட்டுகள், எதிர்வினையாற்றும் மூலக்கூறுகளைச் சமநிலையில் மீண்டும் கொண்டு வருவதற்குப் பயன்படுவதால், புற்றுநோய் தோன்றும் அபாயத்தை அவை குறைக்கின்றன. இந்த வாதம் உண்மை என நிரூபிக்கப்பட்டுள்ளது. புற்றுநோய் ஆராய்ச்சி நிபுணரான டாக்டர் கிளாடிஸ் பிளாக் என்பவர் உலகின் பல பகுதிகளில் உணவு மற்றும் புற்றுநோய் குறித்து நடைபெற்றிருந்த 172 நோய் பரவல் தொடர்பான ஆய்வுகளை அலசி ஆராய்ந்தபோது இந்த வாதத்தை அவர் பயன்படுத்தினார். டாக்டர் பிளாக் அனைவருக்கும் பயன்படக்கூடிய உறுதியான முடிவுகளைக் கண்டுபிடித்தார். பழங்களையும் காய்களையும் அதிகமாக உட்கொண்டவர்களில் (ஆன்ட்டிஆக்சிடென்ட்டுகளின் மூலப்பொருட்கள்) எந்த வகையான புற்றுநோயும் தோன்றுவதற்கான வாய்ப்பு அவர்களிடையே குறிப்பிடத்தக்க அளவு குறைவாக காணப்பட்டது. அதிக அளவு பழங்களையும் காய்களையும் உட்கொண்டவர்களிடையே அதனை மிகக் குறைவாக உட்கொண்டவர்களைவிட, பல்வேறுபட்டப் புற்றுநோய்களை தோற்றுவிக்கும் ஆபத்து இரண்டு அல்லது மூன்று மடங்கு குறைவாக காணப்பட்டது.

மேற்கூறிய செயலுக்கு நேரெதிரானதும் உண்மையாகும். பிரபல புற்றுநோய் ஆராய்ச்சியாளர் டாக்டர் புரூஸ் அமெஸ் 'அமெரிக்க மருத்துவக் கழகத்தின் ஆய்விதழில்' ஒரு நேர்காணலில், குறைந்த அளவு பழங்களும் காய்களும் உண்டவர்கள், அதிகமாக உண்டவர்களைவிட, புற்றுநோய் தோன்றும் வாய்ப்பு இரு மடங்கு அதிகமாக உடையவர்களாக காணப்படுவதாகக் கூறியுள்ளார்.

ஒரு நாளைக்கு ஏழு முறைகள் பழங்களையும் காய்களையும் உட்கொள்வதன் மூலம் எந்தவகைப் புற்றுநோய் ஆபத்து தோன்றும் வாய்ப்பையும் பாதியாகக் குறைக்கலாம்.

உங்கள் உடம்பிற்கான நல்ல பாதுகாப்பு நல்ல உணவாகும். டாக்டர் கொடுக்கும் எந்த மருந்தும், உங்கள் உடம்புக்குத் தேவையான எரிபொருளை அளித்து அதனை ஊக்குவிக்கும் உணவிற்கு ஈடாகாது. நான் மீண்டும் மீண்டும் உங்களிடம் வலியுறுத்திக் கூற விரும்பும் உண்மை என்னவென்றால், நீங்கள் ஊட்டச்சத்து மாத்திரைகளைப் பயன்படுத்த விரும்பினால், அதை நீங்கள் நல்ல சத்தான உணவுடன் சேர்த்து உட்கொள்ள வேண்டுமே தவிர மோசமான உணவுடன் சேர்த்து உண்ணக்கூடாது. ஒரு வலுவான நோய் எதிர்ப்பு அமைப்பைத் தோற்றுவிப்பதில் முதல் நிலை, அதிக நார்ச்சத்துள்ள, குறைந்த அளவு கொழுப்புள்ள பெரும் பகுதி காய் மற்றும் பழங்களைக் கொண்ட உணவை உட்கொள்வதுதான்.

ஆனால் வேதியல் தடுப்புச் சிகிச்சை முறையை நாம் கையாள வேண்டுமானால் நமக்கு அதிக முன்னேற்பாடுகள் தேவை. வேதியல் தடுப்புச் சிகிச்சை முறையில் ஆன்ட்டிஆக்சிடென்ட்டுகளை உணவுடன் சேர்த்து உட்கொள்வது மிக முக்கியமானது என மருத்துவ ஆய்வுகள் விளக்கிக் காட்டியுள்ளன. ஓர் இருபது வார காலத்திற்குச் சத்தான நல்ல உணவுடன் வைட்டமின் 'சி' வைட்டமின் 'இ' மற்றும் பீட்டா கரோட்டின் ஆகியவை உட்கொண்டதன் விளைவாக, புகை பிடிப்பவர்களிலும், புகைபிடிக்காதவர்களிலும் டிஎன்ஏவில் ஏற்படும் ஆக்சிஜனேற்றச் சேதம் குறைந்தது என்பது கண்டறியப்பட்டது. அதிக உடற்பயிற்சியால் டிஎன்ஏக்கு ஏற்படும் ஆக்சிஜனேற்ற பாதிப்புகளில் இருந்து வைட்டமின் 'இ' பாதுகாப்பு அளிப்பதும் கண்டுபிடிக்கப்பட்டுள்ளது.

## மூன்றாம் நிலை : உடலின் பழுது நீக்கும் அமைப்பைப் பலப்படுத்துதல்

வேதியல் தடுப்புச் சிகிச்சை முறையின் முதல் மற்றும் இரண்டாம் நிலைகளில், நம் உடல் கையாள வேண்டிய ஆக்சிஜனேற்ற அழுத்தத்தின் அளவை குறைப்பதைப் பற்றியே முக்கியமாக நாம் கவலைப்பட்டோம். இதற்கு, உடலுக்குத் தேவையான அளவு ஆன்ட்டிஆக்சிடென்ட்டுகளைக் கொடுத்து உயிரணுவின் டிஎன்ஏக்கு அழுத்தம் அதிகம் ஏற்படாமல் தடுக்க வேண்டும். மூன்றாவது நிலையில் உடம்பின் வியத்தகு சீரமைக்கும் அமைப்பைப் பற்றி பார்க்கலாம். இந்த அமைப்பு தேவையான அளவு ஊட்டச்சத்துக்களுடன் இணைந்து உயிரணுவில் முன்பே நிகழ்ந்த சேதங்களைச் சரி செய்யத் துணை புரிகின்றது.

புற்றுநோய்க்கு முன்னதாகத் தோன்றும் சேதங்கள் அல்லது வளர்ச்சிகள் நமக்கு வேதியல் தடுப்புச் சிகிச்சை முறையில் ஆன்ட்டிஆக்சிடென்டுகளின் பயன்பாடு பற்றி ஓர் ஒப்பற்ற உள்நோக்கை அளிக்கின்றன. இந்தக் கட்டிகளை உடம்புக்கு உள்ளாகத் தொடர்ந்து சென்று நோக்குவது மிகவும் கடினமானது. ஆனால் பல ஆய்வுகள் உடலின் மேற்பகுதியில் காணப்படும் கட்டிகளைப் பின்தொடர்ந்து சென்றுள்ளன. இது போன்ற ஆய்வுகள் முக்கியமாக, புகையிலை மெல்லுபவர்களின் வாயில் காணப்படும் லியூக்கோபிளாக்கியா என்ற, புற்றுநோய்க்கு முன் தோன்றும் கட்டி, மற்றும் செர்வைக்கல் டிஸ்பிளாசியா என்ற, பெண்களின் இனப் பெருக்க உறுப்புப் பகுதியின் மேற்புறத்தில் காணப்படும் புற்றுநோய்க்கு முன்பான கட்டி ஆகியவற்றை ஆய்வு செய்கின்றன.

புற்றுநோய்க்கு முன்னதாகத் தோன்றும் இந்தக் கட்டிகளின்மீதான ஆன்ட்டிஆக்சிடென்ட்டுகளின் பயன்பாட்டைக் கூர்ந்தாய்வு செய்வதன் மூலம் முன்பே சேதமடைந்த டிஎன்ஏவின்மீதான அதன் விளைவுகளைப் பற்றிய

உள்நோக்கைப் பெறலாம். புற்றுநோய் பல நிலைகளைக் கொண்ட ஒரு செயல்பாடு என்பதை நினைவில் கொள்ள வேண்டும். புற்றுநோய்க்கு முன்பாகத் தோன்றும் கட்டிகள்கூட நோய் முற்றிய நிலையில் இருக்கக்கூடும். பல நிலைகளைக் கொண்ட இந்தச் செயல்பாட்டில் அடுத்த நிலை உண்மையான புற்றுநோய் வளர்ச்சியடைவதுதான்.

நீங்கள் கற்பனை செய்வதுபோல், லியூக்கோபிளாக்கியாவைத் தடுப்பதிலும் சிகிச்சை அளிப்பதிலும் மிகுந்த ஆர்வம் காணப்பட்டது. புகையிலை மெல்லுபவர்களிடம் ஆன்ட்டிஆக்சிடென்ட் அளவுகள் குறைவாகக் காணப்படுவதாக ஆய்வுகள் சுட்டிக்காட்டுகின்றன. இதன் விளைவாக, அதிக அளவு ஆன்ட்டிஆக்சிடென்ட் உள்ளவர்கள் லியூக்கோபிளாக்கியாவைத் தோற்றுவிப்பதில் மிகக் குறைந்த அளவு ஆபத்து இருப்பதைச் செயல்முறை விளக்கம் மூலம் காட்டுகின்றனர்.

டாக்டர் ஹரின்தர் கேர்வால் வாய்ப் பகுதியில் தோன்றும் புற்றுநோய் வராமல் தடுப்பது பற்றியும் லியூக்கோபிளாக்கியா நோயுற்றவர் பழைய நிலையை அடைதல் பற்றியும் ஓர் ஆய்வுக்கட்டுரை எழுதினார். இந்த ஆய்வுக் கட்டுரை வேதியல் தடுப்புச் சிகிச்சை முறையின் மூன்றாம் நிலையின் சிறப்பு அடையாளமாகும். அவரது ஆய்வுக் கண்டுபிடிப்புக்கள், ஆன்ட்டிஆக்சிடென்ட்டுகள் புற்றுநோய் வளர்ச்சியடையும் செயல்முறைகளை நிறுத்துகின்றன என்ற நம்பிக்கையை அளிப்பதோடு மட்டுமல்லாமல் உடலின் சீரமைக்கும் அமைப்பைப் பலப்படுத்தி உயிரணுச் சேதத்தைத் தடுத்துப் பழைய நிலைக்கு அவற்றை கொண்டுவரச் செய்கின்றன என்பதையும் வெளிப்படுத்துகின்றன. அவர் ஆய்வு செய்த மருத்துவச் சோதனைகள் பற்றிய விபரம் சுருக்கமாகக் அடுத்த பக்கத்தில் அட்டவணைப்படுத்தப்பட்டுள்ளது.

உடலின் வெளிப் பகுதியில் தோன்றும் மற்றொரு புற்றுநோய்க்கு முன்பான கட்டி செர்விக்கல் டிஸ்பிளாசியா ஆகும். குறைந்த அளவுகள் பீட்டா கரோட்டின் மற்றும் வைட்டமின் உள்ளவர்கள் செர்விக்கல் டிஸ்பிளாசியா நோய் தோன்றுவதற்கான அதிகப்படியான ஆபத்துடையவர்களாகக் காணப்பட்டனர். உண்மையிலேயே மிகக் குறைந்த அளவு பீட்டா கரோட்டின் உள்ள பெண்கள், அதிக அளவு பீட்டா கரோட்டின் உள்ள பெண்களைவிட இரண்டு அல்லது மூன்று மடங்கு அளவு நோய் தாக்கும் ஆபத்துடையவர்களாகக் காணப்பட்டனர். ஒரு நாளைக்கு 30 மில்லிகிராம் அளவுக்கும் குறைவாக வைட்டமின் 'சி' உட்கொண்ட பெண்களில், அதிக அளவு வைட்டமின் உட்கொண்ட பெண்களைவிட செர்விக்கல் டிஸ்பிளாசியா நோய் தாக்கும் ஆபத்து பத்து மடங்கு அதிகமாகக் காணப்பட்டது. மற்ற பல நோய்ப் பரவல் ஆய்வுகள், உணவில் வைட்டமின் 'ஏ', வைட்டமின் 'இ', பீட்டா கரோட்டின் மற்றும் வைட்டமின் 'சி'

**புற்றுநோய்க்கு முன்பாகத் தோன்றும் காயங்களுக்கு ஊட்டச்சத்து மாத்திரைகளைப் பயன்படுத்திச் செய்யப்பட்ட ஆய்வுகளின் பட்டியல் இங்கு கொடுக்கப்பட்டுள்ளது.**

1. இந்தியாவில் நடத்தப்பட்ட ஆய்வு வைட்டமின் 'ஏ'யையும் பீட்டா கரோட்டினையும் பயன்படுத்தியது. லியூக்கோபிளாக்கியா நோயால் பாதிக்கப்பட்டு இருந்தவர்களுக்கு இவை கொடுக்கப்பட்டபோது, அவை கொடுக்கப்படாதவர்களைவிடப் பத்து மடங்கு முழுவதுமாகக் குணமானது எனக் கண்டறிந்தனர்.
2. பீட்டா கரோட்டினை மட்டும் பயன்படுத்திய ஒரு முன்னோடி ஆய்வு 71 விழுக்காடு நோயாளிகளில் லியூக்கோபிளாக்கியா பழைய சாதாரண நிலைக்கு மீண்டதைக் காட்டியது.
3. அமெரிக்காவில் தற்போது நடைபெற்று வரும் ஓர் ஆய்வில் நோயாளிகளுக்கு பீட்டா கரோடின், வைட்டமின் 'சி' மற்றும் வைட்டமின் 'இ' ஆகியவை சேர்த்துக் கொடுக்கப்பட்டன. இதற்கான பதில்விளைவு 60 விழுக்காடாக இருந்ததை ஆராய்ச்சியாளர்கள் கண்டனர். புற்றுநோய்க்கு முன்பாகக் காணப்பட்ட அசாதாரண உயிரணுக்கள் சாதாரண உயிரணுக்களின் நிலைக்கு மீண்டும் மாறின.
4. பல ஆய்வு நிறுவனங்கள் சேர்ந்து தற்போது அமெரிக்காவில் நடத்திக் கொண்டிருக்கும் சோதனையில் நோயாளிகள் பீட்டா கரோட்டினை மட்டும் பெற்றனர். இதற்குப் பதில்விளைவு 56 விழுக்காடாக இருந்தது.
5. பரிசோதனை மூலம் தூண்டப்பட்ட வாய்ப் புற்றுநோயுள்ள ஆண் வெள்ளெலிகளிடம் நடத்தப்பட்ட ஓர் ஆய்வில், சில எலிகளுக்கு பீட்டாகரோட்டின், வைட்டமின் 'இ' குளூட்டத்தியோன் மற்றும் வைட்டமின் 'சி' ஆகியவை அனைத்தும் ஒன்று சேர்த்தும், வேறு சில எலிகளுக்கு ஒவ்வொன்றும் தனித்தனியாகவும் கொடுக்கப்பட்டன. ஒவ்வொரு குழுவிலும் குறிப்பிடத்தக்க முன்னேற்றம் விளைந்தது. ஆனால் எல்லா ஊட்டச்சத்து மாத்திரைகளையும் சேர்த்துக் கொடுக்கப்பட்டவற்றில் மிக நல்ல விளைவுகள் காணப்பட்டன. இது அதிகமாக ஆன்ட்டிஆக்சிடென்ட்டுகள் கொடுக்கப்பட்டதால் தோன்றிய கூடுதல் விளைவு அல்ல. ஆனால் ஊட்டச்சத்துப் பொருட்கள் ஒன்றாகப் பணியாற்றியதன் கூட்டு விளைவின் பயனாகும்.

ஆகியவை குறைவாகக் காணப்பட்டால், செர்விக்கல் புற்றுநோய் தோன்றும் அபாயம் அதிகரிப்பதாகச் சுட்டிக்காட்டுகின்றன.

பீட்டா கரோட்டின் ஊட்டச்சத்து செர்விக்கல் டிஸ்பிளாசியாவை செர்விக்கல் புற்றுநோயாக முன்னேறுவதிலிருந்து தடுப்பதாகக் காட்டப்பட்டது. இதனுடன் வைட்டமின் 'சி'யும் பீட்டா கரோட்டினும் சேர்த்துக் கொடுக்கப்பட்டால் செர்விக்கல் டிஸ்பிளாசியாவைக் குணப்படுத்தி மீண்டும் பழைய சாதாரண நிலைக்கு கொண்டு செல்வதிலோ அல்லது செர்விக்கல் டிஸ்பிளாசியா தோன்றும் ஆபத்தைக் குறைப்பதிலோ முக்கிய பங்கு வகிப்பதாகச் சில மருத்துவச் சோதனைகள் காட்டின.

ஒவ்வொரு வகைப் புற்றுநோய்க்கும் தனித்தனியாக ஒரு 'மாயாஜால' ஊட்டச்சத்துப் பொருளைக் கண்டுபிடிக்க மருத்துவத் துறை முயற்சிகளை மேற்கொண்டாலும், ஒரு டாக்டராக எனது நோயாளிகளுக்கு நன்மை பயக்கும் கொள்கைகள் எவை என்று தீர்மானிக்க நான் முயற்சிக்கின்றேன். இங்கு முன்னர் கூறப்பட்ட ஆய்வுகளை நன்கு கூர்ந்து ஆய்ந்த பின், ஆன்ட்டிஆக்சிடென்ட்டு ஊட்டச்சத்து மாத்திரைகள் ஒன்றிணைந்து கூட்டாகச் செயல் புரிகின்றன என்பதில் எனக்கு எவ்வித சந்தேகமும் இல்லை. நான் 5வது அத்தியாயத்தில் கூறியதுபோலவே, நமக்குப் பல விதமான ஆன்ட்டிஆக்சிடென்ட்டுகளோடு சேர்த்து மாங்கனீஸ், துத்தநாகம், செலீனியம் மற்றும் செம்பு போன்ற தாதுப் பொருட்களும், நொதி தொடர்பான செயல்பாடுகளில் துணை புரியும் 'பி' வைட்டமின்களும் தேவை என்பது தெரிகின்றது.

நம் உடலில் ஆக்சிஜனேற்ற அழுத்தத்திற்கு எதிராக நம்மைப் பாதுகாத்துக் கொள்ளும் திறனையும், உயிரணுவின் டிஎன்ஏக்கு விளையும் சேதத்தைச் சரி செய்யும் திறனையும் கொடுத்தக் கடவுளின் செயல் என்னை வியப்பு கொள்ளச் செய்கின்றது. தற்போதுள்ளபல மருத்துவச் சோதனைகள், புற்றுநோயைத் தோற்றுவிக்கும் செயல்முறையைப் பின்நோக்கிச் செயல்படச் செய்வதில் ஆன்ட்டிஆக்சிடென்ட்டுகளின் பங்கு பற்றித் தீர்மானிக்கும் அதே நேரத்தில், லியூக்கோபிளாக்கியாவும், செர்விகல் டிஸ்பிளாசியாவும் புற்றுநோயின் பல நிலைகளில் கடைசி நிலையில் இருப்பதை நினைவில் கொள்ளுங்கள். ஆனாலும் உடலுக்குத் தேவையான அளவு சில தேர்வு செய்யப்பட்ட ஆன்ட்டிஆக்சிடெண்ட்டுகள்களை நாம் கொடுத்தால், அது தன்னைத் தானே சரி செய்து கொள்கிறது என்பதை ஆய்வுகள் காட்டுகின்றன.

## ஏற்கனவே புற்றுநோய் உண்டாகி இருந்தால்?

முழு அளவில் புற்றுநோய் வளர்ச்சியடையாத நபர்களுக்கு வேதியல் தடுப்புச் சிகிச்சை முறைகள் உண்மையிலேயே உள்ளது

என்பதை ஒத்துக் கொள்ளலாம். மேலும், புற்றுநோய்க்கான நிரூபிக்கப்பட்டச் சிகிச்சை முறை அவ்வளவாகப் பயன் அளிப்பதாகத் தோன்றவில்லை. இந்தச் சிகிச்சை முறை அறுவைச் சிகிச்சை (இயன்றபோது), வேதியில் சிகிச்சை மற்றும் கதிர்வீச்சுச் சிகிச்சை ஆகியவற்றை உள்ளடக்கியது. இது நுரையீரல், பெருங்குடல் போன்ற பகுதிகளில் காணப்படும் புற்றுநோய்கள் போன்ற கெட்டியான கட்டிகளுக்கான சிகிச்சையாகும். மருத்துவ ஆய்வு முயற்சிகள் பல மேற்கொள்ளப்பட்டாலும் இந்தச் சிகிச்சை முறைகள் தகுந்த பலனளிக்காததுபோல் தோன்றுகின்றது.

ஹாட்கின்ஸ் லிம்ஃபோமா, குழந்தைப் பருவ இரத்தப் புற்றுநோய் மற்றும் விந்தகப் புற்றுநோய் ஆகிய புற்றுநோய்களுக்கான சிகிச்சையில் குணமடையும் விகிதம் அதிகரித்திருந்தாலும், இரண்டாம் நிலைப் புற்றுநோய்ச் சிக்கல்கள் தோன்றுவது குறித்த பயம் அதிகமாக உள்ளது மோசமான செய்தி.

வழக்கமான மருந்துகளுடன் ஆன்ட்டிஆக்சிடென்ட்டுகளும் ஆதரவான ஊட்டசத்துக்களும் கலந்த ஒரு கலப்புப் பொருளை உட்கொள்வது நன்மை பயக்கும் என்ற கருத்தை மருத்துவ ஆய்வுகள் ஆதரிப்பது நல்ல செய்தி. இந்தக் கலப்புப் பொருள் உண்மையிலேயே வழக்கமான வேதியல் மற்றும் கதிர்வீச்சுச் சிகிச்சை முறைகளின் திறனை உயர்த்தும் அதே நேரத்தில் சாதாரண உயிரணுக்களை நச்சு விளைவுகளிலிருந்து பாதுகாக்கின்றது.

## கிம்பெர்லியின் கதை

கிம்பெர்லி கலிஃபோர்னியாவில் உள்ள சான்டா பார்பரா என்ற இடத்தில் வெஸ்ட்மான்ட் கல்லூரியில் நான்காம் ஆண்டு படித்து வந்தாள். அவள் தகவல் தொடர்பைப் பாடமாக எடுத்துப் பட்டப் படிப்புக்காகப் படித்து வந்தாள். அப்போது அவளது வயிற்றுப் பகுதியில் அசௌகரியமும், சிறுநீர்ப்பையில் அழுத்தமும் தோன்றின. அவள் தன் கல்லூரியில் இருந்த டாக்டரிடம் சென்றாள். அவர் அவளுக்குச் சிறுநீர்ப்பையில் நோய்த் தொற்று இருப்பதாகக் கண்டறிந்து சில ஆன்ட்டிபயாட்டிக் மருந்துகளைக் கொடுத்தார். ஆனால் கிம்பெர்லியின் உடல்நிலை மோசமானது. அவளுக்கு அதிகமான வயிற்று வலியும், வாந்தியும் இருந்தன.

படுத்திருக்கும்போது அடிவயிற்றுப் பகுதியில் ஒரு கட்டி இருப்பதை அவளால் உணர முடிந்தது. இது அவளை மிகவும் பயமுறுத்தியது. அவள் உடனே தனது டாக்டரிடம் சென்றாள். அவர் பரிசோதனை செய்தபோது திராட்சைப் பழம் அளவுக்கு ஒரு கட்டி இருப்பதை உணர்ந்தார். அவர் சிஏ125 என்ற இரத்தப் பரிசோதனையைச் செய்தார். இது கர்ப்பப்பை மற்றும் குடல் புற்றுநோய்களைக் கண்டறிவதற்கான சிறப்புச் சோதனையாகும்.

அவளது மார்க்கர் அளவு மிக அதிகமாகக் காணப்பட்டது. உடனடியாக அறுவைச் சிகிச்சைக்கான ஏற்பாடு செய்யப்பட்டது.

இருபத்தோரு வயதில் கிம்பெர்லிக்கு கர்ப்பப்பைப் புற்றுநோய் தோன்றி இருந்தது. ஓர் இளம் பெண்ணுக்கு இந்த நோய் வருவது வழக்கமானதல்ல என்பதால், இந்த நோய்க் கண்டுபிடிப்பு கிம்பெர்லியையும் அவளது குடும்பத்தினரையும் அதிர்ச்சிக்குள்ளாக்கியது. அறுவைச் சிகிச்சைக்குப் பின்னர், எல்லாவற்றையும் நீக்கிவிட்டதாக அறுவைச் சிகிச்சை நிபுணர் நம்பிக்கையுடன் இருந்தார். அவர் எல்லாவிதமான முன்னெச்சரிக்கை ஏற்பாடுகளையும் மேற்கொள்ள விரும்பினார். ஒரு புற்றுநோய் மருத்துவ நிபுணரைப் பார்க்கும்படி அவர் கிம்பெர்லியிடம் கூறினார். இளவயதைக் கருத்தில் கொண்டு புற்றுநோய் நிபுணர் அவள் வேதியல் சிகிச்சையை அதிக அளவு எடுத்துக் கொள்ள வேண்டும் எனக் கூறினார். அவள் இன்னும் அதிக ஆண்டுகள் வாழ வேண்டியுள்ளது.

ஏறக்குறைய இந்நேரத்தில், கிம்பெர்லி என்னிடம் ஆலோசனை கேட்க வந்தாள். அவள் இந்தச் சிகிச்சைகளை எடுத்துக் கொள்ள விரும்பினாள். ஊட்டச்சத்து மாத்திரைகளை வேதியல் சிகிச்சையுடன் சேர்த்து அவள் எடுத்துக் கொண்டாள். கிம்பெர்லி கல்லூரியைவிட்டு நிற்க விரும்பவில்லை. அவளது டாக்டர்கள் தடுத்தும் அவள் கேட்கவில்லை. எனவே அவள் தனது வேதியல் சிகிச்சையை சான்டா பார்பராவிலேயே ஏற்பாடு செய்து கொண்டாள். இதன் மூலம் அவளால் தொடர்ந்து வகுப்புக்களுக்குச் செல்ல முடிந்தது.

கிம்பெர்லி தனது சிகிச்சையை நல்ல முறையில் ஏற்றுக் கொண்டாள். கல்லூரியில் அவள் தனது படிப்பில் முழுக் கவனத்தையும் செலுத்தினாள். கிம்பெர்லியின் புற்றுநோய் டாக்டரும் அறுவைச் சிகிச்சை டாக்டரும் அவள் மிகவும் ஆரோக்கியமாகத் தோன்றுகிறாள் என்றும் சிகிச்சையின்போது ஏற்படும் துன்பங்களைத் தாங்கிக் கொள்கிறாள் என்றும் புகழ்ந்து கூறினர். அவளது முடி கொட்டிப் போனது. ஆனால் அவள் அதிகமான வகுப்புக்களை இழக்கவில்லை. அவளுடைய கடைசிச் சிகிச்சையின்போது, புற்றுநோய் நிபுணர் கிம்பெர்லியிடம் சென்று, “நீ என்ன உட்கொள்கிறாய்?” என நேரடியாகக் கேட்டார்.

கிம்பெர்லி அவரை நோக்கி, “என்ன கேட்டீர்கள்?” எனக் கேட்டாள். அதற்கு அவர், “நீ ஏதோ ஒன்றை உட்கொள்கிறாய். ஏனென்றால் எனது மற்ற நோயாளிகள் அனைவரும் அங்கு வாந்தி எடுத்துக் கொண்டிருக்கும்போது இங்கு நீ ‘டைம்’ பத்திரிகை படித்துக் கொண்டிருக்கிறாய்,” எனக் கூறினார்.

தான் ஊட்டச்சத்துப் பொருட்களை உட்கொள்வதாக அவள் கூறியதைக் கேட்டு அவர் பிரமித்தார். சிகிச்சையால் ஏற்பட்டத் வலிகளை அவள் தாங்கிக் கொண்டதோடு மட்டுமில்லாமல், அந்த சிகிச்சை அவளுக்கு நல்ல பலனையும் தந்தது.

கிம்பெர்லி தொடர்ந்து நன்கு வாழ்ந்து வருகின்றாள். அவள் வேதியல் சிகிச்சையை முடித்து மூன்று வருடங்களாகின்றன. அவளது தலைமுடி மீண்டும் அழகாக வளர்ந்துவிட்டது. வாழ்க்கையை அவள் அனுபவித்து வருகின்றாள். அவளது சிஏ125 இரத்த எண்ணிக்கை சாதாரணமாக உள்ளது. இப்போது அவள் இரண்டு வருடங்களுக்கு ஒருமுறை அந்தச் சோதனையை செய்து கொள்கிறாள். கிம்பெர்லிக்கு மீண்டும் புற்றுநோய் தோன்றும் அறிகுறி ஏதும் இல்லை.

## அவை ஏன் செயல்புரிகின்றன

புற்றுநோய்க்காகச் சிகிச்சை பெறுவோர் ஆன்ட்டிஆக்சிடென்ட்டுகளைப் பயன்படுத்தக்கூடாது எனப் புற்றுநோய் நிபுணர்களும் கதிர்வீச்சு நிபுணர்களும் வழக்கமாக கூறுகின்றனர். ஏன்? ஆன்ட்டிஆக்சிடென்ட் ஊட்டச்சத்து மாத்திரைகளை உட்கொண்டால், புற்றுநோய் உயிரணுக்களின் ஆன்ட்டிஆக்சிடென்ட் பாதுகாப்பு அமைப்பு பலப்படுத்தப்படும் என்றும், இதன் விளைவாக டாக்டர்களது சிகிச்சை வீரியம் குன்றிவிடும் என்றும் பயப்படுகின்றனர். அவர்களின் சிகிச்சை முறைகள் முக்கியமாகப் புற்றுநோய் உயிரணுக்களை, அவற்றின் ஆக்சிஜனேற்ற அழுத்தத்தை அதிகரிப்பதன் மூலம், அழித்துவிடுகின்றன. இது ஒரு நியாயமான கவலைதான். ஆனால் மருத்துவ இதழ்கள் அவர்களது நிலையை ஆதரிப்பதில்லை.

கொலராடோ பல்கலைக்கழகத்தின் மருத்துவப் பள்ளியில் கதிரியக்கத் துறையைச் சேர்ந்த டாக்டர்கள் கேதார் பிரசாத்தும் அருண் குமாரும் அவர்களது சக ஊழியர்களும் இந்தக் கவலை தொடர்பாக எழுபது ஆய்வுகளை மறுபரிசீலனை செய்து பார்த்தனர். அவர்கள் தங்கள் அறிக்கைக்கு, 'பல்வேறு ஆன்ட்டிஆக்சிடென்ட் வைட்டமின்களை அதிக அளவு உட்கொள்ளுதல் தரப்படுத்தப்பட்டப் புற்றுநோய்ச் சிகிச்சையின் பலன்தரத்தக்கத் திறனை அதிகரிக்க அத்தியாவசியத் தேவையான மூலப் பொருட்கள்' எனத் தலைப்பிட்டிருந்தனர். 'ஜர்னல் ஆஃப் தி அமெரிக்கன் காலேஜ் ஆஃப் நியூட்ரிஷன்' என்ற இதழில் இந்த அறிக்கை வெளிவந்திருந்தது. சில பரவலான ஆய்வுகள் ஒரே ஓர் ஊட்டச்சத்து மட்டும் அடங்கிய மாத்திரைகளை, சில வகை வேதியல் சிகிச்சை முறைகளுடன் சேர்த்துப் பயன்படுத்துவது எதிர்மறை விளைவுகளைத் தோற்றுவிப்பதாக அதிலுள்ள ஒரு சில ஆய்வுகளில் குறிப்பிடப்பட்டுள்ளது என டாக்டர்கள் பிரசாத்தும் குமாரும் கண்டறிந்தனர். பல்வேறு ஆன்ட்டிஆக்சிடென்ட்டுகள் மிக உயர்ந்த அளவுகளில் ஒன்றாகப் பயன்படுத்தப்பட்டபோது, இந்த மருத்துவச் சிகிச்சை முறையின் பலன்கள் அதிகரித்தன. இப்போது இது ஏன் நிகழ வேண்டும்?

## ஆன்ட்டிஆக்சிடென்ட்டுகள் புற்றுநோய் உயிரணுக்களை அழிக்க உதவுகின்றன

சாதாரண உயிரணுக்களைவிடப் புற்றுநோய் உயிரணுக்கள் ஆன்ட்டிஆக்சிடென்டுகளை வித்தியாசமாக ஏற்றுக் கொள்கின்றன என்பதை மருத்துவ ஆய்வுகள் வெளிக்காட்டின. சாதாரணமான உயிரணுக்கள் அவற்றிற்குத் தேவையான அளவு மட்டுமே ஆன்ட்டிஆக்சிடென்ட்டுகளையும், துணை புரியும் ஊட்டச் சத்துக்களையும் ஏற்றுக் கொள்கின்றன. இது ஒரு மிக முக்கியமான அறிவியல் உண்மையாகும். இது உயிரணு ஊட்டச்சத்துக் கோட்பாட்டில் முக்கியப் பங்கு வகிக்கின்றது.

இதற்கு மாறாக, புற்றுநோய் உயிரணுக்கள் ஆன்ட்டிஆக்சிடென்ட்டுகளையும், ஆதரவான ஊட்டச்சத்துக்களையும் எப்போது நிறுத்துவது என்பது தெரியாமல் தொடர்ந்து உட்கிரகிக்கின்றன. அதிகமான ஆன்ட்டிஆக்சிடென்ட்டுகளை உட்கொள்ளுதல் புற்றுநோய் உயிரணுக்களின் இறப்புக்குக் காரணமாக அமைகிறது. ஆன்ட்டிஆக்சிடென்ட்டுகள் புற்றுநோய் உயிரணுக்களுக்கு எதிரான போராட்டத்தில் துணை புரிவது மட்டுமல்லாமல், ஆரோக்கியமான உயிரணுக்களைக் கதிரியக்கம் மற்றும் வேதியல் சிகிச்சை ஆகியவற்றின் சேதத்திலிருந்தும் பாதுகாக்கின்றன.

## ஆன்ட்டிஆக்சிடென்ட்டுகள் ஆரோக்கியமான உயிரணுக்களுக்கு உதவுகின்றன

வேதியல் சிகிச்சை மற்றும் கதிரியக்கச் சிகிச்சை ஆகியவற்றால் சாதாரணமான நல்ல உயிரணுக்களுக்கு ஏற்படும், தீமை பயக்கும் அனைத்துப் பக்க விளைவுகளும், இந்தச் சிகிச்சைகள் உடலினுள் தோற்றுவிக்கும் அதிகமாக ஆக்சிஜனேற்ற அழுத்தத்தாலேயே ஆகும் என்பது அனைவரும் அறிந்ததே. ஆனால் பொதுவாக அறியப்படாதது என்னவென்றால், ஒரு நோயாளி ஆன்ட்டிஆக்சிடென்ட் கூட்டுப் பொருளை உயர்ந்த அளவுகள் உட்கொள்ளும்போது அவர் சாதாரண நல்ல உயிரணுக்களின் பாதுகாப்பு அமைப்பை முன்னேற்றமடையச் செய்கிறார் என்பதாகும். இந்தச் சாதாரண நல்ல உயிரணுக்கள் ஆன்ட்டிஆக்சிடென்ட்டுகளைப் பொதுவாக எடுத்துக் கொள்கின்றன. இது ஒரு வெற்றிச் சூழலைத் தோற்றுவிக்கின்றது. வேதியல் மற்றும் கதிரியக்கச் சிகிச்சை அவற்றின் உச்சபட்ச நிலையில் செயல்படும் அதே நேரத்தில், நல்ல நிலையில் உள்ள உயிரணுக்களுக்குப் பக்க விளைவுகளால் ஏற்படும் சேதம் குறிப்பிடத்தக்க அளவு குறைக்கப்படுகின்றது.

வேதியல் சிகிச்சையில் பயன்படுத்தும் மருந்துகளால் நுரையீரல், கல்லீரல், சிறுநீரகங்கள், இதயம் மற்றும் தோல் போன்ற

பகுதிகளுக்கு ஏற்படுத்தப்படும் சேதங்களிலிருந்து வைட்டமின் 'இ' பாதுகாக்கின்றது. துணைநொதி கியு10 இதயத்திற்கு அட்ரியாமைசின் என்ற மருந்தால் ஏற்படும் நெடுநாள் சேதத்திலிருந்து பாதுகாப்பதாகக் காட்டப்பட்டுள்ளது. பீட்டா கரோட்டினும், வைட்டமின் 'ஏ' யும் கதிரியக்கத்தால் விளையும் விரும்பத்தகாத விளைவுகளையும், வேதியல் சிகிச்சை மருந்துகளால் ஏற்படும் விளைவுகளையும் குறைக்கின்றன. இந்த எல்லா வகை ஆன்ட்டிஆக்சிடென்ட்டுகளும் சாதாரண நல்ல உயிரணுக்களின் டிஎன்ஏவுக்குப் புற்றுநோய்ச் சிகிச்சைகளால் விளையும் சேதங்களிலிருந்து பாதுகாப்பளிப்பதாகக் காட்டப்பட்டுள்ளது.

## மிஷேலின் கதை

மிஷேல் ஓர் அழகிய சுறுசுறுப்பான நாலு வயதுப் பெண் குழந்தை. அவளது உலகம் அன்பாலும் சிரிப்பாலும் நிரப்பப்பட்ட ஒன்றாகும். அவளது குடும்பம் என்னும் பாதுகாப்பான பகுதியை எதுவும் ஊடுருவ முடியாததுபோல் தோன்றியது. ஆனால் மிஷேலின் கவலையற்ற வாழ்க்கை மாறியது. அவள் தனது முதுகுப் பகுதியிலும், வயிற்றுப் பகுதியிலும் அனுபவித்த சிறு வலி மிகக் கொடிய புற்றுநோயான நியூரோ பிளாட்டோமாவால் தோன்றியது என டாக்டர்கள் கண்டறிந்தனர். அவளது குடும்பத்தினர் நிலைகுலைந்து போனார்கள்.

நோய்க்கான காரணத்தை நிச்சயிப்பதற்கான அறுவைச் சிகிச்சைக்கு மிஷேல் ஆட்படுத்தப்பட்டாள். அறுவைச் சிகிச்சை அறையிலிருந்து அறுவைச் சிகிச்சை நிபுணர் வெளியே வந்ததும் மிஷேலின் குடும்பத்தினர் அவரது முகத்தை பார்த்தே தங்களுக்கு நல்ல செய்தி கிடைக்கப் போவதில்லை என்பதைத் தெரிந்து கொண்டனர். மிஷேலின் புற்றுநோய்க் கட்டி அவளது உதரவிதானம்வரை பரவிவிட்டதாகவும், குடல் பகுதியையும் வயிற்றறையில் உள்ள பெரிய சிரையையும் அது சூழ்ந்து கொண்டதாகவும் அவர் கூறினார். அதை நீக்குவதற்கு எந்த வழியும் இல்லை என்றார் அவர்.

நோய்க்கான காரணத்தைக் கண்டறிவதற்காகச் செய்யப்பட்ட அறுவைச் சிகிச்சையிலிருந்து மிஷேல் குணமடைவதற்கு முன்னரே அவளது புற்றுநோய்ச் சிகிச்சை குழு அவளுக்கு அதிரடியான வேதியல் சிகிச்சை அளிக்கத் துவங்கியது. ஆனால் மிஷேல் அதிக நாட்கள் வாழ்வதற்கான வாய்ப்புகள் பற்றி அவர்கள் நம்பிக்கை கொள்ளவில்லை. இதனால்தான் மிஷேலின் அன்னை என்னிடம் ஆலோசனை கேட்க வந்தார். டாக்டர்கள் பரிந்துரை செய்த சிகிச்சை முறைகளிலிருந்து தோன்றக்கூடிய பக்க விளைவுகளிலிருந்து தனது மகளைக் காப்பாற்ற அவர் எது வேண்டுமானாலும் செய்யத் தயாராக இருந்தார்.

டாக்டர்களின் எதிர்ப்பையும் பொருட்படுத்தாமல் நாங்கள் மிஷேலுக்கு ஊட்டச்சத்துச் சிகிச்சையை ஆரம்பித்தோம். மிஷேல் ஒரு தைரியமான, கட்டுப்பாடான குழந்தை. ஊட்டச்சத்து மாத்திரைகளை அவள் நம்பிக்கையுடன் எடுத்துக் கொண்டாள். அவளுடைய சிகிச்சைகள் ஆரம்பித்தன. அவள் அந்தச் சிகிச்சைகளால் மிகுந்த சிரமத்துக்கு உள்ளானாள். ஊட்டச்சத்து மாத்திரைகளை அவள் எடுத்துக் கொண்டபோதிலும் நோய் அவளைத் தீவிரமாகத் தாக்கியது. இந்தச் சிகிச்சைகள் வழக்கத்திற்கு மாறாக அதிக வீரியம் கொண்டவையாக இருந்ததால், அவளால் அதைத் தாங்கி உயிர்வாழ முடியுமா என நாங்கள் அதிகக் கவலை கொண்டோம். ஆனால் தைரியமான குழந்தையான மிஷேல் அதனைத் தாங்கிக் கொண்டாள். புற்றுநோய்க் கட்டி குறிப்பிடத்தக்க அளவு சுருங்கியது.

சிகிச்சையினால் மிஷேல் முன்னேற்றமடைந்தாள். ஊக்கமடைந்த அவளது டாக்டர்கள் அவளுக்கு மீண்டும் அறுவைச் சிகிச்சை செய்து, புற்றுநோய்க் கட்டியை நீக்க இயலுமா எனக் கண்டறிய விரும்பினர். அறுவைச் சிகிச்சை அறையிலிருந்து வெளிவந்த அறுவைச் சிகிச்சை டாக்டரின் முகத்தில் புன்னகை தவழ்ந்தது. புற்றுநோய்க் கட்டியை முழுமையாக நீக்கிவிட்டதாக அவர் மிஷேலின் பெற்றோரிடம் கூறினார்.

ஆனால் மிஷேலின் பயணம் முடியவில்லை. புற்றுநோய் அறிகுறிகள் முற்றிலுமாக நீக்கப்பட வேண்டும் என்பதற்காக, டாக்டர்கள் அவளுக்கு எலும்பு மஜ்ஜை மாற்று அறுவைச் சிகிச்சை செய்ய விரும்பினர். அவளது குடும்பம் மற்றொரு கடினமான முடிவை எதிர்கொள்ள வேண்டியிருந்தது. அவர்கள் தங்களுக்குக் கிடைத்த செய்திகள் அனைத்தையும் கவனமாகக் கணித்துப் பார்த்த பின், அந்தச் செய்திகளை அடிப்படையாகக் கொண்டு புற்றுநோய் நிபுணரிடம் எலும்பு மஜ்ஜை மாற்று அறுவைச் சிகிச்சைக்கு ஒப்புக் கொண்டனர். ஒரு நிபந்தனையின் பேரில்தான் டாக்டர்களால் மேற்கொண்டு செயல்பட முடிந்தது. எலும்பு மஜ்ஜை மாற்று அறுவைச் சிகிச்சையின்போதும் மிஷேல் ஊட்டச்சத்து மாத்திரைகளை உட்கொள்ள வேண்டும் என மிஷேலின் பெற்றோர்கள் கண்டிப்பாகக் கூறிவிட்டனர்.

புற்றுநோய் நிபுணர் முதலில் இதற்கு மறுப்புத் தெரிவித்தார். ஊட்டச்சத்து மாத்திரைகள் தனது சிகிச்சையின் திறனைத் தடை செய்யக்கூடும் என்று அவர் நம்பினார். அவர் கூறுவதற்கு மருத்துவ இதழ்களில் ஏதாவது ஆய்வுகள் ஆதாரமாக உள்ளதா என மிஷேலின் தகப்பனார் அவரிடம் கேட்டதற்கு, "இல்லை, ஆனால் இது ஒரு கோட்பாடுரீதியான அக்கறைதான்," என அவர் பதில் அளித்தார்.

பின்னர், அவசர சிகிச்சைப் பிரிவு டாக்டரான மிஷேலின் தகப்பனார் மிஷேல் தனது முந்தைய சிகிச்சையின்போதும் ஊட்டச்சத்துப் பொருட்களை எடுத்துக் கொண்டுதான் இருந்தாள்

என்ற உண்மையைக் கூறினார். சிகிச்சையை தாங்கிக்கொண்டு அவள் உயிர்வாழ்வதோடு மட்டுமல்லாமல் சிகிச்சைக்கு நல்ல பலனையும் பெற்றாள். மிஷேலின் தாயும் தகப்பனாரும் அவள் எலும்பு மஜ்ஜை மாற்று அறுவைச் சிகிச்சையின்போதும் ஊட்டச்சத்துப் பொருட்களை எடுத்துக் கொள்வாள் எனக் கண்டிப்பாகக் கூறினர்.

மிஷேல் உட்கொண்ட ஊட்டச்சத்து மாத்திரைகளை ஒரு புற்றுநோய் மருந்தியலாளர் ஆய்வு செய்து, அந்த மாத்திரைகளால் மற்ற மருந்துகளுக்கு எந்த பாதிப்பும் இருக்காது என்பதைக் கண்டறிய வேண்டும் என்பதற்கு அந்தப் புற்றுநோய் நிபுணர் ஒத்துக் கொண்டார். மருந்தியல் வல்லுனர் மேற்கொண்ட மிகவும் நீண்ட ஆய்வுக்குப் பின்னர், மாற்று அறுவைச் சிகிச்சையின்போது மிஷேல் ஊட்டச்சத்து மாத்திரைகளை உட்கொள்ள அனைவரும் ஒப்புக் கொண்டனர். அந்தச் செயல்முறை மிகவும் கரடுமுரடாக இருந்தது. ஆனால் அவள் நோயிலிருந்து மீண்டுவிட்டாள். ஒரு குழந்தை இவ்வளவு விரைவாக சிகிச்சையிலிருந்து குணமடைந்து தான் எப்போதுமே பார்த்ததில்லை என்று புற்றுநோய் நிபுணர் கூறினார். மிஷேலின் பெற்றோரது கண்டிப்பான நிலை தகுந்த பலனை அளித்துள்ளது.

மிஷேலும் அவளது அன்னையும் அந்தச் சிரமமான காலங்களில் பல முறை பிரார்த்தனை செய்தனர். ஐந்து வயதில் அவள் மழலையர் வகுப்பில் சேர்ந்து கொண்டாள். அங்கு அவள் வலுவுள்ளவளாகக் காணப்பட்டாள். அவளுக்குப் புற்றுநோய் இருக்கின்றது என்று கண்டுபிடித்து மூன்று ஆண்டுகள் ஆகிவிட்டன. இப்போது ஏழு வயதில் மிஷேல் சைக்கிள் ஓட்டுவதில் சுறுசுறுப்பாக இருந்தாள், கயிறு சுழற்றிக் குதித்தாள். சிநேகிதிகளுடன் விளையாடுவதில் அவள் தன் பொழுதைச் செலவிட்டாள்.

\* \* \*

புற்றுநோய் மற்றும் பல சீர்கேடு விளைவிக்கும் நோய்களுக்கு எதிரான நமது போரில் ஊட்டச்சத்து மருத்துவம் அதிக நம்பிக்கை அளிக்கும் ஒன்றாகும். அவை புற்றுநோயைத் தடுக்க உதவுவதோடு மட்டுமல்லாமல், வழக்கமான வேதியல் மற்றும் கதிரியக்கச் சிகிச்சை முறைகளின் பயனை அதிகரிப்பதிலும் முக்கியப் பங்கு வகிக்கலாம். உடலின் இயற்கையான பாதுகாப்பு அமைப்பைத் தோற்றுவிக்கும் செயல்முறை எப்படி மோசமாக இருக்க முடியும்? தங்களது நோயாளிகள் எவ்வளவு ஆரோக்கியமாக இருக்க முடியுமோ அவ்வளவு ஆரோக்கியமாக அவர்களை வைக்க டாக்டர்கள் விரும்ப மாட்டார்களா? ஏனென்றால் புற்றுநோய்க்கான சிகிச்சை, நோயாளிகளை அதிகமான அழுத்தத்துக்கு உள்ளாக்குகின்றது.

இயற்கையான ஆன்ட்டிஆக்சிடென்ட்டுகளும் அவற்றை ஆதரிக்கும் ஊட்டச்சத்துக்களும்தான் கச்சிதமான வேதியல் தடுப்புப் பொருட்கள். அதற்குப் பல காரணங்கள் உள்ளன. அவை:

- எதிர்வினையாற்றும் மூலக்கூறுகளால் உயிரணுவின் டிஎன்ஏ உட்கருவிற்கு ஏற்படும் சேதத்தைத் தடை செய்கின்றது அல்லது குறைக்கின்றது.
- ஏற்கனவே ஏற்படுத்தப்பட்ட சேதத்தைச் சரி செய்யவதற்கு உடலுக்குத் தேவையான சரியான ஊட்டச்சத்துக்களைக் கொடுக்கிறது.
- பாதுகாப்பானவை. வாழ்நாள் முழுவதும் எடுத்துக் கொள்ளலாம். மருந்து நிறுவனங்களால் தயாரிக்கப்பட்ட மருந்துகளுக்கு இந்தச் சாதகமான நிலை கிடையாது. மார்புப் புற்றுநோய் ஆபத்தைக் குறைக்கும் டாமோக்சிஃபென் மோசமான பக்க விளைவுகளைத் தோற்றுவிக்கும்.
- செலவு குறைந்தவை. நோய்த் தடுப்புக்காக நான் பரிந்துரை செய்யும் ஊட்டச்சத்து மாத்திரைகள் ஒரு நாளைக்கு 1 டாலரிலிந்து 1.5 டாலரே விலையுள்ளது.
- புற்றுநோய் மேற்கொண்டு பரவுவதைத் தடுக்கும் நல்ல பாதுகாப்பு அமைப்பாகும்.
- வேதியல் மருத்துவச் சிகிச்சையாலும், கதிர்வீச்சுச் சிகிச்சையாலும் தோற்றுவிக்கப்படும் ஆக்சிஜனேற்ற அழுத்தத்திலிருந்து உடலைப் பாதுகாக்கின்றது.
- வேதியல் மருத்துவச் சிகிச்சை மற்றும் கதிர்வீச்சுச் சிகிச்சை ஆகியவற்றின், புற்றுநோயை எதிர்த்துப் போராடும் திறனை அதிகரிக்கின்றது.
- புற்றுநோய் உயிரணுக்கள் விரைவாகப் பெருகுவதையும் வளர்ச்சியடைவதையும் தடை செய்கின்றது.
- புற்றுநோய்க் கட்டிகளைச் சில நோயுற்ற நிலைகளில் குறையச் செய்கின்றது.

பாரம்பரியமான புற்றுநோய்ச் சிகிச்சைகளின் திறன் ஓர் உச்சபட்ச நிலையை அடைந்துள்ளதை நம்மால் மறுக்க இயலாது. புற்றுநோய் நிபுணர்களும், கதிரியக்கச் சிகிச்சையாளர்களும் தங்களது நோயாளிகள் ஆன்ட்டிஆக்சிடென்ட்டுகளைப் பயன்படுத்துவது பற்றித் திறந்த மனத்துடன் செயல்பட வேண்டும். பல்வேறு ஆன்ட்டிஆக்சிடென்ட்டுகளை ஒருசேர ஒரு தேவையான அளவு பயன்படுத்துவது பற்றி ஆராய்ச்சியாளர்கள் தீவிரமாக ஆலோசிப்பதால், புற்றுநோயைத் தடுப்பதிலும், புற்றுநோய்ச் சிகிச்சையிலும் அவை புரட்சிகரமான மாற்றத்தை ஏற்படுத்தலாம். அதே நேரத்தில், தற்போது கிடைக்கும் ஆய்வு முடிவுகள், வேதியல் தடை மருத்துவச் சிகிச்சையிலும், புற்றுநோய்ச் சிகிச்சையிலும் ஆன்ட்டிஆக்சிடென்ட்டுகளின் பயன்பாட்டை ஆதரிக்கின்றன.

# 9

# ஆக்சிஜனேற்றமும் கண்களும்

மேவிஸ் எரெஸ்மான் என்னும் பெண்மணியை எதுவும் தடை செய்ய முடியாது. பல ஆண்டுகளுக்கு முன் தனது கணவரை இழந்த பின்னர் அவள் மிகவும் தைரியம் உள்ளவளாகவும், சுதந்திரமாக வாழக் கூடியவளாகவும் ஆகிவிட்டாள். பயணங்களை அவள் மிகவும் விரும்பினாள். எவ்விதத் தயக்கமுமின்றி அவள் தனியாகக் கிளம்பிவிட்டாள். வாழ்க்கையின் அர்த்தத்தை மேவிஸ் புரிந்து கொண்டாள்.

எதுவும் மேவிஸைத் தடை செய்ய முடியாது — அவளை நெருங்கிக் கொண்டிருக்கும் பார்வை இழப்பைத் தவிர. இரவின் இருண்ட வானத்தை வெள்ளிக் கீற்றுபோல் பிளந்த மின்னல் நிறைந்த புயல் கால வானத்தைப் பார்ப்பதிலும், எல்லையில்லாத நிலப்பரப்பில் காணப்பட்ட சிறு வித்தியாசங்களையும், பரந்த புல்வெளிகளையும் பார்ப்பதிலும் மகிழ்ச்சியடைந்திருந்த மேவிஸ், பார்ப்பதில் தனக்குச் சிரமம் இருந்ததை அறிந்தாள். அவளது பார்வை சரியாகாதபோது அவள் அங்குள்ள ஒரு கண் டாக்டரைப் பார்க்க விரும்பினாள்.

கண் டாக்டர் அவளுக்கு மேக்குலார் சிதைவு இருப்பதாகக் கண்டறிந்தார். அவள் தனது காருக்குத் திரும்பி சென்றபோது ஒவ்வொரு பொருளும் மூன்று மூன்றாக மெதுவாக அசைந்து செல்வதுபோல் அவளுக்குத் தோன்றியது.

குறிப்பிட்ட இப்பிரச்சனை தொடர்பாக மேவிஸுக்கு அவ்வளவாகத் தெரிந்திருக்கவில்லை என்றாலும், தன்னிடம் எஞ்சியிருந்த பார்வையைத் தான் நன்கு பயன்படுத்த வேண்டும்

எனத் தெரிந்து கொண்டாள். அவளுக்கிருந்த நேரம் மிகவும் குறைவானது. இந்த நோய் பற்றி எதையெல்லாம் தெரிந்து கொள்ள முடியுமோ அதையெல்லாம் விரைவாகப் படித்து தெரிந்து கொண்டாள். இதற்கு ஒரு தீர்வு இருந்தால் மேவிஸ் அதை நிச்சயமாகக் கண்டுபிடிப்பாள்.

ஆனால் அவள் படித்தது நல்ல விஷயங்கள் அல்ல. அவளது பார்வை படிப்படியாகக் குறைவதைப் பார்ப்பதைத் தவிர டாக்டர்களால் ஒன்றும் செய்ய இயலாது என்று அப்புத்தகங்களில் கூறப்பட்டிருந்தது. மிகச் சரியாக அதுதான் நடந்தது.

அடுத்தப் பதினான்கு ஆண்டுகளில் மாவிசின் பார்வை தொடர்ந்து குறைய ஆரம்பித்தது. முதலில் அவள் இரவு நேரத்தில் கார் ஓட்டுவதைத் தவிர்க்க வேண்டியதாயிற்று. பின்னர், குளிர் காலத்தில்கூடத் தன்னால் கார் ஓட்ட முடியாமல் போனதை அவள் கண்டாள். ஏனென்றால் சாம்பல் நிற வானமும் கீழே அமைந்த சாலையும் அவளுக்குத் ஒன்றாகத் தோன்றியது. தெற்கு டகோட்டாவில் குளிர்காலம் அதிக நாள் நீடிக்கும்.

அவளது பழைய கார் இப்போது வீட்டில் நிறுத்தப்பட்டுள்ளது. ஆனால் மிகுந்த பிடிவாதத்துடனும் தைரியத்துடனும் மேவிஸ் இதற்கு ஒரு முடிவு காண விரும்பினாள். 1997ஆம் ஆண்டு ஏப்ரல் மாதத்தில் ஒருநாள் எனது தொலைபேசி ஒலித்தது, மேவிஸ் என்னிடம் பேசினாள். மேக்குலார் சிதைவு பற்றி அனைத்து விவரங்களையும் நான் அவளோடு பகிர்ந்து கொண்ட பின்னர், நான் பரிந்துரைத்த ஊட்டச்சத்து மாத்திரைகளின் அளவுகள் பற்றி விரிவாக அவளிடம் விவரித்தேன். ஒரு திறன்மிக்க ஆன்ட்டிஆக்சிடென்ட் மற்றும் தாதுப்பொருள் மாத்திரையை, அதிக அளவு திராட்சை விதைச் சாற்றுடன் அவள் உட்கொண்டாள்.

இரண்டு மாதங்களுக்குள் மேவிஸின் பார்வை முன்னேற்றமடைந்தது. அவளது கண்பார்வை தெளிவானது மற்றும் அவளது இரவுப் பார்வை நன்கு தெரிந்தது. அடுத்த முறை அவள் அங்கிருந்த கண் டாக்டரைப் பார்க்கச் சென்றபோது அவள் மிக்க மகிழ்ச்சியடைந்தாள். ஏனென்றால் அவர் நல்ல செய்தியை உறுதிப்படுத்தினார். உண்மையிலேயே அன்று அவளது பார்வையின் அளவு ஆறு ஆண்டுகளுக்கு முன்பு 1991ம் ஆண்டு இருந்ததுபோல் காணப்பட்டது.

பழைய கார் இப்போது வீட்டில் வீணாக நிறுத்தப்படவில்லை. மேவிஸ் பல இடங்களுக்குச் செல்ல வேண்டியிருந்தது. அவள் போக வேண்டிய இடங்களும், பார்க்க வேண்டிய விஷயங்களும் பல இருந்தன. குளிர்காலங்களிலும் இரவு நேரங்களிலும் கார் ஓட்டுவது இன்னும் சற்றுப் பிரச்சனையாகத்தான் இருந்தது. ஆனால் பார்வையை இழந்துவிடுவோமோ என்ற பழைய பயம் மேவிஸின் உற்சாகத்தை இப்போது குறைப்பதில்லை.

## கண்களுக்கு ஏற்படும் பிரச்சனைகள்

கண்களில் ஏற்படும் சீர்கேடு விளைவிக்கும் மாறுதல்களுக்கு ஆக்சிஜனேற்ற அழுத்தம் காரணம் என்ற விஷயம், வயது தொடர்பான கண்நோய்களைத் தடுப்பதற்கும் சிகிச்சை அளிப்பதற்கும் ஆன்ட்டிஆக்சிடெண்ட்டு, வைட்டமின்கள் மற்றும் தாதுப்பொருட்கள் ஆகியவற்றைப் பயன்படுத்துவதில் ஒரு முக்கியமான ஆர்வத்தைத் தோற்றுவித்திருக்கின்றது. பின்வரும் நோய்களுக்கு ஊட்டச்சத்து மாத்திரைகளைப் பயன்படுத்துவது குறித்துத் தற்போது ஆறு பெரிய ஆராய்ச்சிகள் செய்யப்பட்டு வருகின்றன.

### கண்புரை நோய்

அறுபது வயதுக்கு அதிகமான நோயாளிகளுக்குச் செய்யப்படும் மிகப் பொதுவான அறுவைச் சிகிச்சை கண்புரை அறுவைச் சிகிச்சையாகும். அமெரிக்க உடல்நலம் பேணும் அமைப்பில் இதனுடைய பொருளாதாரத் தாக்கம் மிகவும் பெரிதாகும். அமெரிக்காவில் கண் அறுவைச் சிகிச்சை நிபுணர்கள் ஒவ்வோர் ஆண்டும் 13 இலட்சம் கண்புரை அறுவைச் சிகிச்சைகளை மொத்தத்தில் 350 கோடி டாலர் செலவில் செய்கின்றனர். அமெரிக்க மக்களிடையே கண்புரை தோன்றுவதில் பத்து ஆண்டுகள் காலதாமதம் ஏற்பட்டால் இந்த அறுவைச் சிகிச்சைகளில் பாதியைச் செய்யாமல் நிறுத்தியிருக்கலாம்.

கண்ணின் லென்ஸானது ஒளியைச் சேகரித்து விழித்திரையில் குவியச் செய்கின்றது. அது தன் பணியைச் சிறப்பாகச் செய்வதற்கு நமது வாழ்நாள் முழுவதும் அது தெளிவாக இருக்க வேண்டும். நமக்கு வயது அதிகரிக்கும்போது, லென்சின் பல்வேறு பகுதிகள் சேதமடையலாம். தெளிவற்றத் தன்மையும் தோன்றலாம். இதனால் வயதுடன் தொடர்புடைய கண்புரை தோன்றுகின்றது.

வாழ்வின் ஆரம்ப நிலைகளிலேயே கண்களுக்கு ஆன்ட்டிஆக்சிடென்ட் ஊட்டச்சத்துக்களைக் கொடுப்பது லென்சின் செயற்திறனை நிலைநிறுத்தி கண்புரை நோய் தோன்றுவதிலிருந்து அதனைப் பாதுகாக்கின்றதா என்பதை நிர்ணயிப்பது அவசியமானது என மருத்துவ ஆராய்ச்சியாளர்கள் நம்புகின்றனர். எதிர்வினையாற்றும் மூலக்கூறுகள்தான் மீண்டும் குற்றவாளிகளாக உள்ளன என்ற கோட்பாட்டை அடிப்படை ஆராய்ச்சிகள் ஆதரிக்கின்றன. அவை சூரிய ஒளிக் கதிர்களில் உள்ள புறஊதாக் கதிர்களிலிருந்து தோன்றிக் கண்புரையைத் தோற்றுவிக்கின்றன.

உடம்பில் தோற்றுவிக்கப்படும் இயற்கையான ஆன்ட்டிஆக்சிடென்ட்டுகளான குளூட்டாதியோன் பெர்ஆக்சிடேஸ், காட்டலேஸ் மற்றும் சூப்பர் ஆக்சைடு

டிஸ்மியூட்டேஸ் ஆகியவை கண்ணின் முதல்நிலைப் பாதுகாப்பு அமைப்பைத் தோற்றுவிக்கின்றன. ஆனால் இயற்கையான ஆன்டிஆக்சிடென்ட் பாதுகாப்பு அமைப்பு, கண்ணை முழுவதுமாகப் பாதுகாப்பதற்குப் போதுமானதாக இல்லை என ஆராய்ச்சியாளர்கள் கூறுகின்றனர். உண்மையில், உணவிலும் ஊட்டச்சத்து மாத்திரைகளிலும் இருக்கும் ஆன்ட்டிஆக்சிடென்ட்கள் லென்சுக்கு ஏற்படும் ஆக்சிஜனேற்றச் சேதங்களிலிருந்து பாதுகாப்பதாக அமையலாம் என்ற சாத்தியக்கூறைப் பல மருத்துவச் சோதனைகள் கருத்தில் கொண்டுள்ளன.

கண்ணின் லென்சைச் சூழ்ந்து காணப்படும் திரவத்திலுள்ள ஆன்ட்டிஆக்சிடென்ட்டுகள் லென்சைப் பாதுகாப்பதில் முக்கியமானவை. லென்சைச் சூழ்ந்துள்ள இந்தத் திரவம், குறைந்த அளவுகள் கூடுதல் ஆன்ட்டிஆக்சிடென்ட்டுகளைக் கொண்டதாக இருந்தால் கண்புரை வளர்ச்சி மிக வேகமாக நடைபெறுகின்றது. இத்திரவத்தில் காணப்படும் மிக முக்கியமான ஆன்ட்டிஆக்சிடென்ட் வைட்டமின் 'சி' ஆகும். வைட்டமின் 'சி' நீரில் கரைவதாக இருப்பதால், லென்சைச் சூழ்ந்து அதிக அடர்வுடன் காணப்படுகின்றது. இத்திரவத்தில் காணப்படும் வேறு ஆன்ட்டிஆக்சிடென்ட்டுகள் வைட்மின் 'இ', ஆல்ஃபா லிப்போயிக் அமிலம் மற்றும் பீட்டா கரோட்டின் ஆகியவையாகும்.

வைட்டமின் 'சி', வைட்டமின் 'இ', மற்றும் பீட்டா கரோட்டின் ஆகியவற்றிற்கும், கண்புரை தோன்றுவதற்கான ஆபத்துக்கும் தொடர்பிருப்பதாகப் பல நோய்ப் பரவல் ஆராய்ச்சிகள் விளக்கிக் காட்டியுள்ளன. ஃபின்லாந்தில் நடத்தப்பட்ட ஓர் ஆய்வு, வைட்டமின் 'இ'யும் பீட்டா கரோட்டினும் குறைந்த அளவு கொண்டிருந்த நபர்களில் கண்புரை அறுவைச் சிகிச்சை செய்து கொள்வதற்கான ஆபத்து, நாலிலிருந்து ஐந்து மடங்கு அதிகமாகக் காணப்பட்டதாகக் காட்டுகின்றது. மற்றோர் ஆய்வு ஊட்டச்சத்து வைட்டமின்களை உட்கொண்ட நபர்களில் கண்புரை தோன்றும் ஆபத்து 50 விழுக்காடு குறைவாகக் காணப்பட்டதைக் காட்டுகின்றது.

இளம் வயதுள்ளவர்களின் கண் லென்சைப் பாதுகாக்கும் இயற்கையான ஆன்ட்டிஆக்சிடென்ட் பாதுகாப்பு அமைப்பு, வயதானதும் குறிப்பிடத்தக்க அளவு குறைவதாக மருத்துவச் சான்றுகள் காட்டுகின்றன. மக்கள் பல வகையான ஆன்ட்டிஆக்சிடென்ட்டு ஊட்டச்சத்து மாத்திரைகளைப் பயன்படுத்தும்போது, வயதாகும் கண்ணை அவை பாதுகாப்பதாகப் பல்வேறுபட்ட மருத்துவ ஆய்வுகள் சான்று பகர்கின்றன. கண்ணைச் சுற்றியுள்ள திரவத்தில் அதிக அளவு வைட்டமின் 'சி' காணப்பட்டால் கண்புரை தோன்றுவதிலிருந்து அதிகப் பாதுகாப்பு கிடைப்பதாக ஆராய்ச்சியாளர்கள்

கூறுகின்றனர். ஆல்ஃபா லிப்போயிக் அமிலம் தனது கூட்டாகச் செயல் புரியும் திறனால், கண் லென்சைப் பாதுகாக்கும் பணியில் எல்லா ஆன்ட்டிஆக்சிடென்ட்டுகளுக்கும் துணை புரிவதாகக் காட்டப்பட்டுள்ளது. ஆல்ஃபா லிப்போயிக் அமிலமும், வைட்டமின் 'சி' யும், உயிரணுவினுள் குளூட்டாதியோனை மீண்டும் தோற்றுவிக்கும் திறன் பெற்றவை என்பதையும், அதனால் அந்த குளோட்டோத்தியோன் மீண்டும் மீண்டும் பயன்படுத்தப்படலாம் என்பதையும் அண்மையில் நடத்தப்பட்ட மருத்துவ ஆய்வுகள் வெளிப்படுத்துகின்றன.

அடுத்த சில ஆண்டுகளில், கண்புரை நோயிலிருந்து பாதுகாப்பதற்காக ஆன்ட்டிஆக்சிடென்ட்டுகளைப் பயன்படுத்தும்படி எல்லா டாக்டர்களும் பரிந்துரைப்பார்கள் என நான் நம்புகின்றேன். மருத்துவச் சோதனைகள் அவற்றின் முடிவுகளை வெளியிடும்போது, குறிப்பிட்ட ஆன்ட்டிஆக்சிடென்ட்டுகள் பற்றியும், அவை ஊட்டச்சத்துப் பொருட்களாக கொடுக்கப்பட வேண்டிய அளவுகள் பற்றியும் நாம் தெரிந்து கொள்ளலாம். ஆன்ட்டிஆக்சிடென்ட் ஊட்டச்சத்து மாத்திரைகளை உட்கொள்ளும்படி நோயாளிகளை ஊக்கப்படுத்தப்படுவதற்கான சான்றுகள் தேவையான அளவு இருப்பதாக நான் நம்புகின்றேன். மேலும் இந்த ஆன்ட்டிஆக்சிடென்ட் ஊட்டச்சத்து மாத்திரைகள் கண்புரை அதிகமான அளவு தோன்றுவதைக் குறைப்பதற்கான, குறைந்த செலவில் கிடைக்கும் ஒன்றாகும்.

## மேக்குலார் சிதைவு நோய்

அமெரிக்காவில் அறுபது வயதுக்கு அதிகமான மக்களிடையே பார்வை இழப்பு ஏற்படுவதற்கு வயது தொடர்பான மேக்குலார் சிதைவு நோய் ஒரு முக்கியக் காரணமாகும். மேக்குலார் சிதைவு என்பது விழித்திரையின் முக்கியப் பகுதியான மேக்குலா என்ற பாகத்தின் சிதைதலாகும். இந்தப் பகுதியில்தான் ஒளியுணர் உயிரணுக்கள் அடர்ந்து அதிக அளவில் காணப்படும். மையப் பார்வைக்கு இப்பகுதிதான் பொறுப்பு. கண்ணின் இப்பகுதியின் திறன் குறையத் துவங்கும்போது நாம் மையப் பார்வையை இழக்கின்றோம். இது நமது பார்வையின் மிக முக்கியமான ஓர் அம்சமாகும். இந்நோயால் பாதிக்கப்பட்ட ஒருவர் நேரடியாக உங்களைப் பார்க்க விரும்பினால், அவரால் உங்கள் முகத்தை பார்க்க இயலாது, ஆனால் உங்களைச் சுற்றியுள்ள பொருட்களைப் பார்க்க முடியும்.

மேக்குலார் சிதைவில் இரு வெவ்வேறு வகைகள் காணப்படுகின்றன. ஈரமானது மற்றும் உலர்ந்தது. தொண்ணூறு விழுக்காட்டினர் உலர்ந்த வகையால் பாதிக்கப்பட்டுள்ளனர். மேக்குலார் சிதைவின் உலர்ந்த நிலைக்கு, நிரூபிக்கப்பட்ட எந்தவிதச் சிகிச்சையும் தற்போது கிடையாது.

மேக்குலார் சிதைவின் ஈர வகை, மையப் பார்வையை மிக விரைவாகக் குறைக்கின்றது, புதிய இரத்தக் குழாய்களைத் தோற்றுவிக்கின்றது, குழாய்களில் கசிவையும் ஏற்படுத்துகின்றது. மேக்குலார் சிதைவின் ஈர வகைக்கு லேசர் மூலம் சிகிச்சை அளிக்கப்படலாம். வீக்கம், கசிவு, மற்றும் விழித்திரைக்குள் இரத்தம் செல்லுதல் ஆகியவற்றைத் தோற்றுவிக்கும் புதிய குழாய்களின் உற்பத்தியைத் தாமதப்படுத்தவும், இந்தக் கசிவால் ஏற்படும் இரத்தப் போக்கை நிறுத்தவும் இச்சிகிச்சை உதவுகின்றது. இதைத் தொடர்ந்து விரைவாகப் பார்வை இழப்பு தோன்றுகின்றது.

'பிரிவென்ட் பிளைன்ட்னஸ் அமெரிக்கா' என்ற அமைப்பு, 1.4 கோடி அமெரிக்கர்கள் மேக்குலார் சிதைவு நோயால் பாதிக்கப்பட்டிருப்பதற்கான சான்றுகள் உள்ளதாகக் கூறுகின்றது. அமெரிக்காவில் எழுபத்தைந்து வயதுக்கு மேற்பட்டவர்களில், 30 விழுக்காட்டினர் மேக்குலார் சிதைவு நோயால் பாதிக்கப்பட்டிருப்பதாகவும், எஞ்சியுள்ளவர்களில் 23 விழுக்காட்டினர் ஐந்து வருடங்களுக்குள் மேக்குலார் சிதைவு நோயைத் தோற்றுவித்துக் கொள்வார்கள் என்றும் 'தி பீவர் டேம் ஐ ஸ்டடி' ஆய்வறிக்கை அறிவிக்கின்றது.

## விழித்திரையில் பாதிப்பு உண்டாகும் விதம்

வயது தொடர்பான மேக்குலார் சிதைவு தோன்றுவதற்கான உண்மையான காரணத்தை விளக்கப் பல ஆர்வமூட்டும் கருத்துக்களை அண்மைக் காலத்தில் பல ஆராய்ச்சியாளர்கள் கூறியுள்ளனர். இக்கோட்பாடுகள், விழிக்குள் நுழையும் ஒளி விழித்திரையின் மேக்குலா பகுதியில் குவிக்கப்படும்போது ஒளி உணர் உயிரணுக்களின் வெளிப் பகுதியில், எதிர்வினையாற்றும் மூலக்கூறுகளைக் குறிப்பிடத்தக்க அளவு தோற்றுவிப்பதாகக் கூறுகின்றன. இந்த எதிர்வினையாற்றும் மூலக்கூறுகளைச் சமன் செய்யப் போதிய அளவு ஆன்ட்டிஆக்சிடென்ட்டுகள் இல்லாவிடில் ஒளிஉணர் உயிரணுக்கள் பாதிக்கப்படுகின்றன. இந்த வகை ஆக்சிஜனேற்ற அழுத்தம் விழித்திரையின் வெளிப் பகுதியில் காணப்படும் அதிக அடர்வான பாலிஅன்சாச்சுரேட்டட் கொழுப்பையும், ஒளிஉணர் உயிரணுக்களையும் பாதிக்கின்றன.

எல்டிஎல் இரத்தக் கொழுப்பிற்கு ஆக்சிஜனேற்றத்தால் ஏற்படும் சேதத்தைப்போல், பாலிஅன்சாச்சுரேட்டட் கொழுப்பு ஆக்சிஜனேற்றத்தால் சேதப்படுத்தப்பட்டு

லிப்போபியூசின் என்ற பொருளைத் தோற்றுவிக்கின்றது. லிப்போபியூசின் என்பது கொழுப்பும் புரதமும் கலந்த ஒரு குழுப் பொருளாகும். இது விழித்திரையின் நிறமிகள் நிறைந்த எப்பித்தீலியப் பகுதியில் சேர்கின்றது. லிப்போபியூசின் விழித்திரைக்கு அதிகமான சேதத்தை ஏற்படுத்துகின்றது. சேதத்திற்கும், அதிக உணர்வுள்ள ஒளி உணர் உயிரணுக்கள் அழிவதற்கும் இதுதான் காரணம் என ஆராய்ச்சியாளர்கள் நம்புகின்றனர்.

இந்த நச்சுத்தன்மையுள்ள பொருட்கள் நிறமித் துகள்களைக் கொண்ட எப்பித்தீலியத்தில் குவிக்கப்பட்டு, பின்னர் டுரூசென் என்ற வடிவத்தில் கழிவு நீக்கம் செய்யப்படுகின்றது. ஒரு கண் வைத்தியரைப் பொறுத்தவரை, டுரூசென் தோன்றுதல், ஒரு நோயாளியிடம் வயது தொடர்பான மேக்குலார் சிதைவு தோன்றுவதற்கான முதல் அறிகுறியாகும். இந்த டுரூசென்கள் நிறமி உயிரணுக்களுக்கும் அவற்றிற்கு இரத்தத்தை வழங்கும் இரத்தக் குழாய்களுக்கும் இடையே குவிக்கப்படுவதால், ஒளி உணர் உயிரணுக்களுக்கு ஊட்டச்சத்துக்களின் பரிமாற்றம் தடுக்கப்படுகின்றது. இதனால் ஒளி உணர் உயிரணுக்கள் செயலாற்ற முடிவதில்லை. இது பார்வை இழப்பைத் தோற்றுவிக்கின்றது.

**ஒளி உணர் உயிரணுக்களுக்கு ஏற்படும் சேதம்**

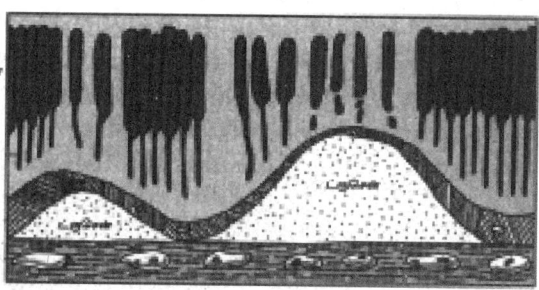

ட்ரூசென்னின் தோற்றம் கண்ணின் ஒளிஉணர் உயிரணுக்களை அவற்றிற்கு இரத்தம் வழங்கும் குழாய்களிலிருந்து பிரிக்கின்றது. இதன் விளைவாகப் பார்வை இழப்பு ஏற்படுகின்றது.

# விழித்திரையில் எதிர்வினையாற்றும் மூலக்கூறுகள எப்படித் தோன்றுகின்றன?

நான் முன்பே கூறியபடி விழித்திரையில் காணப்படும் நிறமிகளும், ஒளி உணர் உயிரணுக்களும் ஒளியை உட்கிரகிக்கும்போது, எதிர்வினையாற்றும் மூலக்கூறுகள் தோன்றுகின்றன. அதிக சக்தியுள்ள புறஊதா ஒளியும், பார்க்கக்கூடிய நீல ஒளியும், கண்ணின் விழித்திரையின் எதிரியான எதிர்வினையாற்றும் மூலக்கூறுகளைத் தோற்றுவிக்கக் கூடியவையாகும். நீங்கள் கற்பனை செய்வதுபோல் அதிக நாட்களாக அதிக சக்தியுள்ள வெளிச்சத்தில் இருப்பவர்களுக்கு, குறிப்பிடத்தக்க அளவு வயது தொடர்பான மேக்குலார் சிதைவு தோன்றுவதற்கான ஆபத்து உள்ளது. நமக்கு வயது அதிகமாகும்போது, அதிக சக்தியுள்ள ஒளி அலைகளினால் தோன்றும் எதிர்வினையாற்றும் மூலக்கூறுகளிடமிருந்து நம்மைப் பாதுகாக்கும் ஆன்ட்டிஆக்சிடென்ட் பாதுகாப்பு அமைப்பு குறிப்பிடத்தக்க அளவு குறைவதாக ஆய்வுகள் கூறுகின்றன. ஆன்ட்டிஆக்சிடென்ட்டுகளுக்கும் எதிர்வினையாற்றும் மூலக்கூறுகளுக்கும் இடையே நமது உடல் உருவாக்கும் சமநிலையை இது பாதிக்கின்றது. இதனால் கண்ணின் விழித்திரை அதிக அளவு சேதப்படுத்தப்படுகின்றது.

மேக்குலார் சிதைவு இல்லாதவர்களுடன் ஒப்பிட்டு பார்க்கும்போது, மேக்குலார் சிதைவு உள்ளவர்களில் துத்தநாகம், செலீனியம், வைட்டமின் 'சி', கரோட்டினாய்டுகள் மற்றும் வைட்டமின் 'இ' ஆகியவை குறைந்த அளவுகளே காணப்படுகின்றன என்பதைப் பல ஆய்வுகள் சுட்டிக்காட்டுகின்றன. தனித்தனியான ஊட்டச்சத்துக்களுடன் ஊட்டச்சத்துப் பொருட்களையும் கொடுத்து, அவை வயது தொடர்பான மேக்குலார் சிதைவு நோயை முன்னேற்றமடையச் செய்கின்றனவா அல்லது அந்நோய் உருவாவதைத் தாமதப்படுத்துகின்றனவா என்பதை மருத்துவ ஆய்வுகள் சோதித்துப் பார்த்தன. பின்வருவன, அந்த ஆய்வுகளில் கிடைத்த முடிவுகளின் சுருக்கமான பகுதிகளாகும்.

## கரோட்டினாய்டுகள்

"ரே, இந்தக் கேரட்டுகளைச் சாப்பிடு. அவை உன் கண்களுக்கு நல்லது," என்று என் தாயார் என்னைக் கட்டாயப்படுத்தியது இன்னும் என் காதுகளில் ஒலிக்கின்றது.

உங்கள் பெற்றோர்கள் எப்போதாவது கேரட் உண்ணும்படி உங்களிடம் கூறியிருக்கின்றார்களா? கேரட்டில் உள்ள பீட்டா கரோட்டின், நல்ல கண்பார்வைக்கும், இரவில் பார்ப்பதற்கும் அவசியமான ஒன்று என டாக்டர்கள் அப்போது நம்பினார்கள். இது ஓரளவு உண்மையாகும். ஆனால், உடலில் காணப்படும்

முக்கியமான ஒரு டஜன் கரோட்டினாய்டுகளில் பீட்டா கரோட்டின் ஒரு கரோட்டினாய்டு மட்டும்தான். உண்மையில், சோளம், பச்சை இலைகளைக் கொண்ட காய்கள், மற்றும் பச்சைக் கீரைகள் ஆகியவற்றை முக்கியமாக உண்ண வேண்டும். ஏனென்றால் அவற்றில் அதிக அளவு லூடின் மற்றும் சியாசாந்தைன் கரோட்டினாய்டுகள் உள்ளன.

லூடின் மற்றும் சியாசாந்தைன் ஆகியவை மஞ்சள் நிறமுடையவையாக இருப்பதால் அவை கண்ணுக்குத் தெரியும் ஒளியில் உள்ள நீல ஒளிப் பகுதியை உட்கிரகிக்கின்றன. நீல ஒளி அதிக சக்தியுள்ளது. இது கண்ணின் லென்சையும், விழித்திரையையும் சேதப்பபடுத்தக்கூடிய முக்கியமான ஒன்றாகும். இந்த இரு ஊட்டச்சத்துக்களும் லென்சிலும் மேக்குலாவிலிலும் காணப்பட்டால், நமது கண்கள் நீல ஒளியை உட்கிரகித்து ஆக்சிஜனேற்ற அழுத்தத்தைக் குறைக்கின்றன. அவை நம் உடலுக்குள் இருக்கும், சூரிய ஒளியைக் குறைக்கும் கருப்புக் கண்ணாடிபோல் செயல்படுகின்றன. தீங்கு விளைவிக்கக்கூடிய, அதிக சக்தி வாய்ந்த ஒளியைத் தடுத்து, எதிர்வினையாற்றும் மூலக்கூறுகளின் எண்ணிக்கையை அவை குறைக்கின்றன. இந்த ஊட்டப் பொருட்கள், திறன் மிக்க ஆன்ட்டிஆக்சிடென்ட்டுகள் ஆகும். அதனால் கண்ணின் இந்தப் பகுதியில் ஏதாவது எதிர்வினையாற்றும் மூலக்கூறுகள் இருந்தால் அவற்றைச் சமன் செய்யத் துணை புரிகின்றன.

## லூடின் கண்களைப் பாதுகாக்க உதவுகின்றது

உணவுடன் லூடினையும், சியாசாந்தைனையும் உட்கொண்ட நோயாளிகளிடம் இந்த ஊட்டச்சத்துக்களின் இரத்த அளவுகள் அதிகரிப்பதோடு மட்டுமல்லாமல், கண்ணுக்கு உள்ளாகவும் அவற்றின் அளவுகள் குறிப்பிடத்தக்க அளவு அதிகரிக்கின்றன. மேக்குலாவில் காணப்படும் நிறமிகள் விழித்திரையைச் சேதத்திலிருந்து பாதுகாக்கின்றன. இந்த நிறமிகள் 20—40 விழுக்காடுகள் அதிகரித்ததாக இந்த ஆய்வுகள் கூறுகின்றன. அதே நேரத்தில் மேக்குலா பகுதியில் உள்ள ஒளியுணர் உயிரணுக்களுக்கு எடுத்துச் செல்லப்பட்ட நீல ஒளியும் மேக்குலார் நிறமிகளும் 40 விழுக்காடுகள் குறைந்தன.

'தி ஜர்னல் ஆஃப் அமெரிக்கன் மெடிக்கல் அசோசியேஷன்' தன்னுடைய 1994ம் ஆண்டு நவம்பர் 9ம் நாளிட்ட இதழில், அதிக அளவு மஞ்சள் நிற ஊட்டச்சத்துக்களான லூடின், சியாசாந்தைன் ஆகியவற்றை

உணவுடன் உட்கொண்ட நோயாளிகளில் வயது தொடர்பான மேக்குலார் சிதைவு தோன்றும் வாய்ப்பு, மஞ்சள் நிற ஊட்டச்சத்துக்களை உட்கொள்ளாதவர்களை விட 43 விழுக்காடு குறைவாகக் காணப்பட்டதாக அறிவித்தது. ஆனால் அதிக அளவுகள் பீட்டா கரோட்டின் உள்ள நோயாளிகளில் மேலே கூறப்பட்ட விளைவுகள் எதுவும் தெளிவாகத் தெரியவில்லை. கண்ணின் மேக்குலா பகுதியில் குறிப்பாகச் சேமிக்கப்படும் கரோட்டினாய்டுகள், லுட்டினும், சியாசாந்தைனும் மட்டுமேயாகும். இனிப்பு சேர்க்கப்பட்டக் கேரட்டிலுள்ள பீட்டா கரோட்டின் உண்ணுவதற்கு ஆரோக்கியமான உணவானாலும், அது வயது தொடர்பான மேக்குலார் சிதைவு தோன்றும் ஆபத்தைக் குறைப்பதில்லை.

## வைட்டமின் 'சி'

வைட்டமின் 'சி' அளவுகள் குறைவாக உள்ளவர்களில் வயது தொடர்பான மேக்குலார் சிதைவு தோன்றும் அபாயம் மிக அதிகமாக உள்ளது. கண்ணின் உள்ளே உள்ள அக்குவஸ் திரவத்தில் வைட்டமின் 'சி' அதிக அடர்த்தியுடன் செரிவாகக் காணப்படுகின்றது. இது விழித்திரைக்கு மிகவும் முக்கியமான ஆன்ட்டிஆக்சிடென்ட்டாகும். வைட்டமின் 'சி' யை ஊட்டச்சத்துப் பொருளாக உட்கொள்ளுதல் வயது தொடர்பான மேக்குலார் சிதைவு தோன்றுவதைத் தாமதிக்கின்றது. வைட்டமின் 'இ'யையும், திறன் வாய்ந்த ஆன்ட்டிஆக்சிடென்ட்டான குளூட்டத்தியோனையும் மீண்டும் தோற்றுவிக்கும் திறன் வைட்டமின் 'சி'க்கு உள்ளது.

## வைட்டமின் 'இ'

வயது தொடர்பான மேக்குலார் சிதைவு நோயாளிகள், மேக்குலா பகுதியில் குறைந்த அளவு வைட்டமின் 'இ'யை உடையவர்களாக இருக்கின்றனர். இப்பகுதியில் அதிக சக்தியுள்ள ஒளி எதிர்வினையாற்றும் மூலக்கூறுகளை அதிகமாகத் தோற்றுவிப்பதால் ஒளியுணர் உயிரணுக்களைச் சேதப்படுத்துகின்றன. வைட்டமின் 'இ' கண்ணுக்கு உள்ளே காணப்படும் முக்கியமான ஒன்றல்ல என்றாலும், அது மிகவும் முக்கியத்துவம் உள்ள ஒன்றாகும். ஒரு நோயாளி உணவோடு வைட்டமின் 'இ'யைக் கூட்டுப் பொருளாக உட்கொண்டால் அவர் வயது தொடர்பான மேக்குலார் சிதைவுக்கு எதிரான பாதுகாப்பை அளிக்கலாம்.

## துணைநொதி கியு10

ஏழாவது அத்தியாயத்தில் இதயத் தசை நோய் பற்றி விவாதித்தபோது துணைநொதி கியு10 பற்றியும் விவாதித்ததால் நீங்கள் இப்போது அதைப் பற்றி நன்கு அறிந்திருப்பீர்கள். துணைநொதி கியு10 ஒரு சக்திமிக்கக் கொழுப்பில் கரையக்கூடிய ஆன்ட்டி ஆக்சிடென்ட்டாகும். இந்த ஊட்டப்பொருள் உடல் முழுவதும் காணப்படும் கொழுப்பைப் பாதுகாப்பதாகக் கண்டறியப்பட்டுள்ளது. பெரும்பாலான பகுதி கொழுப்பினால் ஆக்கப்பட்டக் கண்ணின் விழித்திரை இதற்கு விதி விலக்கல்ல. வயது தொடர்பான மேக்குலார் சிதைவால் பாதிக்கப்பட்ட நோயாளிகளில் துணைநொதி கியு10 குறிப்பிடத்தக்க அளவு குறைவாக காணப்படுகின்றது. சாதாரணமான அளவு துணைநொதி கியு10 உடையவர்கள் அதிகமான எதிர்வினையாற்றும் மூலக்கூறுகளால் ஏற்படும் ஆக்சிஜனேற்றச் சேதத்தை எதிர்த்துத் தடை செய்யும் திறன் அதிகம் பெற்றவர்களாகக் காணப்பட்டனர். வயது தொடர்பான மேக்குலார் சிதைவு பற்றிய ஆராய்ச்சிகளில் துணைநொதி கியு10 புதிதான ஒன்றாகும். மேலும், அதன் விளைவுகள் நம்பிக்கையூட்டுபவையாக உள்ளன.

## குளூட்டத்தியோன்

குளூட்டத்தியோன் என்பது உடலின் ஒவ்வோர் உயிரணுவினுள்ளும் காணப்படும் மிகச் சக்தி வாய்ந்த ஆன்ட்டி ஆக்சிடென்ட் ஆகும். மிக முக்கியமாக, இது கண்ணின் லென்சுக்கு உள்ளாகவும், விழித்திரையின் நிறமிகளிலும், ஒளியுணர் உயிரணுக்களிலும் காணப்படும் முக்கியப் பொருளாகும். நமக்கு வயது அதிகரிக்கும்போது குளூட்டத்தியோனின் அளவு குறைவதாக ஆய்வுகள் சுட்டிக்காட்டுகின்றன. நமக்கு வயதாகும்போது கண்ணில் நோய்கள் அதிகரிப்பதற்கும் மேற்கூறிய உண்மைக்கும் முக்கியத் தொடர்பு இருப்பது தெரிகின்றது. கண்ணின் லென்சிலும் விழித்திரையிலும் இந்த மிக முக்கியமான ஆன்ட்டி ஆக்சிடென்டின் அளவை அதிகரிக்கப் பல ஆய்வுகள் மூலம் முயற்சிகள் மேற்கொள்ளப்பட்டன.

உணவு மூலம் கிடைக்கும் குளூட்டத்தியோனை நமது உடல் மிகவும் குறைவாக உட்கிரகிக்கின்றது என்ற உண்மை ஆராய்ச்சியாளர்களிடையே நன்கு அறியப்பட்ட ஒன்றாகும். எனவே இந்த முறையில் உயிரணுக்களில் காணப்படும் குளூட்டத்தியோன் அளவுகளை அதிகரிப்பது இயலாத ஒன்றாகும். உயிரணுவின் உள்ளே குளூட்டத்தியோன் அளவுகளை அதிகரிப்பதற்கான சிறந்த வழி, உடல் தனக்குத் தேவையான குளூட்டத்தியோனைத் தோற்றுவித்துக் கொள்ள அடிப்படைத்

தேவையான ஊட்டச்சத்துக்களை அதற்கு நாம் வழங்க வேண்டும். உடலுக்குத் தேவையான மிகத் திறன் வாய்ந்த இயற்கைப் பாதுகாப்பு அமைப்பைத் தோற்றுவிக்க அதற்குத் தேவையான ஊட்டச்சத்துக்கள் செலீனியம், வைட்டமின் பி6, என்—அசிடில்—எல்—சிஸ்டைன் மற்றும் நியாசின் ஆகியவையாகும்.

உயிரணுவின் ஊட்டம் பற்றி நீங்கள் அதிகமாகக் கற்கும்போது இந்த மூல ஊட்டச்சத்துக்களை உயிரணுவுக்கு அளிப்பதன் முக்கியத்துவம் பற்றி நீங்கள் உணர்ந்து கொள்வீர்கள். குறிப்பிட்ட இந்த நிகழ்வில், ஆல்ஃபா—லிப்போயிக் அமிலமும் வைட்டமின் 'சி'யும் மிக முக்கியமானவை ஆகும். ஏனென்றால், குளூட்டத்தியோனை மீண்டும் தோற்றுவிக்கும் திறன் அவை இரண்டிற்கும் உள்ளது. உயிரணுவுக்கு உள்ளாக குளூட்த்தியோனின் அளவை அதிகரிப்பது கடினமாதலால் இந்த ஊட்டச்சத்துக்கள், ஊட்டச்சத்துப் பொருட்களாக உயிரணுவில் இருக்க வேண்டும். அதனால் குளூட்டத்தியோன் மீண்டும் மீண்டும் பயன்படுத்தப்படலாம்.

ஒளியுணர் உயிரணுக்களும், விழித்திரை நிறமி உயிரணுக்களும் சுமாரான அளவில் ஆன்ட்டிஆக்சிடென்ட்டுகளைக் கொண்டிருந்தால், இந்த உயிரணுக்களை ஆக்சிஜனேற்றச் சிதைவிலிருந்து அவற்றால் நன்கு பாதுகாக்க முடிவதாக ஆராய்ச்சியாளர்கள் செயல்முறைகள் மூலம் விளக்கியுள்ளனர். குளூட்டத்தியோன் அளவு அதிகமாக இருக்கும்போது கண்ணின் லென்சும் ஆக்சிஜனேற்றச் சேதத்திற்கு எதிராக நன்கு பாதுகாக்கப்படுகின்றது.

## துத்தநாகமும் செலீனியமும்

துத்தநாகமும், செலீனியமும் நமது ஆன்ட்டிஆக்சிடென்ட் அமைப்புக்குத் தேவையான முக்கியமான தாதுப்பொருட்களாகும். காட்டலேஸ் ஆன்ட்டிஆக்சிடென்ட் பாதுகாப்பு அமைப்பு நன்கு செயல்பட, துத்தநாகம் முக்கியமாகத் தேவைப்படும் ஒன்றாகும். குளூட்டத்தியோன் பெர்ஆக்சிடேஸ் அமைப்பிற்கு செலீனியம் அத்தியாவசியமான ஒன்றாகும். இந்த இரு ஆன்ட்டிஆக்சிடென்ட் பாதுகாப்பு அமைப்புகளும் கண்ணில் தோற்றுவிக்கப்படும் எதிர்வினையாற்றும் மூலக்கூறுகளுக்கு எதிரான போராட்டத்தில் மிகவும் அவசியமான பொருட்களாகும். இந்த இரு தாதுப்பொருட்களும் போதுமான அளவு இல்லாவிடில், மேற்கூறிய இரண்டு பாதுகாப்பு அமைப்புகளும் அவற்றின் உச்சபட்ச அளவில் செயல்பட இயலாது. இந்தப் பொருள்கள் ஊட்டச்சத்துப் பொருட்களாக, அதிலும் சிறப்பாக, துத்தநாகம் அளிக்கப்படும்போது, வயது தொடர்பான மேக்குலார் சிதைவு ஓரளவு சமன்படுத்தப்பட்டுப் பின்னர் முன்னேற்றமடையலாம்.

## ஃபாயியின் கதை

எனது நெடுநாளைய நோயாளிகளில் ஒருவரான ஃபாயி தனது கணவருடன் ஒரு மருத்துவச் சோதனைக்காக என்னிடம் வந்தாள். அந்த வருகையின்போது, தான் மேக்குலார் சிதைவினால் பாதிக்கப்பட்டிருப்பதாக டாக்டர்கள் தன்னிடம் அண்மையில் கூறியதாக அவள் என்னிடம் தெரிவித்தாள்.

குடும்பத்தினரைப் பார்ப்பதற்காக டெக்சாஸுக்கு பயணம் செய்து கொண்டிருந்தபோது அவளால் எதையும் தெளிவாகப் பார்க்க முடியவில்லை என்பதைக் கண்டாள். அவள் தனது மூக்குக் கண்ணாடியை மீண்டும் மீண்டும் துடைத்துப் போட்டுப் பார்த்தபோதும் அவளால் சரியாகப் பார்க்க முடியவில்லை. அந்த நேரத்தில் அவள் தனது மூக்குக் கண்ணாடியை மாற்ற வேண்டும் என முடிவு செய்தாள். டெக்சாஸிலிருந்து வீடு திரும்பிய பின்னர், அவள் தன் கண் டாக்டரைப் பார்க்கச் சென்றாள். அவர் எல்லாம் சரியாக இருப்பதாகக் கூறிவிட்டார்.

ஆனால் ஃபாயியின் பார்வை மோசமானது. தேவாலயத்திற்கு அவள் சென்றபோது அங்குள்ள பாடல் குழுவினரின் முகங்களை அவளால் அடையாளம் காண முடியவில்லை. மிகவும் கவலையுற்ற அவள், அங்கிருந்த விழித்திரை நோய் நிபுணரான ஒரு கண் டாக்டரைக் கலந்தாலோசிக்கச் சென்றாள். அவர் அவளைப் பரிசோதித்துப் பார்த்த உடனேயே அவளுக்கு மேக்குலார் சிதைவு இருப்பதாகக் கண்டறிந்தார். ஏற்கனவே ஃபாயி தனது இடது கண்ணில் ஓரளவு பார்வையை இழந்திருந்தாள். அவளுக்கு ஈர வகை மேக்குலார் சிதைவு இருப்பதாக அந்த டாக்டர் கூறினார். தொடர்ந்து கவனித்து அவளுக்குச் சிகிச்சை அளிக்க வேண்டும். லேசர் கதிர்ச் சிகிச்சைகூட அவளுக்குத் தேவைப்படலாம்.

மேக்குலார் சிதைவு பற்றிய எனது ஆய்வுகள் பற்றியும், என்னுடைய நோயாளிகளில் பலர் ஊட்டச்சத்துப் பொருட்களை உட்கொண்டு எப்படி உண்மையிலேயே தங்களது பார்வையில் முன்னேற்றம் கண்டனர் என்பது பற்றியும் நான் ஃபாயியிடம் கூறினேன். அவள் அந்தச் சிகிச்சையைத் தானும் பின்பற்ற விரும்புவதாகக் கூறினாள். எனவே நான் அவளுக்கு ஊட்டச்சத்துச் சிகிச்சையைத் துவங்கினேன்.

இரண்டு மாதங்களுக்குள், தனது பார்வையில் குறிப்பிடத்தக்க முன்னேற்றம் ஏற்பட்டுள்ளதாகவும், அது ஏற்கனவே இருந்த தனது சாதாரணப் பார்வையின் அளவை எட்டிவிட்டதாகவும் அவள் கூறினாள். இப்போது அவளால் பாடல் குழுவில் உள்ளவர்களது முகத்தைப் பார்க்க முடிந்தது.

இந்தக் கதை ஐந்து வருடங்களுக்கு முன்னர் நடந்தது. ஃபாயி தொடர்ந்து ஊட்டச்சத்துப் பொருட்களை உட்கொண்டாள். அவளது பார்வை ஒரே சீராக இருந்தது. அவள் சில மாதங்களுக்கு ஒருமுறை தனது கண் டாக்டரைப் பார்த்து வந்தாள். அவளுக்கு

லேசர் அறுவைச் சிகிச்சை தேவையில்லை என அவளது டாக்டர் கூறிவிட்டார். அவளது கண்கள் அழகாக இருப்பதாக அவளது டாக்டர் கூறினார்.

## உங்கள் கண்களைக் கண்புரை நோயிலிருந்தும் மேக்குலா சிதைவு நோயிலிருந்தும் பாதுகாத்தல்

ஏராளமான தொழில்நுட்பத் தகவல்களை நான் உங்களுடன் பகிர்ந்து கொண்டுள்ளேன். கண்நோயைத் தவிர்ப்பதற்காக ஊட்டச்சத்துக்களை உணவுடன் சேர்த்து உண்ண வேண்டும் என்பதற்கான மருத்துவச் சான்றுகளை உங்களுக்கு அறிவிப்பதற்காகத்தான் நான் அவ்வாறு செய்தேன். முன்னமே கண்புரைநோய் மற்றும் மேக்குலார் சிதைவு உள்ளவர்களுக்கும், அதனைத் தாமதிக்க விரும்புபவர்களுக்கும் இந்தப் பரிந்துரைகள் பொருந்தும். ஆனால், "இவை அனைத்தையும் நான் எப்படி நடைமுறைப்படுத்தப் போகின்றேன்?" என்று நீங்கள் யோசிக்கக்கூடும்.

எனது மருத்துவத் தொழிலில் நான் மேக்குலார் சிதைவு நோயாளிகளிடம் மிகவும் கண்டிப்புடன் இருப்பேன். ஏனென்றால் ஆக்சிஜனேற்ற அழுத்தத்தால் ஏற்கனவே ஏற்பட்டுள்ள சேதத்தை முறித்து, அதை மீண்டும் பழைய நல்ல நிலைக்குக் கொண்டு செல்ல முடியுமா என நான் பார்க்க விரும்புகின்றேன். நான் சிகிச்சை அளித்து வரும் பன்னிரண்டுக்கும் மேற்பட்ட மேக்குலார் சிதைவு நோயாளிகள் எனது பரிந்துரைகளைப் பின்பற்றியதால் அவர்களது பார்வையில் நல்ல முன்னேற்றம் ஏற்பட்டுள்ளதாக அவர்களது கண் டாக்டர்கள் பதிவு செய்துள்ளனர்.

முதலில், நமது கண்களைச் சூரிய ஒளிக் கதிர்களிலிருந்து வரும் அதிக சக்திக்கு எதிராகப் பாதுகாக்க வேண்டும். ஏனென்றால் நம் கண்களில் ஏற்படும் ஆக்சிஜனேற்ற அழுத்தத்துக்கு அதுதான் காரணம். ஓர் ஆரோக்கியமான இளைஞனின் கண்ணின் கார்னியாவும் லென்சும், விழித்திரையைப் பாதுகாத்து, புறஊதாக் கதிரொளியை உட்கிரகிக்கின்றன. ஆனால், அதிக சக்தியுள்ள, கண்ணுக்குத் தெரியும் நீல ஒளியைக் கார்னியாவும் லென்சும் தடை செய்வதோ உட்கிரகிப்பதோ இல்லை. நமக்கு வயதாகும்போது லென்ஸ் புறஊதாக் கதிர் ஒளியைக் கண்ணுக்கு உள்ளே அனுமதிப்பதால், விழித்திரையை இந்த ஆபத்திலிருந்து பாதுகாப்பதில்லை.

உங்கள் கண்களைப் பாதுகாக்க வேண்டுமென்றால் நீங்கள் சூரிய ஒளியிலிருந்து அதனைப் பாதுகாக்க வேண்டும். நமது உடல் கையாள வேண்டிய ஆக்சிஜனேற்ற அழுத்தத்தின் அளவை குறைப்பது மிகவும் முக்கியமாகும். நல்ல தரமான கறுப்புக் கண்ணாடிகளை வாங்க வேண்டும். அந்தக் கண்ணாடிகள்தான் எல்லாப் புறஊதாக்கதிர் ஒளியையும், கண்ணுக்குத் தெரியும் நீல

ஒளியையும் தடுத்து நம்மைப் பாதுகாக்கின்றது. இதன் பயன் என்னவென்றால், நீங்கள் அதிகமான எதிர்வினையாற்றும் மூலக்கூறுகளைச் சமன்படுத்த வேண்டியதில்லை.

ஆன்ட்டிஆக்சிடென்ட் பாதுகாப்பு அமைப்பு செயலிழக்கச் செய்யப்பட்டால், எல்லா அமைப்புகளும் செயலிழந்து விடுவதோடு, ஆக்சிஜனேற்ற அழுத்தமும் ஏற்படுகின்றது என்பதை, கண்களில் ஏற்படும் குறைபாடுகள் பற்றிய மருத்துவ ஆய்வுகள் சுட்டிக்காட்டுகின்றன. நேரடியான சூரிய ஒளியிலிருந்து நம் கண்களையும் முகத்தையும் பாதுகாப்பதற்கு நாம் முன்வர வேண்டும். திறந்த வெளியில் சூரிய ஒளி படும்படிப் பணியாற்றுபவர்களும், விளையாட்டுக்களில் பங்கேற்று அதிக நேரம் சூரிய ஒளியில் இருக்க வேண்டியவர்களும், தங்கள் கண்களைப் பாதுகாப்பதற்குத் தகுந்த கண்ணாடிகள் அணிய வேண்டும்.

இந்தச் சமன்பாட்டின் மற்றொரு பகுதி, நமது உடம்பின் இயற்கையான ஆன்ட்டிஆக்சிடென்ட் அமைப்பைப் பலப்படுத்துவதுதான். ஊட்டச்சத்துப் பொருட்களை உட்கொள்வதன் மூலம் நம்மால் இதனைச் செய்ய முடியும் என்று பல ஆய்வுகள் தெளிவாகக் காட்டுகின்றன. ஒரு குறிப்பிட்ட ஆய்வில் மேக்குலார் சிதைவு நோயாளிகள் 192 நபர்கள் ஆன்ட்டிஆக்சிடென்ட்டுகளை உட்கொண்டனர். 61 பேர் உட்கொள்ளவில்லை. ஆறு மாதங்களுக்கு பின்னர், ஊட்டச்சத்துப் பொருட்களை உட்கொண்டவர்களில் 87.5 விழுக்காட்டினரின் கண்பார்வை, ஆய்வின் ஆரம்பத்தில் காணப்பட்டதுபோலோ அல்லது அதைவிட நன்றாகவோ காணப்பட்டது. ஊட்டச்சத்துப் பொருள் உட்கொள்ளாதவர்களில் 59 விழுக்காட்டினரின் கண்பார்வை மட்டுமே ஆய்வின் ஆரம்பத்தில் காணப்பட்டதுபோலோ அல்லது அதைவிட நன்றாகவோ காணப்பட்டது.

எதற்காக ஆன்ட்டிஆக்சிடென்ட்டுகளை உட்கொள்ள வேண்டும் என்பது பற்றி நான் மீண்டும் பதினேழாவது அத்தியாயத்தில் கூறுகின்றேன்.

\* \* \*

இரண்டு ஆண்டுகளுக்கு முன்னர், ஒரு கண் டாக்டர் என்னை ஓர் உணவகத்தில் சந்தித்தார். அவர் என்னிடம், "மேக்குலார் சிதைவால் பாதிக்கப்பட்ட உங்கள் நோயாளிகளுக்கு நீங்கள் பரிந்துரை செய்யும் ஊட்டச்சத்து மாத்திரைகள் என்ன?" என்று கேட்டார். மேலும் தொடர்ந்து, "நான் அப்போதுதான் காலையில் எனது அலுவலகத்தில் ஒரு பெண்ணைப் பார்த்தேன். அவரது பார்வைத் திறன் 20:100லிருந்து 20:40ஆக இரு கண்களிலும்

மாறிவிட்டது. மேக்குலார் சிதைவு காணப்பட்ட நோயாளிகளில் இதற்கு முன்னர் நான் இதுபோன்ற நிகழ்வைப் பார்த்ததில்லை," எனக் கூறினார்.

நான் இந்தப் பகுதியில் கூறிய கருத்துக்களை அவரிடம் கூறினேன். அந்தக் கண் டாக்டர் தனது காரின் கதவைத் திறந்தவாறே ஒரு கண் சிமிட்டலுடனும் புன்னகையுடனும் என்னைப் பார்த்து, "நீங்கள் வேண்டுமானால் மேக்குலார் சிதைவுள்ள நோயாளிகளுக்கு உதவுங்கள். ஆனால் கண்புரை நோயுள்ளவர்களை எங்களிடம் விட்டுவிடுங்கள். நாங்கள் அறுவைச் சிகிச்சை மூலம் அவர்களுக்கு உதவத் தயாராக உள்ளோம்," எனக் கூறினார்.

அவர் வேடிக்கையாகப் பேசுகிறார் என எனக்குத் தெரியும். ஊட்டச்சத்து மாத்திரைகள்மீது அவருக்கிருந்த ஆர்வத்தை நான் பாராட்டினேன். கண்புரை நோய்க்கும், மேக்குலார் சிதைவுக்கும் ஆக்சிஜனேற்ற அழுத்தமே அடிப்படைக் காரணமாதலால், நாம் ஊட்டச்சத்துப் பொருட்களைக் கொடுக்க வேண்டும் என நான் நம்புகின்றேன். ஏனென்றால் வயது தொடர்பான மேக்குலார் சிதைவுக்கு நன்மை பயக்கும் திறனுடைய சிகிச்சை முறைகள் வேறு எதுவும் இல்லை. இதனால் பல நோயாளிகள் கண்புரை அறுவைச் சிகிச்சை செய்து கொள்வதை முற்றிலும் தவிர்த்துவிடலாம். இதுபோன்ற ஓர் எளிய தீர்வு இதைவிட நல்ல விளைவுகளைத் தோற்றுவிக்குமா?

# 10

# நோய்த் தடுப்பாற்றலில் ஏற்படுகின்ற பாதிப்புகள்

ஆறு குழந்தைகளில் கடைசியானவன் என்பதால் மற்றவர்களுடன் போட்டியிட மார்க் மிகவும் வலுவாக இருக்க வேண்டிய தேவை இருந்தது. அவன் ஓர் ஆரோக்கியமான சிறுவன். பந்து விளையாடுவதை அவன் மிகவும் விரும்பினான். பல விளையாட்டுக்களில் அவன் பங்கேற்றான். அவனுக்கு மிகவும் பிடித்த விளையாட்டு கால்பந்தாகும்.

மார்க்குக்குப் பன்னிரண்டு வயதாக இருந்தபோது ஒருநாள், கால்பந்து விளையாட்டில் தீவிரமாக ஈடுபட்டிருந்தான். அவன் ஓடிக் கொண்டிருக்கும்போது அவனுக்கு வலிப்பு ஏற்பட்டது. சிறிது நேரத்தில் அவன் கடுமையான வயிற்று வலியால் சுருண்டு படுத்தான். வலியும் தசைப் பிடிப்பும் அடுத்த சில நாட்களுக்கு நீடித்தன. அதோடு வாந்தியும் வயிற்றுப் போக்கும் ஏற்பட்டது. சாதாரண மருந்துகளுக்கு அவனது நோய் கட்டுப்படாததால் அவனது பெற்றோர் அவனை அவசரச் சிகிச்சைப் பிரிவிற்கு இட்டுச் சென்றனர். அங்கு அவனுக்குக் குடல்வால் அழற்சி நோய் இருப்பது கண்டுபிடிக்கப்பட்டது. சிறிய அறுவைச் சிகிச்சைக்குப் பின் குணமடைந்து மருத்துவமனையைவிட்டு வெளியே வந்தான்.

வீட்டில் அதிக நாட்கள் அவன் தங்கவில்லை. ஒரே நாளைக்குள், அதிகரித்த வயிற்று வலியுடன் அவன் மீண்டும் மருத்துவமனைக்கு வந்தான். அதோடு, இரத்தம் கலந்த வயிற்றுப் போக்கும் வாந்தியும் ஏற்பட்டது. அறுவைச் சிகிச்சைக்கு முன்னால் காணப்பட்டதைவிட மார்க் இப்போது மிகவும் நோயுற்றவனாகக் காணப்பட்டான்.

அந்தச் சிறுவன் மீண்டும் மருத்துவமனையில் சேர்க்கப்பட்டான். அதைக் கண்டு அங்கிருந்த டாக்டர்கள் குழம்பினர். அவர்கள் மார்க்கை லோமா விண்டா மருத்துவப் பல்கலைக்கழக மருத்துவ மையத்தில் உள்ள, குழந்தைகள் சிறுகுடல் இரைப்பை நோய்ப் பிரிவுக்கு அனுப்பினார்கள். அங்கிருந்த டாக்டர்கள் அவனைக் குழந்தைகள் தீவிர சிகிச்சைப் பிரிவில் சேர்த்தனர். அடுத்த நாள் அவர்கள் கோலோனோஸ்கோப்பி என்ற சோதனையையும், இரைப்பைப் பெருங்குடல் பகுதிகளில் பயாப்சி சோதனைகளையும் செய்தனர்.

அவனுடைய பெற்றோர்கள் தொலைக்காட்சி மூலம் இந்தச் சிகிச்சைகளைக் கண்டபோது அவர்களால் அதனை நம்ப முடியவில்லை. மார்க்கின் குடல் பகுதி, மேடுபள்ளமாகக் காணப்படும் ஒரு தெருவின் பரப்பைப்போல் காணப்பட்டதாக அவர்கள் பின்னர் என்னிடம் விளக்கினார்கள். மார்க்குக்கு சுயநோய் எதிர்ப்பு நோயான க்ரோன் நோயும், அதோடு இரண்டாம் நிலை பாக்டீரியா தொற்றான சி.டிஃபிசைல்லும் காணப்படுவதாக லோமா விண்டாவைச் சேர்ந்த டாக்டர்கள் அறிந்தனர்.

மார்க் கடுமையான வலியாலும் எரிச்சலினாலும் அவதிப்பட்டான். அவனுடைய டாக்டர்கள் 200 மில்லிகிராம் பிரெட்னிசோனும் ஆன்ட்டிபயாட்டிக் மருந்தும், வலியைக் குறைப்பதற்கான மருந்தும் கொடுத்தனர். அவர்கள் அறுவைச் சிகிச்சை நிபுணர்களுடன் கலந்தாலோசித்தனர். மார்க்கின் குடல் பகுதியில் பெரும் பகுதியை நீக்க வேண்டுமா என்பது பற்றி விவாதித்தனர். ஆனால் அவர்கள் சில வாரங்கள் பொறுத்திருந்து மார்க்கின் முன்னேற்றத்தைக் கூர்ந்து பார்க்க விரும்பினர்.

மார்க் மெதுவாக முன்னேற்றமடைந்தான். மீண்டும் செய்யப்பட்ட கோலோனோஸ்கோப்பி, நோய்த் தொற்று தெளிவாகிவிட்டதைக் காட்டியது. இது க்ரோன் நோயின் குடல் புண் போன்ற தோற்றத்தைத் தெளிவாகக் காட்டியது. டாக்டர்கள் மார்க்கின் பெற்றோரைச் சந்தித்து, இது ஓர் ஆட்டோஇம்மியூன் நோய் என்றும், குணப்படுத்துவது இயலாது என்றும் அவர்களிடம் தெரிவித்தனர். ஏதோ ஒரு காரணத்தால் மார்க்கின் நோய் எதிர்ப்பு அமைப்பு அவனது குடல் பகுதிகளைத் தாக்கத் துவங்கியதால் அதிகமான அழற்சியும் சிதைவும் உண்டாக்கப்பட்டது என அவர்கள் கூறினர். டாக்டர்கள் குழு மார்க்கிற்கு ஒரு வேதியல் மருத்துவ மருந்தான இமுரன் என்ற மருந்தைக் கொடுக்க விரும்பியது. அவன் ஏற்கனவே அதிக அளவு பிரட்னிசோனும், வலியைக் குறைப்பதற்கான மருந்தும் எடுத்துக் கொண்டிருந்தான். மார்க் இமுரன் மருந்தை உட்கொள்ளத் தொடங்கினான். ஆறு வாரங்கள் மருத்துவமனையில் இருந்த பின்னர், மருத்துவமனையிலிருந்து அவன் உற்சாகமாக வெளியே வந்தான். மீண்டும் அவன் தன் வீட்டில் மிகக் குறைந்த நாட்களே இருந்தான்.

ஒரு வாரத்திற்குள் மார்க்குக்கு வயிற்றுவலி மிக அதிகமாக இருந்ததால் மீண்டும் மருத்துவமனையில் சேர்க்கப்பட்டான்.

டாக்டர்கள் பொதுவாக ஆட்டோஇம்மியூன் நோய்கள் உள்ளவர்களுக்கு நோய் எதிர்ப்பு அமைப்பை அடக்குவதற்கான மருந்துகளைக் கொடுத்துத்தான் சிகிச்சை அளிப்பார்கள். உடம்பின் நோய் எதிர்ப்பு அமைப்பு அதைத் தாக்குவதால் அதனுடைய செயல்கள் அதிரடியாக அடக்கப்படும் என்பது ஒத்துக் கொள்ளக்கூடியதே. ஆனால் இந்த சக்தி வாய்ந்த மருந்துகளால் ஏற்படும் முக்கியமான பக்கவிளைவு என்னவென்றால், இயற்கையான ஆன்ட்டிஆக்சிடென்ட் பாதுகாப்பு அமைப்பை அவை முழுவதுமாக அழித்துவிடுகின்றன. மார்க்கின் க்ரோன் நோய் இறுதியாகக் கட்டுப்பாட்டுக்குள் வந்தது. ஆனால் திறன் குறைக்கப்பட்ட அவனது நோய் எதிர்ப்பு அமைப்பால், அவன் பல்வேறு தொற்று நோய்களின் தாக்குதல்களுக்கு உள்ளானான். சாதாரண ஜலதோஷம் நிமோனியாவாக மாறியது. சாதாரண புளூ காய்ச்சல் அவனைப் பல வாரங்களுக்குப் படுக்கையில் தள்ளியது. உண்மையிலேயே, கால்பந்து மைதானத்தில் முதன்முதலில் நோயுற்றக் காலத்திலிருந்து ஏழு முறை, கடுமையான தொற்று நோய்களுக்காக மருத்துவமனையில் அவன் அனுமதிக்கப்பட்டான். இந்த நேரத்தில்தான் நான் இந்தச் சிறுவனுடன் தொடர்பு கொண்டேன்.

சான்டியாகோவில் நான் பேசிய ஒரு பொதுக் கூட்டத்திற்கு வந்திருந்த மார்க்கின் தகப்பனார் என்னிடம் மருத்துவ ஆலோசனை கேட்டு என்னுடைய பரிந்துரை என்ன என்று கேட்டார். மார்க்குக்கு நான் சக்தி வாய்ந்த ஆன்ட்டிஆக்சிடென்ட்டும், தாதுப்பொருள் மாத்திரையும், அதிக அளவு திராட்சை விதைச் சாறும், துணை நோதி கியு10ம் கொடுப்பேன் என நான் அவரிடம் கூறினேன். அவனது உணவில் வேண்டிய அளவு தேவையான கொழுப்பு அமிலங்களும் அல்லது ஊட்டச் சேர்க்கையாக ப்ளாக்ஸ் சீட் எண்ணெய் அல்லது மீன் எண்ணெய் ஆகியவற்றையும் கொடுக்க வேண்டும் என்று நான் கூறினேன். இவை அனைத்தும் மார்க்கினுடைய இயற்கையான ஆன்ட்டிஆக்சிடென்ட் பாதுகாப்பு அமைப்பைத் தூண்டும்.

மார்க் மெதுவாக உடல்நல முன்னேற்றமடைய ஆரம்பித்தான். ஆனால் வயிற்று வலியால் இன்னும் அவதிப்பட்டான். மருந்துகளின் பக்கவிளைவினாலும் அவன் பாதிக்கப்பட்டான். அவனுக்கு பிரெட்னிசோன் கொடுப்பதை அவனது டாக்டர்கள் படிப்படியாக நிறுத்தினர். ஆனால் இமுரான் கொடுப்பதை நிறுத்தவில்லை. மார்க்கின் அன்னையும் தந்தையும் மீண்டும் என்னிடம் ஆலோசனை கேட்டனர். மார்க்கை ஒரு தனியார் குழந்தைநல இரைப்பை சிறுகுடல் நோய் நிபுணரிடம் இரண்டாவது முறையாகக் காட்டிக் கருத்துக் கேட்கும்படி நான் அவர்களிடம் கூறினேன்.

இமுரானின் பக்க விளைவுகள் தவிர, மார்க் எவ்வாறு இருக்கின்றான் எனப் பார்த்த பின்னர், அவனுக்குக் கொடுக்கப்பட்ட எல்லா வகையான மருந்துகளையும், இமுரான் மற்றும் வலி மருந்து அனைத்தையும் சேர்த்து நிறுத்தும்படி அந்தத் தனியார் இரைப்பை சிறுகுடல் நோய் நிபுணர் கூறினார். அவனுக்கு இமுரான் கொடுப்பது படிப்படியாக நிறுத்தப்பட்டது. ஒரு மனநல ஆலோசகரின் உதவியுடன் அவனுக்கு எவ்வாறு ஓய்வெடுத்துக் கொள்வது என்று கற்பிக்கப்பட்டது. அதன் விளைவாக அவன் கடைசியாக வலிக்கான மருந்துகளை உட்கொள்வதைக்கூட நிறுத்திவிட்டான். கடைசியில் அவன் மருந்துகளின் பிடியிலிருந்து விடுபட்டான். முதன்முதலில் நோய் அவனைத் தாக்கிய காலத்தில் இருந்ததைவிட அவன் இப்போது நல்ல உடல்நலத்துடன் காணப்பட்டான்.

மார்க் இப்போது மிக உற்சாகமாக இருக்கின்றான். அவன் சாதாரண உணவை உட்கொள்ளுகின்றான். பதினைந்து வயதான அந்தச் சிறுவன் மீண்டும் ஓடியாடி இருப்பதைக் கண்டு நான் மகிழ்ச்சியடைந்தேன். மார்க்கும் அவனது பெற்றோர்களும் வேதனை மிக்க ஓர் அனுபவத்தைத் தாங்கிக் கொண்டிருந்தனர். இரண்டரை ஆண்டுகளுக்கும் மேலாக, அவன் இப்போது வலியின்றியும், க்ரோன் நோயின் சுவடின்றியும் வாழ்ந்து வருகின்றான். மார்க்கின் எதிர்காலம் பற்றி நாம் அனைவரும் நம்பிக்கையுடன் இருப்போமாக.

ஆனால் தொடரும் கேள்வி என்னவென்றால், மார்க்கின் நோய் எதிர்ப்பு அமைப்பால் அவனுக்கு எதிராக எவ்வாறு செயல்பட முடியும்? நமது நோய் எதிர்ப்பு அமைப்பு நமக்கு உதவுவதற்குத்தானே உள்ளது? நமது நோய் எதிர்ப்பு அமைப்பு எவ்வாறு செயல்பட வேண்டும் என்பது பற்றி நாம் பார்க்கத் துவங்கலாம்.

## நோய் எதிர்ப்பு அமைப்பு: நமது மாபெரும் பாதுகாப்பு

நமது நோய் எதிர்ப்பு அமைப்பு நம்மை வைரஸ்கள், பாக்டீரியாக்கள், பூஞ்சைகள், வெளிப் புரதங்கள் மற்றும் அசாதாரணப் புற்றுநோய் உயிரணு ஆகியவற்றிலிருந்து பாதுகாக்கின்றது. அது பல வகையான உயிரணுக்களால் நிகழும், நன்கு அமைந்த ஒரு செயல்முறையாகும். நமது பாதுகாப்பு அமைப்பின் நுண்ணியச் செயல்பாடுகள்வரை விவாதிப்பது இப்புத்தகத்தின் நோக்கமல்ல என்றாலும், அதைப் பற்றிய இன்றியமையாத அடிப்படைகளை நீங்கள் அறிந்து கொள்வது முக்கியம் என்று நான் நம்புகிறேன். இங்கு ஒவ்வொன்றின் பணிகள் பற்றிச் சுருக்கமாக விளக்கப்பட்டுள்ளது.

## நமது நோய் எதிர்ப்பு அமைப்பில் காணப்படும் வெவ்வேறு அம்சங்கள்

### மேக்ரோஃபேகஸ் உயிரணுக்கள்

இவை வெள்ளை நிறமுடைய, முதல் பாதுகாப்பு அரணான உயிரணுக்கள் ஆகும். இவை வெளியிலிருந்து வரும் ஆக்கிரமிப்பாளர்களை (வைரஸ்கள், பாக்டீரியாக்கள்) விரைந்து தாக்குகின்றன. உண்மையில் இவை அவற்றை விழுங்கிவிடுகின்றன. ஆனால் சில நேரங்களில், இவை ஆக்கிரமிப்பாளர்களுடன் ஒட்டிக்கொண்டனவா இல்லையா என்பது இவற்றிற்கு நிச்சயமாகத் தெரிவதில்லை. உடம்பின் ஒரு பகுதியாக விளங்குபவற்றை அவை நிச்சயமாக அழிக்க விரும்புவதில்லை (மார்க்கின் விவகாரத்தைப்போல்). இந்த நேரத்தில்தான் அவை டி—உதவி உயிரணுக்களைத் துணைக்கு அழைக்கின்றன.

### டி-உதவி உயிரணுக்கள்

இவை லிம்ஃபோசைட்டுகள் என்னும் வெள்ளை உயிரணுக்களின் குழுக்களில் இருந்து தோன்றுகின்றன. ஒரு டி—உதவி உயிரணு மேக்ரோஃபேகஸ் உயிரணுவுடன் தன்னை இணைத்துக் கொண்டு, மேக்ரோஃபேகஸின் பிடியில் இருக்கும் துகள் நண்பனா பகைவனா என நிர்ணயிப்பதற்கு அதற்குத் துணை புரிகின்றது. தன் பிடியில் இருப்பது ஒரு பகைவன் என டி—உதவி உயிரணு அறிந்தால், அது சைட்டோகைன்ஸ் (அவை வீக்கத்தை தோற்றுவிக்கும் எதிர்வினையைத் தூண்டுகின்றன) என்ற ஹார்மோனைச் சுரக்கின்றது. இது நோய் எதிர்ப்பு அமைப்பைத் தீவிரமாகச் செயலாற்றத் தூண்டுகின்றது. நோய் எதிர்ப்பு அமைப்பு பி—உயிரணுக்களைச் செயல்படத் தூண்டுகின்றது. இது நிறைய மைக்ரோஃபேகஸ் உயிரணுக்களையும் டி—உதவி உயிரணுக்களையும் ஆபத்திலிருந்து பாதுகாக்கும்படி ஈர்க்கின்றது.

### பி- உயிரணுக்கள்

நொதிகளின் உதவியோடு ஆக்சிஜனேற்ற அழுத்தத்தைத் தோற்றுவித்து, அத்துமீறி நுழைபவர்களை அழிக்கும் திறனை இவை பெற்றுள்ளன. சில உயிரணுக்கள் நிணநீர் முடிச்சுகளுக்குச் சென்று, உள்ளே நுழையும் பொருட்களுக்கு எதிரான ஆன்ட்டிபாடிக்களைத்

தோற்றுவிக்கின்றன. அத்துமீறி நுழையும் பொருட்கள் மீண்டும் தோன்றினால் ஆன்டிபாடிக்களின் உதவியோடு நமது நோய் எதிர்ப்பு அமைப்பு அவற்றைத் தாக்கத் தயாராக உள்ளது.

**இயற்கையான கொல்லும் உயிரணுக்கள்**

இவை தம் வழியில் எதிர்ப்படும் எதையும் கொல்லும் திறன் பெற்றவை. அவை நோயுற்ற உயிரணுக்களை நச்சுக்களாலும், அழிக்கும் நொதிகளாலும் நிரப்புகின்றன. வெளியிலிருந்து வரும் ஆக்கிரமிப்பாளர்களையும் அல்லது அசாதாரணமாக வளரும் புற்றுநோய் உயிரணுக்கள் போன்ற உயிரணுக்களையும் இவை திறம்பட அழிக்கின்றன.

**டி-சப்ரசர் உயிரணுக்கள்**

இவை கலவரத்தை அடக்கும் காவல் துறையினரைப்போல், வெளியிலிருந்து வந்த ஆக்கிரமிப்பு உயிரணுக்கள் அழிக்கப்பட்ட பின்னர் அதிகபட்சமான நோய் எதிர்ப்பு நடவடிக்கைகளை அமைதிப்படுத்தி அடக்குகின்றன. ஏராளமான சேதங்களைக் கட்டுப்படுத்துவதில் அவை முக்கியமானவை ஆகும். இந்த நடவடிக்கைகள் கட்டுப்பாடில்லாமல் போனால், சுற்றியுள்ள சாதாரண திசுக்களுக்கு அதிக சேதம் விளையும். இதுதான் இந்த வீக்கத்தைத் தோற்றுவிக்கும் எதிர்ச் செயலை அபாயகரமானதாக ஆக்கியுள்ளது. நோயைத் தோற்றுவிக்கும் அயல் பொருட்கள் உள்நுழைவதைக் கட்டுப்படுத்துவது மிகவும் அத்தியாவசியமானது என்றாலும், வீக்கத்தை ஏற்படுத்தும் எதிர் விளைவானது கட்டுப்பாட்டை மீறினால் அது அதிக ஆபத்தை விளைவிக்கக்கூடும்.

ஊட்டச்சத்துப் பொருட்கள் குறிப்பாக உடலின் இயற்கையான ஆன்ட்டிஆக்சிடென்ட் அமைப்பைப் பலப்படுத்தும் என்பதை நீங்கள் ஏற்கனவே அறிந்திருக்கின்றீர்கள். இந்தப் பகுதியில், ஊட்டச்சத்துப் பொருட்கள் குறிப்பிடத்தக்க விதத்தில் நமது உடம்பிற்குரிய நோய் எதிர்ப்பு அமைப்பையும் பலப்படுத்தும் என்பதையும் உணர்வீர்கள். டாக்டர் கர்ல்கெய்ன்ஸ் ஷுமிட், “நோய் எதிர்ப்புப் பாதுகாப்பு அமைப்பின் சீரான பணி, போதிய அளவு ஆன்ட்டிஆக்சிடென்ட் நுண் உணவுச் சத்துக்களைப் பொறுத்தே உள்ளது,” எனக் கூறினார். கடவுளின் எண்ணப்படி, நமது நோய் எதிர்ப்பு அமைப்பு நம்மைப் பாதுகாக்கும் திறன் பெற்றுள்ளது. நாம் எல்லா ஊட்டச் சத்துக்களையும் போதிய அளவு உட்கொள்ள வேண்டும்.

# ஊட்டச்சத்துக்களும் நமது நோய் எதிர்ப்பு அமைப்பும்

மீண்டும் மருத்துவ இதழ்களை ஆய்ந்து, இந்த ஒவ்வோர் ஊட்டச்சத்தும் எவ்வாறு நமது நோய் எதிர்ப்பு விளைவுகளைப் பாதிக்கின்றது எனப் பார்க்கலாம்.

## வைட்டமின் 'இ'

வைட்டமின் 'இ' குறைவாக உள்ள மேக்ரோஃபேகஸ்கள் எதிர்வினையாற்றும் மூலக்கூறுகளை அதிக அளவில் விடுவிக்கின்றன. மேலும் அவை அதிக நாட்கள் வாழ்வதில்லை. நமது நோய் எதிர்ப்பு அமைப்பு, இவ்வாறு தோன்றும் எதிர்வினையாற்றும் மூலக்கூறுகளைப் பயன்படுத்தி ஆக்சிஜனேற்ற அழுத்தத்தை உண்டாக்கி அயல் ஆக்கிரமிப்பாளர்களை அழிக்கின்றது. கட்டுப்பாட்டில் இருக்கும்வரை இது ஆக்சிஜனேற்ற அழுத்தத்தின் நல்ல செயலாகத் தெரிகின்றது. வைட்டமின் 'இ' குறைபாடு தைமஸ் நாளமில்லாச் சுரப்பியில் டி—உயிரணுக்களின் வளர்ச்சியைப் பாதிக்கின்றது. இதனால் டி—உதவி உயிரணுக்களுக்கும் டி—சப்ரசர் உயிரணுக்களுக்கும் இடையே சமநிலையின்மை ஏற்படுகின்றது. டி—சப்ரசர் உயிரணுக்கள் குறைவாகத் தோற்றுவிக்கப்படுதலால் வீக்கத்தைத் தோற்றுவிக்கும் எதிர்ச் செயல்கள் கட்டுப்பாட்டை மீறிவிடலாம். டி—சப்ரசார் உயிரணுக்கள் கலவரத்தை அடக்கும் காவலர்களைப்போல் நோய் எதிர்ப்பு எதிர்விளைவுகளின் தீவிரத்தைத் தணித்து, ஏராளமான சேதத்தைக் கட்டுப்படுத்துவதற்குத் தேவையாகும் என்பதைக் கவனத்தில் கொள்க. டி—சப்ரசார் உயிரணுக்களின் குறைந்த செயல்திறன், நம் உடலின் நோய்த் தடுப்பாற்றலுக்கு அடிப்படைக் காரணம் என்று சில ஆராய்ச்சியாளர்கள் கூறுகின்றனர்.

வைட்டமின் 'இ'யை உணவுடன் உட்கொண்டால் நமது நோய் எதிர்ப்பு அமைப்பிலுள்ள குறைபாடுகளை நீக்கி நோய்த் தொற்றை நீக்க முடியும். வைட்டமின் 'இ' ஊட்டச் சேர்க்கையால், வயதானவர்கள் மற்றும் உணவை உட்கிரகிக்க இயலாமை நோயால் பாதிக்கப்பட்டவர்கள் ஆகியோரின் நோய் எதிர்ப்பு அமைப்பு அதிக வலுப் பெற்றது என்று மருத்துவ ஆய்வுகள் தெரிவிக்கின்றன. எடுத்துக்காட்டாக, மார்க்கின் நோயில், சிறுகுடலும் பெருங்குடலும் பாதிக்கப்பட்டிருந்தன. இதனால் ஊட்டச்சத்து உட்கிரகித்தல் மோசமடைந்தது. அழுத்த எதிர்வினையின்போது அதிக அளவில் வெளியிடப்படுகின்ற கார்ட்டிசாலின் பாதகமான விளைவுகளில் இருந்தும் வைட்டமின் 'இ' ஊட்டச்சத்தால் பாதுகாக்க முடியும்.

## கரோட்டினாய்டுகள்

கரோட்டினாய்டுகளின் நன்கு அறியப்பட்ட ஒரு சிறப்புப் பண்பு என்னவென்றால், சுற்றியுள்ள திசுக்கள் நோய் எதிர்ப்பு அமைப்பின் எதிர்வினைகளால் சேதப்படுத்தப்படாமல் பாதுகாப்பதாகும். ஊட்டச்சத்துப் பொருட்களான கரோட்டினாய்டுகளை உட்கொள்ளுதல் டி—உதவி உயிரணுக்களின் எண்ணிக்கையையும், செயல்திறனையும், மற்றும் புற்றுநோய் உயிரணுக்களுக்கு எதிராகப் பாதுகாப்பாகச் செயல்படும் இயற்கையான கொல்லும் உயிரணுக்களின் எண்ணிக்கையையும் அதிகரிக்கின்றது. இது புற்றுநோய்க் கட்டிகள் தோன்றுவதைத் தடுக்கும் நமது நோய் எதிர்ப்பு அமைப்பின் திறனை முன்னேற்றமடையச் செய்கின்றது.

## வைட்டமின் 'சி'

வைட்டமின் 'சி' ஊட்டச்சத்தின் முக்கியத்துவத்தையும், நோய் எதிர்ப்பு அமைப்பின் திறனை அதிகரிக்கும் அதன் திறமையும் பற்றி டாக்டர் லயன்ஸ் பாலிங் அனைவரும் அறியும்படிச் செய்தார். சாதாரண ஜலதோஷத்திற்கு அதிக அளவு வைட்டமின் 'சி' உதவியாக இருக்குமா என நாம் இன்னும் விவாதித்துக் கொண்டிருக்கும்போது, நோய் எதிர்ப்பு அமைப்பைப் பலப்படுத்தும் அதன் திறன் நன்கு நிரூபிக்கப்பட்டுள்ளது. வைட்டமின் 'சி' மேக்ரோஃபேகஸ்களின் செயல்திறனை அதிகரிப்பதாகக் காட்டப்பட்டுள்ளது. இது பாக்ட்டீரியத் தொற்றுகளுக்கு எதிரான முதல்நிலைப் பாதுகாப்பைக் குறிப்பிடத்தக்க அளவு அதிகரிப்பதாகக் கூறப்பட்டுள்ளது.

நோய் தோன்றும்போது மட்டும் அதிக அளவு வைட்டமின் 'சி' உட்கொள்ளுவதைவிட தினமும் குறிப்பிட்ட அளவு வைட்டமின் 'சி' உட்கொள்வது விவேகமுடைய செயலாகும். ஓர் ஆய்வின்படி தினமும் 1 கிராம் வைட்டமின் 'சி' வீதம் 2 மாதங்கள் உட்கொண்டவர்கள் தங்களுடைய நோய் எதிர்ப்பு அமைப்பில் பல வகைகளில் முன்னேற்றம் ஏற்பட்டதைக் கண்டனர். வைட்டமின் 'சி' வைட்டமின் 'இ'யை மீண்டும் தோற்றுவிக்கும் திறன் பெற்றது. மற்றும் பிளாஸ்மாவிலுள்ள அதிகமான எதிர்வினையாற்றும் மூலக்கூறுகளைச் சமாளிக்கும் திறன் பெற்றது. இந்த இரு பண்புகளும் நோய் எதிர்ப்பு அமைப்பை முன்னேற்றுவதற்கான வைட்டமின் 'சி'யின் திறனை அதிகரிக்கின்றன.

## குளூட்டத்தியோன்

குளூட்டத்தியோனைத் தோற்றுவிக்கும் மூலப் பொருட்களை, எல்—அசிட்டில்—எல்—சிஸ்டைன், செலீனியம், நியாசின் மற்றும் வைட்டமின் பி2 போன்ற ஊட்டச்சத்துப் பொருட்களாக

உட்கொள்ளுதல், நோய் எதிர்ப்பு அமைப்பைக் குறிப்பிடத்தக்க அளவு பலப்படுத்துவதாகக் காட்டப்பட்டுள்ளது. நோயால் பாதிக்கப்பட்ட நோயாளிகள்கூட இதன் நல்ல விளைவுகளை அனுபவித்துள்ளனர்.

## துணைநொதி கியு10

நமக்கு வயதாகும்போது துணைநொதி கியு10இன் அளவுகள் குறைகின்றன. இதனால் உயிரணுவின் உலைக்களனான மைட்டோகான்ட்ரியாவிற்கு ஆக்சிஜனேற்ற அழுத்தத்தால் சேதம் உண்டாகின்றது. இது நோய் எதிர்ப்பு அமைப்பின் சீரான செயல்முறைக்கு அவசியமான ஒன்றாகும். ஏனென்றால் அது நோய் எதிர்ப்பு அமைப்பின் உயிரணுக்களில் சக்தியைத் தோற்றுவிப்பதில் பெரும் பங்கு வகிக்கின்றது. ஊட்டச்சத்துப் பொருட்களாகத் துணைநொதி கியு10ஐ உட்கொள்ளுதல் மேற்கூறிய பிரச்சனைகளை நீக்கிப் பழைய நிலைக்கு இட்டுச் செல்வதாகவும், நோய் எதிர்ப்பு அமைப்பைக் குறிப்பிடத்தக்க அளவு பலப்படுத்துவதாகவும் காட்டப்பட்டுள்ளது.

## துத்தநாகம்

நமது நோய் எதிர்ப்பு அமைப்பின் ஒவ்வொரு பகுதிக்கும் துத்தநாகம் தேவைப்படுகின்றது. அதன் குறை, நோய் எதிர்ப்பு அமைப்பின் பல பகுதிகளைச் செயலிழக்கச் செய்கின்றது. லிம்ஃபோசைட்டுகளின் எண்ணிக்கை குறைகின்றது. பல வெள்ளை உயிரணுக்களின் பணிகள் தீவிரமாகக் குறைக்கப்படுகின்றன. தைமஸ் சுரப்பியிலிருந்து சுரக்கும், நோய் எதிர்ப்பு அமைப்புக்குத் தூண்டுகோலாக அமைந்த ஹார்மோன் அளவு குறைகின்றது.

ஜலதோஷம் தோன்றும்போது பலர் துத்தநாகம் கலந்த தொண்டை மாத்திரைகளைத் தேடி எடுக்கின்றனர். துத்தநாகம் கலந்த இந்த மாத்திரையை இரண்டு மணி நேரத்திற்கு ஒருமுறை எடுத்துக் கொண்டால் ஜலதோஷத்தின் கால அளவை அது வெகுவாகக் குறைக்கின்றது என ஆய்வுகள் காட்டுகின்றன. துத்தநாகம், நோய் எதிர்ப்பு மண்டலத்தைப் பலப்படுத்துவதுடன், நோயைத் தோற்றுவிக்கும் வைரஸ்களின் பெருக்கத்தையும் தடை செய்கின்றது என ஆராய்ச்சியாளர்கள் கூறுகின்றனர். ஆனால் நீங்கள் ஒரு விஷயத்தில் எச்சரிக்கையாக இருக்க வேண்டும். நீண்ட நாட்களுக்குத் தொடர்ந்து அதிக அளவு துத்தநாகம் உட்கொண்டால் அது நோய் எதிர்ப்பு அமைப்பைக் கட்டுப்படுத்துகின்றது. ஜலதோஷத்துக்காகக் குறைந்த காலம் அதிக அளவு துத்தநாகமும் வைட்டமின் 'சி' யும் எடுத்துக் கொள்வதற்கு நான் எதிர்ப்புத் தெரிவிக்கவில்லை. ஆனால், குறிப்பிட்ட அளவு இந்த ஊட்டச்சத்து மாத்திரைகளை நீண்ட காலம் தொடர்ந்து உட்கொள்ளுதல் ஆன்ட்டிஆக்சிடென்ட் பாதுகாப்பு

அமைப்புக்கும், நோய் எதிர்ப்பு அமைப்புக்கும் வலுவூட்டும் என்று நான் நம்புகிறேன்.

நமது நோய் எதிர்ப்பு அமைப்பின் எல்லாப் பகுதிகளும் அவற்றின் உச்சத் திறனுடன் பணியாற்றும்போது நமது உடல்நலம் தெளிவாக முன்னேற்றமடைகின்றது. குழந்தைகள் ஊட்டச்சத்துப் பொருட்களை உட்கொள்வதன் மூலம் அவர்களது நோய் எதிர்ப்பு அமைப்பை ஆறு மாதங்களுக்குள் உயர்ந்த அளவு சீரமைக்க முடிகின்றது. நமது நோய் எதிர்ப்பு அமைப்பின் எதிர்வினைகள் தடை செய்யப்படுவதால்தான் மூப்பு தோன்றுவதாகக் கூறப்படுகின்றது. இதன் விளைவாக அடிக்கடிக் கடுமையான நோய் தோன்றுகின்றது. உண்மையிலேயே, வயதானவர்களின் இறப்புக்கு நோய்த் தொற்று நான்காவது முக்கியக் காரணமாக உள்ளது.

பிரிட்டிஷ் லான்செட் என்ற மருத்துவ இதழ் ஓர் ஆய்வு பற்றிய விபரத்தை வெளியிட்டது. இந்த ஆய்வில் வயதான நோயாளிகளில் சிலர் போதிய அளவு ஊட்டச்சத்து மாத்திரைகள் கொண்ட உணவையும் வேறுசிலர் ஊட்டச்சத்து மாத்திரைகள் அற்ற உணவையும் உட்கொண்டனர். இதில், ஊட்டச்சத்து மாத்திரைகள் அடங்கிய உணவை உட்கொண்டவர்களது நோய் எதிர்ப்பு அமைப்பின் செயல்திறனில் குறிப்பிடத்தக்க முன்னேற்றம் ஏற்பட்டதையும், அதனால் அவர்களிடம் ஊட்டச்சத்து மாத்திரைகளை உட்கொள்ளாதவர்களைவிடக் நோய்த் தொற்று குறைவாகக் காணப்பட்டதையும் அந்த ஆய்வு சுட்டிக்காட்டியது. அவர்களது நோய் எதிர்ப்பு அமைப்பைத் திறன் மிக்கதாக மாற்ற அவர்களுக்கு ஓர் ஆண்டு காலம் ஊட்டச்சத்துப் பொருட்கள் கொடுக்க வேண்டியிருந்தது. அதன் முடிவில் அவர்களிடம் வியக்கத்தக்க முன்னேற்றம் காணப்பட்டது. நமது ஆன்ட்டிஆக்சிடென்ட் அமைப்பைப் போலவே, நமது நோய் எதிர்ப்பு அமைப்பும் இந்த நுண்ணுயிர்ச் சத்துக்களைச் சார்ந்திருப்பதை இந்த ஆய்வும், வேறு சில ஆய்வுகளும் உறுதிப்படுத்துகின்றன.

## வீக்கம் தோற்றுவிக்கும் எதிர்வினை

வீக்கம் ஒரு மோசமான பிரச்சனை என்பதை நீங்கள் இப்புத்தகம் நெடுகிலும் கண்டிருப்பீர்கள். இதயநோய் என்பது வீக்கத்தினால் உண்டாகும் நோயாகுமே அல்லாமல் இரத்தக் கொழுப்பினால் தோன்றும் நோய் அல்ல. மார்க்கின் சீரழிவிற்குக் காரணம், அவனது குடற்பகுதியில் ஏற்பட்ட வீக்கம்தான். நம்மில் பல இலட்சக்கணக்கானோருக்கு வாதநோய் ஏற்படுவதற்கு நம் மூட்டுக்களில் ஏற்படும் அதிக வீக்கமே காரணம் என்பதைப் பற்றிப் 11வது அத்தியாயத்தில் நீங்கள் படிப்பீர்கள். ஆஸ்துமாவின் அடிப்படைக் காரணம் முக்கியமாக வீக்கமேயாகும்.

எளிமையாக கூறப் போனால், நம்மில் பெரும்பாலானோர் நம் உடம்பில் அதிகமான வீக்கம் உடையவர்களாக இருக்கின்றோம். நாம் இந்த அதிகப்படியான வீக்கத்தைக் குறைத்து நம் உடலைச் சமநிலைக்குக் கொண்டுவர வேண்டும். இதற்கு ஊட்டச்சத்து மாத்திரைகள் அத்தியாவசியமானவை.

நோய் எதிர்ப்பு அமைப்பின் எதிர்ச்செயலால் தோற்றுவிக்கப்படும் சிக்கலான சங்கிலித் தொடர்போன்ற செயல்களால் விளைவதே வீக்கம். இதனால் மிக அதிகமான எதிர்வினையாற்றும் மூலக்கூறுகள், காரத்தன்மையுடைய நொதிகள், மற்றும் வீக்கத்தைத் தோற்றுவிக்கும் சைட்டோகைன்கள் ஆகியவை வெளியேறுகின்றன. நாம் அடிப்படையான நோய் எதிர்ப்பின் எதிர்விளைவுகள் பற்றிப் பார்த்தோம். ஆனால் இப்போது, இந்த சைட்டோகைன்கள் தோற்றுவிக்கும் நாட்பட்ட வீக்கத்தை எவ்வாறு சமாளிப்பது என்பது பற்றிப் பார்க்க வேண்டும்.

ஆன்ட்டிஆக்சிடென்ட் கூட்டுச் சேர்க்கை மாத்திரைகள்தான் இதற்குச் சரியான ஆயுதமாகும். அவை நமது நோய் எதிர்ப்பு அமைப்பை முன்னேற்றமடையச் செய்கின்றன. வீக்கத்தைத் தோற்றுவிக்கும் எதிர்விளைவைக் கட்டுப்படுத்த உதவுகின்றன. அவை நமது ஆன்ட்டிஆக்சிடென்ட் பாதுகாப்பு அமைப்பை உருவாக்குகின்றன. இவை நமது சாதாரண உயிரணுக்களை வீக்கத்தின் அழிவிலிருந்து பாதுகாக்கின்றன. ஆனால் மற்றொரு முக்கியமான வீக்க எதிர்வினை விளைவு பற்றி நாம் பார்க்க வேண்டியுள்ளது. அது நமது உடலின் வீக்க எதிர்ப்பு அமைப்பாகும். இந்தப் பொருட்கள் என்னவென்று நாம் பார்க்கலாம்.

## அத்தியாவசியமான கொழுப்பு அமிலங்கள்

எல்லா வகையான கொழுப்புகளும் மோசமானவை அல்ல. உண்மையிலேயே அடிப்படைத் தேவையான கொழுப்பு அமிலங்கள் உடலுக்கு மிகவும் அத்தியாவசியமானவை. உடலால் இப்பொருட்களை உற்பத்தி செய்ய இயலாது. அவற்றை உணவிலிருந்துதான் பெற வேண்டும். உடல் கொழுப்புக்களைப் பயன்படுத்தி ஆரோக்கியமான உயிரணுப் படலங்களையும், புரோஸ்டாகிளான்டின்கள் போன்ற ஹார்மோன்களையும் தோற்றுவிக்கின்றது. ஒமேகா 3 கொழுப்பு அமிலமான ஆல்ஃபா லினோலியிக் அமிலமும், ஒமேகா 6 கொழுப்பு அமிலமான லினோலியிக் அமிலமும் அடிப்படைத் தேவையான கொழுப்பு அமிலங்கள். நமது உடல் ஒமேகா 3 கொழுப்பு அமிலங்களைப் புரோஸ்டாகிளான்டின்களாக மாற்றுகின்றது. இவை முக்கியமாக வீக்கத்திற்கு எதிரானவையாகும். ஒமேகா 6 கொழுப்பு அமிலங்கள் புரோஸ்டாகிளான்டின்களாக மாறுகின்றன. இவை முக்கியமாக வீக்கத்தைத் தோற்றுவிப்பனவாகும்.

உணவுடன் உட்கொள்ளப்படும் ஒமேகா 6 கொழுப்பு அமிலங்களுக்கும், ஒமேகா 3 கொழுப்பு அமிலங்களுக்கும் இடையே பொதுவாக ஒத்துக் கொள்ளப்பட்ட விகிதம் 4:1 ஆகும். இதன்படி நாம் ஒமேகா 3 கொழுப்பு அமிலங்களைப்போல் நான்கு மடங்கு ஒமேகா 6 கொழுப்பு அமிலங்களை உட்கொள்ள வேண்டும்.

ஒமேகா 6 கொழுப்பு அமிலங்கள் மேலை நாட்டு வகை உணவுகளில் மிக அதிகமாகக் காணப்படுகின்றன. அவை இறைச்சிகளிலும், பால் பொருட்களிலும், பதப்படுத்தப்பட்ட உணவு வகைகளிலும் காணப்படுகின்றன. ஒமேகா 3 கொழுப்பு அமிலங்கள் தாவர எண்ணைகளான ஆழி விதை எண்ணெய், கனோலா எண்ணெய், பூசணிக்காய் எண்ணெய் மற்றும் சோயாபீன்ஸ் எண்ணெய் ஆகியவற்றில் காணப்படுகின்றன. இந்தக் கொழுப்பு வகைகள் குளிர் நீர் மீன்களான மேக்கெரல், சார்டைன், சால்மன், மற்றும் டியூனா போன்ற மீன்களிலும் காணப்படுகின்றன. ஒரு சராசரி அமெரிக்கக் குடிமகன் ஒமேகா 3 கொழுப்பு அமிலங்களைவிட ஒமேகா 6 கொழுப்பு அமிலத்தை அதிகமாக உட்கொள்கிறான். உண்மையிலே மிக அதிகமாக உட்கொள்கிறான். சராசரியாக 20:1 என்ற விகிதத்திலோ அல்லது 40:1 என்ற விகிதத்திலோ நமது உணவில் இந்தக் கொழுப்பு அமிலங்களை நாம் உட்கொள்கிறோம்.

இதன் விளைவாக, வீக்கத்தைக் கட்டுப்படுத்தும் பொருட்களைவிட, வீக்கத்தைத் தோற்றுவிக்கும் பொருட்களை மிக அதிகமாக நமது உடல் தோற்றுவிக்கின்றது. நமது உடல் மிகவும் வீக்கம் உடையதாகக் காணப்படுகின்றது. அடிப்படைத் தேவையான இந்த இரு கொழுப்பு அமிலங்களையும் சம அளவில் உட்கொள்ளாததுதான் நமது உடலில் இந்த ஹார்மோன்கள் சம அளவில் தோற்றுவிக்கப்படாததற்கான காரணம். இதனால்தான் தொழில்மயமாக்கப்பட்ட உலகின் பகுதிகளில் உள்ளவர்கள் ஃபிளாக்ஸ் விதை எண்ணெய் மற்றும் மீன் எண்ணெய் ஆகியவற்றை, இந்த சமநிலையை மீண்டும் கொண்டு வருவதற்காக ஊட்டச்சத்து மாத்திரைகள் வடிவில் உட்கொள்ள வேண்டும்.

நமக்குத் தெரியாத மற்றோர் உண்மை இங்கு உள்ளது: அடிப்படைத் தேவையான கொழுப்புக்கள் நமது மொத்த இரத்தக் கொழுப்பு அளவைக் குறைக்கும் திறனுடையவை. நமது மோசமான எல்டிஎல் இரத்தக் கொழுப்பு அளவுகளையும் அவை குறைக்கின்றன. எல்லா வகையான கொழுப்புகளும் சம அளவாக உற்பத்தி செய்யப்படுவதில்லை என்பதை இது காட்டுகின்றது. நான் எனது நோயாளிகளை ஒமேகா 3 கொழுப்பு அமிலங்களை ஊட்டச்சத்து மாத்திரைகளாக உட்கொள்ள அறிவுறுத்துவதோடு மட்டுமல்லாமல் அடர்ந்த கொழுப்புகளை உட்கொள்வதையும் குறைக்கும்படிக் கூறுகின்றேன். இந்த இரு முயற்சிகளையும் நீங்கள் இணைந்து செய்தால், உடல் வீக்கம் அல்லது அழற்சி

கட்டுப்பாட்டுக்குள் வருகின்றது. உங்களது இரத்தக் கொழுப்பு அளவுகளும் கட்டுப்பாட்டில் கொண்டுவரப்படுகின்றது.

இந்த முக்கியமான அடிப்படைத் தேவையான கொழுப்பு அமிலங்களை ஊட்டச்சத்து மாத்திரைகளாக உட்கொண்டால் வாதத்தினால் தோன்றும் மூட்டு வலி, லுப்பஸ் இதயநோய், மல்டிப்பிள் ஸ்கிளிரோசிஸ் மற்றும் வீக்கம் தொடர்பான எந்த வகை நோயாக இருந்தாலும் கட்டுப்படுத்தப்பட்டு உடல்நல முன்னேற்றம் ஏற்படும். இது உங்கள் உடல்நலத்தைப் பேணுவதில் ஒரு முக்கியமான கருத்தாகும். ஏற்கனவே உங்கள் உடல்நலத்தை நீங்கள் இழந்திருந்தால் இது அதை மீட்பதற்கான உத்தியாகும்.

நமது நோய் எதிர்ப்பு அமைப்பு பற்றியும், அது எவ்வாறு செயல்படுகின்றது என்பது பற்றியும் நாம் பல வழிகளில் பார்த்தோம். இந்த சாதாரண வீக்க எதிர் விளைவு தொடர்வதால் நிகழும் பிரச்சனை பற்றியும் நாம் பார்த்தோம். ஆனால் இப்போது நாம் ஒரு மோசமான நிகழ்வு பற்றிப் பார்க்க வேண்டும். நமது நோய் எதிர்ப்பு அமைப்பு ஓர் எதிர்ப்புப் போரைத் துவங்கி, உண்மையிலேயே நமது உடலையே தாக்க ஆரம்பித்தால் என்ன நிகழும் என்பது பற்றிப் பார்க்க வேண்டும்.

## நோய்த் தடுப்பாற்றலில் ஏற்படுகின்ற பாதிப்புகள்

நீங்கள், “ஒருவரின் மிகப் பெரிய பலம் அவரது பலவீனமாகவும் உள்ளது,” என்பது பற்றிக் கேள்விப்பட்டிருப்பீர்கள். இது நோய் எதிர்ப்பு அமைப்பைப் பொறுத்தவரை உண்மை. ஒவ்வொரு நோய் தோன்றுவதற்கும் அடிப்படைக் காரணம், நமது நோய் எதிர்ப்பு அமைப்பு செயலிழந்துவிடுவதுதான் என்று பல டாக்டர்கள் கூறுகின்றனர். ஆனால் ஆட்டோஇம்யூன் நோய்களில், நோய் எதிர்ப்பு அமைப்பே உடலின் மோசமான எதிரியாக மாறி, சாதாரண உயிரணுக்களையும் திசுக்களையும் தாக்குகின்றது. அது இணைப்புக்களில் காணப்படும் வெற்றிடங்களைத் தாக்கினால் நாம் அதனை ரூமட்டாய்டு ஆர்த்ரைட்டிஸ் அல்லது வாதம் என அழைக்கின்றோம். அது நமது உணவுக் குழாய்களைத் தாக்கினால் அதனைக் க்ரோன் நோய் என அழைக்கின்றோம். அது நமது நரம்புகளின் மைய உறைகளைத் தாக்கினால் நாம் அதனை மல்டிப்பிள் ஸ்கிளீரோசிஸ் என அழைக்கின்றோம். உடம்பின் இணைப்புத் திசுக்களைத் தாக்கினால் நாம் அதனை லுப்பஸ் அல்லது ஸ்கிளீரோடெர்மா என அழைக்கின்றோம்.

இது எதனால் நிகழ்கிறது? எப்படி நிகழ்கின்றது? நான் மருத்துவப் பள்ளியில் பயின்றபோது, ஆட்டோஇம்யூன் நோய்கள் அதிகத் திறனுடன் செயலாற்றும் நோய் எதிர்ப்பு அமைப்பால் தோன்றுகின்றது என்றும், இவ்வாறு அதிகமாகச் செயல் புரியும் நோய் எதிர்ப்பு மண்டலம் பிற நோய்க்கிருமிகளை அல்லது நோயுற்ற உயிரணுக்களைத் தாக்குகின்றது என்றும் கற்றறிந்தேன்.

ஆனால் ஆட்டோஇம்யூன் நோய்களில், நோய் எதிர்ப்பு அமைப்பானது அதிகத் திறனுடன் செயலாற்றுவதைவிட அதிகக் குழப்பமடைந்து, உடலினுள் படையெடுத்து வரும் நோய்க்கிருமிகளைத் தாக்கி அழிக்காமல், தான் செய்ய வேண்டிய பணியை, தனக்கு விதிக்கப்பட்டப் பணியைவிட்டுத் தவறிவிடுகின்றது.

ஆட்டோஇம்யூன் நோய்கள் பற்றி அண்மையில் 'நியூ இங்கிலாந்து ஜர்னல் ஆர் மெடிசின்' இதழில் வெளியான ஒரு பரிசீலனைக் கட்டுரையின் ஆசிரியர்கள், நோய் எதிர்ப்பு அமைப்பு ஏன் தன் உடலையே தாக்குகின்றது என யாருக்கும் உண்மையிலேயே தெரியிவில்லை என்று சுட்டிக்காட்டியுள்ளனர். ஆனால் பல ஆராய்ச்சியாளர்கள், ஆட்டோஇம்யூன் நோய்களுக்கு அடிப்படையான காரணம் ஆக்சிஜனேற்ற அழுத்தமாக இருக்கலாம் என நம்புவதோடு மட்டுமல்லாமல், அதுதான் நம்மையே தாக்கி அழிக்க நோய் எதிர்ப்பு அமைப்பைத் தூண்டும் குற்றவாளியாகவும் தோன்றுகின்றது என்றும் நம்புகின்றனர்.

ஆட்டோஇம்யூன் நோய்க்கு அடிப்படைக் காரணம் ஆக்சிஜனேற்ற அழுத்தம்தான் என்ற உண்மையைப் பல ஆராய்ச்சிகள் தகுந்த ஆதாரங்களுடன் கூறுகின்றன. நீங்கள் எதிர்பார்ப்பதுபோல், வாதநோய், லூப்பஸ், மல்டிப்பிள் ஸ்கிளீரோசிஸ், க்ரோன் நோய் மற்றும் ஸ்கிளீரோடெர்மா ஆகிய நோயுள்ளவர்களில் ஆன்ட்டிஆக்சிடென்ட்டுகளின் அளவு குறிப்பிடத்தக்க விதத்தில் குறைவாகக் காணப்படுகின்றது. ஆன்ட்டிஆக்சிடென்ட் அளவுகள் குறைவாக காணப்படுதல், வாதம் அல்லது லூப்பஸ் தோன்றும் ஆபத்தை அதிகரிப்பதாகச் சுட்டிக் காட்டப்பட்டுள்ளது. இந்நோய்களால் பாதிக்கப்பட்டவர்களில் ஆக்சிஜனேற்ற அழுத்தம் அதிகமாக உள்ளதைக் காட்டும் மருத்துவச் சுட்டிக்காட்டிகள் மிக அதிகமாக உள்ளன. இவை குறிப்பாக இந்நோய்கள் உச்சகட்டத்தில் இருக்கும்போது மிக அதிகமாக உள்ளன.

எனவே ஆட்டோஇம்யூன் நோய்களால் பாதிக்கப்பட்ட நோயாளிகளுக்கு ஆன்ட்டிஆக்சிடென்ட் ஊட்டச்சத்து மாத்திரைகள் கொடுக்கப்படுதல் மிகவும் அத்தியாவசியமான ஒன்றாகும். இவ்வாறு ஆன்ட்டிஆக்சிடென்ட் ஊட்டச்சத்துப் பொருட்களை உட்கொள்வது இயற்கையாக உடலில் காணப்படும் ஆன்ட்டிஆக்சிடென்ட் பாதுகாப்பு அமைப்பை ஓரளவு பலப்படுத்துவதோடு மட்டுமல்லாமல், நமது நோய் எதிர்ப்பு அமைப்பின் திறனையும் மேம்படச் செய்து வீக்க எதிர்வினைகளை கட்டுப்படுத்துகின்றது. வேறு வகையில் கூறினால், ஆக்சிஜனேற்ற அழுத்தத்தைக் கட்டுப்பாட்டில் கொண்டுவரவும், நோயுண்டாக்கும் இந்தத் தொடர் நிகழ்வைத் தவிர்க்கவும் உதவுகின்றது.

## மாட் என்ற வழக்கறிஞரின் கதை

மாட் என்பவர் சிக்காகோ பகுதியில் வெற்றிகரமாகத் தொழில் நடத்தி வரும் ஒரு வழக்கறிஞர். அவர் தனது தொழிலை வெற்றிகரமாக நடத்த மிகவும் கடினமாக உழைக்க வேண்டியிருந்தது. இந்தக் கடின உழைப்பிற்கு இடையே அவரது குடும்பத்திற்கும் அவர் நேரம் ஒதுக்க வேண்டியிருந்தது. அவரது உடல்நலம் எப்போதும் நன்றாகத்தான் இருந்து வந்தது. எனவே, 1996ல் அவரது உடல்நலத்தில் பின்னடைவு ஏற்படுவரை அவர் அது பற்றி நினைத்துப் பார்க்கவில்லை.

மாட் ஒரு திருமண விழாவில் கலந்து கொண்டிருந்தபோது வயிற்றில் குறிப்பிடத்தக்க ஒருவித வலி தோன்றுவதை உணர்ந்தார். திருமணத்திற்கு முன்னதாக இரு வாரங்கள் அவர் மிகவும் மும்முரமாகப் பணியாற்ற வேண்டியிருந்தது. எனவே, அதன் காரணமாகத் தனக்கு ஃப்ளூ காய்ச்சல் வந்திருக்கலாம் என அவர் நினைத்திருந்தார். ஓரிரு நாட்கள் கழித்து, ஒரு பெரிய லாரியால் மோதப்பட்டதைப் போன்று தன் உடலெங்கும் வலியும் அலுப்பும் தோன்றுவதை அவர் உணர்ந்தார்.

தனது நோய் அறிகுறிகள் மோசமானவுடன் மாட் ஒரு டாக்டரை அணுகத் தீர்மானித்தார். இந்த நேரத்தில் அவர் கடுமையான வயிற்று வலியை அனுபவித்து வந்தார். ஏதாவது செய்து வலியை நிறுத்தும்படி அவர் தன் டாக்டரிடம் கூறினார். அவருக்கு எல்லா விதமான பரிசோதனைகளும், சி.டி.ஸ்கேன், அல்ட்ரா சவுண்ட் சோதனை, எக்ஸ்ரே பரிசோதனை மற்றும் பல விதமான இரத்தப் பரிசோதனைகளும் செய்யப்பட்டன. எந்த விதமான நோய் பற்றியும் கண்டுபிடிக்கப்படாதது அவருக்கு மிகுந்த அதிர்ச்சியைக் கொடுத்தது. அவருக்கு வலியைக் குறைக்கும் மாத்திரை ஒன்று கொடுக்கப்பட்டு வீட்டுக்கு அனுப்பப்பட்டார்.

மாட் அண்மையில் ஊட்டச்சத்து மாத்திரைகள் பற்றிப் படித்திருந்தார். எனவே அவர் அவற்றை உட்கொள்ளத் துவங்கினார். ஆனால் அவரது உடல்நலத்தில் முன்னேற்றம் ஏற்படவில்லை. அவர் மிகவும் சிரமப்பட்டார். உடல் முழுவதும் வலி தோன்றியது. அவர் மிகுந்த களைப்பாகக் காணப்பட்டார். கடைசியாக அவர் ஒரு சிறப்பு டாக்டரைக் கண்டு ஆலோசித்தார். அந்த டாக்டர் 'ஏஎன்ஏ' என்ற ஒரு சிறப்பு இரத்தப் பரிசோதனை செய்யும்படி அவரிடம் கூறினார். மாட்டின் ஏஎன்ஏ அளவு 1:640 என்ற விகிதத்தில் இருப்பதாக இந்தப் பரிசோதனையின் முடிவு தெரிவித்தது (சாதாரண அளவு 1:40 அல்லது அதற்கும் குறைவு). அவருக்கு சிஸ்டெமிக் லூப்பஸ் எரித்தி மாட்டோசஸ் அல்லது பெரும்பாலானோர் கூறுவதுபோல் லூப்பஸ் என்ற நோய் இருப்பதாக அவரது சிறப்பு டாக்டர் கண்டறிந்தார்.

ஏஎன்ஏ பரிசோதனை, ஆட்டோஇம்யூன் நோய்ச் செயல்முறை தறிகெட்டுப் போனதைச் சுட்டிக்காட்டுவதாக இருந்தது. அவரது

உடம்பின் நோய் எதிர்ப்பு அமைப்பு அவரது உடம்பையே தாக்கியுள்ளது. இதைக் கேள்விப்பட்ட மாட் ஊட்டச்சத்துப் பொருளான திராட்சை விதைச் சாற்றை, ஆன்ட்டி ஆக்சிடென்டுகளுடனும், தாதுப்பொருட்களுடனும் அதிகமாக உட்கொண்டார். அவரது உடல்நலத்தில் மெதுவான முன்னேற்றம் ஏற்பட்டது. வலியைப் போக்கும் மாத்திரைகள் இப்போது அவருக்குக் குறைவாகவே தேவைப்பட்டன. அவருக்கு அவ்வப்போது விட்டுவிட்டு வலி தோன்றியது. அவரது சிகிச்சைச் செயல்முறைகள் அதிக நாட்கள் எடுப்பதாகவும், மிகவும் கடினமானதாகவும் இருந்தன. மாட் தொடர்ந்து தனது களைப்பையும் ஃப்ளூ காய்ச்சல் போன்ற நோய் அறிகுறியையும் தவிர்க்கப் போராடிக் கொண்டிருந்தார்.

ஜனவரி மாதத்தில் மாட் நல்ல உடல்நலத்துடன் காணப்பட்டார். அவர் தான் இழந்த காலத்தை மீட்க மீண்டும் ஒரு நாளைக்குப் பத்து மணிநேரம் உழைக்கத் துவங்கினார். அவரால் கடந்த நான்கு மாதங்களாகப் பணியாற்ற இயலாமல் இருந்ததால் அவர் மிக்க மகிழ்ச்சியடைந்தார். தனது குடும்பத்தின் நிதிநிலையை உயர்த்தி, தன் குடும்பத்தைத் தன்னால் காப்பாற்ற இயலுமா என்பது பற்றி மாட் உறுதியாகக் கூறமுடியாத நிலையில் இருந்தார்.

பல மாதங்களுக்குப் பின்னர் அவர் தனது சிறப்பு டாக்டரைப் பார்க்கச் சென்றபோது அந்த டாக்டர் அவருக்கு லூப்பஸ் நோய்க்கு உரித்தான சில வேதியல் மருந்துகளைக் கொடுக்க விரும்பினார். மாட் தான் நல்ல உடல் ஆரோக்கியத்துடன் இருப்பதாகவும், தனக்கு எந்தப் பிரச்சனையும் இல்லை என்றும் டாக்டரிடம் கூறினார். அவரது சிறப்பு டாக்டர் மாட்டிற்கு மீண்டும் செய்யப்பட்ட ஏஎன்ஏ பரிசோதனை முடிவுகளைப் பார்த்ததும் மிக்க ஆச்சரியமடைந்தார்.

அவரது டாக்டர் அவரை நோக்கி, “உங்களது ஏஎன்ஏ அளவு மிகவும் குறைந்து இப்போது 1: 40 என்ற சாதாரண நிலையில் உள்ளது,” எனக் கூறி அவரை வாழ்த்திவிட்டு, அவர் உட்கொள்ளும் மருந்தையே தொடர்ந்து உட்கொள்ளும்படிக் கூறினார். மாட் அவரிடம் தான் எவ்வித மருந்தும் எடுத்துக் கொள்ளவில்லை எனக் கூறியதும், அவரது டாக்டர், “நீங்கள் என்ன செய்கிறீர்கள் என்று எனக்குத் தெரியாது. ஆனால் உங்கள் உடல்நலத்தை இப்படியே நல்லபடியாக வைத்துக் கொள்ளுங்கள்,”என்று கூறினார்.

மாட் தொடர்ந்து நல்ல உடல்நலத்துடன் உள்ளார். கடந்த ஐந்தாண்டுகள்வரை அவர் நோய்வாய்ப்படவில்லை. ஏஎன்ஏ சோதனைகள் அவருக்குச் சாதகமாகவே உள்ளன. லூப்பஸ் நோய் தாக்குவதற்கு முன்னர் இருந்ததைவிடத் தான் இப்போது மிகவும் திடகாத்திரமாக உள்ளதாக அவர் கூறுகின்றார். உண்மையல்ல என்று அவர் உணர்ந்திருந்தாலும், மாட் தனக்கு இப்போது

லூப்பஸ் நோய் இருப்பதாகத் தான் உணரவில்லை எனக் கூறுகின்றார். அதன் அறிகுறிகள் மீண்டும் தோன்றலாம் அல்லது தோன்றாமலும் போகலாம். யாராலும் நிச்சயமாக எதுவும் கூற முடியாது. ஆனால் ஒன்று மட்டும் நிச்சயமானது, மாட் இனி ஒருபோதும் தனது உடல்நலனைக் கவனிக்காமல் அசட்டையாக இருக்க மாட்டார்.

* * *

அவருடைய கதையில் நாம் முக்கியமாகக் கவனிக்க வேண்டியது, அவர் தன் நோயின் ஆரம்பக் கட்டத்திலேயே ஊட்டச்சத்து மாத்திரைகளை உட்கொள்ளத் துவங்கினார் என்பது. நோயாளிகள் தங்களது நோய் குறிப்பிடத்தக்க அளவு முன்னேறிய பின்னரும் ஊட்டச்சத்து மாத்திரைகளை எடுத்துக் கொண்டதால் தங்கள் உடல்நலனை மீண்டும் பெற்றப் பல மருத்துவக் கதைகளை நாங்கு இங்கு கூறியுள்ளேன். அதிக எண்ணிக்கையிலான மக்கள் தாங்கள் நோய்வாய்ப்படும் முன்னரே ஊட்டச்சத்து மாத்திரைகளை உட்கொள்வார்கள் என நான் நம்புகின்றேன். அதிகமாக நோயுற்றால் இவர்கள் அதிக அளவு ஊட்டச்சத்து மாத்திரைகளை உட்கொண்டு சரிசெய்து கொள்வார்கள் என எண்ணுகின்றேன். ஊட்டச்சத்து நிகழ்வு உதவி செய்யுமே தவிர தீங்கு இழைக்காது (ஊட்டச்சத்து பற்றிய விரிவான செய்திகளுக்குப் பதினேழாவது அத்தியாயத்தைப் பார்க்கவும்).

# 11

# கீல்வாதமும் முதுமை மூட்டு அழற்சியும்

பழைய பழமொழி என்ன கூறுகின்றது? வாழ்க்கையில் நாம் இரண்டு பொருட்கள் பற்றி நிச்சயமாக இருக்கலாம். இறப்பும் வரிகளும். நான் இந்தப் பகுதியை எழுதிக் கொண்டிருக்கும்போதே விரைவில் வந்து கொண்டிருக்கும் வரி கட்டுவதற்கான கடைசி நாளைப் பற்றிக் கவலை கொண்டுள்ளேன். ஆனால் நம்மில் பெரும்பாலோர் வாழ்வில் கவலைப்படும் ஒரு மூன்றாவது பொருள் ஆர்த்ரைட்டிஸ் (வாதம்) ஆகும். அமெரிக்காவில் ஐம்பது வயதுக்கு மேல் உள்ளோர்களில் 70லிருந்து 80 விழுக்காட்டினர் மிகவும் சாதாரணமான ஆர்த்ரைட்டிஸ் வகையான ஆஸ்ட்டியோ ஆர்த்ரைட்டிசால் பாதிக்கப்படுகின்றனர். சீர்கேடு விளைவிக்கும் ஆர்த்ரைட்டிஸ் என்ற மற்றொரு பெயரும் இதற்கு உண்டு.

உங்களுக்கு இந்த நோயின் அறிகுறிகள் நன்கு தெரியும். அதிகாலையில் கை கால்கள், மூட்டுக்கள் விறைப்பாக உணர்தல், ஓரளவு வீங்கிய மூட்டுக்கள், மற்றும் மூட்டுக்களில் வலி ஆகியவை அவற்றில் சில. நான் எனது மருத்துவமனையில் பார்க்கும் நாட்பட்ட சீர்கேடு விளைவிக்கும், பொதுவாகக் காணப்படும் நோய் ஆஸ்ட்டியோ ஆர்த்ரைட்டிசாகும். ஆண், பெண் இருபாலரையும் தாக்கும் இந்நோய், உடலின் ஒவ்வொரு மூட்டுப் பகுதியையும், கழுத்தையும், இடுப்பின் கீழ்ப் பகுதியையும் சேர்த்துத் தாக்கக்கூடும். ஆர்த்ரைட்டிஸ் மோசமாகும்போது, அது குறிப்பிடத்தக்க அளவு உடல்நலம் இன்மையையும், வலி மற்றும் திறனற்ற நிலையையும் தோற்றுவிக்கக்கூடும்.

ஆஸ்ட்டியோ ஆர்த்ரைட்டிஸ் என்பது முக்கியமாக மூட்டுக்களில் உள்ள குருத்தெலும்புகள் சிதைவதால்

தோன்றுவதாகும். ஆனால் இது மூட்டுக்களின் உட்பகுதியில் உள்ள சைனோவியல் பகுதியை மூடியுள்ள படலத்தையும் (மூட்டின் பகுதியை ஒட்டி மூடியுள்ள படலம்) மற்றும் அதன் கீழுள்ள எலும்பையும் சேர்த்து பாதிக்கலாம். மூட்டிலுள்ள குருத்தெலும்பு தேய்ந்து போக ஆரம்பித்த உடன், அது எலும்புக்கு அதிக அழுத்தத்தை ஏற்படுத்துகின்றது. அதிகமாகத் தோன்றும் இந்த அழுத்தத்தின் விளைவால் எலும்பு அதிக அடர்த்தியுள்ளதாக மாறுகின்றது. இதன் விளைவாக மூட்டைச் சூழ்ந்து எலும்பு முகடுகள் தோன்றுவதைப் பொதுவாகக் காணலாம்.

தன் எலும்புக்கு மேல் எலும்பு காணப்படுவதால் தனது மூட்டை மாற்றி அமைக்க வேண்டும் என்று உங்கள் குடும்பத்தில் யாரேனும் ஒருவரோ அல்லது உங்கள் நண்பர்களில் ஒருவரோ கூறுவதை நீங்கள் கேட்டிருக்கக்கூடும். அவர் உண்மையிலே கூறுவது என்னவென்றால் அவரது மூட்டிலுள்ள குருத்தெலும்பு (பஞ்சுபோன்ற மிருதுவான பகுதி) முற்றிலும் அழிந்துவிட்டது என்பதாகும். சீர்கேடு விளைவிக்கும் ஆர்த்ரைட்டிஸ் முக்கியமாக எடையைத் தாங்கும் பகுதிகளான (இடுப்பு மற்றும் முழங்கால்) மூட்டுக்களைப் பாதிப்பதால் மீண்டும் மீண்டும் அதிக எடை, காயம் அல்லது செயல்களால் ஏற்படும் இயக்க அழுத்தம் இந்த நோயை வளர்ச்சியடையச் செய்வதற்கான முக்கியக் காரணமாகும்.

## மூட்டுக்கள் உண்மையிலேயே எவ்வாறு சிதைவுறுகின்றன?

இணைக்கும் குருத்தெலும்புகள் நமது எலும்புகளின் முனைகளை மூடியுள்ளன. முழங்கால் மூட்டுக்களிலும் கூடுதல் குருத்தெலும்புகள் எலும்புகளுக்கிடையே மெத்தை போன்று செயல்படுகின்றன. குருத்தெலும்பு முக்கியமாக, கொலாஜன் இழைகள், கிளைக்கோ புரதங்கள் மற்றும் புரோட்டியோ கிளைகான்கள் ஆகியவற்றால் ஆக்கப்பட்டுள்ளது. மனிதனில் காணப்படும் குருத்தெலும்பு தொடர்ந்து ஒரு சுழற்சி போன்று தோற்றுவிக்கப்படவும் உடைக்கப்படவும் செய்யப்படுகின்றது. வேறு வகையில் கூறப் போனால், நமது உடல்கள் குருத்தெலும்புகள் தேயும் வேகத்திலேயே அவற்றை மீண்டும் தோற்றுவிக்க வேண்டியுள்ளது. இவ்வாறு நிகழ்ந்தால்தான் மூட்டுக்களால் ஆரோக்கியமாக இருக்க முடியும். மீண்டும் சமநிலைதான் இதற்கான வழி. ஒரு மூட்டில் தேய்வு துவங்கும்போது, நமக்குக் குருத்தெலும்பின் சிதைவு அதிகரித்துவிட்டது அல்லது குருத்தெலும்பின் உருவாக்கம் குறைந்துவிட்டது என்பது தெரிகின்றது.

ஆஸ்ட்டியோ ஆர்த்ரைட்டிஸ் வீக்கத்தைத் தோற்றுவிக்கக்கூடிய நோய் என்பது நன்கு அறியப்பட்ட ஒன்று. ஆர்த்ரைட்டிஸ் நோயுடைய ஒருவரின் கைகளை நீங்கள் கூர்ந்து கவனித்தால் விரல்களின் கணுக்களும் கையின் இணைப்புப் பகுதிகளும் வீக்கமடைந்திருப்பது தெரிவாகத் தெரியும். இந்த வீக்கத்தைத் தோற்றுவிப்பது எது, இது எவ்வாறு குருத்தெலும்பிற்குச் சேதத்தை உண்டு பண்ணுகின்றது என நீங்கள் எப்போதாவது எண்ணியதுண்டா? இதன் விடை பல பகுதிகளைக் கொண்ட ஒன்றாகும். ஏனென்றால் மூட்டுக்களுக்கு உள்ளாக நிகழும் வீக்கத்திற்குப் பல மூலங்கள் காணப்படுகின்றன. இதனை நீங்கள் கீழே கொடுக்கப்பட்டுள்ள பெட்டிப் பகுதியில் காணலாம்.

## நமது மூட்டுக்களில் வீக்கம் தோன்றுவதற்கான காரணங்கள்

மூட்டுக்களில் வீக்கம் தோன்றுவதற்கான சில காரணங்களில் மிக முக்கியமானது சைட்டோகைன்களாகும். இந்தப் புரதங்கள் உயிரணுக்களுக்கிடையே செய்தியை எடுத்துச் சென்று நோய் எதிர்ப்புச் சக்தியையும், வீக்கத்தையும் சீரமைக்கின்றன. இரு முக்கியமான சைட்டோகைன்கள், கட்டிகளைச் சிதைக்கும் காரணியான ஆல்ஃபாவும், இன்டர்லியூகின் ஒன் பீட்டாவும் ஆகும். ஆஸ்ட்டியோ ஆர்த்ரைட்டிஸ் உள்ளவர்களின் இணைப்பு மூட்டுகளில் இவை இரண்டும் அதிக அளவில் அடர்ந்து காணப்படுகின்றன.

புரதங்களைச் சிதைக்கும் புரோட்டியேஸ் நொதிகளும் மூட்டுக்களில் வீக்கத்தைத் தோற்றுவிப்பதாகச் சுட்டிக் காட்டப்பட்டுள்ளது. புரோட்டியேஸ், சைட்டோகைன்களின் கட்டுப்பாட்டில் உள்ளன. சில நொதிகள் வீக்கத்தைக் கட்டுப்படுத்தும் பண்புகளும், மற்றும் சில நொதிகள் வீக்கத்தைத் தோற்றுவிக்கும் பண்புகளும் உடையவை. ஆர்த்ரைட்டிஸ் நோயுள்ளவர்களில் வீக்கத்தைத் தோற்றுவிக்கும் புரோட்டியேஸ்களே வெற்றி பெறுகின்றன.

ஃபாசோசைட்டுகள் (நியூட்ரோபில்கள்) வீங்கிய மூட்டுப் பகுதிகளுடன் இணைந்து காணப்படுகின்றன. அவை குருத்தெலும்பிலும், சைனோவியல் பகுதியை மூடியிருக்கும் படலத்திலும் ஏற்படும் சேதங்களைத் தடுக்க முயற்சிக்கின்றன. ஆனால் சென்ற பகுதியில் நீங்கள் பார்த்ததுபோல் இந்த வீக்க எதிர்ச்செயல் எப்போதும் நன்மையாக இருப்பதில்லை. நியூட்ரோஃபில்கள் மூட்டுக்களில் அதிக அளவு வீக்கத்தை உண்டாக்குகின்றன.

இஸ்கீமியா-ரீபெர்பியூஷன் செயல்முறை கடினமாகத் தோன்றினாலும் உண்மையிலேயே எளிமையான ஒன்றாகும். எடையைத் தாங்கும் மூட்டு இணைப்புப் பகுதிகளான இடுப்பு மற்றும் முழங்கால் மூட்டு ஆகியவற்றை நாம் பயன்படுத்தும்போது நாம் நடக்கும்போதோ அல்லது குறிப்பாக நாம் ஓடும்போதோ தோற்றுவிக்கப்படும் அழுத்தம் குருத்தெலும்புக்குச் செல்லும் இரத்த ஓட்டத்தைத் தடை செய்கின்றது. இது இஸ்கீமியா அல்லது இரத்த ஓட்டமின்மை என்று அறியப்படுகின்றது. நாம் இணைப்பு மூட்டுக்களிலிருந்து அதிக எடையை நீக்கும்போது அழுத்தம் குறைவதால் குருத்தெலும்புக்கு மீண்டும் இரத்தம் செல்கின்றது. (இதற்கு ரீபெர்பியூஷன் என்று பெயர்). இந்தச் செயல்முறைகளும், மற்றும் நான் கூறிய வீக்கத்தைத் தோற்றுவிக்கும் மூலங்களும் அதிக அளவு எதிர்வினையாற்றும் மூலக்கூறுகளைத் தோற்றுவிக்கின்றன. இந்த எதிர்வினையாற்றும் மூலக்கூறுகள் ஆன்ட்டிஆக்சிடென்ட் பாதுகாப்பு அமைப்பைத் தாக்கி ஆக்சிஜனேற்ற அழுத்தத்தைத் தோற்றுவிக்கின்றன.

ஆன்ட்டிஆக்சிடென்ட் பாதுகாப்பு அமைப்பு வெற்றி கொள்ளப்பட்டதும் மூட்டுகளுக்கு உள்ளாகத் தோன்றும் ஆக்சிஜனேற்ற அழுத்தம் குருத்தெலும்புகளைச் சேதப்படுத்துகின்றது. அதோடு, மூட்டில் காணப்படும் சைனோவியல் படலத்தையும் சேதப்படுத்துகின்றது. உடலால் விரைவாகக் குருத்தெலும்பை மீண்டும் தோற்றுவிக்க இயலாதபோது மூட்டுக்கள் சிதைவடைய ஆரம்பிக்கின்றன.

## மற்றொரு கீல்வாத நோய் - ரூமட்டாய்டு

ரூமட்டாய்டு ஆர்த்ரைட்டிஸ் ஓர் ஆட்டோஇம்யூன் நோயாகும் (பத்தாவது அத்தியாயத்தைப் பார்க்கவும்). நோய் எதிர்ப்பு அமைப்பு மூட்டுப் பகுதிக் குருத்தெலும்பையும் சைனோவியல் படலத்தையும் தாக்கத் துவங்கும்போது இந்த நோய் ஏற்படுகின்றது. இதன் விளைவாக ஒரு சமநிலையற்ற, அதாவது ஆரோக்கியமற்ற வீக்கச் செயல், நல்ல நிலையில் உள்ள திசுக்களைக் குறிப்பிடத்தக்க அளவு சேதப்படுத்தத் துவங்குகின்றது. வீக்கத்தைத் தோற்றுவிக்கும் இந்த எதிர்ச்செயல் அதிகமான அளவு எதிர்வினையாற்றும் மூலக்கூறுகளைத் தோற்றுவிப்பதோடு மட்டுமல்லாமல், சைட்டோகைன்களையும், குறிப்பாக டிஎன்எஃப்—ஏவை ஈர்க்கின்றது.

ரூமட்டாய்டு ஆர்த்ரைட்டிஸ் நோயாளிகளின் பிளாஸ்மாவில் டிஎன்எஃப்—ஏ மிக அதிகமாகக் காணப்படுவதாக ஆய்வுகள் காட்டுகின்றன. ரூமட்டாய்டு ஆர்த்ரைட்டிஸ் நோயாளிகளின்

உடலில் ஏற்படும் எதிர்வினையாற்றும் மூலக்கூறுகளின் உற்பத்தி, சாதாரணமான நோயற்ற மூட்டுக்களை உடையவர்களுடன் ஒப்பிடும்போது ஐந்து மடங்கு உயர்ந்து காணப்படுவதாக ஆய்வுகள் சுட்டிக்காட்டுகின்றன. இவ்வாறு ரூமட்டாய்டு ஆர்த்ரைட்டிசால் பாதிக்கப்பட்டவர்களிடத்தில் ஆக்சிஜனேற்ற அழுத்தம் மிக அதிக அளவில் செயல்பட்டு மூட்டுக்களுக்குச் சேதத்தை விளைவிக்கின்றது.

ரூமட்டாய்டு ஆர்த்ரைட்டிசால் பாதிக்கப்பட்ட ஒருவரை உங்களுக்குத் தெரிந்திருந்தால் அந்த நோய் எவ்வளவு சேதத்தை விளைவிக்கின்றது என்பது உங்களுக்கு நன்கு தெரிந்திருக்கும். இந்நோய் அடிக்கடிச் செயல்பட இயலாதவாறு உறுப்பின் வடிவத்தில் மாற்றத்தை ஏற்படுத்தி, வலியையும் தோற்றுவிக்கின்றது. ஆஸ்ட்டியோ ஆர்த்ரைட்டிசால் பாதிக்கப்பட்டவர்களைவிட ரூமட்டாய்டு ஆர்த்ரைட்டிசால் பாதிக்கப்பட்டவர்களிடம் குறிப்பிடத்தக்க அளவு அதிகமான ஆக்சிஜனேற்ற அழுத்தம் காணப்படும். இந்த இரு நோய்களிலும் குருத்தெலும்புகள் சிதைவடைவது ஆக்சிஜனேற்ற அழுத்தத்தால் நிகழ்கின்றது. இந்த நோய் தோன்றுவதற்கான அடிப்படையான காரணத்தை அறிந்து கொள்வது முக்கியமாகும். இப்போது நாம் இந்நோய்க்காக மருத்துவத்தில் வழங்கப்படும் பாரம்பரியமான சிகிச்சை பற்றிப் பார்க்கலாம்.

## ஆர்த்ரைட்டிஸ் நோய்க்கான பாரம்பரியச் சிகிச்சை

ஆஸ்ட்டியோ ஆர்த்ரைட்டிசுக்கும் ரூமட்டாய்டு ஆர்த்ரைட்டிசுக்குமான அடிப்படையான பாரம்பரியச் சிகிச்சைகளில் நான்ஸ்டீராய்டல் மற்றும் ஆஸ்பிரின் பயன்படுத்தப்படுகின்றன. இந்த மருந்துகள் மூட்டுக்களில் வீக்கத்தைக் குறைத்தாலும், மோசமான பக்க விளைவுகளாக இரைப்பைப் புண்களும் இரைப்பைச் சிறுகுடல் பகுதியின் மேற்பகுதியில் இரத்தம் வடிதலும் அவற்றினால் தோன்றுகின்றன. உண்மையிலேயே அமெரிக்காவில் ஒரு நூறாயிரம் பேர்கள் ஆண்டு ஒன்றுக்கு மருத்துவமனையில் அனுமதிக்கப்படுவதும், ஒவ்வோர் ஆண்டும் பதினாறாயிரம் நபர்கள் இறப்பதும் மேற்கூறிய மருந்துகளைப் பயன்படுத்துவதால் ஏற்படும் மேற்பகுதி இரைப்பைச் சிறுகுடல் இரத்தப்போக்கினால்தான் நிகழ்கின்றன.

மேற்கூறிய மருந்துகளால் தோற்றுவிக்கப்படும் அபாயகரமான விளைவுகளுக்குப் பதிலளிக்கும் விதமாக மருந்து தயாரிக்கும் நிறுவனங்கள் புதிய கூட்டு மருந்துகளை உற்பத்தி செய்தன. இவை முக்கியமாக காக்ஸ்—2 நொதிகளைத் தடை செய்கின்றன. காக்ஸ்—2 நொதிகளைத் தடை செய்யும் மருந்துகள் பயங்கர விளம்பரங்களுடன் விற்பனைக்கு வெளியிடப்பட்டன.

துரதிர்ஷ்டவசமாக, குடலில் ஓட்டை விழுதல் மற்றும் மேற்பகுதி இரைப்பைச் சிறுகுடலில் இரத்தம் வடிதல் உட்பட, இவற்றிலும் பக்க விளைவுகள் காணப்பட்டன. ஆனால் இவை முதல் தலைமுறை மருந்துகளைப்போல் அடிக்கடிக் காணப்படவில்லை.

ஆர்த்ரைட்டிஸ் நோயாளிகள் அதிக அளவு மேறக்கூறிய மருந்துகளைப் பயன்படுத்துவது தொடர்பான எனது கவலை என்னவென்றால் இந்த மருந்துகள் வலியைப் போக்கும் மருந்துகளாகச் செயல்படுகின்றனவேயன்றி நோயின் மூலக் காரணத்தை, அதாவது ஆக்சிஜனேற்ற அழுத்தத்தைத் தாக்கி அழிக்கும் ஒன்றாகச் செயல்படவில்லை. தீவிரமான ரூமட்டாய்டு ஆர்த்ரைட்டிஸ்சால் பாதிக்கப்பட்ட நோயாளிகளுக்கு, வீக்கத்தைக் கட்டுப்படுத்தும் சக்தி வாய்ந்த மருந்துகளான பிரெட்னிசோன் மற்றும் தங்கம் அல்லது வேதியல் பொருள்கள் கலந்த மருந்துகளான மெத்தாட்ரெக்சேட் அல்லது இமுரான் ஆகியவற்றைக் கொண்டு சிகிச்சை அளிக்கப்படுகிறது.

## பெக்கியின் கதை

பெக்கி பல ஆண்டுகளாக எனக்கு நன்கு தெரிந்த ஓர் அழகிய பெண்மணி. நான் முதலில் பெக்கியை சந்தித்தபோது, அவரது காலின் கீழ்ப் பகுதி வெளிநோக்கி வளைந்து காணப்பட்டது. ஏனென்றால் அவரது முழங்கால் குறிப்பிடத்தக்க விதமாகச் சீர்கேடு அடைந்திருந்தது. அவரது முழங்கால் அதிக அளவு நலமின்றிக் காணப்பட்டது மட்டுமின்றி அவரது இடுப்புப் பகுதியும் பாதிக்கப்பட்டிருந்தது. ஏனென்றால் அவர் ஒருபக்கமாகக் கஷ்டப்பட்ச்டு சாய்ந்து நடக்க வேண்டியிருந்தது.

பெக்கி சிறிய பெண்ணாக இருந்தபோது பனிச்சறுக்கு விளையாடும்போது ஒரு விபத்துக்குள்ளாகி அவரது வலது முழங்காலில் சீர்கேடு விளைவிக்கும் ஆர்த்ரைட்டிஸ் தோன்றியது. விபத்தின் காரணமாக அவரது முழங்காலில் உள்ள குருத்தெலும்பு சிதைவடைந்தது. சிறிது காலத்திற்குப் பின்னர் அவரது முழங்காலை மீண்டும் அவர் காயப்படுத்திக் கொண்டார். இரண்டாவது முறையாகக் காயமடைந்த பின்னர் அவர் அறுவைச் சிகிச்சை செய்து கொள்வதைத் தவிர வேறு வழி இருக்கவில்லை. மிகவும் பாதிக்கப்பட்டிருந்த குருத்தெலும்பின் பெரும் பகுதியை அறுவைச் சிகிச்சை மருத்துவர் நீக்கிவிட்டார். தன்னால் முடிந்த அனைத்தையும் செய்த பின்னர், வருங்காலத்தில் அவரது முழங்கால் மூட்டினால் அவருக்குப் பல பிரச்சினைகள் ஏற்படும் என அவர் பெக்கியை எச்சரித்தார்.

பெக்கி தனது வலது முழங்காலைச் சுற்றி இறுக்கமாக அணிவதற்கு, முக்கியமாக அவர் விரைந்து செயலாற்றும்போது அணிவதற்கு அவரது சிறப்பு டாக்டர் ஓர் இணைப்பைக் கொடுத்தார். வலியைக் குறைக்க உபயோகிக்கும்படியும்,

முழங்கால் மூட்டை மாற்றி, செயற்கை மூட்டு அமைப்பதை எவ்வளவு நாட்கள் முடியுமோ அவ்வளவு நாட்கள் தள்ளிப்போடும்படியும் அவர் அறிவுரை கூறினார். மூட்டுமாற்றுச் சிகிச்சை செய்வது எட்டு அல்லது பன்னிரண்டு ஆண்டுகள்தான் தாங்கும், அதுவும் தனக்கு அதிர்ஷ்டம் இருந்தால் மட்டுமே என்பதைப் பெக்கி நன்கு அறிந்திருந்தார். அவருக்கு இளம் வயது. அவர் வாழ வேண்டிய நாட்கள் ஏராளம் உள்ளன. அவர் இப்போது செய்ய வேண்டியது என்ன?

நான் பெக்கியை சந்தித்தபோது அவரது டாக்டர்கள் அவரிடம் மூட்டு மாற்று அறுவைச் சிகிச்சை குறித்து விவாதித்துக் கொண்டிருந்தனர். பெக்கியும் மூட்டு மாற்று அறுவைச் சிகிச்சை செய்வது பற்றித் தீவிரமாக ஆலோசித்துக் கொண்டிருந்தார். அவர் அறுவைச் சிகிச்சை செய்வதை எவ்வளவு நாள் தள்ளிப்போடுகின்றாரோ அவ்வளவுக்கு நல்லது. ஆனால் அவர் இப்போது இருக்கும் நிலைமையைக் கருத்தில் கொண்டு எதிர்கால மருத்துவ நடவடிக்கை பற்றி முடிவு செய்ய வேண்டும்.

அறுவைச் சிகிச்சையைத் தள்ளிப்போடத் தன்னால் என்னவெல்லாம் முடியுமோ அவற்றையெல்லாம் பெக்கி செய்தார். ஊட்டச்சத்து மாத்திரைகள் பற்றி அவர் மிக அதிகமாகப் படித்திருந்தார். ஊட்டச்சத்து மாத்திரைகளை உட்கொள்ளுதல் தனது உடல்நலத்தை முன்னேற்றமடையச் செய்யும் என அவர் நம்பினார். திறன்மிக்க ஆன்ட்டி ஆக்சிடென்ட்டுகள் மற்றும் தாதுப் பொருட்கள் ஆகியவற்றைச் சிறிதளவு திராட்சை விதைச் சாற்றுடனும், அடிப்படைக் கொழுப்பு அமிலங்கள், கால்சியம், மெக்னீசியம் ஊட்டச்சத்து மாத்திரைகளுடன் அவர் உட்கொண்டார். மேலும், 2,000 மில்லி கிராம் குளுக்கோஸ் அமைன் சல்பேட்டும் அவர் உட்கொண்டார்.

பெக்கி தனது வழிகாட்டி கூறியபடி உடற்பயிற்சி மருத்துவத்தைத் தொடர்ந்து செய்து வந்தார். சரிசம விகித உணவை உட்கொண்டார். ஊட்டச்சத்துச் சிகிச்சை முறையைத் துவங்கிய சில மாதங்களுக்குள் தனது உடல்நலத்தில் முன்னேற்றம் ஏற்படுவதை உணரவும், கண்கூடாகப் பார்க்கவும் பெக்கியால் முடிந்தது. அவர் தனது மருந்துகளை அதிகமாகச் சார்ந்திருக்கவில்லை. சில ஆண்டுகளுக்கு முன்பிருந்ததைவிட இப்போது அவரால் அதிகமாகப் பணியாற்ற முடிந்தது. அவர் சுறுசுறுப்பாக இயங்கினார். வலியும் குறைந்து காணப்பட்டது. பல ஆண்டுகளுக்குப் பின்னர் அவர் தனது பயத்தை உதறிவிட்டு முதன்முறையாகப் பனிச்சறுக்கு விளையாடச் சென்றார்.

பெக்கி தனது டாக்டரிடம் சென்று மீண்டும் தனது முழங்கால்களை எக்ஸ்ரே எடுத்துப் பார்த்தபோது மிகவும் உற்சாகமாகக் காணப்பட்டாள். இரண்டு ஆண்டுகளுக்கு முன் அவளுக்கு எடுக்கப்பட்ட எக்ஸ்ரே படத்தை இப்போது

எடுக்கப்பட்டப் படத்துடன் ஒப்பிட்டுப் பார்த்தபோது அவளது டாக்டர் மிக்க ஆச்சரியமடைந்தார். அவளது கால்கள் இப்போது அவ்வளவு வளைந்து இருப்பதாகத் தெரியவில்லை. அவளது எலும்புகள் அதிக அளவு விலகி இருப்பது தெளிவாகத் தெரிந்தது. பெக்கிக்கு இதைச் சுட்டிக்காட்டிய அவர், எக்ஸ்ரே படத்தில் காட்டியுள்ளபடி அவளது எலும்புகள் விலகி இருப்பது, குருத்தெலும்புகள் மீண்டும் வளர்ந்திருப்பதற்குச் சான்று என விளக்கினார்.

பெக்கி இந்த விளைவுகளைக் கண்டு ஆச்சரியமடையவில்லை. ஏனென்றால் அவளால் இந்த வித்தியாசத்தை உணர முடிந்தது. ஊட்டச்சத்து மருத்துவம் பற்றி ஆய்வுகள் செய்தபோது அவள் இது பற்றிக் கற்றுத் தெரிந்து கொண்டாள். அவளது டாக்டர் ஆதாரபூர்வமாக அதை நிரூபித்தது, அவளது முன்னேற்றத்தைச் சுட்டிக்காட்டுவதாக இருந்தது.

பெக்கி தொடர்ந்து சுறுசுறுப்பாக இயங்கி வருகின்றாள். அவள் என்னவெல்லாம் செய்ய வேண்டுமென்று விரும்புகின்றாளோ அதையெல்லாம் செய்கின்றாள். (அவள் இன்னும் ஒரு முழங்கால் பாதுகாப்பு இணைப்பை அணிந்து எல்லா விதமான தீவிர விளையாட்டுக்களிலும் பங்கேற்கிறாள்). தொடர்ந்து அவள் ஊட்டச்சத்து மாத்திரைகளை உட்கொண்டு வருகின்றாள். ஒவ்வொரு புத்தாண்டையும் அவள் மூட்டு மாற்று அறுவைச் சிகிச்சையைத் தள்ளிப் போட்டதற்காகக் கொண்டாடுகின்றாள்.

பெக்கியால் எவ்வாறு இவ்வளவு நன்றாகச் செயல்பட முடிகிறது? அவன் பின்பற்றிய உத்தி பற்றி நாம் பார்க்கலாம். முதலில் பெக்கி தனது பிரச்சனையின் அடிப்படையை முழுவதுமாக அறிந்து கொள்ளத் தீர்மானித்தாள் — அதாவது, தனக்கு நேர்ந்த விபத்துக்களைத் தொடர்ந்து, தன்னிடம் ஏற்பட்ட சீர்கேடு விளைவிக்கும் ஆர்த்ரைட்டிசை உயிரணு அளவில் அறிந்து கொள்ளத் தீர்மானித்தாள். அவள் இதனைத் தனிப்பட்ட முறையில் கற்றுத் தெரிந்து கொண்டாள். இது தொடர்பான அறிவியல் கூட்டங்களிலும் அவள் கலந்து கொண்டாள். இரண்டாவதாக, சாத்தியப்படக்கூடிய அனைத்துத் தீர்வுகளையும் அவள் ஆய்ந்து பார்த்தாள். மூன்றாவதாக, அவள் தான் கற்றறிந்ததைச் செயல்படுத்தினாள்.

## ஆன்ட்டிஆக்சிடென்ட் மருந்துகள்

பெக்கியைப்போல், சீர்கேடு விளைவிக்கும் ஆர்த்ரைட்டிசால் பாதிக்கப்பட்ட எந்த ஒரு நபரும் திறன்மிக்க, சரிசம விகிதமுடைய ஆன்ட்டிஆக்சிடென்ட் மற்றும் சேர்க்கைப் பொருட்களை உட்கொள்ள வேண்டியது அவசியம். ஆர்தரைட்டிசால் பாதிக்கப்பட்ட நோயாளிகளில் பல ஆன்ட்டிஆக்சிடென்ட்டுகள், மற்றும் ஆதாரமான ஊட்டச்சத்துக்களான வைட்டமின் ‘டி’,

வைட்டமின் 'சி', வைட்டமின் 'இ', போரான் (ஒரு தாதுப்பொருள்) மற்றும் வைட்டமின் பி3 ஆகியவை குறைவாகக் காணப்படுகின்றன. இந்தப் புத்தகம் முழுவதிலுமிருந்து நீங்கள் கற்றுக் கொண்டிருப்பதன்படி, ஆக்சிஜனேற்ற அழுத்தத்தைக் கட்டுப்பாட்டிற்குள் கொண்டு வருவதற்குத் தேவையான அளவு இந்த ஆன்ட்டிஆக்சிடென்ட்டுகளை நீங்கள் வழங்க வேண்டும்.

இந்த ஊட்டச்சத்து மாத்திரைகளோடு முக்கியமான ஒன்றாக, குளூக்கோஸ் அமைன் சல்ஃபேட்டையும் பெக்கி உட்கொண்டாள்.

## குளூக்கோஸ் அமைன் சல்ஃபேட்

குருத்தெலும்பைக் கூட்டுச்சேர்க்கை செய்வதற்கான அடிப்படையான ஊட்டச்சத்துக்களில் குளூக்கோஸ் அமைன் ஒன்று. இது புரோட்டியோ கிளைக்கான்களைத் தோற்றுவிக்கும் ஒரு முதல்நிலை எளிய அமினோ சர்க்கரை. புரோட்டியோ கிளைக்கான்கள்தான் குருத்தெலும்புகளுக்கு மீள்விசைத் தன்மையை அளிக்கின்றன. நான்ஸ்டீராய்டல் மற்றும் ஆஸ்பிரினைப்போல் குளூக்கோசமைன் வெறுமனே வலியை மறைப்பதில்லை. மாறாக, சேதமடைந்த குருத்தெலும்பை மீண்டும் தோற்றுவிக்க அது உதவுகின்றது. முன்பு செய்யப்பட்ட ஆய்வுகள், குளூக்கோசமைனின் பயன்பாட்டால் ஏற்படக்கூடிய குறுகிய கால நன்மைகளைச் சுட்டிக்காட்டின. ஆனால் பெரும்பாலான டாக்டர்கள் இதனால் திருப்தியடையவில்லை.

மூன்று ஆண்டுகளாக நடத்தப்பட்ட பெரிய ஒரு மருத்துவச் சோதனை 1999ம் ஆண்டு அமெரிக்க ரூமட்டாலஜி கல்லூரியின் ஆண்டுக் கூட்டத்தின்போது வெளியிடப்பட்டது. குளூக்கோசமைனானது ஆர்த்ரைட்டிசால் ஏற்படும் வலியையும் வீக்கத்தையும் குறைப்பதோடு மட்டுமல்லாமல், குருத்தெலும்புச் சிதைவதையும் நிறுத்தியது என இந்த ஆய்வு கண்டறிந்தது. இதில் மிகவும் திருப்தியளித்த விஷயம் என்னவென்றால், பெக்கியின் விஷயத்தைப் போலவே, குருத்தெலும்பு மீண்டும் வளர்ச்சியடைந்தற்கான ஆதாரம் உள்ளது என்பதுதான்.

இந்த ஆய்வும் வேறு பல ஆய்வுகளும், 1500 முதல் 2000 மில்லிகிராம் அளவில் குளூக்கோஸ்சமைன் சல்ஃபேட் சேர்க்கைப் பொருட்களை எடுத்துக் கொண்ட ஆர்த்ரைட்டிஸ் நோயாளிகளுக்கு எவ்விதப் பக்கவிளைவுகளும் இன்றி, அவர்களது உடல்நலம் குறிப்பிடத்தக்க அளவு முன்னேற்றமடைந்ததைக் காட்டின. இதில் மற்றொரு வியக்கத்தக்க உண்மை, மருத்துவச் சோதனையில் பங்கேற்ற அந்த நோயாளிகள் குளூக்கோசமைன் உட்கொள்வதை நிறுத்திய பிறகும்கூட, பல வாரங்களுக்கு அவர்களுக்கு வலி மீண்டும் தோன்றவில்லை. பல மாதங்கள்வரைகூட வலி தோன்றவில்லை. இதற்கு மாறாக, நான்ஸ்டீராய்டல் குறிப்பிடத்தக்க அளவு பக்கவிளைவுகளை, அதாவது குடல் புண்கள், மேற்பகுதி இரைப்பைச் சிறுகுடல்

இரத்த ஒழுக்கு மற்றும் கல்லீரலில் பாதிப்பு ஆகியவற்றை முன்பே குறிப்பிட்டவாறு தோற்றுவித்தது. இந்த நான்ஸ்டீராய்டல் மருந்துகள் சீர்கேடு விளைவிக்கும் செயல்முறைகளைத் தாமதிக்க எதுவும் செய்வதில்லை. மாறாக, அவை உண்மையிலேயே அச்செயல்முறைகளை வேகப்படுத்துகின்றன. அப்படி இருக்கும்போது, இந்த மருந்துகள் ஏன் இன்னும் இந்நோய்க்கு உலகம் முழுவதிலும் கொடுக்கப்படுகின்றன என்பது ஆச்சரியத்திற்குரியதாகும். மருந்து தயாரிக்கும் நிறுவனங்கள் கவலை கொள்ளும் விதமாக, அதிகமான டாக்டர்கள் தங்களது நோயாளிகளுக்கு குளூக்கோசமைன் சல்ஃபேட்டைப் பரிந்துரைக்கின்றனர்.

நான் எனது மருத்துவத் தொழிலில் கண்ட முடிவுகள் மிகவும் திருப்தியளிப்பவையாக உள்ளன. ஆர்த்ரைட்டிஸ் நோயுள்ள எனது அனைத்து நோயாளிகளுக்கும் நான் குளூக்கோசமைனைப் பரிந்துரை செய்தாலும், உடனடி நிர்வாரணத்திற்கு நான் அவர்களுக்கு நான்ஸ்டீராய்டல் மருந்தையும் பரிந்துரைக்கின்றேன். குளூக்கோசமைனை எடுத்துக் கொள்ளத் தீர்மானித்த எனது நோயாளிகளுக்கு நான்ஸ்டீராய்டல் மருந்தை எடுத்துக் கொள்ளும் தேவை இல்லாமல் போய்விட்டது. ஆன்ட்டி ஆக்சிடென்ட்டுகள், தாதுப்பொருட்கள், அடிப்படைக் கொழுப்புகள் மற்றும் திராட்சை விதைச்சாறு ஆகியவற்றைச் சேர்த்து உட்கொள்ள அவர்கள் தயாராக இருக்கும்போது, இன்னும் நல்ல உடல்நலத்தைப் பெறுகின்றனர்.

எனது திடநம்பிக்கையில் நான் மட்டும் தனியாக இல்லை. எலும்பு முறிவியல் டாக்டர்களான எனது பல நண்பர்கள் குளூக்கோசமைன் உட்கொள்வதை ஆதரிக்கின்றனர். ஏனெனில், மூட்டு மாற்று அறுவைச் சிகிச்சையை தள்ளிப்போடுவது நோயாளிகளின் நன்மைக்காகத்தான் என்பதை அவர்களும் உணர்ந்துள்ளனர்.

## கான்ட்ராய்ட்டின் சல்ஃபேட்

கான்ட்ராய்டின் சல்ஃபேட் அடிக்கடி குளூக்கோசமைன் சல்ஃபேட்டுடன் சேர்த்துக் கொடுக்கப்பட்டு இருமடங்கு வீரியமுள்ள ஒன்றாகச் செயல்படுத்தப்படுகின்றது. கான்ட்ராய்ட்டின் என்பது புரோட்டியோ கிளைக்கானின் ஒரு பகுதியாகும். அது குருத்தெலும்புக்குள் நீரை ஈர்ப்பதற்குப் பொறுப்பானதாகும். இது குருத்தெலும்பை வளையும் தன்மையும் பஞ்சு போன்ற மிருதுத்தன்மையும் உடையதாக மாற்றுகின்றது. முக்கியமான ஊட்டச்சத்துக்கள் இன்றி குருத்தெலும்பு உலர்ந்தும் உடையும் தன்மையுடையதாகவும் ஆகிவிடுகின்றது.

குளூக்கோஸமைன் சல்ஃபேட்தான் மிகவும் முக்கியமான ஊட்டச்சத்து என நான் எண்ணுகின்றேன். வாய் வழியாகக் கொடுக்கப்படும் கான்ட்ராய்ட்டின், அதிகமான

நோயாளிகளிடத்தில் முழுமையாக ஆய்வு செய்யப்பட வேண்டும். அதிலிருந்து கான்ட்ராய்ட்டின் மிகவும் முக்கியமானதா இல்லையா என்பதற்கான சான்று கிடைக்கும். எம்எஸ்எம் (இயற்கையான ஒரு வீக்கத்தைக் கட்டுப்படுத்தும் பொருள்) என்ற மருந்தும் மிகவும் முழுமையாக ஆய்வு செய்யப்பட வேண்டும் என்று நான் நம்புகின்றேன். ஆனால் என்னிடம் வரும் பல நோயாளிகள் தங்களது வழக்கமான மருந்துகளுடன் இதையும் சேர்த்தபோது குறிப்பிடும்படியான முன்னேற்றம் ஏற்பட்டதாகக் கூறினர்.

## கான்ட்ராய்ட்டின் சல்ஃபேட்

ஆர்த்ரைட்டிசால் பாதிக்கப்பட்ட நோயாளிகளுக்குக் கூடுதல் கான்ட்ராய்ட்டின் கொடுக்கப்பட்டபோது அவர்களிடம் நல்ல முன்னேற்றம் ஏற்பட்டதாகப் பல ஆய்வுகள் காட்டின. ஆனால் இந்த ஆய்வுகளில், சிரைகள் மூலம் கான்ட்ராய்ட்டின் செலுத்தப்பட்டது. கான்ட்ராய்ட்டின் குடல் வழியாகத் திறன்மிக்க விதத்தில் உட்கிரகிக்கப்படுவதில்லை எனப் பல ஆராய்ச்சியாளர்கள் கவலை தெரிவிக்கன்றனர். சிலர் அது சிதைக்கப்பட்டு பின்னர் உட்கிரகிக்கப்படுவதாகக் கூறுகின்றனர். அது மூட்டுக்களின் உள்ளே குருத்தெலும்பில் மீண்டும் ஒன்று சேர்க்கப்படுவதாகவும் அவர்கள் கூறினர். ஆஸ்ட்டியோ ஆர்த்ரைட்டிஸ் சிகிச்சையில் கான்ட்ராய்ட்டினது ஒட்டுமொத்த முக்கியத்துவத்தை நிர்ணயிக்கக் கூடுதல் ஆய்வுகள் தேவை என நான் நினைக்கின்றேன்.

## முதுமை மூட்டு அழற்சி

ஆஸ்ட்டியோ போரோசிஸ் என்பது ஊட்டச்சத்துக் குறைவால் தோன்றும் ஒரு நிலையாகும். இது அமெரிக்காவில் பரவலாகக் காணப்படும் நிலையாகும். உலகிலேயே மிகவும் பணக்கார நாடாகவும் உணவுப் பற்றாக்குறை அற்ற நாடாகவும் கருதப்படும் அமெரிக்காவில் 2.5 கோடி அமெரிக்கர்கள் ஆஸ்ட்டியோபோரோசசின் முடமாக்கும் விளைவால் பாதிக்கப்பட்டு வாழ்ந்து வருகின்றனர். இதனால் அமெரிக்கப் பொருளாதாரத்திற்கு 1400 கோடி டாலர்கள் இழப்பு ஏற்படுகின்றது. குறைந்தது அமெரிக்காவில் ஓர் ஆண்டுக்கு 12 இலட்சம் எலும்பு முறிவுகள் நிகழ்கின்றன. இது ஆஸ்ட்டியோ போரோசிசால் ஏற்படும் விளைவாகும். கீழே விழாமலும், எந்தவிதக் காயமும் ஏற்படாமலும், உடைந்த இடுப்பு எலும்புடன் நோயாளிகள் என் மருத்துவமனைக்கு வருவதை நான் பார்த்துள்ளேன். ஆஸ்ட்டியோபோரோசிஸ் உள்ள எனது நோயாளிகளிடத்தில், திடீரென மொத்தமாக ஏற்பட்ட

அழுத்தத்தால் முதுகெலும்புகள் உடைந்து பின்பகுதியில் பயங்கரமான வலியும் வேதனையும் ஏற்பட்டன.

ஆஸ்ட்டியோபோரோசிஸ் நோய் வெறுமனே ஈஸ்ட்ரேஜெனையும், கால்சியத்தையும் சார்ந்திருக்கும் ஒரு நோயாக அமெரிக்க மக்களிடம் கூறப்பட்டுள்ளது. இந்த தேசியப் பிரச்சனைக்குப் பதிலளிக்கும் விதமாக, மாதவிடாய் நின்றுவிட்டப் பெண்களுக்கு ஆஸ்ட்டியோ போரோசிஸ் தோன்றுவதைத் தடை செய்யும் முயற்சியாக, மருத்துவச் சமுதாயம் அவர்களுக்கு ஹார்மோன் மாற்றுச் சிகிச்சை (ஹெச்ஆர்டி) அளித்து வருகின்றது.

ஹெச்ஆர்டியால் ஆஸ்ட்டியோ போரோசசின் முன்னேற்றத்தைத் தாமதப்படுத்த இயலும் என்று பலர் நம்பினாலும், அது நல்லது செய்வதைவிட அதிகமாகத் தீங்கு இழைக்கலாம். 1997ம் ஆண்டு நியூ இங்கிலாந்து மருத்துவ இதழ், ஐந்திலிருந்து பத்து ஆண்டுகள்வரை ஈஸ்ட்ரோஜென் மாற்றுச் சிகிச்சையைத் தொடர்ந்து மேற்கொண்ட பெண்களைக் கொண்டு செய்யப்பட்ட ஆய்வுகளை மறுபரிசீலனை செய்தது. அதன் முடிவுகள் ஆய்வாளர்களை அதிர்ச்சிக்குள்ளாக்கியது. ஆய்வுக்குள்ளான பெண்களில் 40 விழுக்காட்டினருக்குமேல் மார்புப் புற்றுநோய் அதிகரித்திருப்பது தெரிய வந்தது. மருந்து உற்பத்தி நிறுவனங்கள் இந்த எதிர்மறையான அறிக்கைக்கு விரைவாகப் பதிலளிக்கும் விதமாக, ஹெச்ஆர்டியின் நன்மைகள், அதனால் ஏற்படும் ஆபத்துக்களைவிட அதிகமாக இருப்பதாக டாக்டர்கள் நம்பும் விதமாக விளக்கமளித்தது. அந்த நிறுவனம் வேறு சில மருத்துவச் சோதனைகளை மேற்கொண்டு, ஹெச்ஆர்டி எடுத்துக் கொண்ட நோயாளிகளில் இதயத்தடைகள், பக்கவாதம் மற்றும் அல்சீமரின் டிமென்ஷியா போன்ற நோய்கள் தோன்றும் வாய்ப்பு குறைவாக உள்ளதாக மார்தட்டிக் கொண்டனர்.

"இதயமும் ஈஸ்ட்ரோஜென்/புரோஜெஸ்ட்டின் எடுத்துக் கொள்ளும் ஆய்வு" மற்றும் "பெண்கள் ஆரோக்கிய முனைப்பு ஆய்வு" ஆகிய இரண்டு ஆய்வுகளும், இதயநோய் தீவிரம் அடைவதைத் தாமதப்படுத்தப்படுவதைக் காட்டவில்லை. ஆனால் உண்மையில், ஹெச்ஆர்டி எடுத்துக் கொண்ட நோயாளிகளில் மாரடைப்பு தோன்றுவது அதிகமானதாக, அதுவும் முதல் ஆண்டிலேயே அதிகரித்ததாகச் சில சான்றுகள் சுட்டிக் காட்டுகின்றன. ஆச்சரியமளிக்கும் விதமாக, ஹெச்ஆர்டி எடுத்துக் கொண்டவர்களில், எல்டிஎல் இரத்தக் கொழுப்பு (மோசமான கொழுப்பு) குறிப்பிடத்தக்க அளவு குறைந்ததாகவும், ஹெச்டிஎல் இரத்தக் கொழுப்பு (நல்ல கொழுப்பு) குறிப்பிடத்தக்க அளவு அதிகரித்ததாகவும் இந்த ஆய்வுகள் சுட்டிக்காட்டின. அப்படியானால் இந்த நோயாளிகளுக்கு இதயநோய் தோன்றும் ஆபத்து எவ்வாறு அதிகரித்தது?

இதற்கான விடை வேறு சில ஆய்வுகளில் வெளிப்பட்டதாக நான் நம்புகின்றேன். செயற்கையாகக் கூட்டுச்சேர்க்கை

செய்யப்பட்ட ஹெச்ஆர்டியை எடுத்துக் கொண்ட பெண்களில் அவர்களது 'சி' ரியாக்டிவ் புரதங்கள் அதிகரிப்பது காணப்பட்டது. இது தமனிகளில் வீக்கத்தைத் தோற்றுவிப்பதில் பங்கு வகிப்பது முன்பே தெரிந்த ஒன்றாகும். இது எதிர்காலத்தில் நிகழவிருக்கும் மாரடைப்பை, குறிப்பாகப் பெண்களிடத்தில் ஏற்படும் மாரடைப்பை, இரத்தக் கொழுப்புகளைவிடச் சிறப்பாகக் கணிக்கும் ஒன்றாக உள்ளது. இதயநோய், தமனியின் வீக்கத்தினால் தோன்றும் ஒரு நோயே தவிர இரத்தக் கொழுப்பால் தோன்றும் நோயல்ல என்பதை ஞாபகத்தில் கொள்ள வேண்டும்.

இந்தப் புதிய மருத்துவ ஆய்வுகளின் அடிப்படையில், ஆஸ்ட்டியோ போரோசிஸ் தோன்றாமல் தடுக்க விரும்பும் பெண்கள் ஹார்மோன்கள் மாற்றுச் சிகிச்சையை எடுத்துக் கொள்ள விரும்புகின்றனர். ஆனால் ஹெச்ஆர்டி எடுத்துக் கொள்ளும் நோயாளிகள், கால்களில் இரத்தம் உறைதல், பித்தப்பை நோய் தோன்றுதல் போன்ற நன்கு அறியப்பட்ட ஆபத்துக்களைக் கருத்தில் எடுத்துக் கொள்ள வேண்டி இருக்கிறது. ஆஸ்ட்டியோ போரோசிசைக் கட்டுப்படுத்த, சந்தையில் வெளிவந்துள்ள ஃபோசோமாக்ஸ், ஆக்டோநெல், எவிஸ்டா, கால்சிட்டோனின் போன்ற பல புதிய மருந்துகள் எலும்பின் அடர்த்தியை அதகரிக்கும் திறன் பெற்றுள்ளன. ஹெச்ஆர்டிக்குப் பதிலாக டாக்டர்கள் இந்த மருந்துகளையே அதிகமாகப் பரிந்துரை செய்கின்றனர். ஏனென்றால் தொடர்ந்து சிகிச்சை எடுத்துக் கொண்டால் அது எதிரான விளைவுகளைத் தோற்றுவிப்பது கவலை அளிப்பதாக உள்ளது. இந்த மருந்துகளைப் பயன்படுத்திச் செய்யப்பட்டக் குறுகிய கால ஆய்வுகள், எலும்பு முறிவுகளும், தொடரும் இரண்டாவது எலும்பு முறிவும் தோன்றும் ஆபத்து குறிப்பிடத்தக்க அளவு குறைந்ததாகச் செயல்முறை விளக்கமாக காட்டுகின்றன. பெண்களைப் பாதிக்கும் மெனோபாஸ் காலப் பிரச்சனைகள் மற்றும் பிற பிரச்சனைகள் பற்றிய முழு விபரங்களையும் அறிந்து கொள்ள, டாக்டர் கிறிஸ்ட்டியேன் நார்த்ரப்பின் புத்தகமாகிய 'தி விஸ்டம் ஆஃப் மெனோபாஸ்' என்ற புத்தகத்தை நான் பரிந்துரை செய்கிறேன்.

## எலும்புகள் உயிருள்ள திசுக்களே

எலும்பு என்பது வெறுமனே கால்சியப் படிகப் பொருளல்ல. அது உயிருள்ள ஒரு திசுவாகும். அது தொடர்ச்சியாக நிகழும், நுண் ஊட்டச்சத்துக்களையும் நொதி அமைப்புக்களையும் சார்ந்த உயிர் வேதியில் செயல்பாடுகளை மேற்கொள்ளும் ஒன்றாகும். எனவே எல்லா உயிர்த் திசுக்களையும்போல் எலும்புக்கும் பல வகையான ஊட்டச்சத்துக்கள் தேவைப்படுகின்றன.

அதிக அளவு வெள்ளை ரொட்டியும், வெள்ளை மாவும், வெள்ளைச் சர்க்கரையும், கொழுப்பும் நிறைந்த அமெரிக்க உணவு,

எலும்புக்குத் தேவையான அடிப்படை ஊட்டச்சத்துக்களை மிகவும் குறைவாகக் கொண்டுள்ளது. அமெரிக்க உணவில் இறைச்சியின் அளவு மிக அதிகமாகவும், கார்பன்டை ஆக்சைடு கலந்த பானங்களின் பயன்பாடு அதிகமாகவும் இருப்பதால் அவை பாஸ்பரஸ் உட்கொள்ளப்படுவதை அதிகரித்து கால்சியம் உட்கிரகிக்கப்படுவதைக் குறைக்கின்றது. எலும்பின் ஆரோக்கியமான நிலைக்குத் தேவையான ஊட்டச்சத்துக்கள் குறைவாக உட்கொள்ளப்படுவது ஆஸ்ட்டியோபோரோசிசைத் தோற்றுவிக்கின்றது.

ஆஸ்ட்டியோபோரோசிசைத் தவிர்க்கவும் வலுவான எலும்புகளைப் பெறவும் கால்சியம் மட்டுமே போதுமானது என்ற தவறான கருத்து நிலவுகின்றது. ஆனால் உண்மை என்னவென்றால், கால்சியம் மட்டுமல்லாமல் வேறு பல வகையான ஊட்டச்சத்துக்களும் அமெரிக்காவில் ஆஸ்ட்டியோ போரோசிஸ்சின் அளவைக் குறைப்பதில் நாம் வெற்றி பெறத் தேவைப்படுகின்றது.

முதுகுத்தண்டு, இடுப்பு, மற்றும் மணிக்கட்டு ஆகியவற்றில் எலும்பு முறிவு ஏற்படும் அபாயத்தைக் குறைக்க நாம் பல முக்கியமான காரணிகளைக் கவனத்தில் கொள்ள வேண்டும். போதுமான எலும்பு அளவைப் பாதுகாத்து வைக்க வேண்டும். எலும்பின் அடிப்படைப் பகுதியன மாட்ரிக்ஸ் பகுதியிலிருந்து புரத இழப்பைத் தடுக்க வேண்டும். எலும்பு தனது சேதப்படுத்தப்பட்டப் பகுதியை சரி செய்யவும், இழந்த பகுதியை மீண்டும் தோற்றுவிக்கவும் தேவையான, எல்லா வகையிலும் சரியான ஊட்டச்சத்துக்கள் அதற்கு வழங்கப்பட வேண்டும். ஊட்டச்சத்து மாத்திரைகள் இந்த மூன்று பகுதிகளிலும் எலும்பைப் பாதுகாப்பதிலும் அதனைத் தோற்றுவிப்பதிலும் முக்கியமான பங்கு வகிக்கின்றன.

நாம் ஒவ்வொரு ஊட்டச்சத்து பற்றியும் அது ஆஸ்ட்டியோபோரோசிஸ்சுக்கு எதிரான போராட்டத்தில் எவ்வாறு உதவி செய்கின்றது என்பது பற்றியும் பார்க்கலாம்.

## கால்சியம்

கால்சியம் குறைவதால் ஆஸ்ட்டியோபோரோசிஸ் தோன்றும் என்பதில் எவ்வித சந்தேகமும் இல்லை. ஆனால் மெனோபாஸ் முடிந்த பெண்களில் 25 சதவீதத்தினரிடம் மட்டுமே, அவர்களின் எலும்புகளில் கால்சியம் குறைவாக உள்ளதை ஆய்வுகள் காட்டின. இந்தப் பெண்களுக்கு மாத்திரைகளின் வடிவில் கால்சியம் கொடுக்கப்பட்டபோது எலும்பின் மொத்த அளவு அதிகரித்தது தெரிந்தது. ஆனால் எஞ்சியிருந்த, கால்சியம் குறைவு இல்லாத 75 விழுக்காடு பெண்களிடம் மாத்திரை வடிவில் கொடுக்கப்பட்டக் கால்சியம் எந்த விளைவையும் தோற்றுவிக்கவில்லை. கால்சியம் மற்றும் வைட்டமின்-டி மாத்திரைகள் பற்றி சமீபத்தில்

நடத்தப்பட்ட ஆய்வுகள், அம்மாத்திரைகளைக் கொடுப்பது ஆஸ்டியோபோரோசிஸ் ஏற்படுவதைத் தாமதிப்பதைக் காட்டின. ஆனால் அவை அந்நோயைத் தடுத்தன என்பதை அந்த ஆய்வுகள் எந்த வழியிலும் விளக்கவில்லை. இடுப்பு, முதுகுத்தண்டு, மற்றும் மணிக்கட்டு ஆகிய பகுதிகளில் எலும்பு முறிவு ஏற்படுவது குறைவதாகவும் இந்த ஆய்வுகள் எடுத்துக்காட்டின. வேறு வகையில் கூறினால், கால்சியம் உதவி செய்கின்றது, ஆனால் இது அதற்கான இறுதியான பதில் அல்ல.

ஆஸ்ட்டியோபோரோசிக்கு எதிரான போராட்டத்தில் கால்சியம் மிகவும் தேவையான ஓர் ஊட்டச்சத்தாகும். ஆண்களும், பெண்களும் தங்களது உணவில் காணப்படும் கால்சியத்தின் அளவைப் பொறுத்து, தினமும் 800 முதல் 1500 மில்லிகிராம்வரை கால்சியத்தை மாத்திரை வடிவில் எடுத்துக் கொள்ள வேண்டும். மக்கள் கால்சியம் கார்பனேட்டைவிட, கால்சியம் சிட்ரேட்டைத் தொடர்ந்து உட்கிரகிக்கின்றனர். ஆனால் உணவுடனும், நல்ல அளவு வைட்டமின்—'டி'யுடனும் எடுத்துக் கொள்ளப்பட்டால், இரண்டு சம அளவில் உட்கிரகிக்கப்படுகின்றன. கால்சியத்தை எந்த வடிவத்தில் நீங்கள் எடுத்துக் கொண்டாலும், அது போதிய அளவு உட்கிரகிக்கப்படுவதற்கு அதனை உணவுடன் உட்கொள்ள வேண்டும்.

குழந்தைகளுக்கும் கால்சியம் மாத்திரைகள் இந்த அளவு கொடுக்கப்பட வேண்டும். உண்மையில், பருவமடைவதற்கு முன்பு நாள் ஒன்றுக்கு 800 முதல் 1200 மில்லிகிராம்வரை கால்சியம் மாத்திரைகளை உட்கொள்ளும் குழந்தைகள், தங்களது எலும்பின் அடர்த்தியை 5—7 விழுக்காடுவரை அதிகரிக்கின்றனர். இந்தக் கண்டுபிடிப்பு மிகவும் குறிப்பிடத்தக்கதாகும். ஏனென்றால் அவர்களது எலும்பில் ஏற்படும் அடர்வு அவர்களது வாழ்நாள் முழுவதும் நீடிக்கும்.

## மெக்னீசியம்

எலும்புக்குள் நிகழும் பல்வேறு உயிர் வேதியல் எதிர்வினைகளில் மெக்னீசியம் மிகவும் முக்கியமானது. அல்கலைன் ஃபாஸ்பட்டேஸ் நொதியை, மெக்னீசியம் செயல்திறன் மிக்கதாக மாற்றுகின்றது. எலும்புப் படிகங்களைத் தோற்றுவிப்பதில் இந்த நொதி முக்கியப் பங்கு வகிக்கின்றது. வைட்டமின் அதன் செயல்திறன் மிக்க நிலைக்கு மாற்றப்படுவதற்கு மெக்னீசியம் தேவைப்படுகின்றது. மெக்னீசியத்தின் அளவில் குறைவிருந்தால் அது வைட்டமின்—டி எதிர்ப்பு அறிகுறியைத் தோற்றுவிக்கின்றது.

அமெரிக்கர்களில் 80—85 விழுக்காட்டினர் மெக்னீசியம் குறைபாடுள்ள உணவை உட்கொள்வதாக உணவுப் பழக்கங்களைப் பற்றியக் கணிப்புகள் தெரிவிக்கின்றன.

## வைட்டமின் 'டி'

கால்சியம் உட்கிரகிக்கப்படுவதற்கு வைட்டமின் 'டி' அவசியத் தேவையான ஒன்றாகும். தோலில் சூரியஒளி படும்போது வைட்டமின் 'டி' தோற்றுவிக்கப்படுகின்றது. ஆனால் வயதானவர்கள் சூரியஒளியில் அதிக நேரம் இருப்பதில்லை. அதனால் வைட்டமின் 'டி' பற்றாக்குறை பொதுவாக அதிக அளவு காணப்படுகின்றது.

நாம் வாய் வழியாகவும் வைட்டமின் 'டி'யை உட்கொள்கிறோம். அதாவது செரிவூட்டப்பட்ட உணவுகள் மற்றும் பால் மூலமாக உட்கொள்கிறோம். ஆனால் இவ்வாறு உட்கொள்ளப்பட்ட வைட்டமின் 'டி', அதன் உயிரியல்ரீதியாகச் செயல்திறன் மிக்கதாக விளங்கும் வைட்டமின் டி3யாக மாற்றப்பட வேண்டும். அடிக்கடி வைட்டமின் 'டி'யானது வைட்டமின் டி3யாக மாற்றப்படுவதில் ஏற்படும் குறைபாடு, வைட்டமின் 'டி' குறைவாக உட்கொள்ளப்படுவதைவிடப் பெரிய பிரச்சினையாக உள்ளது. இதனால்தான் வைட்டமின் 'டி'யை மாத்திரையாக உட்கொள்ளும்போது அதனுடைய செயல்திறன் மிக்க வடிவமான டி3 வடிவில் பயன்படுத்த வேண்டும் என நான் பரிந்துரைக்கின்றேன்.

நியூ இங்கிலாந்து மருத்துவ இதழ் ஒரு மருத்துவ ஆய்வுக் கட்டுரையை வெளியிட்டது. இதில் ஆராய்ச்சியாளர்கள், மசாசூசெட்ஸ் பொது மருத்துவமனையில் சேர்க்கப்பட்ட, அடுத்தடுத்து வந்த 290 நோயாளிகளிடம் வைட்டமின் 'டி' அளவை ஆராய்ந்து பார்த்தனர். இவர்கள் பொதுவாக சுறுசுறுப்பாக இருந்தவர்களாவர். மருத்துவமனைப் பணியாளர்கள் அவர்களது வைட்டமின் 'டி' அளவுகளைச் சோதித்தபோது, அவர்களில் 93 விழுக்காட்டினர் வைட்டமின் 'டி' பற்றாக்குறை உடையவர்களாகக் காணப்பட்டனர். ஆச்சரியப்படும் வகையில், பல வைட்டமின்களை உட்கொண்ட நோயாளிகளில்கூட 93 விழுக்காட்டினர், வைட்டமின் 'டி' அளவுகளில் குறைவு உடையவர்களாகக் காணப்பட்டனர். இந்தக் கண்டுபிடிப்பு மிகவும் முக்கியமானது. ஏனென்றால், வைட்டமின் 'டி' இல்லாமல் உங்களால் கால்சியத்தை உட்கிரகிக்க இயலாது.

பரிந்துரைக்கப்பட்ட அளவைவிட அதிகமாக வைட்டமின் 'டி'யை மாத்திரை வடிவில் அனைவரும் கட்டாயமாக உட்கொள்ள வேண்டும் என்ற முடிவை இந்த ஆய்வு வெளியிட்டது. தினமும் 500லிருந்து 800 மில்லிகிராம்வரை வைட்டமின் 'டி'ஐ உட்கொள்வது, பரவலாகக் காணப்படும் ஆஸ்ட்டியோபோரோசிஸ் நோயை ஓரளவு கட்டுப்படுத்தும் விளைவை ஏற்படுத்த மிகவும் அவசியமான ஒன்று என ஆராய்ச்சியாளர்கள் முடிவு செய்தனர். நீங்கள் வைட்டமின் 'டி'யுடனும், உணவுடனும் கால்சியத்தை உட்கொண்டால் அதனை நன்கு உட்கிரகிக்க முடியும் என்பதை ஞாபகத்தில் கொள்ளுங்கள்.

## வைட்டமின் 'கே'

வைட்டமின் 'கே', எலும்பின் உள்ளாக அதிக அளவில் காணப்படும் புரதமான ஆஸ்டியோகால்சினைக் கூட்டுச்சேர்க்கை செய்வதற்குத் தேவையான ஒன்றாகும். எனவே, அது எலும்பு உருவாவதிலும், அதை மாற்றி அமைப்பதிலும், பழுது நீக்குவதிலும் மிகவும் முக்கியமாகத் தேவைப்படும் ஒன்றாகும். ஒரு மருத்துவப் பரிசோதனையில் ஆஸ்ட்டியோபோரோசிசால் பாதிக்கப்பட்ட நோயாளிகளுக்கு வைட்டமின் 'கே' சேர்க்கைப் பொருளாக கொடுக்கப்பட்டபோது, சிறுநீர் மூலம் கால்சியம் இழப்பது 18லிருந்து 50 விழுக்காடுவரை குறைத்தது. கால்சியத்தை உட்கிரகித்து அதை உடலில் தேக்கி வைப்பதில் வைட்டமின் 'கே' துணை புரிகின்றது என்பதை இது காட்டுகின்றது. அது கால்சியத்தைச் சிறுநீருடன் வெளியேற்ற அனுமதிப்பதில்லை.

## மாங்கனீஸ்

குருத்தெலும்பிலும் எலும்பிலும் இணைப்புத் திசுவைக் கூட்டுச்சேர்க்கை செய்வதற்கு மாங்கனீஸ் அவசியமான ஒன்றாகும். மெக்னீசியத்தைப்போலவே, மாங்கனீசும் முழு தானியங்களைச் சுத்திகரிக்கப்பட்ட மாவாக மாற்றும்போது இழக்கப்படுகின்றது. ஆஸ்ட்டியோபோரோசிசால் பாதிக்கப்பட்டப் பெண்களிடையே செய்யப்பட்ட ஓர் ஆய்வில், அவர்களது மாங்கனீஸ் அளவுகள் மற்ற சாதாரணக் கட்டுப்பாட்டு குழுவினரில் காணப்பட்டதில் 25 விழுக்காடுதான் காணப்பட்டது. ஆஸ்ட்டியோபோரோசிசைத் தடுப்பதற்கு இந்த ஊட்டச்சத்தும் தேவையான அளவுகளில் காணப்படுவது மிக அவசியம்.

## ஃபோலிக் அமிலம், வைட்டமின் பி6 மற்றும் வைட்டமின் பி12

இந்த மூன்றின் கூட்டு உங்களுக்குப் பரிச்சயமானதாகத் தெரிகின்றதா? ஹோமோசிஸ்டெய்ன் (ஆறாவது அத்தியாயத்தைப் பார்க்கவும்) உங்கள் இரத்தக் குழாய்களுக்கு மட்டும் கேடு விளைவிப்பது இல்லை, அது உங்கள் எலும்புக்கும் கேடு விளைவிப்பதாகும். ஹோமோசிஸ்டெயினின் அளவு அதிகமாகக் காணப்பட்டவர்களில் ஆஸ்ட்டியோபோரோசிஸ் குறிப்பிடத்தக்க அளவு காணப்பட்டது.

மெனோபாசுக்கு முந்தைய நிலையில் உள்ள பெண்கள் மெத்தியோனைனை அதிக அளவு சிதைக்கும் திறன் பெற்றிருந்தாலும், அவர்களிடம் ஹோமோசிஸ்டெய்ன் அளவு மிகக் குறைவாக காணப்பட்டது. இந்நிலை மெனோபாசுக்குப் பின்னர் ஆச்சரியப்படத்தக்க விதத்தில் மாறுகின்றது. மெனோபாசுக்குப் பின்னர் பெண்களிடம் ஹோமோசிஸ்டெய்ன் அளவுகள் அதிகமாகக் காணப்பட்டன. மெனோபாசுக்குப்

பின்னர், பெண்களிடம் இதயநோயும், ஆஸ்ட்டியோபோரோசிசும் தோன்றும் ஆபத்து அதிகமாக இருப்பதை இந்நிலையால் ஓரளவு விளக்க இயலுமா? இப்பெண்களுக்கு அதிக அளவிலான ஃபோலிக் அமிலம், வைட்டமின் பி6, மற்றும் வைட்டமின் பி12 ஆகியவை கொடுக்கப்பட வேண்டியது அவசியமாகும்.

### போரான்

எலும்பின் வளர்சிதை மாற்றம் பற்றிப் பார்க்கும்போது போரான் ஒரு ஆர்வமூட்டும் ஊட்டச்சத்தாக உள்ளது. ஆய்வில் பங்கேற்றவர்கள் போரானைச் சேர்க்கைப் பொருளாக உட்கொண்டபோது, சிறுநீருடன் கால்சியம் வெளியேற்றப்படுவது சுமார் 40 விழுக்காடு அளவு குறைந்தது. போரான் மெக்னீசியத்தின் அடர்வை அதிகரித்து, பாஸ்பரசின் அளவுகளை குறைக்கின்றது. ஊட்டச்சத்து மாத்திரையாக எடுக்கும்போது நாள் ஒன்றுக்கு 3 மில்லிகிராம் போரான் போதுமானதாகும்.

### சிலிக்கான்

எலும்புக்கு வலுவூட்டும் இணைப்புத் திசுவின் அடிப்படைப் பகுதியை பலப்படுத்தும் திறனுடையதால் சிலிக்கான் முக்கியமானதாகும். புதிதாக எலும்பைத் தோற்றுவிக்க வேண்டிய ஆஸ்டியோபோரோசிஸ் நோயாளிகளுக்கு அதிகமான அளவு சிலிக்கான் தேவைப்படுகின்றது.

### துத்தநாகம்

இந்தத் தாதுப்பொருள் வைட்டமின் ‘டி’யின் சாதாரண செயலாற்றுதலுக்கு அத்தியாவசியமான ஒன்றாகும். ஆஸ்ட்டியோபோரோசிஸ் நோயாளிகளின் சீரத்திலும் எலும்புகளிலும் துத்தநாகத்தின் அளவு குறைவாகக் காணப்பட்டது.

## முதுமை மூட்டுவாதத்தைத் தடுத்தல்

உங்களுக்கு ஆஸ்ட்டியோபோரோசிஸ் தாக்குவதில் விருப்பமில்லை என நான் உறுதியாகக் கூறுகின்றேன். கடுமையான நோயால் பாதிக்கப்பட்டப் பல நோயாளிகளுக்கு நான் சிகிச்சை அளித்துள்ளேன். இது ஒரு வலுவிழக்கச் செய்யும், வலி நிறைந்த ஒரு நோயாகும். அந்த நோயாளிகள் தொடர்ந்த முதுகுத் தண்டு முறிவால் பாதிக்கப்பட்டு நீண்ட நாட்கள் அதிகமான வலியால் அவதிப்படுபவர்களாவர். நான் கண்டறிந்தவரை ஆஸ்ட்டியோபோரோசிஸ் கால்சியம் மற்றும் ஈஸ்ட்ரோஜென் இல்லாமையால் தோன்றும் ஒரு நோய் அல்ல. எலும்புகளை மீண்டும் அமைப்பதற்கும், நல்ல ஆரோக்கியமான

எலும்புகளைத் தோற்றுவிக்கவும் நமது உடலுக்குப் பல்வேறு ஊட்டச்சத்துக்கள் தேவைப்படுகின்றன.

நாம் நமது உடலில் நிகழும் ஆக்சிஜனேற்ற அழுத்தத்தைக் கட்டுப்படுத்த வேண்டியுள்ளது. அண்மையில் செய்யப்பட்ட ஆய்வுகள், குறைந்த எலும்பு அடர்த்தியுள்ளவர்கள் அதிகமான ஆக்சிஜனேற்ற அழுத்தமுள்ளவர்களாக இருப்பதை விளக்கிக் காட்டின. எனவே எலும்பு உற்பத்திக்குத் தேவையான முக்கியமான ஊட்டச்சத்து மாத்திரைகளை எடுத்துக் கொள்ள விரும்புவதோடு, எல்லாவிதமான ஆன்ட்டிஆக்சிடென்ட்டுகளையும் அதனை பலப்படுத்தும் ஊட்டச்சத்துக்களையும் எடுத்துக் கொண்டு உங்கள் ஆன்ட்டிஆக்சிடென்ட் பாதுகாப்பு அமைப்பை பலப்படுத்தவும் நீங்கள் விரும்புவீர்கள்.

நான் என்னுடைய நோயாளிகள் அனைவருக்கும், அவர்கள் நாற்பது வயதை அடையும் முன்னரே நல்ல தரமான ஆன்ட்டிஆக்சிடென்ட்டுகள் மற்றும் தாதுப்பொருள் மாத்திரைகளைக் கூடுதல் அளவுகள் கால்சியம், மெக்னீசியம், போரான், சிலிகான் ஆகியவற்றுடன் சேர்த்து மாத்திரைகளாக உட்கொள்ள வேண்டும் என ஊக்கமளிக்கின்றேன். இளவயது உடையவர்களும் ஆரோக்கியமான உணவை உட்கொண்டு, சுமாரான உடற்பயிற்சியையும் மேற்கொள்ள வேண்டும். பளு தூக்கும் உடற்பயிற்சிகளும் இந்தப் பயிற்சி திட்டத்தில் சேர்த்துக் கொள்ளப்பட வேண்டும். ஏனென்றால் அவை உடலைத் தூண்டி அதிக அளவு எலும்பை உருவாக்க உதவுகின்றன. நடைப்பயிற்சி காலின் கீழ்ப்பகுதிக்கு வலுவூட்டலாம். ஆனால் இடுப்புப் பகுதிக்கும் முதுகின் பின்பக்கப் பகுதிக்கும் எவ்வித நன்மையும் பயப்பதில்லை. பளு தூக்குதல், அதாவது எடையைத் தலைக்கு மேலே தூக்குதல், இந்நோயிலிருந்து ஒருவர் தன்னைப் பாதுகாத்துக் கொள்வதற்கு மிகவும் முக்கியமானதாகும்.

மெனோபாஸ் நிலையில் இருக்கக்கூடிய எனது நோயாளிகள், எலும்பு முன்னதாகவே தேயும் நிலையான ஆஸ்ட்டியோபீனியா என்ற நிலைக்கான அறிகுறி தங்களிடம் இருப்பதைக் கண்டறிந்ததால், அவர்கள் மேற்கூறிய பயிற்சித் திட்டத்தைப் பின்பற்றுவதன் மூலம் தங்களது எலும்பின் அடர்த்தியை முன்னேறச் செய்யலாம் என்பதை அறிகின்றனர். இதுபோன்ற நேரங்களில் நான் ஃபோசோமாக்ஸ், ஆக்டோநெல், எவிஸ்ட்டா, அல்லது கால்சிட்டோனின் போன்ற மருந்துகளைக் கொடுப்பதை தள்ளி வைத்துள்ளேன். இதை கருத்தில் கொண்டு எனது நோயாளிகள் தங்களது வாழ்க்கைமுறையில் சில மாறுதல்களைச் செய்ய முன்வர வேண்டும். உயர்தரமான ஊட்டச்சத்து மாத்திரைகளை நல்ல சத்துமிக்க உணவுடன் சேர்த்து உட்கொண்டு பளு தூக்கும் பயிற்சியையும் மேற்கொள்ள வேண்டும்.

நான் இந்த நோயாளிகளைத் தீவிரமாகக் கண்காணித்து வருகின்றேன். இதற்காக, அவர்களது எலும்பு அடத்தியைக் கண்டறியும் டெக்ஸா ஸ்கேனை ஓர் ஆண்டில் பல முறை செய்து பார்க்கின்றேன். அவர்கள் ஒரே நிலையில் இருந்தாலோ அல்லது முன்னேற்றமடைந்திருந்தாலோ நான் அவர்களை அவர்களது பயிற்சி முறையைத் தொடரச் செய்து தொடர்ந்து கண்காணித்து வருவேன். அவர்களது எலும்பு வலுவிழப்பதாக அவர்கள் உணர்ந்தால் நான் அவர்களுக்கு இந்தப் புதிய மருந்துகளில் ஏதாவது ஒன்றைக் கொடுத்து, சிகிச்சையை துவக்குவேன்.

* * *

ஆர்த்ரைட்டிசையும் ஆஸ்ட்டியோபோரோசிசையும் தடுப்பதற்கான திறவுகோல் உயிரணு ஊட்டச்சத்துச் சிகிச்சையாகும். ஊட்டச்சத்துக்களின் முக்கியத்துவம் பற்றி மருத்துவ இலக்கிய இதழ்கள் கூறுவதை உங்களுக்குக் கோடிட்டுக் காட்டுவதற்காகவே இங்கு நான் பல தனித்தனியான ஊட்டச்சத்துகள் பற்றி விளக்கியுள்ளேன்.

நீங்கள் அறிந்துள்ளதுபோல், முடமாக்கும் திறனுடைய இந்த நிலைகளைத் தடை செய்வது என்பது வெறுமனே கால்சியம் மற்றும் ஈஸ்ட்ரோஜென் குறைபாட்டைச் சரிசெய்து அதிகரிக்கும் விஷயம் மட்டும் அல்ல. உங்களுக்கு இருக்கும் ஆரோக்கியத்தைத் தொடர்ந்து பேணவோ அல்லது நீங்கள் இழந்ததைத் திரும்பப் பெறவோ, ஊட்டச்சத்துப் பொருட்கள் உங்கள் உடலுடன் சேர்ந்து செயல் புரியும் இன்னொரு பகுதிதான் இது.

# 12

## நுரையீரல் நோய்

இரண்டு வயதான கிறிஸ்டியனின் இளம் அன்னை படுக்கச் செல்லும் முன்னர் அவனது படுக்கை அறையின் கதவைத் தூக்கக் கலக்கத்துடன் திறந்து பார்த்தாள். அவள் தனது குழந்தையை முத்தமிடக் குனிந்தபோது மிகுந்த அதிர்ச்சியும் பயமும் அடைந்தாள். அவளது மகன் நீலநிறமாக காணப்பட்டான். அதோடு அவன் சுவாசிக்கவும் இல்லை.

அவரச உதவிக்காக அவள் தொலைபேசியில் 911 என்ற எண்ணை அழைத்துப் பேசிய பின்னர், தன் குழந்தையை சுவாசிக்கச் செய்வதற்கான முயற்சியைத் துவங்கினாள். மருத்துவ உதவியாளர்கள் வந்தனர். சில நிமிடங்களில் கிறிஸ்டியன் அவசரச் சிகிச்சை அறைக்குக் கொண்டு செல்லப்பட்டான். அவர்கள் தொடர்ந்து இதயத்தையும் நுரையீரலையும் மீண்டும் செயலாற்றச் செய்யும் முயற்சியை மேற்கொண்டிருந்தனர், ஏனென்றால் சிறுவனின் இதயம் துடிப்பதை நிறுத்திவிட்டது. ஆனால் அவசரச் சிகிச்சைப் பிரிவு டாக்டர் கிறிஸ்டியனின் இதயத்தையும் நுரையீரலையும் செயலாற்றச் செய்வதில் வெற்றி பெற்றார்.

மிகவும் துறுதுறுவென இருந்த சிறுவன் கடுமையான ஆஸ்த்துமாவினால் பாதிக்கப்பட்டு மருத்துவமனையில் சேர்க்கப்பட்டான்.

டாக்டர்கள் கிறிஸ்டியனைச் சாதாரண நிலைக்குக் கொண்டுவந்த பின்னர், அவனுடைய காற்றுக் குழாய்ப் பாதைகளை விரிவடையச் செய்ய தியோஃபிலைன் என்ற மருந்தைக் கொடுத்துச் சிகிச்சையை ஆரம்பித்தனர். கிறிஸ்ட்டியன் உயிர் பிழைத்தது பற்றி அவனது பெற்றோர்கள்

நிம்மதியடைந்தாலும் அவனது எதிர்காலம் பற்றி அவர்கள் மிகவும் பயந்தார்கள். ஆஸ்த்துமா திடீரென இவ்வளவு கடினமாகத் தாக்கும் என அவர்களுக்குத் தெரியவில்லை. கிறிஸ்டியனுக்குத் தேவையான அனைத்து மருந்துகளையும் பெற்றுக் கொண்டதை உறுதி செய்த பின்னர், அவனது பெற்றோர்கள் அந்த வலுவிழந்த குழந்தையை வீட்டுக்கு அழைத்துச் சென்றனர்.

குறைந்த அளவு நுரையீரல் சக்தி கிறிஸ்டியனுடைய குழந்தைப் பருவத்தை பாதித்தது. அவனால் மற்றக் குழந்தைகளுடன் சரியாக விளையாட இயலவில்லை. அவன் வளர வளர, டாக்டர்கள் அவனுக்கு அதிகமான மருந்துகளைக் கொடுத்தனர். ஏனென்றால் அவனது நுரையீரல்கள் சரிவரச் செயல் புரியவில்லை.

கிறிஸ்டியனுக்குப் பதினைந்து வயதானபோது அது மீண்டும் நிகழ்ந்தது. ஆஸ்த்துமா அவனை மீண்டும் கடுமையாகத் தாக்கியது. அவனால் சுவாசிக்க இயலவில்லை. முன்புபோலவே அவனது பெற்றோர்கள் மருத்துவ உதவியாளர்களை அழைத்தனர். அவர்கள் அவனுக்கு மீண்டும் மூச்சு வரச் செய்ய முயற்சித்தனர். முடிவில் அவனது இதயமும் நுரையீரலும் சிகிச்சைக்குப் பலனளிக்கும் விதமாக அவசரச் சிகிச்சை அறையை அடைந்ததும் செயல்படத் துவங்கின. மருத்துவமனையில் சேர்க்கப்பட்டவுடன் கிறிஸ்டியனுக்கு வீக்கத்திற்கு எதிரான மருந்தான பிரெட்னிசோன் கொடுக்கப்பட்டது. இந்த மருந்தை அவன் அடுத்தப் பதினான்கு ஆண்டுகள் உட்கொள்ள வேண்டியிருந்தது.

இருபத்து ஏழாவது வயதில் நுரையீரல் செயல்பாடு மிகவும் குறைவாக இருந்தபோது கிறிஸ்ட்டியன் ஒன்பது வெவ்வேறு மருந்துகளை உட்கொண்டான். மேற்கொள்ளப்பட்ட நுரையீரல் சோதனைகள் மூலம், அவனது பெரிய காற்று வழிகள் 17 விழுக்காடு மட்டுமே செயல்படுவதாகத் தெரிந்தது. அவனது சிறிய காற்று வழிகள் 8 விழுக்காட்டு அளவே செயல் புரிந்தன. எல்லாவித மருந்துகளை உட்கொண்டும் கிறிஸ்ட்டியனால் தனது வாழ்க்கையை முழுவதுமாக வாழ இயலவில்லை. உடல் உழைப்பு தேவைப்படும் எந்தப் பணியையும் செய்ய இயலாததால், இன்னொரு தீவிர ஆஸ்த்துமா தாக்குதல் வந்துவிடுமோ என்ற பயத்துடன் அவன் வாழ வேண்டியிருந்தது. அவன் தனக்குத் தேவையான இன்ஹேலர்கள் மற்றும் வேறு சாதனங்களையும் மருந்துகளையும் தயாராக வைத்திருப்பதற்குப் பழகிக் கொண்டான்.

இந்த நேரத்தில் கிறிஸ்டியன் தனது உடல்நலத்தைப் பேணுவதற்காக சக்தி மிக்க ஆன்டிஆக்சிடென்டுகளையும் தாதுப்பொருள் மாத்திரைகளையும் ஒவ்வோர் உணவுடனும் எடுத்துக் கொள்ளத் தீர்மானித்தான். தொண்ணூறு நாட்களுக்குள் கிறிஸ்டியன் தான் மிக நன்றாக இருப்பதாகக் கூறும் அளவுக்கு முன்னேறி வந்தான். ஊக்கமளிக்கும் இந்த முடிவுகளால் அவன் கூடுதலாக வைட்டமின் ‘சி’ கால்சியம், மெக்னீசியம் மற்றும்

திராட்சை விதைச் சாறு ஆகியவற்றை எடுத்துக் கொண்டான். அடுத்த இருபது மாதங்களில் கிறிஸ்ட்டியனின் நுரையீரல் செயல்பாடுகள் முன்னேற்றமடைந்தன. அவனது டாக்டர் அவனுக்கு பிரெட்னிசோன் மாத்திரை கொடுப்பதை நிறுத்திவிட்டார்.

அவனுக்கு மீண்டும் மீண்டும் செய்யப்பட்ட நுரையீரல் சோதனைகள் தொடர்ந்து குறிப்பிடத்தக்க முன்னேற்றத்தைக் காட்டின. கிறிஸ்ட்டியன் இரண்டு ஆண்டுகள் ஊட்டச்சத்து மாத்திரைகளை எடுத்துக் கொண்ட பின்னர், தனது பெரிய காற்று வழிகள் 87விழுக்காடு இயல்பு நிலையில் பணியாற்றியதையும்,தனது சிறிய காற்றுவழிகள் 56விழுக்காடு இயல்பு நிலையில் பணியாற்றியதையும் கண்டான். இந்தக் காலகட்டத்தில் அவன் தனது மருந்துகளை ஒன்பதிலிருந்து மூன்றாகக் குறைத்ததைப் பார்க்கும்போது இது மோசமானது அல்ல எனக் கருதலாம்.

முன்பு அவன் பயன்படுத்திய இன்ஹேலர் ஒரு மாதத்திற்குள் தீர்ந்து போய்விடும். இப்போது அது ஆறு மாதங்கள்வரை பயன்படுத்தக்கூடியதாக உள்ளது. பெரும்பாலான நேரங்களில் அது எங்கே இருக்கின்றது என்பதையே அவன் மறந்துவிடுகின்றான். தற்போது அவன் விளையாட்டுகளில் பங்கேற்கின்றான். உடற்பயிற்சியையும் எளிதாகச் செய்கின்றான். அவனது ஆஸ்த்துமாவால் அவனது வாழ்க்கையை இனி ஒருபோதும் கட்டுப்படுத்த முடியாது.

## நுரையீரலும் காற்று மாசுபாடும்

உடம்பில் ஆக்சிஜனேற்ற அழுத்தம் தோன்றுவதற்கான முக்கியக் காரணங்களை நீங்கள் கருதும்போது மிகவும் தீவிரமான, மிகவும் திறன் வாய்ந்த காரணிகள், உடலுக்குள் காற்றுக் குழாய்கள் வழியாக நுழைவது தெரியும். இது நாசிப் பாதைகளில் துவங்கி, நுரையீரலில் காணப்படும் மெல்லிய சுவரால் ஆன காற்று நுண்பைகளில் முடிவடைகின்றன. நாம் இப்போது சுவாசிக்கும் காற்று ஓசோன், நைட்ரஜன் ஆக்சைடுகள், வாகனப் புகை மற்றும் இரண்டாம் நிலை சிகரெட்டுப் புகை ஆகியவற்றைக் கொண்டது.

எனது மருத்துவப் பயிற்சிக்காக சான்டியாகோவில் உள்ள மெர்சி மருத்துவமனைக்கு நான் மேற்கொண்ட நீண்ட பயணத்தை என்னால் ஒருபோதும் மறக்க இயலாது. வழியில் நண்பர்களைச் சந்திப்பதற்காக அசுசாவில் சற்றுத் தாமதித்தேன். தெற்கு டகோட்டாவிலிருந்து வந்த, சிறிய நகரைச் சேர்ந்த ஒருவனுக்கு இங்கு காணப்பட்ட நச்சுப் புகைமூட்டம் நம்ப இயலாததாக இருந்தது. அடுத்தநாள் காலை என்னுடைய நண்பன் அவனது வீட்டின் திறந்த வெளிக்கு என்னை அழைத்துச் சென்று, உயர்ந்த

சான்பெர்னார்டினோ மலைகளைப் பார்க்கச் செய்தான். ஆனால் அதில் ஒரு பிரச்சனை இருந்தது: எங்களால் அந்த மலையைப் பார்க்க முடியவில்லை. அவன் ஒரு நீண்ட மூச்சை உள்ளிழுத்து, காலைக் காற்று எவ்வளவு சுத்தமாக உள்ளது என என்னிடம் கூறியதை நான் ஒருபோதும் மறக்கமாட்டேன்.

நானும் ஒரு நீண்ட மூச்சை உள்ளிழுத்தேன். ஆனால் அப்போது ஏற்பட்ட இருமலை என்னால் நிறுத்த முடியவில்லை. அந்த நாளின் பின்பகுதியில் நான் கோல்ஃப் விளையாடச் சென்றேன். பந்தை அடித்த போதும், மூச்சை உள்ளிழுத்தபோதும் இருமினேன். ஏழாவது முறையாகப் பந்தைக் குழியை நோக்கி அடித்ததும் நான் வெளியேற வேண்டியிருந்தது. என்னைத் தெரிந்தவர்களுக்கு நான் கால்ஃப் விளையாட்டை எவ்வளவு விரும்பினேன் என்பது தெரியும். விளையாட்டின் நடுவில் வெளியேறுவது எனக்கும் பிடிக்கவில்லை. ஒரு சுமாரான மூட்டத்திற்கு இதுதான் எனது முதல் அறிமுகம்.

காற்று மாசுபடுத்திகள் சுவாசப் பாதைகளில் அதிகமான ஆக்சிஜனேற்ற அழுத்தத்தை ஏற்படுத்துகின்றன. அதன் விளைவாக, உடலிலும் ஆக்சிஜனேற்ற அழுத்தம் தோன்றுகின்றது. சிகரெட் புகை என்ற, ஆக்சிஜனேற்ற அழுத்தத்திற்கான மிகவும் சக்திவாய்ந்த ஒரு காரணியை நீங்கள் சேர்த்துக் கொள்ளும்போது, உங்களது சுவாச வழிகளையும் நுரையீரல்களையும் தாக்குதலுக்கு உள்ளாக்குகின்றீர்கள்.

இருந்தாலும் கடவுள் நம்மைப் பாதுகாப்பற்றவர்களாக விட்டுவிடவில்லை. உங்களது சுவாச மண்டலத்தின்மீதான தாக்குதலுக்கு எதிராக, ஓர் அதிநவீனமான, விரிவான பாதுகாப்பு அமைப்பை அவர் ஏற்படுத்தியுள்ளார்.

## நுரையீரலின் இயற்கையான பாதுகாப்பு

நச்சுப் பொருளான புரோஆக்சிடென்ட்டுகளுக்கு எதிரான முதல்நிலைப் பாதுகாப்பு எப்பிதீலியல் லைனிங் திரவங்கள் ஆகும். உங்கள் மூக்கின் முனைப் பகுதியிலிருந்து நுரையீரல்களின் முனைவரை காணப்படும் உயிரணுக்கள் ஒரு கெட்டியான கோழையால் மூடப்பட்டுள்ளது. இந்த எப்பித்தீலிய உயிரணுக்களில் குறு இழைகள் உள்ளன. இவை ஒரு மெல்லிய பிரஷ் போன்ற விளிம்பைத் தோற்றுவிக்கின்றன. இந்த பிரஷ் விளிம்புகள் வெளியிலிருந்து சுவாசத்தின்போது உள்ளிழுக்கப்படும் அந்நிய நுண்நுகர்வுகளையும்; பாக்ட்டீரியா, மற்றும் வைரஸ்களையும் வெளியேற்றுகின்றன. கெட்டியான கோழைப் படலம் பல ஆன்ட்டிஆக்சிடென்ட்டுகளைக் கொண்டுள்ளது. இவை உள்ளிழுக்கப்படும் மாசுகளான ஓசோன், நைட்ரஜன் டை

ஆக்சைடு மற்றும் எரிபொருள் புகை ஆகியவற்றைச் சமன் செய்கின்றன. இவை பாதுகாப்பான ஒரு படலத்தைத் தோற்றுவித்து அதன் மூலம் மாசுகள் பெரும்பாலும் கீழே உள்ள எப்பிதீலிய உயிரணுக்களுடன் தொடர்பு கொள்ளாமல் பாதுகாக்கின்றன.

எப்பித்தீலியப் படலத் திரவங்கள் முதல்நிலைப் பாதுகாப்பு அமைப்பாகவும், கோழை, குறுஇழை, மற்றும் நோய் எதிர்ப்பு எதிர்ச்செயல் ஆகியவை சுவாசப் பாதையில் நோய்த் தொற்று ஏற்படுவதை திறமையாகத் தடை செய்யும் அமைப்பாகவும் செயல்படுகின்றன. கீழ்ப்பகுதியில் உள்ள எப்பித்தீலிய உயிரணுக்கள் பல ஆன்ட்டிஆக்சிடென்ட்டுகளைத் தோற்றுவித்து, கோழைத் தடைப் பகுதிக்குள் அவற்றைச் சுரக்கச் செய்கின்றன. இதில் வைட்டமின் 'சி', வைட்டமின் 'இ' மற்றும் குளூட்டத்தியோனும் காணப்படுகின்றன. இவை அனைத்தும் நாம் காற்றுடன் உள்ளிழுக்கும் மாசுகளைச் சமன் செய்யக் கடினமாக உழைக்கின்றன. கீழே அமைந்துள்ள நுரையீரல் திசுவையும், நுரையீரல் செயல்பாட்டையும் இவ்வாறு இவை பாதுகாக்கின்றன. வைட்டமின் 'சி' இந்தப் பாதுகாப்புத் திரவப் படலத்தில் காணப்படும் மிக முக்கியமான ஆன்ட்டிஆக்சிடென்ட் ஆகும். அது இந்தத் திரவத்தில் காணப்படும் ஆன்ட்டிஆக்சிடென்ட் மட்டுமல்லாமல் வைட்டமின் 'இ', குளூட்டத்தியோன் ஆகியவற்றை மீண்டும் தோற்றுவிக்கும் திறன் பெற்றதாகவும் காணப்படுகின்றது.

இருந்தாலும், சுவாசப்பாதை நோய்த் தொற்றுக்களும் காற்றில் உள்ள மாசுக்களின் தாக்கமும், எப்பித்திலீயல் படலத்தில் காணப்படும் பாக்ட்டீரியா எதிர்ப்பு, வைரஸ் எதிர்ப்பு மற்றும் ஆன்ட்டிஆக்சிடென்ட் பாதுகாப்பு அரணை வெற்றி கொண்டு விடுகின்றன. இது நடைபெற்றால் ஒரு பெரிய வீக்கத்தைத் தோற்றுவிக்கும் நோய் எதிர்ப்பு எதிர்விளைவு தோன்றுகின்றது. நுரையீரல்களில் உள்ள திரவம் மிகவும் கெட்டியாக மாறுகின்றது. நோய் எதிர்ப்பு எதிர்விளைவு பல வெள்ளை உயிரணுக்களை ஈர்க்கின்றது. இந்த உயிரணுக்கள், தாக்க வரும் நுண்ணுயிரிகளையும் மாசுக்களையும் தாக்கி அழிக்கின்றன.

உங்களுக்கு முன்னரே தெரிந்தபடி நமது நோய் எதிர்ப்பு எதிர்விளைவு அதிக அளவு வீக்கத்தைத் தோற்றுவிக்கலாம். வெளியிலிருந்து நுழைந்தவை விரைவாக அழிக்கப்பட்டால் அனைத்தும் அதோடு முடிந்துவிடுகின்றன. ஆனால் வீக்கத்தைத் தோற்றுவிக்கும் எதிர்விளைவுகளை முடிவுக்குக் கொண்டுவர இயலாவிடில் அல்லது கட்டுப்படுத்த முடியாவிடில் இது கீழ்ப்பகுதியில் காணப்படும் எப்பித்தீலிய உயிரணுக்களுக்குக் காயத்தை விளைவிக்கலாம். இது நாட்பட்ட வீக்கத்தைத் தோற்றுவித்து அதன் விளைவாக நுரையீரல் திசுவுக்குச் சேதத்தை உண்டுபண்ணி அதன் செயல்பாட்டைத் தடை செய்யலாம்.

# ஆஸ்த்துமா

நுரையீரலில் காணப்படும் நாட்பட்ட வீக்கம் (அ) சுழற்சி குறிப்பிடத்தக்கக் களைப்பைத் தோற்றுவித்து, நோய் எதிர்ப்பு அமைப்பை பலவீனமடையச் செய்கின்றது. நோய் எதிர்ப்பு அமைப்பு நாட்பட்ட நோய்த் தொற்று அல்லது காற்றிலுள்ள மாசுக்களுடன் போராடினாலும், ஆஸ்த்துமா நோயாளிகளிடையே, குறிப்பாகக் குழந்தைகளிடையே, வீக்கம் தனது அழிவு வேலையைக் காட்டிவிடுகின்றது. குழந்தைகள் தொடர்ந்து பல நோய்த் தொற்றுக்களுடன் போராட வேண்டியுள்ளது. அவர்களது சக்தியின் அளவு ஆரோக்கியமான காற்று வழிகளைக் கொண்ட குழந்தைகளிடம் உள்ளதுபோல் இல்லை.

1970ல் முதன்முதலாக நான் எனது தனி மருத்துவத் தொழிலை துவங்கியபோது, ஆஸ்த்துமாவுக்கான அடிப்படைக் காரணம் மூச்சுக் குழாய்கள் வேகமாகச் சுருங்கி விரிவதாகும் என டாக்டர்கள் நம்பினர். இந்த நிலையில் நமது காற்று வழிகளைச் சூழ்ந்துள்ள வட்ட வடிவச் சுருக்குத் தசைகள் வேகமாகச் சுருங்கி விரிகின்றன. இதனால் மார்பில் இறுக்கமான உணர்வு தோன்றுகின்றது. மூச்சு விடுவதில் சிரமம், மூச்சு வாங்குதல் (வழக்கமாக ஸ்டெதாஸ்கோப் இல்லாமலேயே மிகவும் சத்தமாகக் கேட்கலாம்) ஆகியவை தோன்றுகின்றன. இதற்கு முதலில் தியோஃபிலைன் அல்லது அல்புட்டிரால் ஆகிய மருந்துகளைக் கொடுத்து மூச்சுக் குழாய்கள் சுருங்கி விரிவதைச் சரி செய்ய வேண்டும். அந்த நபர் மிகவும் நெருக்கடியான நிலையில் இருந்தாலோ அல்லது மருத்துவமனையில் அனுமதிக்கப்பட்டாலோ நாம் வீக்கத்தைக் கட்டுப்படுத்தம் சக்திமிக்க பிரெட்னிசோனையும் சேர்த்துக் கொடுக்க வேண்டும்.

எனது தொழிலில் சில வருடங்களுக்குப் பின்னர், ஆஸ்த்துமாவுக்கான அடிப்படை காரணம் நாட்பட்ட வீக்க எதிர்விளைவேயாகும் என ஆராய்ச்சிகள் சுட்டிக்காட்டின. எங்களது மருந்துகள் குறிப்பிடத் தகுந்த அளவு மாறியது. நாங்கள் தியோஃபிலைன் போன்ற மருந்துகளைப் பயன்படுத்துவதை நிறுத்தினோம். அதற்குப் பதிலாக வீக்கத்தை அல்லது சுழற்சியைக் கட்டுப்படுத்தும் மருந்துகளை (முகரும் ஸ்டீராய்டுகள் அல்லது இன்டால்) முதல்நிலை முன்னனி மருந்துகளாகப் பயன்படுத்தினோம். கடந்த பத்து ஆண்டுகளில் நடத்தப்பட்ட ஆய்வுகள்- ஆஸ்த்துமாவுக்கும் நாட்பட்ட நுரையீரல் நோய்க்கும் ஆக்சிஜனேற்ற அழுத்தமே காரணம் எனக் கண்டறிந்தன.

எனது குழந்தைகளின் உடற்பயிற்சி ஆசிரியை, தான் இருபது ஆண்டுகளுக்கு முன்னர் பணி செய்யத் துவங்கியபோது பள்ளிப் பிள்ளைகளை ஒரு மைல் தூரம் ஓடச் சொன்னதாக என்னிடம்

கூறினார். அப்போது இது ஒரு பெரிய செயல் அல்ல. இப்போதுள்ள கதை முற்றிலும் வித்தியாசமாக உள்ளது. அவர் குழந்தைகளை ஒரு மைல் தொலைவு ஓடும்படிச் சொன்னபோது, அதன் முடிவில் அவர் இரண்டு பாக்கெட்டுகளில் இன்ஹேலர்களைச் சேகரித்தார். அமெரிக்காவிலும், தொழில் முன்னேற்றமடைந்த நாடுகளிலும் ஆஸ்த்துமா குழந்தைகளிடையே பரவலாகக் காணப்படும் நோயாகும்.

நான் லண்டனிலும் நெதர்லாந்திலும் பேசியபோது, வந்திருந்தவர்களில் பெரும்பாலானோர் அவர்களது குழந்தைகளிடம் காணப்படும் ஆஸ்த்துமாவின் கடுமை பற்றிக் கவலை தெரிவித்தனர். முந்தைய தலைமுறையினரைவிட இந்தத் தலைமுறையைச் சேர்ந்த, உலகம் முழுவதிலும் காணப்படும் குழந்தைகள் காற்றினால் கொண்டுவரப்படும் மாசுகளை அதிக அளவு சந்திக்க வேண்டியுள்ளது. இரண்டு வயது நிரம்பாத குழந்தைகள்கூட்த் தீவிர ஆஸ்த்துமாவினால் ப்ாதிக்கப்பட்டிருந்தனர். சுவாசிப்பதற்காகக் குழந்தைகள் எடுத்துக் கொள்ளும் மருந்துகளின் அளவு நம் மனத்தைத் திடுக்கிடச் செய்வதாக உள்ளது.

பல மருந்துகள் இப்போது வீக்க எதிர்விளைவுகளைக் குறைப்பதை நோக்கமாகக் கொண்டுள்ளன. மூச்சுக்குழாய்களில் ஏற்படும் சுருக்கத்தைத் தளரச் செய்வதாகவும் உள்ளன. எனினும் அடிப்படைப் பிரச்சனையான ஆக்சிஜனேற்ற அழுத்தம் கவனிக்கப்படாமலேயே இருக்கின்றது.

ஆஸ்த்துமா நோயாளிகளின் நுரையீரல்களைச் சூழ்ந்துள்ள உயிரணு வெளித் திரவத்தில் ஆன்ட்டிஆக்சிடென்ட்டுகள் குறிப்பிடத்தக்க அளவு குறைந்து காணப்பட்டதாகப் பல மருத்துவச் சோதனைகளில் நான் படித்துள்ளேன். குழந்தைகளுக்குத் தீவிர ஆஸ்த்துமா தாக்குதல் இல்லாதபோதுகூட ஆன்ட்டிஆக்சிடென்ட்டுகள், வைட்டமின் 'சி', வைட்டமின் 'இ' மற்றும் பீட்டா கரோட்டின் ஆகியவை குறைந்த அளவுகளே காணப்பட்டன. ஆக்சிஜனேற்ற அழுத்தத்தால் தோற்றுவிக்கப்படும் துணைப் பொருட்கள் அவர்களிடம் உயர்ந்த அளவுகளில் காணப்படுவதால், அது நாட்பட்ட வீக்கத்தையும், அழற்சியையும், காற்றுப் பாதைகளின் கூடுதலான செயல்பாட்டையும் தோற்றுவிக்கின்றன.

## ஆடமின் கதை

ஆடமிற்கு மூன்று வயதாக இருந்தபோது தீவிர ஆஸ்த்துமாவுக்கு உள்ளானான். அவன் சுவாசிக்க மிகவும் கஷ்டப்படுவதைக் கண்டு அவனது பெற்றோர்கள் சிரமப்பட்டனர். அந்தச் சிறுவன் பல மருந்துகளை உட்கொண்டான். மருந்துகளைச் சாதாரண உப்பு நீருடன் கலந்து

கொடுக்கும் நெபுலைசர் என்னும் ஒரு சுவாசக் கருவியைப் பயன்படுத்தி அவன் அல்புடிரால் சிகிச்சை எடுத்துக் கொண்டான். ஆனால் அவனால் மருந்துகளின் வீரியத்தைத் தாங்க முடியவில்லை. அந்த மருந்துக்குத் தூண்டும் தன்மை இருந்ததால் தூங்குவதற்கு அவன் சிரமப்பட்டான். அவனது இதயமும் அதிகமாகப் படபடத்தது. அவன் மருந்துகளை உட்கொண்டாலும் அவனால் ஓடவோ, பந்து விளையாடவோ அல்லது சிறிய நிகழ்ச்சிகளில்கூடக் கலந்து கொள்ளவோ இயலவில்லை. அவன் அடிக்கடி ஜலதோஷத்துடன் போராட வேண்டியிருந்தது. அவனுக்கு மூச்சுவிடச் சிரமமாக இருந்ததால், அவனை அவசரச் சிகிச்சை அறைக்கு அழைத்துச் செல்ல வேண்டியிருந்தது.

மிகவும் பயமுறுத்திய நாள் ஆட்அமின் நாலாவது பிறந்தநாளன்று வந்தது. அவனுக்கு ஜலதோஷம் தோன்றி விரைவிலேயே உடல்நலம் மிகவும் மோசமானது. அவனுக்கு 105 டிகிரி காய்ச்சல் ஏற்பட்டது. அவசரச் சிகிச்சை அறையில் எடுக்கப்பட்ட எக்ஸ்ரே மூலம் அவனுக்குத் தீவிர நிமோனியாவும் கட்டுப்படுத்த முடியாத ஆஸ்த்துமாவும் இருப்பது தெரிந்தது. நிமோனியா பாதிப்பால் நம் குழந்தைகள் இறப்பதற்கான சாத்தியக்கூறு பற்றி இந்த நாட்களில் யாரும் அதிகமாக நினைப்பதில்லை. ஆனால் பயமூட்டும் இந்த உண்மை ஆடமின் பெற்றோர்களின் மனத்தில் தோன்றியது. பிறந்தநாள் காணும் அந்தச் சிறுவன் அதிர்ஷ்டக்காரன். அதனால் அவன் இந்த மோசமான நோயிலிருந்து மீண்டான். ஆனால் இந்நோய் அவனை மிகவும் பலவீனமாக்கியது. அதோடு, அவனது அடிப்படை ஆஸ்த்துமா நோய் ஒரு கடினமான பிரச்சனையாகத் தொடர்ந்தது.

டாக்டர்கள் கொடுத்த மருந்துகளின் வீரியத்தை தாங்கிக் கொள்வதில் ஆடமுக்குப் பிரச்சனை இருந்தது. ஆனாலும் மருத்துவரீதியாக அவனுக்கு எவ்வாறெல்லாம் உதவ முடியுமோ அவ்வாறெல்லாம் டாக்டர்கள் அவனுக்கு உதவி புரிந்தனர். அவர்களின் பதில்கள் திருப்தியளிப்பதாக இல்லை. அவனது தந்தை தனது மகனுக்கு உதவ வேறு ஏதாவது சிகிச்சை முறை உள்ளதா என விசாரித்தார். ஆடமின் கதையை அவனது தகப்பனார் என்னிடம் கூறியபோது, மென்று தின்னும், திறம் மிக்கப் பல வைட்டமின்கள் கலந்த மாத்திரையை அவனுக்குக் கொடுத்துப் பார்க்கத் தான் தீர்மானித்திருந்ததாகவும், அவ்வாறு கொடுத்த இரண்டு மாதங்களுக்குள், உடல்ரீதியாக எந்த வேலையும் செய்ய முடியாத சிறுவனாக இருந்த ஆடம் மற்றக் குழந்தைகளுடன் ஓடி விளையாடும் அளவுக்கு மாறிவிட்டான் என்றும் கூறினார். ஆடம் பேஸ்பால் மற்றும் கால்பந்து விளையாட துவங்கினான். தொடர்ந்து வந்த நான்கு ஆண்டுகளில், பயணிக்கும் ஒரு கால்பந்துக் குழுவில் ஒருவனாகப் பங்கேற்கும் அளவுக்கு அவன் முன்னேறிவிட்டான்.

ஆடம் விளையாடுவது மட்டும் அல்லாமல் அந்த விளையாட்டில் மிகுந்த திறமை மிக்கவனாகவும் இருந்தான். (ஒரு டாக்டராக, கால்பந்து விளையாட்டு ஓர் ஆஸ்த்துமா நோயாளி விளையாடும் அளவு எளிதான விளையாட்டல்ல என்பதை நான் கூற வேண்டும்). அவன் பயன்படுத்தி வந்த பல மருந்துகளையும் நிறுத்திவிட்டான். இன்ஹேலர்களையும் அவன் எப்போதாவதுதான் பயன்படுத்தினான். ஆடம் இப்போது பதிமூன்று வயதுடையவனாக, விளையாட்டுக்களில் அதிகமாகப் பங்கெடுப்பவனாக உள்ளான். அவன் கால்பந்தைவிட பேஸ்பால் விளையாட்டைத் தேர்வு செய்து விளையாடினான். அவனது பெற்றோரும் அவனும் நினைத்துப் பார்க்காத ஒரு வாழ்க்கையை அவன் தற்போது அனுபவித்து வருகின்றான்.

இந்த இளம் விளையாட்டு வீரன் தொடர்ந்து சக்தி வாய்ந்த பல வைட்டமின்கள் சேர்ந்த மாத்திரைகளை உட்கொள்வதோடு, சிறிது திராட்சை விதைச் சாற்றையும், கூடுதல் வைட்டமின் 'சி' யையும் உட்கொள்கின்றான்.

## ஆஸ்துமாவும் ஊட்டச்சத்து மருந்துகளும்

ஒரு குழந்தை ஒவ்வாமை ஆஸ்துமாவுடனோ அல்லது தூசியால் ஏற்படும் சளிக் காய்ச்சலோடோ எனது மருத்துவ அறைக்குள் வந்தால் நான் உடனே அந்தக் குழந்தைக்குக் குறிப்பிடத்தக்க அளவு குறைவான நோய் எதிர்ப்பு சக்தியும், திறன் குறைந்த ஆன்ட்டிஆக்சிடென்ட் பாதுகாப்பு அமைப்பும் உள்ளதை உணர்ந்து அறிந்து கொள்வேன். என்னைச் சந்திக்க வரும்போது அவனது நாசி வழிகளிலும் நுரையீரலிலும் காணப்படும் நாட்பட்ட வீக்கத்திற்கு எதிராக அவன் சிறிது காலம் போராடிக் கொண்டிருப்பான். இந்தக் குழந்தைகளுக்கு எல்லாப் பொருட்களுக்கும் ஒவ்வாமை இருப்பதாகத் தோன்றுகின்றது. அவர்கள் கண்களுக்குக் கீழாகக் கருவளையம் காணப்பட்டது. அவர்கள் களைப்புடன் காணப்பட்டதோடு பல மருந்துகளையும் உட்கொண்டனர்.

நான் ஆரம்பத்தில் அவர்களுக்குச் சக்திமிக்க ஆன்ட்டிஆக்சிடென்ட்டும் தாதுப்பொருள்களும் அடங்கிய மாத்திரைகளைக் கொடுத்தேன். அதோடு சேர்த்து, குளிர்அழுத்தம் செய்யப்பட்ட ப்ளாக்சீட் எண்ணெ வடிவிலோ அல்லது சில நேரங்களில் மீன் எண்ணெ வடிவத்திலோ, அடிப்படைத் தேவையான கொழுப்பு அமிலங்களையும் கொடுத்தேன். நாம் பத்தாவது அத்தியாயத்தில் பார்த்ததுபோல் முக்கியத் தேவையான கொழுப்பு அமிலங்கள், உடம்பு இயற்கையான வீக்கத்திற்கு எதிரான பொருட்களைத் தோற்றுவித்து, வீக்கத்தைக் கட்டுப்படுத்துவதில் முக்கியப் பங்கு வகிக்கின்றன.

திராட்சை விதைச் சாறு ஒரு திறன் வாய்ந்த ஆன்ட்டிஆக்சிடென்ட் மட்டுமல்லாமல், ஒவ்வாமைக்கு எதிரான விளைவுகளையும் உடையதாகத் தோன்றுகின்றது. ஆஸ்துமாவால் அவதிப்படும் குழந்தைக்கு இது ஒரு சக்திவாய்ந்த கூடுதல் சேர்க்கைப் பொருளாக உள்ளது. நான் வழக்கமாகக் குழந்தைகளுக்கு ஒரு பவுண்டு உடல் எடைக்கு 1லிருந்து 2 மில்லிகிராம் என்ற விகதத்தில் திராட்சை விதைச் சாறு கொடுக்கும்படிப் பரிந்துரை செய்கின்றேன். இந்தக் குழந்தைகளுக்கு நான் கூடுதலாகக் கால்சியமும், மெக்னீசியமும் மாத்திரைகளாகக் கொடுக்கின்றேன். மெக்னீசியம் நுரையீரல்களின் தசைகளைத் தளர்த்தி மூச்சுக் குழாய் சுருங்கி விரிவதைத் தளர்த்தத் துணை புரிகின்றது. இந்தத் தசைகள் சுருங்கி விரிவது காற்று செல்லும் வழிகளைக் குறுக்குவதால், இது அவற்றைத் திறப்பதற்கு உதவி புரிகின்றன.

நான் எப்போதும் பெற்றோர்களிடம் அவர்களது குழந்தைகளின் ஆன்ட்டிஆக்சிடென்ட் மற்றும் நோய் எதிர்ப்பு அமைப்பைப் பலப்படுத்த சுமார் ஆறு மாதங்கள் ஆகும் என்றும், அதுவரை அவர்கள் கவலைப்படக்கூடாது என்றும் கூறுவேன். நான் அவர்களை வசந்தகாலத்தில் பார்த்தால் நான் அவர்களது பெற்றோரிடம் அவர்களது குழந்தை இலையுதிர் காலத்தில் மிகவும் நல்ல ஆரோக்கியமாக இருப்பார்கள் எனக் கூறுவேன். தூசியால் ஏற்படும் சளிக்காய்ச்சல் அல்லது ஆஸ்த்துமாவால் பாதிக்கப்பட்டக் குழந்தைகள் அனைவருக்கும் நான் ஊட்டச்சத்து மாத்திரைகளைக் கொடுத்ததன் மூலம் அவர்களது உடல்நலத்தை முன்னேற்றமடையச் செய்தேன். சிலரது விஷயத்தில், ஆடமின் கதைபோல் வியக்கத்தக்க விளைவுகள் ஏற்படுகின்றன. சிலரது விஷயத்தில் சுமாரான விளைவுகள் ஏற்படுகின்றன. ஆனால் மொத்தத்தில் அவை எல்லாம் நல்ல விளைவுகளையே தோற்றுவிக்கின்றன.

தயவு செய்து கவனியுங்கள்: நான் எப்போதும் ஆஸ்துமா பாதிக்கப்பட்டக் குழந்தைகளை அவர்களது மருந்துகளை நிறுத்தும்படிக் கூறுவதில்லை. ஏனென்றால் நான் ஏற்கனவே உங்களுடன் பகிர்ந்து கொண்டபடி ஊட்டச்சத்து மாத்திரைகள் மாற்று மருந்தல்ல; அவை துணை மருந்துகளேயாகும். நான் கடுமையான ஒவ்வாமை உள்ள குழந்தைகளுக்குச் சிகிச்சை அளிப்பதில் மகிழ்ச்சியடைகின்றேன். ஏனென்றால் அவர்கள் ஊட்டச்சத்து மாத்திரைகளுக்கு நல்லவிதமான எதிர்விளைவுகளைக் காட்டினர். தன் குழந்தைக்கு நான் பரிந்துரைத்த ஊட்டச்சத்து மாத்திரைச் சிகிச்சையை அப்போதுதான் துவங்கிய ஓர் அன்னை என்னுடன் பகிர்ந்துகொண்ட கதை என் ஞாபகத்திற்கு வருகின்றது. அவரது ஐந்து வயதுக் குழந்தை பனியில் சறுக்கி விளையாடிக் கொண்டிருந்தது. அங்குள்ள வழக்கப்படி அந்த அன்னை

பொறுமையாக இன்ஹேலருடன் வாசலில் காத்திருந்தார். கடந்த இரண்டு ஆண்டுகளாக அவரது குழந்தையால் இன்ஹேலருடைய உதவியின்றி எவ்வித விளையாட்டிலும் பங்கேற்க முடியவில்லை. ஆனால் அன்று அந்தச் சிறு பெண் காலையிலிருந்தே இன்ஹேலரின் உதவியின்றி விளையாடியதைக் கண்ட அன்னையின் ஆச்சரியத்திற்கு அளவில்லை.

அயோவாவின் சியோக்ஸ் நகரில் எங்கள் குடும்பத்தினர் அனைவரும் ஒன்றுகூடியது என் நினைவில் உள்ளது. நாங்கள் மிசெளரி ஆற்றின் கரையோரமாக நடந்து கொண்டிருந்தபோது, எனது மகளும் மருமகளும் ஓட்டப் பந்தயத்தைத் துவக்கினர். எல்லா மாமன்மார்களும் செய்வதுபோல் நான் இந்தச் சிறுமிகளை உற்சாகப்படுத்தினேன். எனது மகள் வெற்றியடைந்தபோது நான் என் மருமகளைச் சீண்டினேன். தன்னால் ஓட முடிகிறது என்ற விஷயமே தனக்கு மகிழ்ச்சி அளிப்பதாக எனது மருமகள் என்னிடம் கூறினாள். அவளுக்கு ஆஸ்த்துமா இருந்ததால் முன்பு அவளால் ஓட முடியாமல் இருந்தது. சில மாதங்களுக்கு முன் நான் அவளுக்கு ஊட்டச்சத்து மாத்திரைகளைக் கொடுத்ததை நான் மறந்துவிட்டேன்.

வாலிப வயதில் ஆஸ்த்துமாவினால் பாதிக்கப்பட்டவர்கள்கூடப் பயன் அடையலாம். முதலாவது அத்தியாயத்தில் நான் ஏற்கனவே குறிப்பிட்டிருந்தபடி எனது மனைவி நாட்பட்டக் களைப்பாலும் ஃபைப்ரோமையால்ஜியா நோயினாலும் பாதிக்கப்பட்டபோது, அவளுக்கு ஏற்பட்டத் தொல்லை தரும் பிரச்சனைகளில் ஒன்று தீவிர ஆஸ்த்துமாவும் தூசியினால் தோன்றும் சளிக்காய்ச்சலும் ஆகும்.

லிஸ்சுக்கு அவளது ஆஸ்த்துமாவையும், ஒவ்வாமையையும் கட்டுப்படுத்துவதற்காக ஐந்து வெவ்வேறு வகையான மருந்துகள் ஒவ்வாமைக்கு எதிரான மருந்துகளுடன் சேர்த்துக் கொடுக்கப்பட்டன. ஆனால் அவள் தனது ன ஊட்டச்சத்து மாத்திரைகளை உட்கொள்ளத் துவங்கிய உடன் அவளது ஆஸ்த்துமாவும் தூசியால் ஏற்படும் சளிக்காய்ச்சலும் கட்டுக்குள் கொண்டு வரப்பட்டு அவள் முன்னேற்றமடைந்தாள். அவளது உடம்பின் பாதுகாப்பு அமைப்புக்கள் பலமடைந்ததும் லிஸ் முகமுடி அணிவதை விட்டுவிட்டாள். அவளது மருந்துகள் அனைத்தையும் நிறுத்திவிட்டாள். சில வேளைகளில் அவளுக்கு ஒவ்வாமைப் பிரச்சனைகள் தோன்றும். அப்போது அவள் சில மருந்துகளை உட்கொள்வாள். ஆனால் இது ஓர் ஆண்டில் இரு முறையோ அல்லது மூன்று முறைகளோ நடக்கின்றது.

நமது குழந்தைகளும், பல இளம் வயதினரும் நமது சுற்றுச்சூழலால் தாக்கப்படுகின்றனர் என்பதைச் சொல்லத் தேவையில்லை. அது அவர்களைப் பிழிந்து எடுக்கின்றது. எனவே அவர்களுக்கு ஊட்டச்சத்து மாத்திரைகளின் துணை தேவைப்படுகின்றது. கிறிஸ்டியன் மற்றும் ஆடமின்

நிலைகளைப்போல் மருந்துகள் முற்றிலுமான உடல்நலத்தைக் கொடுப்பதில்லை. மக்கள் முழுவதுமாக நம்பிக்கை இழந்துள்ள நிலையில்தான் வேறு வழிகளைத் தேட முயற்சிக்கின்றனர். ஆனால் நான் மாற்று மருந்தைப் பரிந்துரைக்கவில்லை என்பதை ஞாபகத்தில் கொள்ளுங்கள். நான் துணைபுரியும் மருந்தான ஊட்டச்சத்து மாத்திரைகளைத்தான் வலுவாகப் பரிந்துரைக்கின்றேன்.

கேள்வி என்னவென்றால், நான் இந்த முயற்சியில் ஏன் தனியாக இருக்கிறேன்? டாக்டர்கள் ஏன் ஆஸ்த்துமா மற்றும் ஒவ்வாமையால் அவதிப்படும் தங்களது நோயாளிகளுக்கு ஊட்டச்சத்து மாத்திரைகளைப் பரிந்துரைக்கத் தயங்குகின்றார்கள்? இது எனக்குப் புரியாத புதிராக உள்ளது.

## காற்று மாசும், தடை ஏற்படுத்தும் நாட்பட்ட நுரையீரல் நோயும்

நோயாளிகள் இளமையானவர்களாக இருந்தாலும் சரி, வயதானவர்களாக இருந்தாலும் சரி, அவர்கள் ஒவ்வொரு முறை மூச்சுவிடுவதற்கும் கஷ்டப்பட்டு, 24 மணிநேரமும் சுவாசிப்பதற்கு ஆக்சிஜன் தேவைப்படுபவர்களாக இருப்பதைக் காணும்போது மிகவும் கஷ்டமாக இருக்கிறது. இந்த நிலை நாட்பட்ட நுரையீரல் நோய் என்றழைக்கப்படும். இதில் எம்ஃபைசீமா, நாட்பட்ட பிரான்கைட்டிஸ் மற்றும் பிரான்கையோலிட்டிஸ் ஆகியவை அடங்கும். இந்த நோயாளிகளால் கடினமான பணிகள் எதையும் செய்ய முடியாது. அவர்களது நுரையீரல் நோயினால் அவர்களுக்குத் தங்களது வாழ்க்கையே சுமையாகத் தோன்றும்.

அனைவராலும் ஆரோக்கியமான சூழலில் வாழ முடிவதில்லை. இங்கு நாம் எத்தனை ஆண்டுகள் வாழ்ந்தோம் என்பது முக்கியமல்ல. ஆனால் அந்த ஆண்டுகளில் நமது வாழ்வின் தரம் எவ்வாறு இருந்தது என்பதுதான் முக்கியம். நாம் இப்போது செய்ய வேண்டியது நமது ஆரோக்கியத்தை ஊக்குவிக்க வேண்டும் அல்லது அது பலவீனமாக இருந்தால் அதனைத் தூண்டிவிட வேண்டும்.

காற்று மாசு மிகவும் முக்கியமான ஒன்றாகும். சிகரெட் புகையும் காற்றினால் கொண்டுவரப்படும் மாசுக்களும் அதிகமான ஆக்சிஜனேற்ற அழுத்தத்தைத் தோற்றுவிக்கின்றன. இதுதான் நாட்பட்ட நுரையீரல் நோய்க்குக் காரணமாகும். இதனால் விளையும் நாட்பட்ட வீக்கம், ஒருவரின் காற்றுப் பாதைகளில் அதிகப்படியான ஆக்சிஜனேற்ற அழுத்தத்தைத் தோற்றுவித்து அதனால் உணர்ச்சிமிக்க நுரையீரல் திசுக்களைச் சேதமடையச் செய்கின்றது. இதன் விளைவாக நுரையீரலின் செயல்திறன், ஆக்சிஜன் சுலபமாக இந்த சேதமடைந்த படலத்தின் மூலம் இரத்தத்தை சென்று அடைய முடியாவாறு குறைகின்றது.

## ஆய்வுகளின் நிரூபணம்

ஆக்சிஜனேற்ற அழுத்தம்தான் நாட்பட்ட நுரையீரல் நோய்க்குக் காரணமாகும் என்று செஸ்ட் என்ற மருத்துவ இதழிலும், நோவார்டிஸ் அறக் கட்டளைக் கருத்தரங்கத்திலும் பேராசிரியர் வில்லியம் மேக்நீ அறிவித்தார். பல நோயாளிகளின் நுரையீரல் திசுக்களில் ஆன்ட்டிஆக்சிடென்ட்டுகள் அதிகமான ஆக்சிஜனேற்ற அழுத்தத்தாலும், உணவில் அதன் பற்றாக்குறையாலும் மிகவும் குறைந்த அளவே காணப்பட்டதாக அவர் கண்டுபிடித்தார். அவர் ஆன்ட்டிஆக்சிடென்ட்டுகள் நிறைய அளவு இயற்கையாகக் கிடைத்தால் அவை நல்ல திறன்மிக்கச் சிகிச்சைகளாக செயல்பட்டு ஆக்சிடென்ட்டுகளால் ஏற்படும் நேரடிக் காயங்களிலிருந்து பாதுகாப்பதோடு மட்டுமல்லாமல், தடையேற்படுத்தும் நாட்பட்ட நுரையீரல் நோய் தோன்றுவதில் மையப் பங்கு வகிக்கும் நிகழ்வுகளை மாற்றியமைக்கவும் உதவுகின்றது என்று அவர் கூறினார்.

தடையேற்படுத்தும் நாட்பட்ட நுரையீரல் நோயின் வளர்ச்சி பாரம்பரியமான மருத்துவச் சிகிச்சையால் தடை செய்யப்படுகின்றது. முக்கியமாக ஸ்டீராய்டுகளால். டாக்டர்களின் முதல் வேலை புகை பிடிப்பவர்களை அந்தப் பழக்கத்தை விட்டுவிடும்படிச் செய்வதாகும். இது ஓர் எளிதான வேலை அல்ல. எனது நோயாளிகளை சிகரெட் பிடிப்பதை நிறுத்தச் செய்வது, சாராயம் குடிப்பவர்களையும், தூக்கத்தை அல்லது போதையைத் தூண்டும் மருந்துகளை உட்கொள்பவர்களையும் அவர்களது போதைப் பழக்கத்தையும் நிறுத்தச் செய்வதைவிடக் கடினமானது. இருந்தாலும் எனது நோயாளிகள் புகைப்பதைக் கைவிடுவதற்காக எல்லா விதமான முயற்சிகளையும் நான் மேற்கொள்வேன்.

இந்தப் புத்தகம் முழுவதிலும் நீங்கள் காணும் ஒரு கொள்கை என்னவென்றால், அதிகமான ஆக்சிஜனேற்ற அழுத்தத்தைத் தோற்றுவிக்கும் பொருட்களுடனான உங்கள் தொடர்பைக் குறைப்பதற்கு உங்களால் ஆன அனைத்தையும் நீங்கள் செய்ய வேண்டும். உங்கள் உடம்பில் ஆன்ட்டிஆக்சிடென்ட் அமைப்பைப் பலப்படுத்துவது மட்டும் உடல்நலத்தை பேணுவது ஆகாது.

நீங்கள் தடையேற்படுத்தும் நாட்பட்ட நுரையீரல் நோயால் பாதிக்கப்படுவதுபோல் இருந்தால், புகைபிடிப்பவராக இல்லாமல் இருந்தாலும் அல்லது அண்மையில் அப்பழக்கத்தைக் கைவிட்டவராக இருந்தாலும் ஊட்டச்சத்து மாத்திரைகளை உட்கொள்வதே அந்நோயின் முன்னேற்றத்தைத் தாமதப்படுத்த

மிக நல்ல வழியாக இருக்கலாம். நாட்பட்ட நுரையீரல் நோய்களுக்கும் அதே போன்று ஆஸ்த்துமாவுக்கும் அடிப்படையான இதே கொள்கை செல்லுபடியாகும். எவ்வளவு முன்னதாக நீங்கள் ஊட்டச்சத்து மாத்திரைகளை எடுத்துக் கொள்கிறீர்களோ, அந்த நோயின் முன்னேற்றத்தைத் தடுக்கும் உங்களது முயற்சியில் அதிக வெற்றி கிடைக்கும். நுரையீரல்கள் ஒரு முறை மிகவும் சேதமடைந்துவிட்டால், புகைப்பவர்கள் பலர் கண்டுகொண்டுள்ளதுபோல், அவர்களது நுரையீரலின் செயல்திறனைக் குறிப்பிடும் அளவு முன்னேற்றமடையச் செய்யும் வாய்ப்பு மிகவும் குறைவு.

## சிஸ்டிக் ஃபைப்ரோசிஸ்

சிஸ்டிக் ஃபைப்ரோசிஸ் மரணத்தை விளைவிக்கும் ஒரு பரம்பரை நோயாகும். இந்நோயில் செரிமானமான ஊட்டச்சத்துக்களை உடல் உடனடியாக உட்கிரகிப்பதில்லை. அதோடு நாட்பட்ட நுரையீரல் தொற்றும் காணப்படுகின்றது. உணவு சரியாக உட்கிரகிக்கப்படாததற்குக் காரணம் கணைய நொதிகள் குறைவாகச் சுரப்பதால் ஆகும். மேலும் நுரையீரல்களின் எப்பித்தீலிய உயிரணுக்கள் எப்போதும் நன்றாகச் செயல்படுவதில்லை. இதனால் அதிகமான கோழை சேர்வதோடு பாக்ட்டீரியா நுண்ணுயிரித் தொற்றும் ஏற்படுகின்றது. இந்த நோய்க்கே உரித்தான நுரையீரல் சேதமடைதல், நுரையீரலின் உள் படலத்தில் நிகழும் அதிகமான ஆக்சிஜனேற்ற அழுத்தத்தினாலேயே ஆகும்.

சிஸ்டிக் ஃபைப்ரோசிஸ் நோயாளிகளிடத்தில் வைட்டமின் 'இ', செலீனியம், பீட்டா கரோட்டின் மற்றும் முக்கியமான ஆன்ட்டிஆக்சிடென்ட்டான குளூட்டத்தியோன் ஆகியவை நுரையீரலின் எப்பித்தீலிய உயிரணுக்களிலும், நுரையீரலை மூடியுள்ள எப்பித்தீலிய திரவப் பகுதியிலும் மிகக் குறைவாகக் காணப்படுகின்றன என்பதைப் பல மருத்துவ பரிசோதனைகள் தெளிவாகக் காட்டின. தொடர்ந்து காணப்படும் வீக்கம் அல்லது அழற்சி நிலை, நோயாளியின் நுரையீரல்களைப் பாதுகாக்கத் தேவையான ஆன்ட்டிஆக்சிடென்ட்டுகளைக் குறைத்துவிடுகின்றது. அதோடு, உணவைச் சரியாக உட்கிரகிக்க இயலாததால் ஆன்ட்டிஆக்சிடென்ட்டுகளைத் தோற்றுவிக்கத் தேவையான போதுமான ஊட்டச்சத்துக்கள் கிடைப்பதில்லை.

நமது இயற்கையான நோய் எதிர்ப்பு அமைப்பும், ஆன்ட்டிஆக்சிடென்ட் பாதுகாப்பு அமைப்பும் சரியாகச் செயல் புரியாதபோது என்ன நிகழும் என்பதற்கு சிஸ்டிக் ஃபைப்ரோசிஸ் ஒரு முழுமையான எடுத்துக்காட்டாகும். நுரையீரல் திசுவுக்கு நடக்கும் ஒட்டுமொத்த ஆக்சிஜனேற்றச் சேதம் மிக விரைவாக நடைபெறுகின்றது. இந்நோயாளிகளில் பெரும்பாலானோர்

தங்களின் பருவ வயதை அடையும் முன்னரே இறந்துவிடுகின்றனர்.

அண்மையில் நடத்தப்பட்ட ஆய்வுகள் ஊக்கமளிக்கும் முடிவுகளைத் தந்துள்ளன. அதாவது ஊட்டச்சத்து மாத்திரைகளைப் பயன்படுத்தி இந்த நோயின் முன்னேற்றத்தை நம்மால் தடுத்து நிறுத்த முடியும். சிஸ்டிக் ஃபைப்ரோசிஸ் நோயாளிகளில் கணைய நொதி மாத்திரைகளைச் சக்திமிக்க ஆன்ட்டிஆக்சிடென்ட்டுகளுடன் சேர்த்துப் பயன்படுத்தி, ஆராய்ச்சியாளர்கள் வைட்டமின் 'இ' மற்றும் பீட்டா கரோட்டீன் அளவுகளை சாதாரண முந்தைய அளவுக்குக் கொண்டு வந்தனர். நோயாளிகள் முக்கியமான ஆன்ட்டிஆக்சிடென்ட் ஊட்டச்சத்து மாத்திரைகளை எடுத்துக் கொண்டால், ஆக்சிஜனேற்ற அழுத்தம் மீண்டும் கட்டுப்பாட்டுக்குள் கொண்டு வரப்படுகின்றது என்பதை மருத்துவப் பரிசோதனைகள் காட்டுகின்றன. நோயாளியின் வலுவிழந்த நோய் எதிர்ப்பு அமைப்புகளும் முன்னேற்றமடைவதால், நாட்பட்ட நோய்த் தொற்றுக்களுடன் அவற்றால் நன்கு போராட முடிகின்றது.

இதுபோன்ற மருத்துவ ஆய்வுகள், சிஸ்டிக் ஃபைப்ரோசிஸ் நோயாளிகளுக்குச் சக்திமிக்க ஊட்டச்சத்து மாத்திரைகளையும் கணைய நொதிகளையும் கொடுப்பதற்கான ஒரு வலுவான காரணத்தை மருத்துவர்களுக்குக் கொடுக்கின்றன. சேர்க்கைப் பொருட்களால் ஒரு நோயாளியின் நிலையை முன்னேற்ற மட்டுமே துணை புரிய முடியும். அதோடு, நோய் முன்னேற்றமடைவதையும் அதனால் தாமதப்படுத்த முடியும்.

## ஷார்லியின் கதை

ஷார்லி ஓர் அழகிய இளம் பெண். அவள் மிகவும் சுறுசுறுப்பாகவும் சக்தி நிறைந்தவளாகவும் இருப்பவள். அவள் ஒவ்வொரு நாளும் தன் வாழ்க்கைக்காகப் போராடுகின்றாள் என உங்களால் கற்பனைகூட செய்து பார்க்க முடியாது. ஷார்லி பிறக்கும்போதே சிஸ்டிக் ஃபைப்ரோசிசுடன் பிறந்தாள். அவளுக்கு இப்போது 23 வயது. ஆனால் நோயாளிகளில் 30 விழுக்காட்டினர்தான் இளவயதை அடைகின்றனர் என்பதை நாம் கருத்தில் கொள்ள வேண்டும்.

மற்ற அனைவரையும்விட இது ஷார்லிக்கும், அவளது தாயார் காலெட்டிற்கும் நன்றாகத் தெரியும். ஷார்லியின் சகோதரியின் இரு நுரையீரல்களிலும் சிஸ்டிக் ஃபைப்ரோசிஸ் இருந்ததால் அவளுக்கு நுரையீரல் மாற்று அறுவைச் சிகிச்சை நடந்தது. அதில் அவள் குணமடையாமல் இறந்துவிட்டாள். இந்த இரு பெண்களும் இணை பிரியாதவர்களாக இருந்தனர். அவர்கள் இருவருக்கும் இந்த நாட்பட்ட நோய் இருந்ததால் அவர்களுக்கிடையே ஒரு பிரிக்க முடியாத இணைப்பு இருந்தது. நுரையீரல் மாற்று

அறுவைச் சிகிச்சையைத் தொடர்ந்து அவளது சகோதரி கஷ்டப்பட்டு இறந்ததைப் பார்த்ததிலிருந்து ஷார்லியின் ஆழ்மனத்தில் அவளது நுரையீரல்களைப் பாதுகாக்க ஓர் ஆவல் எழுந்தது. தனது நோய்க்கு எதிரான பேராட்டத்தில் அவள் வெற்றி பெற அது அவளுக்குத் துணை புரிந்தது.

அவளது சகோதரி லெக்சி இறந்தபோது ஷார்லிக்கு வெறும் பதினைந்து வயது. அந்த சோகம் அவளால் தாங்க முடியாத சுமையாக இருந்தது. ஆனால் ஷார்லியும் தனது சொந்தக் கஷ்டங்களின் சுமையைச் சுமந்து கொண்டிருந்தாள். இந்த நோயில் பெரும்பாலான நேரங்களில் 35 விழுக்காடு அளவு மட்டுமே நுரையீரல்கள் செயல்பட்டன. அவளது டாக்டர் அவளையும் நுரையீரல் மாற்று அறுவைச் சிகிச்சைப் பட்டியலில் சேர்க்க விரும்பினார்.

அவள் தனது சகோதரியின் அனுபவத்தை மனத்தில் கொண்டு, தனக்கு நுரையீரல் மாற்று அறுவைச் சிகிச்சை தேவையில்லை எனத் தீர்மானித்து, அதற்கு மாற்றாகத் தனது நோயின் தன்மையைக் கட்டுப்படுத்தி உடல் ஆரோக்கியத்தை முன்னேற்ற சக்திமிக்க ஆன்ட்டிஆக்சிடென்ட்டு மாத்திரைகளை உபயோகித்துப் பார்க்க ஷார்லி முடிவு செய்தாள். லெக்சி அவளிடம் இந்த நம்பிக்கையைத் தோற்றுவித்திருந்தாள். லெக்சி தனது நுரையீரல் மாற்று அறுவைச் சிகிச்சையின்போது ஊட்டச்சத்து மாத்திரைகளை உட்கொண்டு தனது நோய்க்கு எதிர்விளைவுகளைத் தோற்றுவித்ததை ஷார்லி கண்டிருக்கின்றாள். அறுவைச் சிகிச்சை முடிந்த சில நாட்களிலேயே லெக்சி இறந்துவிடுவாள் என்று டாக்டர்கள் நினைத்தனர். ஆனால் அவள் ஒரு துணிச்சலான பெண். ஊட்டச்சத்துக்களின் உதவியுடன் அவள் நல்ல குணமடைந்தாள்.

லெக்சி ஒருசில மாதங்களே அதிகமாக வாழ்ந்தாலும், ஷார்லி தனது உடல்நலத்தை ஊட்டச்சத்து மாத்திரைகளை உட்கொண்டு முன்னேற்றமடையச் செய்வதே சரியான முடிவு என்பதில் நம்பிக்கையுடன் இருந்தாள். அவள் சக்திமிக்க ஓர் ஆன்ட்டிஆக்சிடென்டையும், தாதுப்பொருளையும், கூடுதலான வைட்டமின் சி, கால்சியம், மெக்னீசியம் மற்றும் திராட்சை விதைச் சாற்றுடன் உட்கொண்டாள். அதன் முடிவுகள் மிகவும் ஆச்சரியமளிப்பவையாக இருந்தன. பல மாதங்களுக்குப் பின்னர், அவளது நுரையீரலின் செயல்பாடு 50 விழுக்காடு அளவு முன்னேற்றமடைந்தது. அவளது டாக்டர்கள் மிகுந்த ஆச்சரியமடைந்தனர்.

ஷார்லி உடற்பயிற்சி வகுப்புக்களில் பங்கேற்கத் துவங்கினாள். சில விளையாட்டுகளிலும் பங்கேற்றாள். எப்போதும் சுறுசுறுப்பாக இருப்பதுதான் உடல் நன்றாக இருப்பதற்கு நல்லது என அவள் நம்பினாள். இருந்தாலும் அவ்வப்போது அவளுக்கு நோய்த் தொற்று ஏற்பட்டு மருத்துவமனையில் அனுமதிக்கப்பட்டு,

சிரைகள் மூலம் உயிர் ஆன்ட்டிபயாடிக் மருந்துகளைக் கொடுக்க வேண்டியிருந்தது. இச்சிறிய தடங்கல்கள் தவிர ஷார்லி ஒரு சாதாரணமான இயல்பான வாழ்க்கை வாழ்ந்து கொண்டிருந்தாள்.

நுரையீரல் மாற்று அறுவைச் சிகிச்சைப் பட்டியலில் சேராமல் அதற்குப் பதிலாக ஊட்டச்சத்து மாத்திரைகளை உட்கொள்ளும் நிகழ்வைக் கடைப்பிடித்தது அவளது இளம் வயதில் அவள் எடுத்த மிக நல்ல முடிவாகும். ஷார்லி சிஸ்டிக் ஃபைப்ரோசிசால் அவதிப்படும் மற்றக் குழந்தைகளுக்கு ஒரு நம்பிக்கை நட்சத்திரமாக விளங்கினாள்.

துரதிர்ஷ்டவசமாக ஷார்லியின் போராட்டம் தொடர்கின்றது. மூன்று ஆண்டுகளுக்கு முன்னர் அவளுக்கு அதிகமான மூச்சுத் திணறல் தோன்றியது. இது அவள் அனுபவித்த மற்ற எல்லாவற்றையும்விட மிகவும் கடினமானதாக இருந்தது. அவளது டாக்டர்கள் அவளைப் பரிசோதித்த பின்னர் அவளது தாயிடம், ஷார்லியின் நுரையீரல்களில் ஒன்று முற்றிலுமாகச் செயலிழந்துவிட்டதாகக் கூறினார். இந்நிலைக்கு நியூமோதோராக்ஸ் என்று பெயர்.

இது முதலில் ஷார்லியை மிகவும் பாதித்தது. ஆனால் அவள் பிடிவாதமாக இந்தப் பின்னடைவை வெற்றி கொண்டு அதன் விளைவாக மீண்டும் சாதாரண வாழ்க்கைக்குத் திரும்பினாள். அவள் தன்னிடம் எஞ்சியிருந்த, சேதமடைந்த ஒரே ஒரு நுரையீரலை முழுவதுமாக நம்பினாள். தொற்று நோய்க்கு எதிரான வெற்றிக்கும், காற்றுக்கும் அவள் தொடர்ந்து போராடிக் கொண்டிருக்கிறாள். அவளது சுவாசத் திறனை 15 விழுக்காட்டு அளவிற்குக் கொண்டுவந்த ஒரு நிமோனியா தாக்குதலுக்குப் பின்னர், அவள் மீண்டும் தனது சுறுசுறுப்பான வாழ்க்கைமுறையைப் பின்பற்றியது டாக்டர்களை அதிர்ச்சியடையச் செய்தது. உண்மையிலேயே அவளது சுவாச அளவு 35 விழுக்காட்டிற்கு மீண்டும் வந்தது.

ஷார்லியின் இந்த வெற்றிக் கதை, விடாப்பிடியான தைரியம், சிறந்த மருத்துவக் குழுவினரால் அவளுக்கு அளிக்கப்பட்ட பலம் மற்றும் ஆதரவு, மற்றும் அவளுக்குக் கிடைத்த ஊட்டச்சத்து மாத்திரைகள் ஆகியவற்றால் சாத்தியப்பட்டது. ஷார்லி ஒரு நேரத்தில் ஒருநாள் மட்டும் வாழ கற்றுக் கொண்டாள். இது ஒவ்வொரு நாளையும் அவளுக்கு விலைமதிப்பற்ற ஒரு பரிசாக ஆக்குகின்றது. நான் இப்போது ஷார்லியைக் கடந்த ஏழு ஆண்டுகளாக அறிந்துள்ளேன். அவள் எனக்கு நம்பிக்கையும் ஊக்கமும் அளிக்கும் ஒரு தூண் போன்று உள்ளாள்.

* * *

நமது நுரையீரல்கள் நாம் இப்போது வாழ்ந்து கொண்டிருக்கும் நச்சுத்தன்மை மிக்க உலகச் சூழலால் பாதிக்கப்படக்கூடியவை. நமது உடல்கள் இயற்கையாகத் தோன்றிய பாதுகாப்பு

அமைப்பைக் கொண்டிருந்தாலும் அவை வெற்றி கொள்ளப்படலாம். எனவே நாம் இந்த இயற்கையான பாதுகாப்பு அமைப்புக்களை அவற்றின் உச்சபட்ச அளவுக்குத் தயார் செய்து வைப்பது முக்கியமாகும்.

நான் இந்தப் பகுதியில் உங்களுடன் பகிர்ந்து கொண்ட கதைகள் மிகவும் உற்சாகமூட்டுவனவாகும். அவை உண்மையானவையுமாகும். ஆஸ்த்துமா, ஒவ்வாமை மற்றும் சிஸ்டிக் ஃபைப்ரோசிஸ் போன்ற தொற்றுள்ள நோயாளிகள் அவர்களது நுரையீரல்களின் இயற்கையான ஆன்ட்டிஆக்சிடென்ட் மற்றும் நோய் எதிர்ப்பு அமைப்புக்களை ஊட்டச்சத்து மாத்திரைகள் மூலம் எவ்வாறு பலப்படுத்துவது என அறிந்திருப்பது ஆச்சரியப்படத்தக்கதாக உள்ளது அல்லவா? நீங்களும் இதுபோன்ற அதிசயத்தைத்தான் தேடிக் கொண்டிருந்தீர்களா?

# 13

## நரம்பணுச் சிதைவு நோய்

2001ம் ஆண்டு ஆகஸ்ட் மாதம் கார்ல் மோனெருக்கு எண்பது வயது நிறைவடைந்தது. உலகம் முழுவதிலும் உள்ள கலா ரசிகர்கள் அவரது பிறந்த நாளைக் கொண்டாடினார்கள். அதிலும் முக்கியமாக டெக்சாசில் உள்ள மெக்ஆலன் பகுதியைச் சேர்ந்தவர்கள் விசேஷமாகக் கொண்டாடினர்.

ஓர் இதிகாச நாயகனாக விளங்கும் கார்ல் 1941ம் ஆண்டு ஆஸ்திரியாவின் சால்ஸ் பர்க் நகரில் ஒரு நடிகனாகத் தனது வாழ்வைத் துவங்கினார். இரண்டாவது உலகப் போர் அவரது தொழிலைச் சிறிது காலம் பாதித்தப் பின்னர், கார்ல் மீண்டும் திரைப்படத்தில் நடிக்கத் துவங்கினார். 1951ல் நடிக்கத் துவங்கிய அவர் அறுபது படங்களுக்கும் மேலாக நடித்தார். அவரது குறிப்பிடத்தக்கப் படங்களில் 'தி லாஸ்ட் பிரிட்ஜ்' என்ற படம் 1953ம் ஆண்டு 'கான்' திரைப்பட விழாவில் கோல்டன் பால்ம்ஸ் பரிசை வென்றது. இதே போன்று தற்போது ஒரு தனிச் சிறப்புடையதாகக் கருதப்படும் பிரெஞ்சுத் தயாரிப்பான 'ரிஃபிஃபி' அதற்கடுத்த ஆண்டில் பரிசை வென்றது. அமெரிக்க ரசிகர்கள் கார்ல்லை 'சிங்க் தி பிஸ்மார்க்' படத்தில் கேப்டன் வின்ட்மேனாகவும் அல்லது 'தி கிச்சன்' என்ற படத்தில் மீன் சமையல் செய்யும் பீட்டர் என்பவராகவும் ஞாபகத்தில் கொள்வார்கள். கார்ல் திரைப்படங்களில் வெற்றிகளைக் குவித்தாலும் அவரது முதல் காதல் ஓவியம் வரைவதாகும்.

ஒரு திரைப்படத்தில் காணப்படும் கதாபாத்திரங்களைப்போல் ஓவியம் வரையும் துணியின் மொடமொடப்பும் வண்ணத்தின் ஆழமும் அவரை ஈர்ப்பதாக இருந்தன. கார்லுக்கு வண்ணங்கள் வாழ்வின் நிகழ்வுகளைப் பற்றிய வார்த்தைகளைப் பேசுவது

போன்று இருந்தது. ஓவியம் வரையும் துணி ஒரு மேடை போலவும் அதில் கலைஞன் தனது ஆர்வத்தை வரைவது போலவும் அவருக்குத் தோன்றியிருக்கின்றது.

இதே போன்ற தணியாத ஆர்வம் வில்மா லாங்காமெர் என்ற மற்றோர் ஓவியரின் இதயத்திலும் இருப்பதை ஒருநாள் கார்ல் அறிந்தார். வில்மா 1978ம் ஆண்டு கார்லின் மனைவியானார். அவர்கள் ஐரோப்பாவைவிட்டு வாய்ப்புகளின் பூமியாகிய அமெரிக்காவுக்குச் சென்றனர். அவர்கள் பெரிய கனவுகளுடன் டெக்சாஸின் மையப் பகுதிக்குச் சென்றனர். டெக்சாஸில் அவர்களது வாழ்க்கை நல்லவிதமாக அமைந்தது. இந்த இரு கலைஞர்களும் 1988ம் ஆண்டுவரை சிறந்த படைப்புகளைத் தோற்றுவித்தனர். அப்போது திடீரெனக் கார்லின் வாழ்க்கை முற்றிலுமாக மாறியது.

கார்லுக்குப் பார்க்கின்சன் நோய் இருப்பதாகக் கண்டறியப்பட்டது. இந்த நோய் கார்ல் மற்றும் வில்மாவின் எதிர்காலத்தை இருண்டதாக்கி அவர்கள் எதற்காக வாழ்ந்தார்களோ அவை அனைத்தையும் அழிப்பதாக அமைந்தது. ஆனால் கார்லுக்கு மாற்றம் என்பது வெற்றியின்மையுடன் இணைந்த ஒன்றாகத் தோன்றவில்லை. பேசுவதற்கே கார்ல் மிகவும் சிரமப்பட வேண்டியிருந்தது. நடப்பதற்கான அவரது திறன் வியக்கத்தக்க விதத்தில் குறைந்தது. ஆனால் வண்ணமும் நாடகமும் அவரது கண்களுக்கு முன்னால் நடனமாடுவதுபோலத் தோன்றியது. இதனால் ஒவ்வொரு நாளும் அவர் ஓவியத் துணியை நோக்கி ஈர்க்கப்பட்டார். என்ன நிகழும் எனத் தெரியாத ஓர் எதிர்காலத்தைப் பற்றி வருந்தாமல் கார்ல் தன்னால் முடிந்தவரை ஓவியங்களை வரைவார்.

சில நாட்கள் அவர் புதைமணலில் மூழ்குவதுபோல் உணர்ந்தார். கார்லின் உடல் அவரது வாழ்வின் பெரிய தடையாக ஆனது. ஆனால் சவால்கள் அவருக்குப் புதிதல்ல. அவர் தனது ஆரம்பக் காலங்களை நினைத்துப் பார்த்தபோது, நோய் கண்டறியப்படும் முன்னரே தனது உடலில் விறைப்புத் தன்மை (பார்க்கின்சன் நோயின் ஒரு அடையாளம்) இருந்ததை நினைவுபடுத்திப் பார்த்தார். கார்லின் மனத் திடம் அவரது உடலின் இயலாமையை வெற்றி கொண்டுவிட்டது. அவர் தொடர்ந்து அசுர வேகத்தில் ஓவியங்களை வரைந்து 1990க்கும் 1995க்கும் இடையே 15,000 வண்ண ஓவியங்களுக்கும் மேலாகத் தோற்றுவித்தார்.

வழக்கமாகக் கொடுக்கப்படும் மருந்துகள் முதலில் உதவினாலும், தொண்ணூறாம் ஆண்டுகளின் மத்தியில் இந்த ஓவியர் சக்கர நாற்காலியைப் பயன்படுத்த வேண்டியதாயிற்று. ஆனாலும் அவர் வண்ண ஓவியம் தீட்டுவதை நிறுத்தவில்லை. 1999ம் ஆண்டின் கோடைக் காலத்தில் கார்ல் என்னைக் கலந்தாலோசித்து ஊட்டச்சத்துக்கள் உதவுமா எனப் பார்க்க

விரும்பினார். என்னுடைய பரிந்துரையைத் தொடர்ந்து கார்ல் சக்திமிக்க ஆன்ட்டிஆக்சிடென்ட், தாது மாத்திரைகள், அதிக அளவு திராட்சை விதைச் சாறு மற்றும் துணைநொதி கியு10 ஆகியவற்றை உட்கொள்ளத் துவங்கினார்.

ஆறு மாதங்களுக்குப் பிறகு கார்ல் தனது நாக்கின் இயக்கத்தில் சற்று குணம் ஏற்பட்டிருப்பதைக் கண்டார். எழுந்து சிறிது தொலைவு நடப்பதற்கும் அவரால் முடிந்தது. நான் திராட்சை விதைச் சாற்றின் அளவை அதிகரிக்க விரும்பினேன். அவர் இப்போது தன்னால் எழுந்திருப்பதற்கும், உட்காருவதற்கும், மற்றும் ஒரு நாளைக்கு இருபது முறை நடக்கவும் முடிந்தது என என்னிடம் கூறினார். அவருக்குக் கொடுக்கப்பட்ட உடற்பயிற்சிகள் சிலவும் துணை புரிந்தன. அவரது உடல் பலம் முன்னேற்றமடையத் துவங்கியது. கார்லை மிகவும் மகிழ்ச்சியில் ஆழ்த்தியது என்னவென்றால், அவரால் இப்போது வண்ண ஓவியங்களைத் தீட்ட முடிந்தது. அவர் வண்ணம் தீட்டும்போது தனக்குப் பார்க்கின்சன் நோய் இருப்பதை அவரால் சிறிது நேரத்திற்காவது மறக்க முடிகின்றது.

பலர் பார்கின்சன் நோயை ஓர் ஓவியரின் மோசமான எதிரியாகக் கருதுகின்றனர். ஏனென்றால் அது தசைகளின் இயக்கத்தைக் குறிப்பிடத்தக்க அளவு பாதிக்கின்றது. ஆனால் கார்ல் தனது படைப்புக்களை நாட்டின் சில முக்கியமான போட்டிக் கலைக் கண்காட்சிகளில் தொடர்ந்து காண்பித்தார். 2000ஆவது ஆண்டு செப்டம்பர் மாதம் மிசௌரி மாநிலத்தில் உள்ள கான்சாஸ் நகரின் மிக உயர்வாகக் கருதப்படும் பிளாசா கலைக் கண்காட்சியில் 2—டி மிக்செட் மீடியா என்ற பிரிவில் அவர் முதல் இடத்தைப் பெற்றார். 2001ம் ஆண்டு ஹூஸ்டனில் உள்ள பேயோவ் நகரக் கலை விழாவில் அவர் மீண்டும் 2—டி மிக்செட் மீடியா பிரிவில் முதல் இடத்தைப் பெற்றார்.

கார்லின் எண்பதாவது பிறந்தநாளில் அவரைக் கௌரவிக்கும் விதமாக மெக்ஆலன் சர்வதேச அருங்காட்சியகத்தின் தலைவரான வெர்னான் வெக்பாச்செர் என்பவர், “கார்ல்! சாதாரணப் பொருட்களில்கூட நீங்கள் அழகானவற்றையும், சிந்தனையைத் தூண்டக்கூடியவற்றையும் பார்க்கின்றீர்கள். உங்களது கலை மூலமாக உங்களைச் சுற்றியுள்ளவர்களுக்கும் உங்களுடைய சிறப்பு உள்நோக்கைக் கொடுக்கின்றீர்கள்,” என எழுதினார்.

ஒரு மனிதனாக ஓவியம் மூலமாக கார்ல் எடுத்துச் சொல்லும் அழகைக் கண்டு வியக்கின்றேன். ஒரு டாக்டராக, அவர் இன்னும் ஓவியம் தீட்ட முடிவதைக் கண்டு வியப்படைகின்றேன். ஓவியம் என்னும் ஊடகத்தின் வாயிலாக செய்தி சொல்லி, உயர்ந்த அளவில் போட்டியிட முடிந்ததைக் கண்டும் ஆச்சரியமடைகின்றேன்.

கார்லின் மனைவி வில்மா, “மக்கள் அவரது ஓவியங்களுக்கு நல்ல வரவேற்பளிக்கின்றனர். இதற்காகத்தான் அவர்

வாழ்கின்றார். அவர் பணியில் அவர் ஆழ்ந்திருக்கும்போது பார்க்கின்சன் நோய் பற்றிய நினைப்பே அவருக்கு இருப்பதில்லை. அவரைப் பற்றியும் வண்ண ஓவியத்தைப் பற்றியுமே அப்போது அவர் நினைப்பார்," எனக் கூறுகின்றார்.

கார்லின் வாழ்க்கை அவரது நற்பண்புக்கான ஒரு புகழாரமாகும். அது ஊட்ட மருத்துவத்தின் வலுவூட்டும் விளைவுகள் பற்றிப் பேசுகின்றது. கார்ல் மோனெரின் புகழ் இன்றும் உயிருடன் உள்ளது.

## ஆக்சிஜனேற்ற அழுத்தமும் மூளையும்

சிந்தனை செய்து பார்க்கும் உங்கள் திறன் பற்றி எப்போதாவது நினைத்துப் பார்த்ததுண்டா? நீங்கள் உங்கள் ஞாபகசக்தி வங்கிக்குள் சென்று உங்கள் குழந்தைப் பருவத்தில் நடந்தவற்றையோ உங்கள் குடும்பத்தினருடன் கழித்தத் தனியான இன்பமான தருணங்களையோ நினைத்துப் பார்த்தால் நீங்கள் சிறுசிறு நிகழ்வுகளைக்கூட ஞாபகப்படுத்த முடிவதைக் கண்டு ஆச்சரியப்படுவீர்கள். சிறிது நேரம் படிப்பதை நிறுத்திவிட்டு ஜன்னல் வழியே வெளியே பாருங்கள். உங்கள் இரு கண்களாலும் பல பொருட்களையும் அவற்றின் இயற்கை நிறத்துடன் உங்களால் பார்க்க முடிவது பற்றி நீங்கள் ஆச்சரியப்பட்டதுண்டா? இவை எல்லாம் கடவுளின் அற்புதப் படைப்பான மூளையால்தான் சாத்தியமாகின்றது.

நமது மூளை விலைமதிப்பற்ற ஒன்றாகும். ஏனென்றால் அது முழுவதுமாகச் செயல்படாவிட்டால் நம்மைச் சுற்றியுள்ள உலகில் உள்ளவற்றை நம்மால் புரிந்து கொள்ள இயலாது. எனது தாய் ஒரு மோசமான மூளைக் கட்டியால் பாதிக்கப்பட்டு இறந்தார். அந்த மூளைக் கட்டி அவரால் பிறர் பேசுவதைப் புரிந்து கொள்வதையும் அவர் பேசுவதையும் பாதித்தது. நாங்கள் சொல்வதை அவரால் புரிந்து கொள்ள முடியாதது எங்களுக்கு மிகுந்த கவலை அளித்தது. நாங்கள் எனது தாயைப் பார்த்து அவரை மிகவும் நேசிப்பதாகக் கூறுவோம். அவர் வெறுமையாக எங்கோ பார்த்துக் கொண்டிருப்பதுதான் எங்களுக்குப் பதிலாக கிடைத்தது. அவர் பேசுவது எந்த அர்த்தமும் அற்ற உளறலாகவே இருந்தது. எனவே நமது மூளையைப் பாதுகாப்பது மிகவும் முக்கியமானது.

நமது மூளையும் (மைய நரம்பு மண்டலம்) நமது நரம்புகளும் (மேல் நரம்பு மண்டலம்) ஆக்சிஜனேற்ற அழுத்தத்திற்கு அப்பாற்பட்டதல்ல. இந்தப் பொதுவான எதிரி பல வகையான நோய்களில் தொடர்பு கொண்டு அவற்றின் மூலம், மூளையில் அழிக்கும் தன்மையுடைய சேதத்தைத் தோற்றுவிக்கின்றன. இதற்கு நியூரோ டிஜெனரேட்டிவ் நோய்கள் அல்லது நரம்பு சீர்கேடு விளைவிக்கும் நோய்கள் என்று பெயர். இவற்றில் சில, அல்சீமர் நோய், பார்க்கின்சன் நோய், மல்டிப்பிள் ஸ்கிளீரோசிஸ் மற்றும்

ஹன்டிங்டன் கோரியா ஆகியன ஆகும். உண்மையில் பார்க்கப் போனால், மூளையும் நரம்புகளும் ஆக்சிஜனேற்ற அழுத்தத் தாக்குதலுக்கு உள்ளாகப் பல காரணங்கள் உள்ளன.

அதன் அளவுக்கு ஏற்றவாறு மூளையின் ஆக்சிஜனேற்றச் செயல்திறன் அதிக விகிதத்தில் உள்ளது. இதனால் குறிப்பிடத்தக்க அளவு அதிக எண்ணிக்கையில் எதிர்வினையாற்றும் மூலக்கூறுகளை அது தோற்றுவிக்கின்றது.

நரம்பின் கடத்தும் தன்மையைத் தோற்றுவிக்கப் பல வேதியல் பொருட்கள் பயன்படுத்தப்படுவதால் மூளையில் சாதாரண செயல்பாட்டின்போது பெரும்பாலான அளவு எதிர்வினையாற்றும் மூலக்கூறுகள் தோற்றுவிக்கப்படுகின்றன.

மூளையும் நரம்புத் திசுவும் குறைந்த அளவுகள் ஆன்ட்டி ஆக்சிடென்டுகளையே கொண்டுள்ளன.

இலட்சக்கணக்கான மறுதோற்றுவிப்பு செய்ய முடியாத உயிரணுக்களால் மைய நரம்பு மண்டலம் உருவாக்கப்பட்டுள்ளது. அவை ஒருமுறை சேதமடைந்தால் வாழ்நாள் முழுவதும் அவற்றால் செயல்பட முடியாது.

மூளையும் நரம்பு மண்டலமும் சுலபமாகச் செயலிழக்கச் செய்யப்படுகின்றன. ஒரு முக்கியமான பகுதியில் சிறு சேதம் ஏற்பட்டாலும் அது பலத்தப் பிரச்சினையை தோற்றுவிக்கலாம்.

மூளை நமது உடம்பின் மிக முக்கியமான பகுதியாகும். ஏதாவது ஒன்று நமது மூளையைச் சேதப்படுத்தினால், நமது சிந்தனைகள், உணர்ச்சிகள், செய்திகளை அறிந்து கொள்வதில் நமக்குள்ள திறமை மற்றும் வெளி உலகுடன் தொடர்பு கொள்தல் ஆகிய அனைத்தும் ஆபத்தில் சிக்கிக் கொள்ளும். இந்த விலைமதிக்க முடியாத சொத்தை எவ்வாறு நம்மால் நன்கு பாதுகாக்க முடியும்? இது நரம்பு மண்டலத்திற்குச் சீர்கேடு விளைவிக்கும் நோயை விலக்கச் செய்யும் ஒரு விஷயம் மட்டும் அல்ல. ஆனால் இது நமது சிந்தனை மற்றும் பகுத்தறியும் திறன் ஆகியவற்றிற்கான நமது திறனை பாதுகாப்பதாகும்.

## மூளை மூப்படைதல்

ஆக்சிஜனேற்ற அழுத்தம் மூப்படையும் செயலுக்கு மிகவும் முக்கியமான காரணமாகும். இந்தக் கருத்திற்கான வலுவான சான்று மூளை மூப்படையும் நிகழ்வைத் தவிர வேறொன்றும் இல்லை. பல அறிவியல் ஆய்வுகள், மைட்டோ கான்ட்ரியா (உயிரணுவின் உலைக்களன்) மற்றும் மூளை உயிரணுவின் டிஎன்ஏ ஆகியவை ஆக்சிஜனேற்றத்தால் பாதிக்கப்படுவதாகக் காட்டியுள்ளன. இது உணர்வு அதிகமான மூளை உயிரணுக்கள் சரியாகச் செயல்படாமைக்கும் அல்லது அவை மடிதலுக்கும்கூட இட்டுச் செல்லலாம். நான் சுட்டிக்காட்டியபடி மூளை உயிரணுக்கள் அவற்றை மீண்டும் தோற்றுவிக்கும்

திறனற்றவையாகக் காணப்படுகின்றன. எனவே நமது வாழ்நாளில் நாம் அதிக அளவிலான மூளை உயிரணுக்களை ஆக்சிஜனேற்றச் சேதத்தினால் இழக்கின்றோம். நாம் இளைஞர்களாக இருந்தபோது செயல் புரிந்ததுபோல் மூளை உயிரணுக்கள் வயதான பின்னர் செயல்படுவதில்லை. மருத்துவ மொழியில் கூறப்போனால், இது கண்டறிதல் இழப்பிற்கு இட்டுச் செல்கின்றது. கல்வியறிவில்லாத ஒரு மனிதனின் மொழியில் கூறப்போனால், இது சிந்திக்கவும் பகுத்தறியவுமான நமது திறனைக் குறைக்கின்றது. எனவே நமது உணர்ச்சிமிக்க மூளை உயிரணுக்களுக்கு ஏற்படும் ஆக்சிஜனேற்றச் சேதம் நமது மூளையின் செயல்பாட்டிற்கு ஏற்பட்டப் பெரிய எதிரியாகும்.

மூளை மூப்படைதலை அடிப்படையில் பார்க்கப் போனால், நமது உடலின் முக்கிய உயிரணுக்களான மூளை உயிரணுக்களின் முதல் நிலை சீர்கேடு விளைதல் ஆகும். மற்ற சீர்கேடு விளைவிக்கும் நோய்கள் திடீரெனத் தோன்றாததைப் போன்றே அல்சீமர் நோய் அல்லது பார்க்கின்சன் நோய் ஆகியவையும் திடீரென ஒரே நாளில் தோன்றுவதில்லை. இந்த நோய்கள் மூளைக்கு ஏற்படும் ஆக்சிஜனேற்றச் சேதத்தின் முடிவு நிலையைக் குறிப்பதாகும். அவை மூளை மூப்படைவதைத் தொடர்ந்து நிகழும் பல செயல்களின் ஒரு பகுதியே ஆகும். இதன் விளைவாக அதிக மூளை உயிரணுக்கள் சேதமடையும்போது ஒரு நோய் தோன்றுகின்றது.

ஒரு நோயாளிக்குப் பார்க்கின்சன் நோய் உள்ளது எனக் கண்டறியப்படும்போது மூளையின் ஒரு குறிப்பிட்டப் பகுதியான சப்ஸ்டான்ஷியா நைக்ரா என்ற பகுதியில் காணப்படும் 80 விழுக்காடு உயிரணுக்கள் அழிக்கப்பட்டுவிடுகின்றன. இதேபோன்று அல்சீமர் நோய் தோன்றுபவர்களிலும் மூளை உயிரணுக்கள் அழிக்கப்படுகின்றன. இந்த நரம்பு மண்டலச் சீர்கேடு விளைவிக்கும் நோய்கள் உண்மையாகப் பத்து அல்லது இருபது ஆண்டு காலத்தில்தான் படிப்படியாகத் தோன்றுகின்றன.

நாம் இப்போது தனித்தனியாக ஒவ்வொரு நோய் பற்றியும் தெரிந்து கொள்ளலாம்.

## அல்சீமர் நோய்

அல்சீமர் நோய் 20 இலட்சத்திற்கும் அதிகமான அமெரிக்கர்களைப் பாதிக்கின்றது. இது மருத்துவமனைகளில் மக்கள் சேர்க்கப்படுவதற்கு ஒரு முக்கிய காரணமாகின்றது. அல்சீமர் நோயாளிகளுக்கு எந்த நாள் அல்லது கிழமை என்பது தெரியாததோடு, அவர்களது சொந்த குடும்பத்தைச் சேர்ந்தவர்களையே அவர்களால் அடையாளம் காண முடிவதில்லை.

சிந்திக்கும் திறனை இழப்பது போன்ற ஒன்றைவிட அதிக சேதம் விளைவிப்பது வேறொன்றும் இல்லை. தன் குடும்பத்தில்

ஒருவருக்கு இந்த நோய் ஏற்பட்டு இருந்து, அதனைக் கவனிக்க வேண்டியிருந்த ஒருவருக்கு அது எவ்வளவு சோகமானது என்பது தெரியும். உங்களுக்குப் பிரியமான ஒருவர் அல்சீமர் நோயால் பாதிக்கப்பட்டிருந்தால் நீங்கள் வாழ்வின் தரம்தான் முக்கியமே தவிர வாழும் ஆண்டுகள் முக்கியமல்ல என்பதைப் புரிந்து கொள்வீர்கள்.

நான் எனது மருத்துவத் தொழிலில் நூற்றுக்கணக்கான அல்சீமர் நோயாளிகளுக்குச் சிகிச்சை அளித்துள்ளேன். அவர்கள் தங்களது குடும்பத்தாரிடமிருந்தும் நண்பர்களிடமிருந்தும் மனரீதியாகத் தனியாக பிரிக்கப்பட்டு, பத்திலிருந்து பதினைந்து ஆண்டுகள்வரை வாழ்ந்தனர். நான் இந்தப் பகுதியை எழுதிக் கொண்டிருக்கும்போது முன்னாள் அதிபர் ரொனால்டு ரீகன் தனது தொண்ணூற்று ஒன்றாவது பிறந்தநாளைக் கொண்டாடிக் கொண்டிருக்கின்றார். அவர் அல்சீமர் நோயால் பாதிக்கப்பட்டு இருந்ததால் பத்து ஆண்டுகளுக்கும் மேலாகப் பொதுமேடைகளில் பிரசங்கம் எதுவும் நிகழ்த்தவில்லை.

பல ஆய்வுகள், எதிர்வினை மூலக்கூறுகளின் சேதப்படுத்துதல்தான் அல்சீமர் நோய் தோன்றுவதற்கான காரணம் என்பதற்கான சான்றுகளைக் காட்டியுள்ளன. கேஸ் வெஸ்டெர்ன் ரிசர்வ் பல்கலைக்கழகத்தில் ஆராய்ச்சியாளர்களால் அண்மையில் கண்டுபிடிக்கப்பட்ட ஆய்வு முடிவுகள், வயது மூப்புடன்கூடிய அதிகமான ஆக்சிஜனேற்ற அழுத்தம் அல்சீமர் நோய் தோன்றுவதற்கான முதன்மைக் காரணமாக உள்ளது என்று கூறுகின்றன. அல்சீமர் நோயாளிகளின் மூளைப் பகுதியில் ஆன்ட்டிஆக்சிடென்ட்டுகளின் அளவுகள் குறைவாகவும், ஆக்சிஜனேற்ற அழுத்தம் அதிகமான அளவுகளிலும் காணப்படுவதற்மான வலுவான சான்றுகள் உள்ளன.

இப்போது ஆன்ட்டிஆக்சிடென்ட்டுகளிலிருந்து அல்சீமர் நோயாளிகள் பெறக் கூடிய மருத்துவப் பலன்கள் பற்றிப் பெரிய ஆர்வம் தோன்றியுள்ளது. 1997ம் ஆண்டு ஏப்ரல் மாதத்தில் 'நியூ இங்கிலாந்து ஜர்னல் ஆஃப் மெடிசின்' அதிக அளவு வைட்டமின் 'இ' கொடுப்பதால் அல்சீமர் நோயின் முன்னேற்றம் குறிப்பிடத்தக்க அளவு குறைக்கப்படுகின்றது என ஓர் ஆய்வு அறிக்கையை வெளியிட்டுள்ளது. சுமாரான அளவு அல்சீமர் நோய் உள்ளவர்கள் 2000 ஐயு வைட்டமின் 'இ'யை எடுத்துக் கொண்டபோது அவர்களால் கூடுதலாக இரண்டு அல்லது மூன்று ஆண்டுகள் வீட்டிலேயே தங்க முடிந்தது. ஆனால் வைட்டமின் 'இ' உட்கொள்ளாதவர்களிடம் இதுபோன்று நிகழவில்லை.

மருத்துவமனையில் தங்கி நீண்ட நாட்கள் சிகிச்சை எடுத்துக் கொள்வதைத் தள்ளிப் போடுவதால் ஏற்படும் பணச் சேமிப்பை (மனநிம்மதியைப் பற்றி கூற முடியாது) எண்ணிப் பார்ப்பது கடினமல்ல. அல்சீமர் நோயாளிகளிடம், பல வகையான ஆன்ட்டிஆக்சிடென்டுகளான வைட்டமின் 'சி', வைட்டமின் 'ஏ',

வைட்டமின் 'இ', துத்தநாகம், செலீனியம் மற்றும் ருட்டின் ஆகியவற்றைப் பயன்படுத்திச் செய்யப்பட்ட மருத்துவச் சோதனைகள் ஊக்கமளிப்பதாக உள்ளன.

## பார்க்கின்சன் நோய்

ஒரு கூன் விழுந்த தோற்றம், மெதுவாக முயன்று நடக்கும் இயக்கம், விறைப்புத் தன்மை மற்றும் கைகளின் முன்னும் பின்னுமாக நடுக்கம் ஆகியவை பார்க்கின்சனின் நோயின் பண்புகளாகும். குத்துச் சண்டை வீரர் முகம்மது அலி பொதுமேடையில் தோன்றியது நம் அனைவரையும் சக்தி இழக்கச் செய்யும் இந்த நோயின் விளைவுகளை அதிகமாக அறியும்படிச் செய்தது. இந்தத் தடைகள்தான் கார்லின் கதை மிகவும் ஆழமானதாகக் காணப்படுவதற்கான காரணமாகும். கார்லினுடைய நோய், அலியின் நோயைவிட மிகத் தீவிரமானது. ஆனாலும் கார்லால் இன்னும் வண்ண ஓவியங்களைத் தீட்ட முடிகின்றது.

பல விரிவான ஆய்வுகள், பார்க்கின்சன் நோய் தோன்றுவதற்கு எதிர்வினையாற்றும் மூலக்கூறுகள்தான் அடிப்படையான காரணம் என்பதை ஆதரிக்கின்றன. மூளையின் ஒரு பகுதியான சப்ஸ்டான்ஷியா நைக்ரா என்ற இடத்தில் காணப்படும் மூளை உயிரணுக்களில் சுமார் எண்பது விழுக்காடு உயிரணுக்கள் மடிந்துவிடுவதால் டோப்பாமைன் உற்பத்தி குறைகின்றது. இதுதான் மூளையின் இயல்பான இயக்கத்திற்கான முக்கியமான பொருளாகும்.

பார்க்கின்சன் நோய் ஆரம்ப நிலைகளில் உள்ள நோயாளிகள் அதிக அளவுகள் வைட்டமின் 'சி' மற்றும் வைட்டமின் 'இ' உட்கொண்டால், இந்த நோயின் முன்னேற்றத்தைத் தாமதிக்க முடியும். குளூட்டத்தியோன் மற்றும் எல்—அசிடில் எல—சிஸ்டெயன் ஆகிய இரண்டும் சப்ஸ்டான்ஷியா நைக்ரா பகுதியிலுள்ள நரம்புகள் ஆக்சிஜனேற்ற அழுத்தத்தால் மேலும் சேதமடையாமல் பாதுகாப்பதில் திறனுடையவையாகக் காணப்படுகின்றன.

## மல்டிப்பிள் ஸ்கிளீரோசிஸ்

மல்டிப்பிள் ஸ்கிளீரோசிஸ் சுமார் 2,50,000 அமெரிக்கர்களைப் பாதிக்கின்றது. அது ஆண்களைவிடப் பெண்களில் இரு மடங்கு அதிகமாகக் காணப்படுகின்றது. அல்சீமர் நோய் பார்க்கின்சன் நோயைப் போன்றல்லாமல் இந்த நோய் நரம்பைச் சூழ்ந்து காணப்படும் 'மைலின்' உறையைப் (நரம்பைச் சூழ்ந்து காணப்படும் உறை) பாதிக்கின்றது. இந்த உறையின் சிதைவுக்கு டிமைலினேஷன் என்று பெயர். இது நரம்பின் செயல்பாட்டைத் தடை செய்கின்றது. ஒரு மின்சாரம் கடத்தும் கம்பியைச்

சுற்றியுள்ள பிளாஸ்டிக் உறை சேதமடைந்தால் ஷாக் அடிப்பது போன்றது இது. இதுதான் மஸ்டிப்பிள் ஸ்கிளீரோசிசுக்கான மருத்துவ அறிகுறிகளுக்கு பொறுப்பாகும்.

1992ம் ஆண்டு டாக்டர் எஸ்.எம்.லெவைன் என்பவர், மைலின் உறைக்குள் அதிகமாகக் காணப்படும் ஹைட்ராக்சில் எதிர்வினையாற்றும் மூலக்கூறுகள் மல்ட்டிப்பிள் ஸ்கிளீரோசிசைத் தோற்றுவிப்பதாகக் கூறினார். வேறு சில ஆய்வாளர்கள், ஆக்சிஜனேற்ற அழுத்தம் மல்டிப்பிள் ஸ்கிளீரோசிஸ் நோயாளிகளில் மிக உயர்ந்த அளவு காணப்படுவதாகக் கண்டறிந்தனர்.

மல்ட்டிப்பிள் ஸ்கிளீரோசிஸ் மற்ற நரம்பு மண்டலச் சீர்கேடு விளைவிக்கும் நோய்களிலிருந்து முற்றிலும் மாறுபட்டுக் காணப்படுகின்றது. அதாவது, மைய நரம்பு மண்டலம், மேல் நரம்பு மண்டலம் ஆகியவற்றிற்கு ஏற்படும் காயங்கள் வெளியிலிருந்து வரும் நச்சுப் பொருட்களால் ஏற்படுத்தப்படுவதில்லை. உடலின் நோய் எதிர்ப்பு அமைப்பால்தான் ஏற்படுகின்றது. ஒருவரின் சொந்த நோய் எதிர்ப்பு அமைப்பே மைலின் உறையைத் தாக்கும்போது ஆக்சிஜனேற்ற அழுத்தம் தோற்றுவிக்கப்பட்டு நரம்பு பாதிக்கப்படுகின்றது.

மல்டிப்பிள் ஸ்கிளீரோசிஸ் ஊட்டச்சத்து மாத்திரைகளுக்கு வியக்கத்தக்க விதத்தில் எதிர்வினை புரிகின்றது. அல்சீமர் நோய் மற்றும் பார்க்கின்சன் நோய்களில் மூளை உயிரணுக்கள் சரிசெய்ய முடியாத அளவுக்குச் சேதப்படுத்தப்படுவதுபோல் அல்லாமல் மல்டிப்பிள் ஸ்கிளீரோசிசில் மைலின் உறைக்கு ஏற்படும் சேதத்தைச் சரிசெய்யும் திறன் உடம்பிற்கு உள்ளது. மல்டிப்பிள் ஸ்கிளீரோசிஸ் நோயாளிகளைத் திறன்மிக்க ஆன்ட்டிஆக்சிடென்ட்டுகளை உட்கொள்ளச் செய்வது மிகவும் முக்கியமானதாகும்.

பார்க்கின்சன் நோய், மல்டிப்பிள் ஸ்கிளீரோசிஸ் அல்லது அல்சீமர் நோய் ஆகியவற்றின் வேகத்தைத் தாமதப்படுத்துவதிலேயோ அல்லது பழைய நிலைக்கு மீண்டும் கொண்டு செல்வதிலேயோ நாம் ஆன்ட்டிஆக்சிடென்ட்டுகளை அவற்றின் முழுத் திறனையும் வெளிப்படுத்தும் விதமாக இன்னும் பயன்படுத்தவில்லை. இரு முக்கிய காரணங்களால் இது உண்மையாகக் காணப்படுகின்றது. முதலாவதாக நான் ஏற்கனவே கூறியபடி, டாக்டர் அல்சீமர் நோயோ அல்லது பார்க்கின்சன் நோயோ உள்ளது என்பதைக் கண்டறியும் முன்னரே மூளையின் உயிரணுக்கள் அழிக்கப்பட்டுவிடுகின்றன. நாம் உடனடியாகச் சிகிச்சையை தொடங்குவதில்லை. இரண்டாவதாக நரம்புச் சீர்கேடு விளைவிக்கும் நோய்களின் ஆபத்தைக் குறைப்பதிலோ அல்லது தாமதப்படுத்துவதிலேயோ நாம் வெற்றி காண வேண்டுமானால், நாம் மூளைக்குள்ளாக எளிதில் கடந்து

செல்லக்கூடிய ஆன்ட்டிஆக்சிடென்ட்டுகளின் விளைவுகளை ஆய்வு செய்து கண்டறிய வேண்டும். மூன்றாவதாக மல்டிப்பிள் ஸ்கிளீரோசிஸ் போன்ற நோயுள்ளவர்களுக்கு நாம் மூளைக்குள்ளும், நரம்புகளுக்குள்ளும் நுழைந்து சென்று திறம்படச் செயலாற்றக்கூடிய ஆன்ட்டி ஆக்சிடென்டுகளைப் பயன்படுத்த வேண்டும். ஆராய்ச்சியாளர்கள், இரத்த மூளைத் தடைகளைச் சிரமமின்றிக் கடந்து செல்லக்கூடிய ஆன்ட்டிஆக்சிடென்ட்டுகள் பற்றி இன்னும் ஆய்வுகளை மேற்கொள்ளவில்லை.

## இரத்த மூளைத் தடை

இரத்தத்திலிருந்து அதனைப் பிரிப்பதற்கான ஒரு தடை அல்லது வேலி மூளைக்குத் தேவைப்படுகின்றது. இது மூளையிலிருந்து தோன்றும் நரம்பு சைகைகளை எடுத்துச் செல்ல அனுமதிப்பதற்காகும். இரத்தத்திற்கும், மூளைக்கும் இடையே காணப்படும் தடை மூளைக்குள்ளாகச் செல்லும் சிறிய தமனிகளில் ஒரு கெட்டியான எம்பித்தீவியல் உயிரணுக்களால் ஆன ஒரு படலமாகக் காணப்படுகின்றது. இந்தப் படலம் பல நெருக்கமான சந்திப்புக்களுடன் வடிவமைக்கப்பட்டுள்ளது. இதனால் ஊட்டச்சத்துக்கள் மூளை உயிரணுக்களுக்குள் ஊடுருவிக் கடந்து செல்லுதல் மிகவும் கடினமாகும்.

மூளைக்குத் தேவைப்படும் முக்கியமான ஊட்டச்சத்துக்கள், மூளை உயிரணுக்களுக்குள் ஊடுருவி கடந்து செல்வதற்கான சிறப்புத்தன்மையுள்ள புரதங்களைக் கொண்டுள்ளது. இவை மூளைக்குத் தேவையான ஊட்டச்சத்துக்கள் மட்டும் தடையைக் கடந்து உள்ளே செல்ல அனுமதிக்கின்றன. அதே நேரத்தில் நச்சுப் பொருட்களும், நோயைத் தோற்றுவிக்கும் கிருமிகளும் மற்றும் பிற ஊட்டச் சத்துக்களும் இந்தத் தடையைக் கடந்து செல்வது கடினம். இது மூளையைத் தனிமைப்படுத்துகின்றது. அதற்கு மிகவும் அத்தியாவசியத் தேவையான ஊட்டச்சத்துக்கள் மட்டுமே நுழைய முடிகின்றது. எப்படி ஒரு பழங்காலக் கோட்டையைச் சூழ்ந்து நீரும், உயர்ந்த சுவர்களும், அதனுள் நுழைவதற்கு மடக்கிக் கொள்ளக்கூடிய பாலமும் காணப்படுகின்றதோ அதேபோன்று நமது மூளையும் வெளி உலகிலிருந்து வரக்கூடிய ஆபத்துக்களிலிருந்து குறிப்பிடத்தக்க அளவு பாதுகாக்கப்பட்டுள்ளது. நமது உடம்பின் உணர்ச்சிமிக்க மிக முக்கியமான பகுதியைப் பாதுகாக்க, கடவுள் இந்த ஆச்சரியப்படத்தக்கப் பாதுகாப்புத் தடையை ஏற்படுத்தியுள்ளார்.

எனவே நீங்கள் மூளை மூப்படைவதிலும் மற்றும் நரம்பு மண்டல நோய்களிலும் என்ன தவறு நிகழ்ந்தது என அதிசயிக்கலாம்.

இப்போதுள்ள சூழ்நிலை காரணமாக, கன உலோகங்கள் போன்ற அதிகமான நச்சுப் பொருட்களை மூளை குறிப்பிடத்தக்க

அளவு சந்திக்க வேண்டிய நிலையில் உள்ளது என்றும், இதன் விளைவாக ஆக்சிஜனேற்ற அழுத்தம் தோன்றுகின்றது என்றும் டெல் அவீவில் உள்ள ராபின் மருத்துவ மையத்திலுள்ள நரம்பியல் துறை முடிவு செய்துள்ளது. இந்த அழுத்தத்தின் காரணமாக, ஆன்ட்டிஆக்சிடென்ட் பாதுகாப்பு அமைப்பு இந்த மிக முக்கியமான உறுப்பைப் பாதுகாப்பதில் முற்றிலும் திறன் பெற்றதாக விளங்குவதில்லை. கூடுதலான ஆன்ட்டிஆக்சிடென்ட்டு மாத்திரைகளை எடுத்துக் கொள்வது கூடுதலான ஆக்சிஜனேற்ற அழுத்தத்தால் ஏற்படும் சேதங்களைக் குறைப்பதிலோ அல்லது தடை செய்வதிலோகூடத் திறன் பெற்றதாக இருக்கலாம் என்று அவர்கள் கருதுகின்றனர். ஆனால் அவர்கள் இந்த ஆன்டிஆக்சிடென்டுகள் இரத்த மூளைத் தடையைச் சுலபமாகக் கடந்து செல்லக் கூடியவையாக இருக்க வேண்டும் என எச்சரிக்கின்றனர்.

நமது மூளையின் உணர்ச்சிமிக்க உயிரணுக்களைப் பாதுகாக்கும் முக்கியமான ஆன்ட்டிஆக்சிடென்ட்டுகள் ஒவ்வொன்றைப் பற்றியும் நாம் பார்க்கலாம். மற்றும் அவை இரத்த மூளைத் தடையை எவ்வாறு வெற்றிகரமாகக் கடந்து செல்கின்றன என்பது பற்றியும் பார்க்கலாம்.

## மூளைக்குத் தேவையான சரியான ஆன்ட்டிஆக்சிடென்ட் மாத்திரைகள்

### வைட்டமின் 'இ'

வைட்டமின் 'இ' கொழுப்பில் கரையக்கூடிய ஆன்ட்டிஆக்சிடென்ட் ஆகும். இது மூளை மற்றும் மேற்பகுதி நரம்பு உயிரணுக்களைப் பாதுகாக்கக்கூடிய மிக முக்கியமான ஒன்றாகும். வைட்டமின் 'இ'யால் இரத்த மூளைத் தடையைக் கடந்து செல்ல முடிகின்றது. ஆனால் இதில் சிறிது சிரமம் உள்ளது. ஆராய்ச்சியாளர்கள் மூளைப் பகுதியில் வைட்டமின் 'இ'யின் அளவை அதிகரிக்க மிக உயர்ந்த அளவுகள் வைட்டமின் 'இ'யைச் சேர்க்கைப் பொருளாகப் பயன்படுத்த வேண்டியுள்ளது. எனவே வைட்டமின் 'இ' மூளை உயிரணுக்களைப் பாதுகாப்பதில் முக்கியமான ஆன்ட்டிஆக்சிடென்ட் ஆகும். ஆனால் இந்தச் சூழ்நிலையில் அது திறன்மிக்க நல்ல ஆன்ட்டிஆக்சிடென்ட் எனக் கூற முடியாது.

### வைட்டமின் 'சி'

வைட்டமின் 'சி' மூளையையும் நரம்பையும் சூழ்ந்துள்ள திசுவிலும், திரவத்திலும் அடர்ந்து காணப்படக்கூடிய ஒன்றாகும். அது இரத்த மூளைத் தடையின் ஊடாகச் செல்லும் திறன் பெற்ற

ஒன்றாகும். உண்மையிலேயே இந்த் திசுவில் பிளாஸ்மாவில் காணப்படுவதைவிடப் பத்து மடங்கு அதிகமாக வைட்டமின் 'சி' அளவுகள் காணப்படுகின்றன. வைட்டமின் 'சி' ஒரு பெரிய ஆன்ட்டிஆக்சிடென்ட் மட்டுமல்ல. அதற்கு வைட்டமின் 'இ' மற்றும் குளூட்டத்தியோனை மீண்டும் தோற்றுவிக்கும் திறன் உள்ளது என்னும்போது அது மூளை மற்றும் நரம்பு உயிரணுக்களைப் பாதுகாப்பதில் முக்கியமான ஓர் ஊட்டச்சத்தாகக் காணப்படுகின்றது.

டாக்டர் எம்.சி. மோரிஸ் என்பவர் அறுபத்து ஐந்து வயதுக்கு மேற்பட்ட சாதாரண நோயாளிகளுக்குச் சேர்க்கைப் பொருளாக வைட்டமின் 'சி'யும், வைட்டமின் 'இ'யும் கொடுக்கப்பட்டால் அல்சீமர் நோய் தோன்றும் ஆபத்து குறைவதாக ஓர் ஆய்வு மூலம் கூறினார். இது ஒரு சிறிய ஆய்வு. பல பெரிய ஆய்வுகள் செய்யப்பட வேண்டியுள்ளன.

## குளூட்டத்தியோன்

குளூட்டத்தியோன் மூளையின் உள்ளும், நரம்பு உயிரணுக்களிலும் காணப்படும் மிக முக்கியமான ஆன்ட்டிஆக்சிடென்ட் ஆகும். ஆனால் வாய் வழியாக மாத்திரையாக எடுத்துக் கொள்ளும்போது இந்த ஊட்டச்சத்தை உட்கிரகிப்பது கடினம். இரத்த மூளைத் தடையைத் தாண்டிச் செல்வதற்கான அதன் திறன் இன்னும் தெளிவாக இல்லை. பார்கின்சன் நோய் உள்ளவர்களிடம் சிரை மூலம் குளூட்டத்தியோனைச் செலுத்திச் செய்யப்பட்ட சில ஆய்வுகள், அவர்களிடையே குறிப்பிடத்தக்க அளவு முன்னேற்றம் ஏற்பட்டதைக் காட்டின.

ஆனால் இந்த ஆய்வுகளில் ஒருசில நோயாளிகளே பங்கேற்றனர். இப்போது நாம் செய்யக்கூடிய நல்லது என்னவென்றால் நமது உடம்பே அதற்குத் தேவையான குளூட்டத்தியோனைத் தயாரிப்பதற்கு தேவைப்படும் பொருட்களான எல்—அசிடில் எல்—சிஸ்டெய்ன், நியாசின், செலீனியம் மற்றும் வைட்டமின் பி2 ஆகியவற்றை ஊட்டச்சத்து மாத்திரைகளாகக் கொடுப்பதுதான். மேலும் குளூட்டத்தியோனை மீண்டும் தோற்றுவிக்கும் திறன் பெற்ற ஆன்ட்டிஆக்சிடென்ட் ஊட்டச்சத்துக்களையும் (வைட்டமின் 'சி', ஆல்ஃபா லிப்போயிக் அமிலம், மற்றும் துணை நொதி ஆகியவை) கண்டிப்பாகக் கொடுக்க வேண்டும். அதனால் அவை மீண்டும் மீண்டும் பயன்படுத்தப்படலாம்.

## ஆல்ஃபா லிப்பாயிக் அமிலம்

மருத்துவச் சமுதாயம் ஆல்ஃபா லிப்பாயிக் அமிலத்தை ஒரு முக்கியமான ஆன்ட்டிஆக்சிடென்ட்டாகக் கருதுகின்றது. அது

நீரிலும் கொழுப்பிலும் கரைவதோடு மட்டுமல்லாமல், இரத்த மூளைத் தடையைக் கடந்து செல்லும் திறனையும் பெற்றுள்ளது. அது வைட்டமின் ‘சி’, வைட்டமின் ‘இ’, குளூட்டத்தியோன் மற்றும் இணை நொதி ஆகியவற்றை மீண்டும் தோற்றுவிக்க வல்லது.

ஆல்ஃபா லிப்பாயிக் அமிலத்தின் மற்றொரு முக்கியமான தன்மை, மூளையில் காணப்படும் நச்சுத் தன்மையுள்ள உலோகப் பொருட்களுடன் தன்னை இணைத்துக் கொண்டு, அவற்றை உடலைவிட்டு வெளியேற்றத் துணை புரிகின்றது. நரம்பு மண்டலச் சீர்கேடு விளைவிக்கும் நோய்களைத் தோற்றுவிக்கும் ஆபத்தை அதிகரிப்பதில் மெர்க்குரி, அலுமினியம், காட்மியம் மற்றும் காரீயம் போன்ற கன உலோகங்கள் பங்கு வகிப்பதாகக் கூறப்படுகின்றது. இந்த உலோகங்கள் மூளைத் திசுக்களில் படிகின்றன. ஏனென்றால் மூளைப் பகுதியில் கொழுப்பு அதிகமான அளவு அடர்ந்து காணப்படுகின்றது. இந்த உலோகங்கள் அதிக அளவு ஆக்சிஜனேற்ற அழுத்தத்தைத் தோற்றுவிக்கலாம். ஒருமுறை அவை அங்கு சென்று ஒட்டிக் கொண்டால், அவற்றை மைய நரம்பு மண்டலத்திலிருந்து நீக்குவது சிரமம். திறன் மிகுந்த ஆன்ட்டிஆக்சிடென்ட்டுகள் மட்டுமல்லாமல், இந்த நச்சுத் தன்மையுள்ள கன உலோகங்களை நீக்கும் செயலுக்குத் துணை புரியும் ஆன்ட்டிஆக்சிடென்ட்டுகள் இந்நோய்கள் வராமல் தடுக்கவும் அவற்றின் சிகிச்சைக்கும் மிக முக்கியமானவையாகும்.

ஒரு பின்குறிப்பாக, நம் உடலில் உள்ள வியர்வை மற்றும் பிற துர்நாற்றங்களை நீக்க நாம் பயன்படுத்தும் டியோடரென்ட் போன்ற பொருட்களையும், அலுமினியத்தால் ஆக்கப்பட்ட சமையல் பாத்திரங்களையும் பயன்படுத்துவது புத்திசாலித்தனமானதல்ல என நான் நம்புகின்றேன். கன உலோகங்கள் உடம்பில், முக்கியமாக மூளையில் ஆக்சிஜனேற்ற அழுத்தத்தின் அளவை அதிகரிக்கின்றன என நீங்கள் உணரும்போது நீங்கள் அவற்றுடன் ஏற்படும் தொடர்பைக் குறைக்க விரும்புவீர்கள்.

வரும் ஆண்டுகளில் நாம் மெர்க்குரியின் நச்சுத் தன்மை பற்றி இன்னும் அதிகமாகக் கேள்விப்படுவதோடு அது எவ்வாறு மூளைக்குக் குறிப்பிடத்தக்க சேதத்தை விளைவிக்கின்றது என்பது பற்றியும் அறியலாம் என எதிர்பார்க்கின்றேன். நான் அனைவரையும், குறிப்பாக, குழந்தைகள் உள்ளவர்களை, அவர்களது குழந்தைகளின் பல்லில் உள்ள ஓட்டைகளை அடைக்க மெர்க்குரியைப் பயன்படுத்த வேண்டாம் என கேட்டுக் கொள்கின்றேன். மெர்க்குரிக்குப் பதிலாக பாதுகாப்பான வேறு பொருள் ஏதாவது உள்ளதா எனப் பல் டாக்டரைக் கேட்டால் அவர் பாதுகாப்பான சிலவற்றைக் கூறுவார். (வேகமாகச் சென்று உங்கள் மெர்க்குரி அடைப்புக்களை நீக்க முயற்சிக்காதீர்கள். அது

சரியாகச் செய்யப்படாவிட்டால் அதிகத் தீங்கு விளைவிக்கலாம். எனவே அதனை அப்படியே விட்டுவிடுவது நல்லது.)

### துணை நொதி கியு10

துணை நொதி கியு10 ஒரு சக்திமிக்க ஆன்ட்டிஆக்சிடென்ட்டும், உயிரணுவின் உள்ளாகச் சக்தியைத் தோற்றுவிக்கும் மிக முக்கியமான ஊட்டச்சத்துமாகும். மைட்டோ கான்ட்ரியாவில் (துணைநொதி இங்குதான் பணி புரிகின்றது) நிகழும் ஆக்சிஜனேற்றச் சேதம் நரம்பு மண்டலச் சீர்கேடு விளைவிக்கும் நோய்கள் தோன்றுவதற்கு ஒரு முக்கியமான காரணமாகும் என்று மருத்துவ ஆய்வுகள் கூறுகின்றன.

நமக்கு வயதாகும்போது, நமது மூளை மற்றும் நரம்பு உயிரணுக்களில் உள்ள துணை நொதியின் அளவுகள் குறிப்பிடத்தக்க அளவு குறைகின்றது. துணை நொதி கியு10, அல்சீமர் மற்றும் பார்கின்சன் நோய் ஆகியவற்றைத் தடுக்கும் ஒரு தொலைந்துவிட்ட இணைப்பாக இருக்கலாம். ஆனால் இன்னும் மனிதர்களிடம் மருத்துவ ஆய்வுகள் மேற்கொள்ளப்பட வேண்டும். கியு10 எந்த அளவுக்கு இரத்த மூளைத் தடையைக் கடந்து செல்கின்றது என்பது முழுவதுமாக மதிப்பீடு செய்யப்பட வேண்டும்.

### திராட்சை விதைச் சாறு

திராட்சை விதைச் சாறு இரத்த மூளைத் தடையை மிக எளிதாகக் கடப்பதாக ஆய்வுகள் காட்டுகின்றன. இது ஒரு மிகவும் சக்திவாய்ந்த ஆன்ட்டிஆக்சிடென்ட் ஆகும். இதன் அதிக அடர்வுகள் நரம்புத் திசுவிலும் மூளையிலும் காணப்படுவது அதனை மூளைக்கான சிறந்த ஆன்ட்டிஆக்சிடன்ட்டாக ஆக்குகின்றது. நரம்பு மண்டலச் சீர்கேடு விளைவிக்கும் நோயால் பாதிக்கப்பட்ட நோயாளிகளுக்குக் குணமளிப்பதில் இது முக்கியப் பங்கு வகிக்கின்றது. இந்த நோய்களைக் கூடியவரை அதிக அளவு குணப்படுத்தக்கூடிய மிக முக்கியமான ஆன்ட்டிஆக்சிடென்ட் இதுவாகும். இந்த நோய்கள் பற்றிய ஆய்வுகளில் ஆராய்ச்சியாளர்கள் இந்த ஆன்ட்டிஆக்சிடென்ட்டைப் பயன்படுத்தி மேற்கொண்டு ஆய்வுகள் செய்ய வேண்டும்.

## விலை மதிப்பற்ற நமது சொத்தைப் பாதுகாத்தல்

ஒவ்வொருவரும் தங்களது சிந்தனைச் சக்தியையும் பகுத்தறியும் திறனையும் ஒரே நிலையில் வைத்திருக்கவும் பாதுகாக்கவும் விரும்புவர். இந்தத் திறமையை இழந்துவிடுவோமோ என்பதுதான் எனது பெரும்பாலான நோயாளிகளின் முதல் பயமாகும். ஒரு நபர்

தனது சாவிகளை எங்கே வைத்தோம் என்பதை மறந்துவிட்டாலோ அல்லது அவரது பக்கத்து வீட்டுக்காரரின் பெயரை மறந்துவிட்டாலோ, அவர் பயத்துடன் எனது அலுவலகத்துக்கு வந்து தனக்கு நோய் தோன்றியிருக்கலாமோ என என்னிடம் கேட்பார்.

நமக்கு வயதாகும்போது நம் அனைவருக்கும் ஏதாவது ஒரு நேரத்தில் இதுபோன்ற எண்ணம் ஏற்படும். ஏசுபிரானின் மேலுள்ள நம்பிக்கையினால் நான் இறப்பதற்குப் பயப்படவில்லை. நம் உடம்பில் இல்லாமல் இருப்பது கடவுளுடன் இருப்பது போலாகும். ஆனால் முப்பது ஆண்டுகளுக்கு மேலாக மருத்துவத் தொழிலில் ஈடுபட்டு, உடல் ஊனமுற்றப் பல நோயாளிகளைப் பார்த்த பின்னர், நான் என்னுடைய உடம்பிற்குள்ளேயே பூட்டி வைக்கப்பட்டிருப்பதுபோல் கருதுகின்றேன். என்னிடம் சிகிச்சை எடுக்கும் அல்சீமர் நோயால் பாதிக்கப்பட்ட நோயாளிகள் அவர்களது மனைவியையும் குழந்தைகளையும் பத்து ஆண்டுகளுக்கு மேலாக அடையாளம் காண முடியாதவர்களாக உள்ளனர். ஆனாலும் அவர்களது பொதுவான உடல்நலம் இன்றும் நன்றாக உள்ளது. ஒரு மருத்துவமனையின் உள்ளே நடந்து செல்லுங்கள். நான் ஏன் இவ்வளவு கவலைப்படுகின்றேன் என்பதைப் புரிந்து கொள்வீர்கள்.

நமது சொந்தமான, இயற்கையாக அமைந்த ஆன்ட்டிஆக்சிடென்ட் பாதுகாப்பு அமைப்பை உச்சபட்சத் திறனுடையதாக மாற்றுதல், நமது பொது எதிரியான ஆக்சிஜனேற்ற அழுத்தத்திலிருந்து நமது மூளையின் உயிரணுக்களைப் பாதுகாப்பதற்குப் பயன்படும். நாம் நோயைத் தடுப்பதிலும், நம்மைப் பாதுகாப்பதிலும் கவனமாக இருக்க வேண்டும் என்பதை ஞாபகப்படுத்திக் கொள்ளுங்கள்; ஏனென்றால் மூளை உயிரணுக்கள் அழிக்கப்பட்டுவிட்டால் மீண்டும் அவற்றிற்குப் பதிலாக புதிய உயிரணுக்களை அவற்றின் இடத்தில் சட்டென்று வைக்கவோ, தோற்றுவிக்கவோ முடியாது.

இயலாமையைத் தோற்றுவிக்கும் இந்தத் தீவிர நோய்கள் தோன்றுவதைக் குறைக்க வேண்டுமானால் இரு முக்கியக் கருத்துக்களை மனத்தில் கொள்ள வேண்டும். முதலாவதாக, இரத்த மூளைத் தடையை எளிதாகக் கடந்து செல்லக்கூடிய ஆன்ட்டி ஆக்சிடென்டுகளின் கலவையை நாம் பயன்படுத்த வேண்டும். இவை ஒன்றாக இணைந்து பணியாற்றும் தன்மை உடையதாக இருக்க வேண்டும். இரண்டாவதாக, முன்னர் கூறிய கன உலோகங்களுடனும், நமது சுற்றுச் சூழலில் காணப்படும் நச்சுப் பொருட்களுடனும் அதிகமான தொடர்பு வைத்துக் கொள்ளக்கூடாது. சமநிலைப்படுத்துதல்தான் முக்கியமானது. நாம் நச்சுப் பொருட்களுடனான நமது தொடர்பை குறைத்துக் கொள்வதோடு நமது உடம்பின் இயற்கையான பாதுகாப்பு அமைப்புகளைப் பலப்படுத்த வேண்டும்.

உயிரணு ஊட்டம் பற்றி நான் பதினேழாவது அத்தியாயத்தில் கூறியிருப்பது ஓர் ஆரோக்கியமான நபருக்கு அவரது மூளையின் ஆரோக்கியத்திற்கும், அதன் பாதுகாப்பிற்கும் துணை புரியும். உங்கள் ஞாபகசக்தி குறைவதாக உங்களுக்குத் தோன்றினாலோ அல்லது உங்கள் குடும்பத்தில் யாருக்காவது அல்சீமர் நோய் இருப்பதாக வலுவான சான்றுகள் இருந்தாலோ, நீங்கள் கூடுதலான ஊட்டச்சத்து மாத்திரைகளைச் சேர்த்துக் கொள்ள விரும்பலாம். நான் இவற்றை ஆப்டிமைசர்கள் என அழைக்கின்றேன். இவை இரத்த மூளைத் தடையைச் சுலபமாகக் கடக்கக்கூடிய ஆன்ட்டிஆக்சிடென்ட்டுகள் ஆகும். உதாரணம், திராட்சை விதை சாறு. மேற்கொண்டு விபரங்களுக்குப் பதினேழாவது அத்தியாயத்தைப் பார்க்கவும்.

## ராஸ்சின் கதை

ராஸ் ஒரு மாடு மேய்ப்பவன். இவன் ஒரு பழைய மேற்கத்தியத் திரைப்படத்திலிருந்து தப்பி வந்தவன்போல் காணப்பட்டான். அவனுக்குக் குதிரைகள்மீதும், ரோப்பிங் என்ற சுருக்குக் கயிறு வீசி அவற்றைப் பிடிக்கும் விளையாட்டுமீதும் அதிக விருப்பம் இருந்தது. அவன் அதில் சிறந்து விளங்கினான். மேற்கத்தியப் போட்டியாளர்கள் ராஸ் மைதானத்துக்குள் நுழைவதைப் பார்த்தால் அஞ்சி நடுங்குவார்கள். அவர்களுக்கு அவன் ஒரு கடுமையான போட்டியாளன் என்பது தெரியும்.

பல ஆண்டுகளாக ராஸ் சிறந்த குதிரை வீரர்களுள் ஒருவனாக விளங்கினான். அவன் தெற்கு டகோட்டாவில் 'ஜாக்பாட்ஸ்சில்' பணியாற்றி வந்தான். ஆனால் சில ஆண்டுகளுக்கு முன்னர் ராஸ் தனது கால்கள் மரத்துப் போவதைக் கண்டான். முதலில் அது பற்றி அவன் கவலைப்படவில்லை. ஆனால் இந்த உணர்விழந்த நிலை படிப்படியாக அவனது இடுப்புவரை பரவி அதன் பின்னர் அவனது கீழ் முதுகுப்பகுதியையும் பாதித்தது. கடைசியில் ராஸ் தனது டாக்டரைப் பார்த்து ஆலோசித்தான். பல சோதனைகளுக்குப் பின்னர் அவனுக்கு மல்டிப்பிள் ஸ்கிளீரோசிஸ் உள்ளதாகக் கண்டறியப்பட்டது.

ராஸ் மிகுந்த அதிர்ச்சியடைந்தான், நிலை குலைந்து போனான். ஆனால் அவன் துணிவை இழக்காமல் பிடிவாதமாக இருந்தான். அவன் தொடர்ந்து குதிரைகள்மீது சுருக்கு வீசும் குழுப் போட்டியில் பங்கேற்றான். ராஸ் முன்புபோல் அவ்வளவு சுறுசுறுப்பாக இல்லை. ஏனென்றால் குதிரையின் சேணத்தில் அவனால் சமநிலையில் அமர முடியவில்லை. ஆனாலும் அவன் தொடர்ந்து வாழ்க்கை நடத்த வேண்டியிருந்ததால் ரோப்பிங்கை அவன் தனது வாழ்க்கையாகக் கொண்டான்.

இந்த நேரத்தில் ராஸ் அவனது மல்டிப்பிள் ஸ்கிளீரோசிஸ் வியாதிக்கான மாற்றுச் சிகிச்சை முறைகளை முயன்று பார்க்க

விரும்பினான். ஒரு பொதுக்கூட்டத்தில் நான் பேசுவதைக் கேட்டான். உடனடியாக நான் மல்டிப்பிள் ஸ்கிளீரோசிஸ் உள்ள எனது நோயாளிகளுக்குப் பரிந்துரைத்த ஊட்டச்சத்து பொருட்களை உட்கொள்ளத் தொடங்கினான். சில மாதங்களுக்குள் முன்னேற்றம் ஏற்பட்டதை உணர்ந்தான். அவனது காலில் காணப்பட்ட பலவீனமும், மரத்தத் தன்மையும் குறைந்து, முன்னேற்றம் ஏற்பட்டது.

இன்று, மூன்று ஆண்டுகளுக்குப் பின்னர், ராஸ் தான் முழுவதும் குணமாகிவிட்டதாக நம்புகின்றான். அவனது கால்களின் பலம் மீண்டும் பழைய நிலைக்குத் திரும்பியது. அவனது கால்களிலோ, பாதத்திலோ அல்லது பின் முதுகிலோ மரத்தத் தன்மை சிறிதளவுகூட இல்லை. அவன் மீண்டும் ரோப்பிங்கை ஆரம்பித்து, சேணத்தில் பாதுகாப்பாக அமரும் நிலைக்கு வந்தான். அவன் மைதானத்துக்குள் மீண்டும் நுழையும்போது, அவனது போட்டியாளர்கள் முன்பைப்போலவே அவனைக் கண்டு அஞ்சி நடுங்குவதில் சந்தேகமே இல்லை.

* * *

மல்டிப்பிள் ஸ்கிளீரோசிஸ் நோயிலிருந்து வியக்கத்தக்க விதமாகக் குணமடைந்த பலரை நான் பார்த்துள்ளேன். சக்கர நாற்காலியிலிருந்து நடக்கும் நிலைக்குத் திரும்பிய பல மல்ட்டிப்பிள் ஸ்கிளீரோசிஸ் நோயாளிகளுடன் நான் தொடர்புடையவனாக உள்ளேன். மற்றும் பல மல்ட்டிப்பிள் ஸ்கிளீசோசிஸ் நோயாளிகள் ஊட்டச்சத்துப் பொருள்களால் தங்களது நோயை ஓரளவு கட்டுப்படுத்தியுள்ளதையும் நான் அறிவேன்.

மல்டிப்பிள் ஸ்கிளீரோசிஸ் ஒரு நரம்பு மண்டலச் சீர்கேடு விளைவிக்கும் நோய் என்பதைவிட அது ஒரு ஆட்டோஇம்யூன் நோயும் ஆகும். எனவே டாக்டர்கள் நோய் எதிர்ப்பு அமைப்பைப் பலப்படுத்துவதன் மூலம் இந்நோய்க்குச் சிகிச்சை அளிக்கின்றனர். உண்மையிலேயே, டாக்டர்கள் இப்போது பீட்டாசெரோன் மற்றும் அவோநெகஸ் மருந்துகளைப் பயன்படுத்தி நோய் எதிர்ப்பு எதிர்வினைகளை முன்னேற்றமடையச் செய்கின்றனர். ஊட்டச்சத்து மாத்திரைகளாகக் கொடுக்கப்படும் சக்தி மிக்க ஆன்ட்டிஆக்சிடென்ட்டுகள், தாதுப்பொருட்கள், துணைநொதி கியு10, திராட்சை விதைச் சாறு மற்றும் அடிப்படைத் தேவையான கொழுப்புக்கள் ஆகியவையும் இதே செயலைச் செய்கின்றன. ஆனால் அவற்றினால் எவ்விதத் தீங்கு விளைவிக்கும் பக்கவிளைவுகளும் ஏற்படுவதில்லை. மீண்டும் நான் எனது நோயாளிகளுக்கு, அவர்களுக்குக் கொடுக்கப்பட்ட மருந்துகள் அனைத்தையும் ஊக்குவிக்கின்றேன். சில மல்டிப்பிள்

ஸ்கிளீரோசிஸ் நோயாளிகள் அதிக அளவு முன்னேற்றமடைந்ததும், மருந்துகளைப் பயன்படுத்துவதை விட்டுவிடுவது பற்றித் தங்கள் டாக்டர்களுடன் விவாதிக்கின்றனர்.

நமது மூளையும், நரம்புகளும் சரியாகச் செயல் புரிவது நமது ஆரோக்கியத்தின் ஒரு முக்கிய பகுதியாகும். நமது உடம்பின் மையப் பகுதியான இப்பகுதியின் முக்கிய எதிரி ஆக்சிஜனேற்ற அழுத்தம் என்பதை நாம் உணர்ந்துள்ளோம். மூளையும், நரம்பு உயிரணுக்களும், மீண்டும் தங்களைப் புதிதாகத் தோற்றுவிப்பது மிகவும் கடினமான ஒன்றானதால், இந்த உணர்ச்சிமிக்க உயிரணுக்களை முதலில் பாதுகாப்பது நமது முக்கியமான பணியாகும்.

பயங்கரமான இந்த நோய்களுக்கு எதிராக, இரத்த மூளைத் தடையைச் சுலபமாகக் கடந்து செல்லும் திறனுடைய சக்திமிக்க ஆன்ட்டி ஆக்சிடென்ட்டுகளைப் பயன்படுத்தி நம்மைப் பாதுகாத்துக் கொள்ளலாம் என்பதை நன்கு ஆய்வு செய்து, சந்தேகத்திற்கு இடமின்றி நிரூபிப்பதற்குப் பல ஆண்டுகள் ஆகும். ஆனால் இப்போது மருத்துவ இதழ்களில் காணப்படும் வலுவான சான்றுகளை நம்பி, நான் எனது நோயாளிகளுக்கு ஆரோக்கியமான உணவுடன் போதுமான அளவு ஆன்ட்டி ஆக்சிடென்ட்டுகளை ஊட்டச்சத்து மாத்திரைகளாக உட்கொள்ளும்படி அறிவுரை கூறுகின்றேன். இதுதான் துணை புரியும்.

# 14

## நீரிழிவு நோய்

எச்சரிக்கை! இந்தப் பகுதியைப் படிக்காமல் விட்டுவிடாதீர்கள். உங்களுக்கு நீரிழிவு நோய் இல்லை எனக் கண்டுபிடிக்கப்பட்டிருந்தாலும் இதை ஒருமுறை படியுங்கள்.

நீரிழிவு நோய் மிகப் பரவலாக்க் காணப்படும் ஒரு நோயாகும். சென்ற முப்பத்து ஐந்து ஆண்டுகளில் தொழில்மயமாக்கப்பட்ட உலகில் நீரிழிவு நோயால் பாதிக்கப்பட்டவர்களின் எண்ணிக்கை ஐந்து மடங்கு அதிகரித்துள்ளது. அமெரிக்காவில் மட்டும் ஆண்டு ஒன்றுக்கு ஏறக்குறைய 15000 கோடி டாலர்கள், நீரிழிவு மற்றும் அதனுடன் தொடர்புடைய நோய்களுக்குச் சிகிச்சை அளிக்கச் செலவிடப்படுகின்றது. அமெரிக்காவில் 1.6 கோடி மக்களுக்கு நீரிழிவு நோய் உள்ளது. ஆனால் இதில் வியக்கத்தக்க உண்மை என்னவென்றால் அதில் சுமார் பாதிப் பேருக்கு நீரிழிவு நோய் இருப்பதே தெரியாது. இதனால்தான் நீரிழிவு நோய் இல்லாதவர்களும் இப்பகுதியைப் படிக்க வேண்டும்.

நீரிழிவு நோயே ஒரு பெரிய உடல்நலப் பிரச்சனையாக இருக்கும்போது, அந்நோயின் பக்க விளைவுகள் அதைப் போன்றே ஆபத்தானவை. எடுத்துக்காட்டாக, முடிவு நிலையில் இருக்கக்கூடிய சிறுநீரக நோய்களில் மூன்றில் ஒரு பகுதி நோய் நீரிழிவு நோயினால் தோன்றியதாகும். நோயாளிகளில் ஐந்து பேரில் நால்வர் இறந்துவிடுகின்றனர். இவர்கள் இறப்பது நீரிழிவு நோயால் அல்ல. கார்டியோவாஸ்குலர் நோயால் (மாரடைப்பு பக்கவாதம், மேற்பகுதி இரத்தக் குழாய் நோய் ஆகியன) இறக்கின்றனர். இது நீரிழிவு நோயால் தூண்டப்பட்டது. வயதானவர்களில் கால்களின் பகுதியை அறுவைச் சிகிச்சை செய்து நீக்குவதற்கும், கண்பார்வை இழப்பதற்கும் நீரிழிவு

நோய்தான் முக்கியமான காரணம் என்பது உங்களுக்குத் தெரியுமா?

நீரிழிவு நோய், தொற்று நோய் அளவுகளை எட்டியுள்ளது. 90 விழுக்காட்டிற்கும் அதிகமான இந்த நோய் இரண்டாவது வகை நீரிழிவு நோய் என அழைக்கப்படுகின்றது. இது முன்னர் 'வயது வந்தோருக்கு வரும் நீரிழிவு நோய்' என அறியப்பட்டது. என்ன தவறு நடக்கின்றது என நாம் கவனமாக இருக்க வேண்டும். வகை ஒன்று நீரிழிவு நோய்க்கு 'இளம் வயது நீரிழிவு நோய்' என்று பெயர். இந்த வகை நீரிழிவு நோய் குழந்தைகளிடையே காணப்படுகின்றது. இது கணயத்தின்மீது ஏற்படும் ஆட்டோஇம்யூன் நோய்த் தாக்குதலால் தோன்றுகின்றது. இது அந்தக் குழந்தைகளை இன்சுலின் இல்லாமல் தவிக்கச் செய்கின்றது. எனவே உயிர்வாழ அவர்கள் இன்சுலின் எடுத்துக் கொள்ள வேண்டும். ஆனால் நான் இந்தப் பகுதியில் இரண்டாவது வகை நோய் பற்றித்தான் விரிவாகக் கூற உள்ளேன். ஏனென்றால் இந்த வகை நீரிழிவு நோய்தான் தொற்று நோய் அளவுகளுக்குப் பரவலாகக் காணப்படுகின்றது. ஏன் இந்த அளவு அதிகமான மக்கள் இந்த நோயால் பாதிக்கப்பட்டுள்ளனர்? நீரிழிவு நோய் தோன்றும் ஆபத்தைக் குறைக்க ஏதாவது வழி இருக்கின்றதா? இருக்கின்றது.

## ஜோவை சந்தியுங்கள்

ஜோ எனது மருத்துவமனைக்குள் உடல் பரிசோதனைக்காக வந்தபோது அவருக்கு நாற்பத்தோரு வயது இருக்கும். அவர் உற்சாகமாக இருந்தார். அவருக்கு எவ்வித நோயும் இல்லை. அவர் முழுமையான உடற்பரிசோதனை செய்து கொள்ள வேண்டும் என விரும்பினார். ஏனென்றால் பல ஆண்டுகளாக அவர் உடற்பரிசோதனை செய்து கொள்ளவில்லை. வழக்கமான பரிசோதனையின்போது, நாங்கள் அவரிடமிருந்து சிறிது இரத்தம் எடுத்தோம்.

ஜோ நல்ல ஆரோக்கியத்துடன் இருந்ததால், எனது பரிசோதனைக்கூட உதவியாளர் ஜோவின் இரத்தத்தை என்னிடம் காட்டியபோது நான் ஆச்சரியமும், கவலையும் அடைந்தேன். அது சிகப்பு நிறமாக இல்லாமல் சற்று நீலம் கலந்து காணப்பட்டது. ஆய்வக உதவியாளர் ஒரு கருவியில் வைத்து இரத்தத்தைச் சுழற்றிய பின்னர், அதன் மேல் பகுதி வெண்ணைபோல் காணப்பட்டது. (அதன் அர்த்தம் என்னவென்றால் அது கொழுப்பு நிறைந்து காணப்பட்டது). ஜோவின் இரத்தக் கொழுப்பு அளவு 250 ஆகவும், அவரது ஹெச்டிஎல் இரத்தக் கொழுப்பு 31ஆகவும், அவரது டிரைகிளிசரைடு அளவு மிக அதிகமாக 1208 ஆகவும் இருந்ததை ஆய்வக அறிக்கை காட்டியது.

டிரைகிளிசரைடு அளவுகள் 150க்குக் குறைவாக இருக்க வேண்டும். டிரைகிளிசரைடு/ஹெச்டிஎல் விகிதம் 2க்குக் கீழாக இருக்க வேண்டும். ஜோவின் விகிதம் 40ஆக இருந்தது. அவர் பசியுடன் இருந்தபோது அவரது இரத்தத்தில் இருந்து எடுக்கப்பட்ட சர்க்கரை அளவு சாதாரணமாகக் காணப்பட்டாலும், நீரிழிவு நோயின் முன்னோடியான சின்ட்ரோம் 'எக்ஸ்' என்ற நோய் அவரிடம் வளர்ந்திருந்தது தெளிவானது.

## சின்ட்ரோம் 'எக்ஸ்': அது உங்களைக் கொல்கின்றதா?

ஜோவைப் போலவே பலரும் சின்ட்ரோம் 'எக்ஸ்'ஐப் பற்றி ஒருபோதும் கேள்விப்பட்டதில்லை. ஆனால் அவர்கள் கண்டிப்பாக அதைப் பற்றி அறிந்திருக்க வேண்டும். ஸ்டான்ஃபோர்டு பல்கலைக்கழகத்தில் பேராசிரியராகவும் டாக்டராகவும் பணியாற்றும் டாக்டர் ஜெரால்ட் ரீவென்ஸ், பொதுவான காரணத்தைக் கொண்ட பல பிரச்சனைகள் ஒன்றாகச் சேர்ந்த இதை விவரிக்க சின்ட்ரோம் 'எக்ஸ்' என்ற வார்த்தையைத் தேர்ந்தெடுத்தார். அதன் காரணம் இன்சுலின் எதிர்ப்பாகும். 8 கோடி அமெரிக்க இளைஞர்களுக்கு சின்ட்ரோம் 'எக்ஸ்' இருப்பதாக டாக்டர் ரீவென்ஸ் மருத்துவ ஆய்வுகள் மூலம் மதிப்பீடு செய்தார்.

சின்ட்ரோம் 'எக்ஸ்'க்கான பொதுவான காரணத்தை ஒரு நிமிடம் பார்க்கலாம். இது உடலில் இன்சுலினுக்கு எதிராகத் தோற்றுவிக்கப்படும் தடையாகும்.

### இன்சுலின் எதிர்ப்பு என்றால் என்ன?

அமெரிக்கர்கள் அதிக அளவு கார்போ ஹைட்ரேட்டும், குறைந்த அளவு கொழுப்பும் கொண்ட உணவை உட்கொள்வதில் மிகுந்த ஆர்வம் காட்டுகின்றனர். ஆனால் உண்மையில் அவர்கள் அதிக அளவு கார்போஹைட்ரேட் மற்றும் அதிகக் கொழுப்பு கொண்ட உணவையே உட்கொள்ளுகின்றனர். ஆனால் பல ஆண்டுகளாக நமது உணவு பலரைக் காவு கொண்டுள்ளது. அதன் விளைவாக நம்மில் பலர் நமது இன்சுலின் அளவு பற்றி அவ்வளவாகக் கவலைப்படுவதில்லை. இன்சுலின் அடிப்படையிலேயே சேமித்து வைக்கப்படும் ஒரு ஹார்மோனாகும். அது சர்க்கரையை உயிரணுவுக்குள் செலுத்தி அங்கு அதைப் பயன்படுத்தவோ அல்லது கொழுப்பாகச் சேமித்து வைக்கவோ செய்கின்றது. உடல் நமது இரத்தத்திலுள்ள சர்க்கரையைக் கட்டுப்படுத்த விரும்புகின்றது. எனவே உடல் அதனுடைய சொந்த இன்சுலினுக்குக் குறைவாக எதிர்ச் செயல் புரியும்போது, அதை ஈடுகட்டும் விதமாக நமது உடல் அதிக

அளவு இன்சுலினைத் தோற்றுவிக்கின்றது. வேறு வகையாகக் கூறப் போனால், அதிகமாகும் இரத்தச் சர்க்கரை அளவுகளைக் கட்டுப்படுத்த, நமது உடல், கணயத்திலுள்ள பீட்டா உயிரணுக்களைத் தூண்டி அதிகமான இன்சுலினைச் சுரக்கச் செய்கின்றது.

ஆண்டுகள் செல்லச் செல்ல, இன்சுலின் எதிர்ப்பு உள்ளவர்கள் தங்களது இரத்தச் சர்க்கரை அளவைச் சாதாரண நிலையில் வைத்திருக்க அதிக அளவு இன்சுலின் தேவைப்படுகின்றது. இந்த அதிக இன்சுலின் அளவுகள் நமது இரத்தச் சர்க்கரை அளவுகளைக் கட்டுப்படுத்துவதில் திறனுடையவை. அவை மிக மோசமான உடல்நலப் பிரச்சனைகளையும் தோற்றுவிக்கலாம். உயர்த்தப்பட்ட இன்சுலின் அளவுகளால் ஏற்படுத்தப்படும் தீய விளைவுகள் பற்றியப் பட்டியல் கீழே கொடுக்கப்பட்டுள்ளது. இந்தப் பிரச்சனைகளைத்தான் டாக்டர் ஜெரால்ட் ரீவென்ஸ் சின்ட்ரோம் 'எக்ஸ்' எனப் பெயரிட்டு அழைத்தார்.

- தமனிகளில் குறிப்பிடத்தக்க அளவு வீக்கம் ஏற்படுவதால் மாரடைப்பும், பக்கவாதமும் தோன்றலாம்
- அதிகமாக உயர்த்தப்பட்ட இரத்த அழுத்தம்
- உயர்ந்த அளவு டிரைகிளிசரைடுகள் - இரத்தக் கொழுப்பு தவிர இரத்தத்தில் காணப்படும் இன்னொரு வகையான கொழுப்பு
- குறைந்த ஹெச்டிஎல் (நல்ல) இரத்தக் கொழுப்பு அளவு
- அதிகமான அளவு எல்டிஎல் (தீங்கு விளைவிக்கும்) இரத்தக் கொழுப்பு
- இரத்த உறைவுக் கட்டிகள் அதிகமாகத் தோன்றும் தன்மை
- கட்டுப்படுத்தப்படாத உடல் எடை குறிப்பிடத்தக்க அளவு அதிகரித்தல். வழக்கமாக உடலின் மையப் பகுதியில் அதிகரிக்கின்றது.

சின்ட்ரோம் 'எக்ஸை'த் தோற்றுவிக்கும் எல்லாக் காரணிகளும் இணைந்தால் இதயநோய் தோன்றும் அபாயம் இருபது மடங்காக அதிகரிக்கின்றது. தற்போதையத் தொழில் மயமாக்கப்பட்ட உலகில் இதயநோய் மிக அதிகமான இறப்பைத் தோற்றுவிக்கும் நோய் என்பதைக் கவனத்தில் கொண்டால், அது குறித்த ஆபத்தை நம்மால் அலட்சியப்படுத்த இயலாது.

நோயாளிகள் பல ஆண்டுகளாக சின்ட்ரோம் 'எக்ஸா'ல் பாதிக்கப்பட்டிருந்த பின்னர் (பத்திலிருந்து இருபது ஆண்டுகள்வரைகூட இருக்கலாம்) கணயத்திலுள்ள பீட்டா உயிரணுக்கள் தேய்மானம் அடைந்துவிடுவதால் அதிக உயர்ந்த அளவுகள் இன்சுலினைச் சுரக்க இயலாததாகிவிடுகின்றது. இந்த

நிலையில் இன்சுலின் அளவுகள் குறையத் தொடங்குவதால், இரத்தத்தில் சர்க்கரை அளவு அதிகரிக்கத் தொடங்குகின்றது.

முதலில் குறைந்த அளவு இரத்தச் சர்க்கரை உயர்வு மட்டுமே தோன்றலாம். இதற்கு குளூக்கோஸைத் தாங்கும் தன்மையின்மை அல்லது ப்ரீகிளீனிக்கல் நீரிழிவு என்று பெயர். அமெரிக்காவில் 2.4 கோடிக்கும் அதிகமானவர்கள் இந்த 'குளூக்கோஸைத் தாங்கும் தன்மையின்மை' நிலையில் உள்ளனர். பின்னர், வழக்கமாக ஓரிரு ஆண்டுகளுக்குள் அவர்களது வாழ்க்கைமுறையில் மாற்றங்கள் ஏற்படாவிடில் முழுவதுமான நீரிழிவு நோய் தோன்றுகின்றது. தமனிகளின் வயதாகுதல் வேகமாக அதிகரிப்பதால் இரத்தச் சர்க்கரை அளவுகள் ஒரே சீராக உயர்கின்றன.

## இன்சுலின் எதிர்ப்புக்கு என்ன காரணம்?

ஆண்டுகள் செல்லச் செல்ல நாம் ஏன் இன்சுலினுக்குக் குறைந்த உணர்வு உள்ளவர்களாக ஆகின்றோம் என்பதற்கான காரணங்களைத் தெரிவிக்கப் பல கோட்பாடுகள் தோன்றின. ஆனால் உண்மையிலேயே மேலைநாட்டு உணவுப் பழக்க முறைதான் இன்சுலின் தடைக்கான காரணம் என நான் நம்புகின்றேன். நாம் கொழுப்பைக் குறைப்பதில் அதிக கவனம் செலுத்தி வந்தாலும் கார்போ ஹைட்ரேட்டுகள்மீதான நமது விருப்பம் இன்னும் தொடர்கின்றது. கார்போ ஹைட்ரேட்டுகள் நீண்ட சங்கிலித் தொடர் சர்க்கரைகளாகும். இதனை உடல் பல நிலைகளில் உட்கிரகிப்பதை அமெரிக்கர்கள் பலர் முழுவதுமாக உணர்ந்திருக்கவில்லை. வெள்ளை ரொட்டி, வெள்ளை மாவு, பாஸ்ட்டா, அரிசி மற்றும் உருளைக்கிழங்கு ஆகியவை இரத்த ஓட்டத்தில் சமையல் சர்க்கரையைவிட அதிக அளவு சர்க்கைரயை மிக வேகமாக வெளியிடுகின்றன என்பதை நீங்கள் அறிவீர்களா? இது உண்மைதான். இதனால்தான் இந்த உணவுகள் அதிக சர்க்கரை உள்ளவை என அழைக்கப்படுகின்றன.

இதற்கு மாறாக, பச்சை அவரை, பிரஸ்ஸல்ஸ் ஸ்பிரௌட்ஸ், தக்காளிகள், ஆப்பிள்கள் மற்றம் ஆரஞ்சு போன்ற உணவு வகைகள் இரத்த ஓட்டத்திற்குள் அவற்றின் சர்க்கரையை மிக மெதுவாக வெளியிடுகின்றன. எனவே அவை குறைந்த சர்க்கரை கொண்ட உணவுகளாகக் கருதப்படுகின்றன.

நமது நாட்டில் அதிக சர்க்கரை உள்ள உணவுகள் மிக அதிகமாக உட்கொள்ளப்படுகின்றன. இதனால் இரத்தத்தில் சர்க்கரை அளவு மிக வேகமாக அதிகரித்து இன்சுலின் வெளியிடப்படுவதைத் தூண்டுகின்றது. இரத்தத்தில் சர்க்கரையின் அளவு குறையும்போது நாம் பசியை உணர்கின்றோம். எனவே நாம் ஏதாவது தின்பண்டத்தையோ அல்லது அதிக அளவு உணவையோ உட்கொள்கிறோம். இதே செயல்முறை மீண்டும் மீண்டும் தொடர்ந்து நடக்கின்றது. சில காலத்திற்குப் பின்,

இன்சுலின் வெளியிடுதல் அடிக்கடி அதிகமாகத் தூண்டப்படுவதால், நமது உடலில் இன்சுலினுக்கான எதிர் உணர்வு நாளுக்கு நாள் குறைந்து கொண்டிருக்கின்றது. நமது உடலின் இரத்தச் சர்க்கரை அளவுகளைக் கட்டுப்படுத்த கணயம் உயர்ந்த அளவுகள் இன்சுலினைச் சுரக்க வேண்டியுள்ளது. இந்த உயர்ந்த இன்சுலின் அளவுகள்தான், சின்ட்ரோம் 'எக்ஸ்' உடன் தொடர்புடைய சேதத்தைத் தோற்றுவிக்கும் வளர்சிதை மாற்றங்களைத் தோற்றுவிக்கக் காரணமாகின்றது.

## உங்களுக்கு சின்ட்ரோம் 'எக்ஸ்' இருக்கிறதா என்பதை எப்படிக் கண்டுபிடிப்பது?

பெரும்பாலான டாக்டர்கள் வழக்கமாகத் தங்களது நோயாளிகளின் இரத்தத்தில் காணப்படும் இன்சுலின் அளவுகள் பற்றிக் கேட்பதில்லை. ஆனால் நீங்கள் சின்ட்ரோம் 'எக்ஸ்' அல்லது இன்சுலின் எதிர்ப்பைத் தோற்றுவிக்கும் நிலையில் உள்ளீர்களா என்பதைக் கண்டறிய ஓர் எளிய வழி (மறைமுகமான வழியாக இருந்தாலும்) உள்ளது. உங்கள் இரத்தம் பரிசோதிக்கப்படும்போது, நீங்கள் கொழுப்பின் அளவுகள் குறித்த முடிவுகளைப் பெறுவீர்கள். இதில் மொத்த இரத்தக் கொழுப்பு அளவு, ஹெச்டிஎல் (நல்ல) இரத்தக் கொழுப்பு அளவு, எல்டிஎல் (தீங்கு பயக்கும்) இரத்தக் கொழுப்பு அளவு, மற்றும் டிரைகிளிசரைடுகள் (இரத்தத்தில் காணப்படும் மற்ற வகை கொழுப்புகள்) ஆகியவை காணப்படும். மொத்த இரத்தக் கொழுப்பு அளவை ஹெச்டிஎல் இரத்தக் கொழுப்பு அளவால் வகுப்பதால் கிடைக்கும் விகிதம் பற்றி அனைவரும் அறிவர். ஆனால் நீங்கள் டிரை கிளிசரைடுகளின் அளவை ஹெச்டிஎல் இரத்தக் கொழுப்பின் அளவால் வகுப்பதால் கிடைக்கும் விகிதம், நீங்கள் சின்ட்ரோம் 'எக்ஸ்'ஐத் தோற்றுவிக்கும் நிலையில் உள்ளீர்களா என்பதைச் சுட்டிக்காட்டும் ஒன்றாக உள்ளது. இந்த விகிதம் இரண்டைவிட அதிகமாக இருந்தால், நீங்கள் சின்ட்ரோம் 'எக்ஸை'த் தோற்றுவிக்க துவங்கிவிட்டீர்கள் என்பதைக் காட்டுகின்றது. உங்கள் இரத்த அழுத்தம் அதிகரிப்பதையோ அல்லது உங்கள் இடுப்பின் அளவு அதிகரிப்பதையோ நீங்கள் கண்டறிந்தால், நீங்கள் சின்ட்ரோம் 'எக்ஸை' மிகத் தீவிரமாக தோற்றுவித்துக் கொண்டிருக்கின்றீர்கள் என்பதற்கான அறிகுறியாகும்.

இதை எவ்வாறு எளிதாகச் செய்வது என்பதற்கான எடுத்துக்காட்டு ஒன்று இங்கே கொடுக்கப்பட்டுள்ளது. உங்கள் டிரைகிளிசரைடு அளவு 210 ஆகவும் இரத்தக் கொழுப்பு அளவு 30 ஆகவும் உள்ளதாகக் கொள்வோம். 210ஐ 30ஆல் வகுத்தால் கிடைக்கும் விகிதம் 7. இது நிச்சயமாக 2 என்ற விகிதத்தை விட அதிகமாக இருப்பதால், உங்களுக்கு இன்சுலின் எதிர்ப்பு அல்லது

சின்ட்ரோம் 'எக்ஸ்' தோன்றுவதற்கான ஆரம்ப அறிகுறிகள் காணப்படுவதாக நீங்கள் முடிவு செய்து கொள்ளலாம்.

ஒருவர் இன்சுலின் எதிர்ப்பைத் தோற்றுவிக்கத் துவங்கியதும், அவரது வாழ்க்கைமுறையில் மாற்றங்களை ஏற்படுத்தும் பரிந்துரையையும் ஆதரவையும் அவரது டாக்டர் அவருக்கு வழங்க வேண்டும். ஏனென்றால், நான் முன்னரே சுட்டிக்காட்டியபடி இந்த நேரத்தில்தான் இதய இரத்தக் குழாய்ச் சேதம் உண்மையிலேயே துவங்குகின்றது. எனவே டாக்டர்கள் டிரைகிளிசரைடுகள் ஹெச்டிஎல் இரத்தக் கொழுப்பு விகிதம் மூலம் இன்சுலின் எதிர்ப்புத் தோன்றும் ஆரம்ப அறிகுறிகளை அறிந்து கொள்ள வேண்டும். இந்த நிலையில் இன்சுலின் எதிர்ப்பு முழுவதுமாக மீண்டும் மாற்றப்படலாம். ஒருவருக்கு சிகிச்சை அளிக்கும் முன்பு, அவர் முழுவதும் நீரிழிவு நோயாளியாக மாறும்வரை நாம் காத்திருக்கக்கூடாது.

ஒரு நோயாளி தனது இன்சுலின் எதிர்ப்பிற்கு, வாழ்க்கைமுறை மாற்றத்தின் மூலம் திறம்படச் சிகிச்சை அளித்தால், அவர் தமனிகளுக்கு ஏற்படும் சேதத்தை மட்டும் தடுக்காமல், நீரிழிவு நோய் தோன்றுவதையே தவிர்கின்றவராவார். இது ஓர் உண்மையான தடுப்பு மருத்துவமாகும். நாங்கள் கொடுக்கும் மருந்துகள் அல்லாமல், ஓர் ஆரோக்கியமான வாழ்க்கைமுறையே நோயை மாற்றும் தன்மை உள்ளது.

டாக்டர்கள் நீரிழிவு நோய்ச் சிகிச்சையில் மருந்துகளையே அதிகமாக நம்பியிருந்தனர் என நான் நினைக்கின்றேன். சரியான உணவு மற்றும் உடற்பயிற்சியால் மட்டுமே நீரிழிவு நோயாளிகளுக்கு உதவி செய்ய முடியும். ஆனால் அவர்கள் இதனைப் புரிந்து கொண்டு அந்த வழக்கங்களை மாற்றிக் கொள்ளச் செய்வதில் நாம் அதிக நேரம் செலவழிப்பதில்லை. இவ்வாறு செய்வதுதான் அந்நோயால் தோற்றுவிக்கப்படும் சேதம் விளைவிக்கும் சிக்கல்களுக்கு எதிரான நல்ல செயலாகும்.

நோயாளிகள் தங்களது உடற்பயிற்சியிலும் உணவிலும் செய்ய வேண்டிய முக்கியமான மாற்றங்களைப் பற்றி அவர்களுக்குக் கற்பித்து அதைப் பின்பற்றச் செய்வதைவிட, மருந்துகளைச் சீட்டில் எழுதிக் கொடுத்துவிடுவது டாக்டர்களுக்கு மிகவும் எளிதானதாக இருக்கிறது. ஆனால் நாம் மருந்துகளை மட்டுமே அதிகம் சார்ந்து இல்லாமல் இருந்தால் நீரிழிவு நோயை நல்லவிதமாகக் கட்டுப்படுத்தலாம். எனது அலுவலகத்திற்கு வரும் மருந்து நிறுவனத்தின் பிரதிநிதிகள்கூட அதிக நார்ச்சத்துக் கொண்ட குறைந்த சர்க்கரை அளவு உள்ள உணவுகள் நீரிழிவு நோயைக் கட்டுப்படுத்தும் திறன் உடையவை என்பதை ஒத்துக் கொள்கின்றனர். ஆனால் நோயாளிகள் வழக்கமாக இதுபோன்ற மாறுதல்களைத் தங்களது உணவில் செய்து கொள்ள மாட்டார்கள் என்பதால் அவர்கள் கண்டிப்பாக மருந்துகளை உட்கொள்ள வேண்டும் என இப்பிரதிநிதிகள் கூறுகின்றனர்.

ஆனால் நான் இதுபோன்ற நிகழ்வுகளைப் பார்த்ததில்லை. எனது மருத்துவத் தொழிலில், பெரும்பாலான நோயாளிகள் அதிகமான மருந்துகள் உட்கொள்வதைவிட வாழ்க்கை முறைகளில் மாறுதல்களை ஏற்படுத்திக் கொள்வதையே விரும்புகின்றனர். இதில் டாக்டர்களின் மனப்பாங்கையும் அணுகுமுறையையும் பொறுத்தே விளைவுகள் உள்ளன. நான் இது பற்றி எனது நோயாளிகளுக்கு விரிவாக எடுத்துரைத்தப் பின்னர், அவர்கள் என்ன செய்ய விரும்புகிறார்கள் என்று கேட்டபோது 90 விழுக்காட்டினருக்கு மேற்பட்டவர்கள் வாழ்க்கைமுறை மாற்றத்தையே முதலில் முயன்று பார்க்க விரும்புவதாகப் பதிலளித்தனர்.

## இது எவ்வாறு செயலாற்றுகின்றது என ஜோ நமக்குக் காண்பிப்பார்.

ஜோ எவ்வாறு சின்ட்ரோம் 'எக்ஸை'ஐக் கட்டுப்படுத்தினார் ஜோ தனது பரிசோதனை முடிவுகளைக் கண்டு மிகுந்த கவலை அடைந்தார். அவர் தனது வாழ்க்கை முறையை உடனடியாக மாற்றி அமைத்துக் கொள்ள முடிவெடுத்தார். நாங்கள் அவருக்கு சுமாரான அளவு உடற்பயிற்சி, குறைந்த சர்க்கரை உள்ள உணவு, ஆன்ட்டி ஆக்சிடென்ட்டுகள் மற்றும் தாதுப்பொருள்கள் என்ற ஓர் அட்டவணையைக் கொடுத்தோம். பன்னிரண்டு வாரங்களுக்குப் பின்னர் நான் ஜோவின் இரத்தப் பரிசோதனை முடிவுகளைப் பார்த்தபோது வியக்கத்தக்க முன்னேற்றம் ஏற்பட்டிருப்பதைக் கண்டேன். அவரது இரத்தக் கொழுப்பு அளவு 250ல் இருந்து 150ஆகக் குறைந்தது. அவரது ஹெச்டிஎல் இரத்தக் கொழுப்பு 10 புள்ளிகள் அதிகரித்து 41 ஆனது. அவரது டிரைகிளிசரைடு அளவு 1208ல்லிருந்து 102ஆகக் குறைந்தது. அவரது டிரைகிளிசரைடு ஹெச்டிஎல் விகிதம் 40ல் இருந்து 2.5 ஆகக் குறைந்தது. ஜோ எந்தவித மருந்தையும் உட்கொள்ளாமல், பன்னிரண்டு வாரங்களுக்குள்ளாகவே இந்தச் சாதனையை நிகழ்த்தியுள்ளார். அவரும் நானும் மிக்க மகிழ்ச்சியடைந்தோம்.

உங்களுக்கும் ஜோவைப் போன்ற பிரச்சனை இருந்தால், நீங்களும் உணவுக் கட்டுப்பாடு, வாழ்க்கைமுறை மாற்றம் ஆகியவற்றை அவரைப் போன்றே பின்பற்றி வெற்றி பெறலாம். சின்ட்ரோம் 'எக்ஸை'யும் அதன் பயங்கரச் சிக்கல்களையும் வீழ்த்தலாம்.

இப்போது நாம் நீரிழிவு நோயின் முன்னேற்றம் பற்றியும், எவ்வாறு அது நமது உடல்களுக்கு விளைவிக்கும் பாதிப்புக்களைத் தவிர்த்துப் பழைய நல்ல நிலைக்கு கொண்டு வரலாம் என்பது பற்றியும் கவனம் செலுத்தலாம்.

# நீரிழிவு நோயைக் கண்டறிதலும் கட்டுப்படுத்தலும்

நீரிழிவு நோயைக் கண்டறியச் செய்யப்படும் பொதுவான சோதனை உண்ணா நிலையில் செய்யப்படும் சர்க்கரைச் சோதனை ஆகும். டாக்டர்கள் சுகர் சேலன்ஜ் சோதனையையும் பயன்படுத்துகின்றனர். இந்தச் சோதனையில் அதிகமான அளவு சர்க்கரை நிறைந்த ஒரு பானத்தைக் குடிக்கச் செய்கின்றனர். இரண்டு மணி நேரங்களுக்குப் பின்னர் இரத்தத்தில் சர்க்கரையின் அளவு கண்டறியப்படுகின்றது.

இரண்டு மணிநேர இரத்தப் பரிசோதனையின் இரத்தச் சர்க்கரை அளவு 190க்கு மேல் (நிச்சயமாக 200க்கு மேல்) இருந்தால் நீரிழிவு நோயைக் கண்டறியலாம் என்று பெரும்பாலான டாக்டர்கள் நம்புகின்றனர். சாதாரணமாகச் செய்யப்படும் இரண்டு மணிநேர இரத்தப் பரிசோதனையில் சர்க்கரையின் அளவு 110க்கும் குறைவாக இருக்க வேண்டும். நிச்சயமாக 130க்கும் குறைவாக இருக்க வேண்டும் (உண்ணா நிலையில் சர்க்கரையின் அளவு சற்று உயர்ந்து காணப்படும் நோயாளிகளும், இரண்டு மணிநேர இரத்தச் சர்க்கரைச் சோதனையில் 130ல்லிருந்து 190வரை சர்க்கரை அளவு காணப்பட்டவர்களும் குளூக்கோசைத் தாங்க இயலாதவர்கள் என வகைபடுத்தப்பட்டுள்ளனர். இது நீரிழிவுக்கு முந்தைய நிலை. உண்மையான நீரிழிவு அல்ல).

இரத்தச் சர்க்கரை அளவீடு ஒரு குறிப்பிட்ட நேரத்தில் ஒரு நோயாளியின் நிலை எவ்வாறு உள்ளது என்பதைச் சுட்டிக்காட்டுவதாக மட்டுமே உள்ளதால், மற்றோர் உதவிகரமான சோதனை ஹீமோகுளோபின் ஏ1சி சோதனை ஆகும். இச்சோதனை, செவ்வணு உயிரணுக்களில் காணப்படும் சர்க்கரையின் அளவைக் காட்டுகின்றது. (நீரிழிவு நோய் உள்ள அல்லது நீரிழிவு நோய் தோன்றும் வாய்ப்புள்ளவர்கள் ஒவ்வொரு நாலு அல்லது ஆறு மாதங்களுக்கு ஒருமுறை இச்சோதனையைச் செய்து கொள்ள வேண்டும் என நான் விரும்புகின்றேன்). செவ்வணு உயிரணுக்கள் நம் உடலில் சுமார் 140 நாட்கள் இருப்பதால், இந்தச் சோதனை அந்த நோயாளி உண்மையாகவே அவரது நீரிழிவு நோயை எவ்வளவு தூரம் கட்டுப்பாட்டில் வைத்துள்ளார் என்பதைச் சுட்டிக்காட்டும் ஒன்றாக உள்ளது. ஹீமோகுளோபின் ஏ1சி சோதனையில் சாதாரண அளவு பெரும்பாலான சோதனைச் சாலைகளில் 3.5லிருந்து 5.7ஆக உள்ளது.

ஒரு நீரிழிவு நோயாளியின் இலக்கு மிகவும் கட்டுப்பாட்டுடன் இருந்து ஹீமோகுளோபின் ஏஐசி சோதனையின் அளவு 6.5 விழுக்காட்டிற்குக் கீழாக இருக்கும்படி பார்த்துக் கொள்வதுதான். நோயாளிகளால் இதனைச் செய்ய முடிந்தால் இரண்டாம் நிலைச் சிக்கல்களைத் தோற்றுவிப்பதற்கான ஆபத்து 3 விழுக்காட்டிற்கும்

குறைவாக இருக்கும். ஆனால் ஹீமோகுளோபின் ஏ1சி அளவு 9 விழுக்காட்டிற்கும் மேலே சென்றால் நீரிழிவுடன் தொடர்புடைய இரண்டாம் நிலை சிக்கல்கள் தோன்றும் ஆபத்து 60 விழுக்காடாக உயர்கின்றது. இது அதிர்ச்சி தரும் ஒன்றாக உள்ளது. ஏனென்றால் அமெரிக்காவில் சிகிச்சை அளிக்கப்பட்டு வருகிற ஒரு சராசரி நீரிழிவு நோயாளியின் ஹீமோகுளோபின் ஏ1சி அளவை 9.2 ஆக உள்ளது.

டாக்டர்கள் நீரிழிவு நோய் இருப்பதாகக் கண்டறியும்போதே, பெரும்பாலான நோயாளிகளுக்கு (60 விழுக்காட்டிற்கும் அதிகம்) முற்றிய கார்டியோ வாஸ்க்குலர் நோய் இருப்பது தெரிந்தது. இது சிகிச்சையைத் துவங்குவதற்கு முன்பே நோயாளியை ஒரு பாதகமான நிலையில் வைக்கின்றது. இன்சுலின் எதிர்ப்புத் தொடங்கினால் அதோடு அத்தீரோ ஸ்கிளீரோசிஸ் (தமனிகள் கெட்டியாதல்) விரைவாக நடைபெறுகின்றது. இதனால்தான் டாக்டர்கள், சின்ட்ரோம் 'எக்ஸை'த் தங்களால் எவ்வளவு விரைவாகக் கண்டறிய முடியுமோ அவ்வளவு விரைவாகக் கண்டறிந்து, அதைச் சரிசெய்வதற்காக வாழ்க்கை முறையில் மாற்றத்தை ஏற்படுத்தும்படி ஊக்குவிக்க வேண்டும். ஒரு நோயாளி அவர் உண்மையாகவே நீரிழிவு நோயாளியாவதற்கு முன்னரே பல ஆண்டுகளாக சின்ட்ரோம் 'எக்ஸை' உடையவராக இருந்திருக்கலாம். அதனால் இந்தச் சேதத்தைச் சரிசெய்து பழைய நிலைக்குத் திரும்பச் செய்வதற்கு மிகவும் கடினமாகிவிடுகிறது.

## உடல் பருமனாதல்

அமெரிக்காவிலும் தொழில்மயமாக்கப்பட்ட நாடுகளிலும் நீரிழிவுநோய் தோன்றுவதற்கான காரணம் உடல் பருமனாவதுதான் என டாக்டர்களும் செய்தித்தாள்களும் கூறுவதை நாம் அனைவரும் கேள்விப்பட்டுள்ளோம். ஆனால் இது உண்மையான காரணம் அல்ல. செய்தித்தாள்கள் குதிரைக்கு முன்னால் வண்டியை நிறுத்திவிட்டது எனக் கூறலாம். இன்சுலின் எதிர்ப்பு (சின்ட்ரோம் 'எக்ஸ்') மைய உடல் பருமனைத் தோற்றுவிக்கின்றது. உண்மையிலேயே இந்த சின்ட்ரோமின் ஒரு முக்கியப் பகுதி உடல் பருமனாகும்.

மைய உடல் பருமன் என்றால் என்ன? இது உங்கள் உடலின் எடை எவ்வாறு பரவி காணப்படுகின்றது என்பதைப் பற்றியதாகும். எடை ஒரே சீராக உடல் முழுவதும் பரவிக் காணப்பட்டால் அல்லது நீங்கள் அடிப் பகுதியில் மட்டும் கனமாக இருந்தால் (பேரிக்காய் வடிவம்) நீங்கள் கொஞ்சம் எடையை இழக்க வேண்டும். ஆனால் சின்ட்ரோம் 'எக்ஸ்' தொடர்பாக நீங்கள் நன்றாக உள்ளீர்கள். ஆனால் உங்கள் இடுப்புப் பகுதியைச் சுற்றி அதிக எடையை உடையவராக இருந்தால் (ஆப்பிள் வடிவில்) நீங்கள் கஷ்டத்தில் உள்ளீர்கள்.

இருபது வயதின் கடைசியிலும் அல்லது முப்பது வயதின் ஆரம்பப் பகுதியிலும் உள்ள நிறைய நோயாளிகள் எனது அலுவலகத்திற்கு வந்து தங்களுக்குக் குறிப்பிடத்தக்க அளவு எடை அதிகரித்திருப்பதாக முறையிட்டனர். தங்கள் உணவு முறையிலும் செயல்பாடுகளிலும் எவ்வித மாற்றமும் இல்லாதபோதும், கடந்த இரண்டு அல்லது மூன்று வருடங்களில் தாங்கள் 13 முதல் 18 கிலோவரை எடை கூடியுள்ளது தங்களுக்குக் கவலை அளிப்பதாக அவர்கள் கூறினர். ஏன் அவர்களது எடை இவ்வளவு அதிகரிக்கின்றது? ஏனென்றால் இந்த நோயாளி இன்சுலின் எதிர்ப்பைத் தோற்றுவித்துள்ளார். நோயாளிகள் பலவிதமான கட்டுப்பாடான குறைந்த அளவு உணவை உட்கொண்டாலும் அவர்களால் அதிகமான எடையை இழக்க இயலவில்லை. இந்த உணவு அதிக அளவு கார்போஹைட்ரேட்டையும் குறைந்த அளவு கொழுப்பையும் கொண்டது. இது இன்சுலின் எதிர்ப்பை மிகவும் மோசமாக்குகிறது. அவர்கள் தங்களது எடை கூடுதலுக்கு அடிப்படைக் காரணத்தை கட்டுப்படுத்தாவிடில், அதாவது இன்சுலின் எதிர்ப்பைச் சரி செய்யாவிடில் அவர்களால் தங்கள் எடையை இழக்க முடியாது.

நான் எனது நோயாளிகள் அனைவரிடமும் அவர்களது உணவு சமச்சீர் உணவாக, குறைந்த அளவு சர்க்கரை உள்ள கார்போஹைட்ரேட்டுகள், நல்ல புரதங்கள், நல்ல கொழுப்பு (இதைப் பற்றி இப்பகுதியின் இறுதியில் விளக்குகின்றேன்) ஆகியவற்றைக் கொண்டிருக்க வேண்டும் என்று பரிந்துரைக்கிறேன். இந்த சமச்சீர் உணவை சுமாரான உடற்பயிற்சியுடனும், உயிரணு ஊட்டச்சத்துடனும் உட்கொண்டால், அடிப்படைக் காரணமான இன்சுலின் எதிர்ப்பு சரிசெய்யப்படலாம். அதிக எடை, வந்ததுபோலவே மறைந்துவிடும். எனது நோயாளிகள் எப்படி அவர்கள் முயற்சி செய்யாமலேயே உடல் எடையை இழக்க முடிந்தது என ஆச்சரியப்பட்டனர். அவர்கள் உடல் நலமாக இருந்தது. அவர்களது சக்தியின் அளவு குறிப்பிடத்தக்கதாக உள்ளது.

நான் உணவு என்று கூறும்போது, சத்துக்கள் இல்லாத, அதிகமாக விளம்பரப்படுத்தப்படும் உணவைக் கூறவில்லை. அப்படிப்பட்ட உணவை ஒருநாள் விட்டுவிடும் நோக்கத்துடன்தான் (எவ்வளவு சீக்கிரம் விடுகிறீர்களோ அவ்வளவு நல்லது) நாம் துவங்குகின்றோம். இதற்குப் பதிலாக நான் ஓர் ஆரோக்கியமான வாழ்க்கை முறையை, கொழுப்பை இழக்கும் பக்கவிளைவுடன்கூடியதைப் பற்றி பேசுகின்றேன். நான் எனது நோயாளிகளுடன் சுமார் பன்னிரண்டு வாரங்கள் தீவிரமாகப் பணியாற்றி, அவர்கள் இந்தக் கோட்பாடுகளைச் சரியாக நடைமுறைப்படுத்துவதை உறுதி செய்கிறேன். உடல் எடை இழப்பது மட்டும் பதிலாகாது. இன்சுலின் எதிர்ப்பைச் சரிசெய்வதுதான் முக்கியமானது.

## நீரிழிவு நோய்க்குச் சிகிச்சை அளித்தல்

எல்லா டாக்டர்களும் தங்களது நீரிழிவு நோயாளிகளுக்கு நோயைக் கட்டுப்படுத்தி, அவர்களது உடல்நலத்தை முன்னேற்றமடையச் செய்ய அவர்களது வாழ்க்கை முறைகளில் சிறப்பான மாறுதல்களை ஏற்படுத்துமாறு ஊக்குவிக்க வேண்டும். ஆனால் பல டாக்டர்கள் உதட்டளவில் இதைக் கூறுகின்றார்களே ஒழிய, நோயைக் கட்டுப்படுத்த அதிக அளவிலான மருந்துகளையே நம்புகின்றார்கள்.

நீரிழிவு நோயுள்ளவர்களின் எண்ணிக்கையைக் குறைப்பதில் நாம் குறிப்பிடத்தக்க அளவு முன்னேற்றமடைய வேண்டுமானாலும், இப்போது நீரிழிவு நோய் உள்ளவர்களின் நிலையை முன்னேற்ற வேண்டுமானாலும் இரண்டு நிகழ்வுகள் நடைபெற வேண்டும். முதலாவதாக நாம் இன்சுலின் எதிர்ப்புமீது அதிக கவனம் செலுத்த வேண்டும். இதுதான் 2வது வகை நீரிழிவு நோயின் பெரும்பாலானவற்றின் அடிப்படைக் காரணமாகும். இதை விட்டுவிட்டு இரத்தச் சர்க்கரை அளவுகளை மட்டும் கட்டுப்படுத்துவதில் எவ்விதப் பயனும் இல்லை. இரண்டாவதாக வாழ்க்கைமுறையில் மாறுதல்களை நாம் தீவிரமாக ஊக்குவிக்க வேண்டும். இது இன்சுலினுக்கான எதிர் உணர்வுகளை முன்னேற்றமடையச் செய்கின்றது. இரண்டாவது வகை நீரிழிவு நோயில், டாக்டர்கள் கடைசி முயற்சியாகத்தான் மருந்துகளைப் பயன்படுத்த வேண்டும் என நான் வலுவாக நம்புகின்றேன்.

### டாக்டர்கள் தப்பான ஒன்றுக்குச் சிகிச்சை அளிக்கின்றனர்

மேயோ மருத்துவமனைக்கான ஒரு மறுபரிசீலனை ஆய்வுக் கட்டுரையில் டாக்டர் ஜேம்ஸ் கீஃப் என்பவர், "நீரிழிவு நோயுள்ள நோயாளிகளிடத்தில், அதிகரித்த இரத்தச் சர்க்கரை அளவுகளைச் சாதாரண அளவுகளுக்குக் கொண்டு வருவதில்தான் மருத்துவ முயற்சிகள் முனைப்புடன் இருக்கின்றனவே தவிர, இன்சுலின் எதிர்ப்பால் ஏற்படும் மாற்றப்படக்கூடிய ஆபத்துக்களைக் கண்டுகொள்வதில்லை," எனக் கூறியுள்ளார்.

இதுதான் 80 விழுக்காடு நீரிழிவு நோயாளிகள் இன்னும் கார்டியோ வாஸ்குலர் நோய்களால் மரணமடைவதற்கான உண்மையான காரணமாகும். பெரும்பாலான நீரிழிவு நோய்க்கு மூல காரணமான இன்சுலின் எதிர்ப்புகளைச் சரிசெய்வதுதான் நீரிழிவு நோயுடன் போராடவும், அதைக் கட்டுப்படுத்துவதற்குமான நல்ல வழி என நான் ஆணித்தரமாகக் கூறுவேன்.

## நீரிழிவு நோயைக் கட்டுப்பாட்டுக்குள் வைக்க மேற்கொள்ள வேண்டிய வாழ்க்கைமுறை மாற்றங்கள்

நீரிழிவு நோய்க்கும், இன்சுலின் எதிர்ப்புக்குமான முதல்நிலை அடிப்படைப் பிரச்சனைகளைச் சரிப்படுத்த மேற்கொள்ளப்படும் வாழ்க்கைமுறை மாற்றங்கள் எவ்வளவு எளிமையானது என்பதைப் பலர் புரிந்து கொள்வதில்லை. சுமாரான அளவு உடற்பயிற்சி, இரத்தச் சர்க்கரை அளவை உயர்த்தாதவாறு உணவு உண்ணுதல், மற்றும் நோயாளியின் இன்சுலினுக்கான எதிர் உணர்வை முன்னேற்றும் விதமாக உட்கொள்ளப்படும் ஊட்டச்சத்து மாத்திரைகள் ஆகியவை பற்றி நாம் பேசிக் கொண்டிருக்கின்றோம். இந்த மூன்று மாற்றங்களையும் நீங்கள் ஒருசேரப் பின்பற்றினால், ஜோவின் நிலையில் நீங்கள் கண்டதுபோல், அதன் விளைவுகள் உங்களைப் பிரமிக்க வைக்கும்.

நாம் இந்த மூன்று பொருட்களையும் இன்சுலின் எதிர்ப்புக்கான ஓர் ஆரோக்கியமான பதில்நடவடிக்கையாகப் பார்க்கலாம்.

### உணவு

தங்களது நீரிழிவு நோயாளிகளுக்குப் பரிந்துரை செய்யும் உணவு குறித்துப் பல டாக்டர்கள் பெரிய தவறுகளைச் செய்கின்றனர் என்பது எனது கருத்து. இந்த நோயாளிகளுக்குப் பெரிய ஆபத்து கார்டியோவாஸ்குலர் நோயினால் தோன்றுவதால், அமெரிக்க நீரிழிவுக் கழகம் மக்களின் உணவில் காணப்படும் கொழுப்பின் அளவு பற்றிக் கவலை தெரிவித்துள்ளது. எனவே இந்தக் கழகமும், உணவியல் வல்லுனர்கள் பலரும் அதிக அளவு கார்போஹைட்ரேட்டும் குறைந்த கொழுப்பும் கொண்ட உணவை உண்ணுமாறு கூறுகின்றனர்.

நீரிழிவு நோயாளிகள் அமெரிக்க நீரிழிவுக் கழகத்தின் உணவு முறைகளைப் பற்றியப் பரிந்துரைகளை மிகவும் கவனத்துடன் கடந்த முப்பத்தைந்து ஆண்டுகளாகப் பின்பற்றி வருகின்றனர். எழுபதாம் ஆண்டின் மத்தியில் 80 விழுக்காடு நீரிழிவு நோயாளிகள் கார்டியோ வாஸ்குலர் நோயினால் மரணமடைந்தனர். நாம் புதிய நூற்றாண்டுக்குள் நுழையும்போதும் 80 விழுக்காடு நீரிழிவு நோயாளிகள் கார்டியோ வாஸ்குலர் நோயால் இன்னும் மரணமடைகிறார்கள். இது நமது அணுகுமுறையை மறுபரிசீலனை செய்யத் தூண்டுவதாக இல்லையா?

நாம் அடிப்படைக் காரணமான இன்சுலின் தடையைச் சரிசெய்ய வேண்டும் என்பதைப் புரிந்து கொண்டால், கார்போஹைட்ரேட்டுகள்தான் முக்கியமாகக் கவலையளிப்பவை

என்பதைக் கண்டு கொள்ளலாம். இது உணவியல் வல்லுனர்களின் கருத்துக்கு எதிராக உள்ளது. அவர்கள் எல்லாக் கார்போஹைட்ரேட்டும் ஒன்றுதான் என்றும், அது தோன்றும் மூலப்பொருள் பற்றிக் கவலை இல்லை என்றும் கூறுகின்றனர். அவர்களின் இந்தக் கருத்து, சர்க்கரைக் குறியீட்டை (உடல் பல்வேறு கார்போஹைட்ரேட்டுகளை உட்கிரகிக்கும் விகிதமும் மற்றும் அவற்றை எளிய சர்க்கரையாக மாற்றும் விதமும்) முற்றிலும் புறக்கணித்துவிட்டது.

சில கார்போஹைட்ரேட்டுகள் மற்றவற்றைவிட அவற்றின் சர்க்கரைகளை வேகமாக வெளியிடுவதாகப் பல ஆய்வுகள் சுட்டிக்காட்டியுள்ளன. மிகவும் சிக்கலான அமைப்புடைய கார்போஹைட்ரேட்டுகளான (அதிக நார்ச்சத்து உடையவை) பீன்ஸ், காலிபிளவர், பிரசல்ஸ் ஸ்பிரவுட் ஆகியவை சர்க்கரையை மிக மெதுவாக வெளியிடுகின்றன. குறைந்த சர்க்கரையுள்ள இந்த கார்போஹைட்ரேட்டுகள் நல்ல புரதங்களுடனும் நல்ல கொழுப்புடனும் சேர்த்து ஒரு சமச்சீர் உணவாக உண்ணப்பட்டால், இரத்தச் சர்க்கரை அளவு உயராது. இது நீரிழிவைக் கட்டுப்படுத்துவதில் மிக முக்கியமான ஒன்றாகும். ஒருமுறை உணவு உண்டபின் இரத்தச் சர்க்கரை அளவு குறிப்பிடத்தக்க அளவு உயராவிடில், நீரிழிவுக் கட்டுப்பாட்டில் ஒரு முக்கிய காரணியான அதனை மீண்டும் மருந்துகளைப் பயன்படுத்திக் குறைக்கத் தேவையில்லை.

ஹார்வர்டு மருத்துவப் பள்ளியின், உணவு ஊட்டம் மற்றும் தடுப்பு மருத்துவப் பிரிவின் தலைவராகிய டாக்டர் வால்ட்டர் சி. வில்லெட் எழுதிய 'உண்ணுங்கள், அருந்துங்கள், ஆரோக்கியமாக இருங்கள்' என்ற புத்தகத்தில், அமெரிக்க அரசு பரிந்துரைத்துள்ள உணவுப் பிரமிடு பற்றி நாம் மீண்டும் சிந்தித்துப் பார்க்க வேண்டும் என கூறியுள்ளார். பிரமிடின் அடிப் பகுதியில் குறைந்த சர்க்கரை கொண்ட கார்போஹைட்ரேட்டுகளும், உணவு பிரமிடின் மேற்பகுதியில் அதிக சர்க்கரை கொண்ட உணவுகள் (வெள்ளை ரொட்டி, வெள்ளை மாவு, பாஸ்ட்டா, அரிசி, மற்றும் உருளைக்கிழங்கு) எல்லா இனிப்புக்களுடன் காணப்படுகின்றது.

இனிப்புகள் நீரிழிவு நோய்க்கு ஒத்து வராது என்பது அனைவருக்கும் தெரிந்ததே. ஆனால் அதிக சர்க்கரையுள்ள உணவுகள் இரத்தத்தில் சர்க்கரையின் அளவை இனிப்பு மிட்டாய் சாப்பிடுவதைவிட மிக வேகமாக உயர்த்துவதை உணர மறுக்கின்றனர். நான் எனது நீரிழிவு நோயாளிகளைக் குறைந்த சர்க்கரையுள்ள கார்போஹைட்ரேட்களையும், நல்ல புரதங்களையும், நல்ல கொழுப்பையும் உண்ணும்படிக் கட்டாயப்படுத்திய பின்னர், அவர்களது நீரிழிவுக் கட்டுப்பாடு வியக்கத்தக்க விதத்தில் முன்னேற்றமடைந்தது. அவர்களது உடல் அவர்களது சொந்த இன்சுலினுக்கு அதிக உணர்வுள்ளதாக ஆனது.

## அடிப்படை உணவு பற்றியக் குறிப்பு

கீழே கூறப்பட்டவை நல்ல கொழுப்புகள், புரதங்கள் மற்றும் கார்போஹைட்ரேட்டுகள். இவற்றை உங்கள் உணவில் சேர்த்தோ அல்லது தின்பண்டத்தில் சேர்த்தோ உண்டால் உங்களது இரத்தச் சர்க்கரை ஆபத்தான அளவுகளுக்கு உயராது. அதனால் அதனைக் கட்டுப்படுத்த தேவையில்லை.

மிக நல்ல புரதமும், கொழுப்பும் காய்களிலிருந்தும், காய்களிலிருந்து தயாரிக்கப்படும் எண்ணெய்களில் இருந்தும் கிடைக்கின்றன. அவோகாடோ, ஆலிவ் எண்ணெய், கொட்டைப் பருப்புகள், அவரைகள், சோயா ஆகியவை பல புரதங்களின் மூலப் பொருட்களாகும். அதோடு உங்கள் இரத்தக் கொழுப்பின் அளவைக் குறைக்கும் கொழுப்புகளையும் அவை கொண்டுள்ளன.

மிகவும் நல்ல கார்போஹைட்ரேட்டுகள், புதிய முழுப் பழங்கள் மற்றும் காய்களிலிருந்து பெறப்படுகின்றன. பதப்படுத்தப்பட்ட உணவுகளைத் தவிர்த்துவிடுங்கள். ஆப்பிள் சாற்றைவிட ஆப்பிள் மிகவும் நல்லது. முழு தானியங்கள் மிகவும் அத்தியாவசியமானவை. பதப்படுத்தப்பட்ட தானியங்களை தவிர்த்தல், அனைவருக்கும் ஓர் ஆரோக்கிய உணவை, குறிப்பாக நீரிழிவு நோயாளிகளுக்கு, உருவாக்குவதற்கு மிகவும் முக்கியமானதாகும்.

அடுத்த நல்ல புரதமும் கொழுப்பும் மீனிலிருந்து பெறப்படுகின்றது. குளிர் நீரில் வசிக்கும் மீன்களான மாக்கரெல், டியூனா, மற்றும் சார்டைன்கள் ஆகியவை, நாம் பத்தாவது அத்தியாயத்தில் விவாதித்தது போன்று, ஒமேகா 3 கொழுப்பு அமிலங்களைக் கொண்டுள்ளன. இந்தக் கொழுப்புக்கள் இரத்தக் கொழுப்பு அளவுகளைக் குறைப்பதோடு மட்டுமல்லாமல், நம் உடலில் மொத்தமாக ஏற்படும் அழற்சியையும் குறைக்கின்றன.

அடுத்த நல்ல புரதம் கோழியிலிருந்து கிடைக்கின்றது. ஏனென்றால் இந்தப் பறவையின் கொழுப்பு உடம்புக்கு வெளியே உள்ளது அதன் இறைச்சியில் காணப்படுவதில்லை. இது ஓர் அடர்வுமிக்கக் கொழுப்பாக இருந்தாலும், இறைச்சியிலிருந்து தோலை நீக்கிவிட்டால், உங்களுக்கு மிகக் குறைந்த அளவு புரதம் கொண்ட இறைச்சி உணவு கிடைக்கும்.

மோசமான கொழுப்புகளும் புரதங்களும் சிவப்பு இறைச்சிகளிலிருந்தும் பால் பொருட்களிலிருந்தும் கிடைக்கின்றன. நீங்கள் சிவப்பு இறைச்சியை உண்பதாக இருந்தால் கொழுப்புக் குறைவான பகுதியிலிருந்து கொஞ்சமாக உண்ணுங்கள். பால் பொருட்களில், குறைந்த கொழுப்பு கொண்ட வீட்டு வெண்ணெய், பால் மற்றும் முட்டை வெள்ளைப்பகுதி ஆகியவை தவிர மற்றவற்றைத் தவிர்க்க வேண்டும். முட்டைகளை உண்ணுவதானால் ஒமோகா 3 கொழுப்பு அமிலங்கள் உள்ள பண்ணைகளில் வளர்க்கப்பட்ட முட்டைகளை உண்ணுங்கள்.

நீங்கள் உண்ணக்கூடிய மோசமான கொழுப்புகள் டிரான்ஸ் கொழுப்பு அமிலங்கள் ஆகும். இவை ரான்சிட் கொழுப்புக்கள் என அழைக்கப்படுகின்றன. ஏனென்றால் அவை நமது உடம்புக்கு அதிகத் தீங்கு விளைவுப்பனவாகும். பொருட்களில் ஒட்டியுள்ள விவரப் பட்டியல்களைப் பாருங்கள். அவற்றில் ஓரளவு ஹைட்ரொஜனேட் செய்யப்பட்டதாகக் குறிப்பிட்டிருந்தால் அவற்றை வாங்காதீர்கள்.

இவைதான் அடிப்படையான உணவு வழிகாட்டிகள் ஆகும். நான் இவற்றை எனது நீரிழிவு நோயாளிகளுடனும், சின்ட்ரோம் 'எக்ஸை'த் தோற்றுவித்துள்ள நோயாளிகளுடனும் பகிர்ந்து கொள்கின்றேன். உணவு பற்றிய நுண்ணிய விபரங்களை விளக்குவதற்கு இப்புத்தகத்தில் இடம் இல்லை. கட்டுப்பாடான உணவு மற்றும் சின்ட்ரோம் 'எக்ஸ்' ஆகியவை பற்றித் தெளிவாகத் தெரிந்து கொள்ள ஆர்வமுள்ளவர்களுக்கு நான் இரண்டு புத்தகங்களைப் பரிந்துரை செய்கின்றேன். அவை ஜீன் மற்றும் ஜாய்ஸ் டவுஸ்ட் எழுதியுள்ள '40—30—30 ஃபேட் பர்னிங் நியுட்டிரிஷன்' என்ற புத்தகமும், பேரி சியர்ஸ் எழுதியுள்ள 'எ வீக் இன் த சோன்' என்ற புத்தகமும் ஆகும். இப்புத்தகங்கள் 40—30—30 சமநிலையைப் பரிந்துரைத்துள்ளன. அதாவது 40% கார்போஹைட்ரேட் 30% புரதம் மற்றும் 30% கொழுப்பு — இதுதான் ஓர் உணவில் பரிந்துரை செய்யப்படும் பெரிய ஊட்டச்சத்துக்களாகும். நான் எனது அலுவலகத்தில் 50—25—25 என்ற விகிதத்தைப் பயன்படுத்துகின்றேன். ஆனால் அடிப்படையான கொள்கை ஒன்றுதான்.

இது அதிகப் புரதம் கொண்ட அட்கின் உணவைப் போன்ற உணவு முறையல்ல. இது ஓர் ஆரோக்கியமான உணவு முறையாகும். இதனை உங்கள் வாழ்க்கை முழுவதும் பயன்படுத்தலாம். இதே போன்ற உணவை அனைவரும் உட்கொண்டு, உடற்பயிற்சி செய்து அடிப்படையான நுண் ஊட்டச்சத்துக்களை உட்கொண்டால் நீரிழிவு நோய்ப் பரவல் அறவே இருக்காது.

இன்சுலின் வெளியிடப்படுவதைத் தூண்டாமல் இந்த வகை உணவை நீங்கள் உட்கொண்டால், நீங்கள் இன்சுலினுக்கு எதிரான ஹார்மோனான குளூக்ககான் வெளியிடப்படுவதைத் தூண்டுகின்றீர்கள். குளூக்ககான் கொழுப்பைப் பயன்படுத்தி இரத்த அழுத்தத்தை குறைத்து, டிரைகிளிசரைடுகள் எல்டிஎல் மற்றும் இரத்தக் கொழுப்பு அளவுகளைக் குறைத்து, ஹெச்டிஎல் இரத்தக் கொழுப்பு அளவுகளை உயர்த்துகின்றது. இது ஹார்மோனைக் கட்டுப்படுத்த உண்ணுவதாகும். கலோரி அளவைக் கட்டுப்படுத்த உண்ணுவதல்ல. எனது நோயாளிகள் ஓர் ஆரோக்கியமான உணவை, கொழுப்பை இழக்கச் செய்யும் பக்க விளைவுள்ள உணவை உட்கொள்கிறார்கள் என்று நான் அவர்களிடம் கூறுகிறேன்.

## உடற்பயிற்சி

சுமாரான உடற்பயிற்சி ஏராளமான உடல்நல நன்மைகளைப் பயக்கின்றது. சின்ட்ரோம் 'எக்ஸ்' மற்றும் நீரிழிவு நோய் உள்ள நோயாளிகளுக்கு உடற்பயிற்சி மிக முக்கியமான ஒன்றாகும். ஏன்? உடற்பயிற்சியானது நோயாளிகளைக் குறிப்பிடத்தக்க அளவு அவர்களது சொந்த இன்சுலினுக்கு உணர்வு உள்ளவர்களாக ஆக்குகின்றது என்றும், எனவே நீரிழிவு நோயாளிகளுக்கும் இன்சுலின் எதிர்ப்பு உள்ளவர்களுக்கும் தேவைப்படும் முக்கியமான வாழ்க்கைமுறை மாற்றத்தில் அது ஒரு முக்கிய அங்கம் என்றும் ஆராய்ச்சிகள் காட்டுகின்றன.

ஏரோபிக் பயிற்சி மற்றும் எடை தூக்கும் உடற்பயிற்சி ஆகியவற்றைச் சம அளவில் வாரத்திற்குக் குறைந்தது மூன்று மற்றும் ஐந்து அல்லது ஆறு முறை செய்ய வேண்டும். மக்கள் தாங்கள் மகிழ்ச்சியாக அனுபவிக்கும் ஓர் உடற்பயிற்சித் திட்டத்தில் ஈடுபட வேண்டும். யாரும் ஒரு மராத்தன் ஓட்டப் பந்தயம் ஓடுபவராக மாறப் போவதில்லை. ஒரு வாரத்திற்கு மூன்று முறைகள் முப்பது அல்லது நாற்பது நிமிடம் சுறுசுறுப்பாக நடப்பது ஒரு பெரிய வித்தியாசத்தை உண்டாக்குகின்றது.

## ஊட்டச்சத்து மாத்திரைகள்

நீரிழிவு நோய்க்கு முந்தைய நிலையில் உள்ளவர்களும் அல்லது குளுக்கோஸைத் தாங்கும் தன்மை பாதிக்கப்பட்டவர்களும் குறிப்பிடத்தக்க அளவு அதிகப்படியான ஆக்சிஜனேற்ற அழுத்தம் உடையவர்களாகக் காணப்பட்டனர் என்று பல மருத்துவ ஆய்வுகள் தெரிவிக்கின்றன. இம்மக்கள் பெரும்பாலும் குறைந்த அளவுடைய ஆன்ட்டி ஆக்சிடென்ட் பாதுகாப்பு அமைப்புகளைக் கொண்டிருந்தனர். நீரிழிவு நோயின் இரண்டாம் நிலைச் சிக்கல்களான, ரெட்டினோபதி (கண்களின் பின்பகுதியில் உள்ள இரத்தக் குழாய்களுக்கு நீரிழிவினால் விளைவிக்கப்படும் இச்சேதம் பார்வை இழப்பைத் தோற்றுவிக்கலாம்) அல்லது கார்டியோ வாஸ்குலர் நோயைத் தோற்றுவிக்கலாம் என்று வேறு சில ஆய்வுகள் தெரிவித்தன. இது போன்ற நோய்ச் சிக்கல்கள் தோன்றுவதைத் தடுக்க ஆன்ட்டி ஆக்சிடென்ட் மாத்திரைகள் வழக்கமாக நீரிழிவு நோய்க்குக் கொடுக்கப்படும் மருந்துகளுடன் கொடுக்கப்பட வேண்டும் என இந்த ஆய்வுகளை நடத்திய ஆராய்ச்சியாளர்கள் முடிவாகக் கூறினர்.

பல ஆய்வுகள், ஆன்ட்டி ஆக்சிடென்ட்டுகள் இன்சுலின் எதிர்ப்பை முன்னேற்றமடையச் செய்யும் எனச் சுட்டிக்காட்டி உள்ளன. ஒரு நீரிழிவு நோயாளி பல ஆன்ட்டி ஆக்சிடென்ட்டுகளின் நல்ல கலவையைச் சேர்க்கைப் பொருளாக எடுத்துக் கொள்வது மிக முக்கியமானது. இது உச்சபட்ச அளவு எடுத்துக் கொள்ளப்பட வேண்டும். அரசு

பரிந்துரைக்கும் அளவுகளில் அல்ல (மேலும் விபரங்களுக்கு 17ம் அத்தியாயத்தைப் பார்க்கவும்). எனது ஆய்வுகளிலும், மருத்துவத் தொழிலிலும், நீரிழிவு நோய்க்கு முந்தைய நிலையிலும், முழு நீரிழிவு நோய் உள்ளவர்களிடத்திலும் பல நுண் ஊட்டச்சத்துக்கள் பொதுவாக மிகவும் குறைவாக உள்ளதாக நான் கண்டறிந்தேன்.

குளூக்கோசின் வளர்சிதை மாற்றத்திலும், இன்சுலினின் செயல்பாட்டிலும் குரோமியத்தின் பங்கு மிகவும் முக்கியமானது. ஆனால் அமெரிக்க மக்கள் தொகையில் 90 விழுக்காட்டினர் குறைவான குரோமியம் அளவு கொண்டவர்களாக இருப்பது ஆய்வுகள் மூலம் தெரிந்தது. குரோமியம் இன்சுலின் உணர்திறனை அதிகரிப்பதாகக் காட்டப்பட்டுள்ளது, குறிப்பாக அது குறைவாக உள்ளவர்களிடத்தில். நீரிழிவு நோயாளிகளுக்கும் சின்ட்ரோம் 'எக்ஸ்' நோயுள்ளவர்களுக்கும் 300 மைக்ரோகிராம் அளவு குரோமியம் சேர்க்கைப் பொருளாகத் தேவைப்படுகின்றது.

வைட்டமின் 'இ' ஆன்ட்டிஆக்சிடென்ட் பாதுகாப்பு அமைப்பை முன்னேற்றமடையச் செய்வதோடு, இன்சுலின் எதிர்ப்புப் பிரச்சனையிலும் உதவி புரிவதாகத் தோன்றுகின்றது. குறைந்த வைட்டமின் 'இ' அளவு நீரிழிவு நோய் தோன்றுவதை முன்னதாகவே சுட்டிக்காட்டும் ஒரு தனித்த மற்றும் வலுவான ஒன்றாகும் என ஆய்வுகள் வெளிக்காட்டுகின்றன. குறைந்த அளவுகள் வைட்டமின் 'இ' உள்ளவர்கள், சாதாரண அளவு வைட்டமின் 'இ' உள்ளவர்களைவிட நீரிழிவு நோய் தோன்றுவதற்கான வாய்ப்பை ஐந்து மடங்கு அதிகமாகக் கொண்டுள்ளனர்.

மெக்னீசியம் குறைபாடு, வகை 1 மற்றும் வகை 2 நீரிழிவு நோயுடன் தொடர்புடையதாகவும், நீரிழிவு நோயுடையவர்களிடம் ரெட்டினோபதி தோன்றும் ஆபத்தை அதிகரிப்பதில் தொடர்புடையதாகவும் கருதப்படுகின்றது. வயதானவர்களிடம் இந்த குறைபாடு சரிசெய்யப்பட்டதும், இன்சுலினின் செயல்பாடு குறிப்பிடத்தக்க அளவு முன்னேற்றமடைவதாக ஆய்வுகள் காட்டுகின்றன.

துரதிர்ஷ்டவசமாக மெக்னீசியம் குறைபாட்டைக் கண்டறிவது மிகவும் கடினமானது. உடம்பின் மொத்த மெக்னீசிய அளவு கொஞ்சமாக உள்ள இடத்தில்தான் சீரத்தில் உள்ள மெக்னீசிய அளவுகள் சோதிக்கப்படலாம். உயிரணுவில் இருக்கும் மெக்னீசியம் மிகவும் துல்லியமாகவும் உணர்வுள்ளதாகவும் காணப்படுகின்றது. ஆனால் இதை ஆராய்ச்சி ஆய்வுக் கூடங்களில்தான் சோதித்து அறியலாமே தவிர மருத்துவமனைகளில் பரிசோதிக்க முடியாது. இதனால்தான் மெக்னீசியம் குறைபாடு சரியாகக் கண்டறியப்பட முடியாமல் உள்ளது.

நம் அனைவருக்கும் 400-500 மில்லிகிராம் மெக்னீசியம் தேவைப்படுகின்றது.

வனாடியம் நன்றாக அறியப்படாத ஒரு தாதுப்பொருளாகும். ஆனால் இது நீரிழிவு நோயாளிகளுக்கு முக்கியமான ஒன்றாகும். இது இன்சுலின் உணர்வதைக் குறிப்பிடத்தக்க அளவு அதிகரிப்பதாகக் காட்டப்பட்டுள்ளது. இது சேர்க்கைப் பொருளாக உட்கொள்ளப்ப டவேண்டும். ஒரு நீரிழிவு நோயாளிக்கு 50—100 மைக்ரோகிராம் மாத்திரைகள் ஒவ்வொரு நாளைக்கும் தேவைப்படுகின்றது.

அவர்களது உணவுப் பழக்கத்தை மாற்றிக் கொள்ளவும், உடற்பயிற்சியைத் துவங்கவும் மற்றும் ஊட்டச்சத்து மாத்திரைகளை, முக்கிய தாதுப்பொருட்களுடனும் ஆன்ட்டிஆக்சிடென்ட்டுகளுடனும் உட்கொண்டு அது உடம்பின் இன்சுலின் உணர்திறனை அதிகரிக்கச் செய்யவும் நோயாளிகள் விருப்பமுள்ளவர்களாக இருந்தால், நாம் செய்து முடிக்கக்கூடியதை எண்ணி நான் ஆச்சரியம் அடைந்துள்ளேன். இந்த வகையில் நான் ஒரு கதையைச் சொல்ல விரும்புகின்றேன்.

## மேட் என்பவரின் கதை

அமைதிப் படையில் சேர்வதுதான் மாட்டின் கனவாக இருந்தது. அவர் உடல் தகுதி சோதனைக்காக என்னிடம் வந்தார். சோதனையின்போது மேட் மிகவும் தாகம் எடுப்பதாகவும், அடிக்கடி சிறுநீர் கழிக்க வேண்டியுள்ளதாகவும் கூறினார். அவருக்கு 23 வயதுதான் ஆகியிருந்ததால், தான் ஏன் ஒவ்வோர் இரவும் பல முறை சிறுநீர் கழிக்க வேண்டியுள்ளது என்பது அவருக்குப் புரியவில்லை.

நான் மேட்டிற்கு இரத்தச் சர்க்கரைப் பரிசோதனை செய்தேன். அது 590ஆக இருந்தது. இந்த அளவு மிகவும் ஆபத்தானதாகும். நான் அவரை மருத்துவமனையில் அனுமதித்து அவருக்கு உடனடியாக சிரை மூலம் இன்சுலினைச் செலுத்தினேன். இந்தச் சிகிச்சையினால் அவரது இரத்தச் சர்க்கரை அளவு குறையவில்லை. நான் ஒரு நாளமில்லாத சுரப்பி நிபுணரைக் கலந்தாலோசித்தேன். அவரும் மேட்டின் நீரிழிவு நோயைக் கட்டுப்படுத்துவதில் பிரச்சனை இருப்பதைக் கண்டார். முன்னர் யாருக்கும் கொடுத்திராத அளவு அதிக அளவு இன்சுலினை அவர் மேட்டிற்குக் கொடுத்தார்.

உடல்நிலை சீரானவுடன் மேட் மருத்துவமனையைவிட்டு வெளியே வந்தார். இன்சுலின் எடுத்துக் கொண்டபோதே அவர் தனது வாழ்க்கைமுறையில் மாறுதல்கள் செய்து கொள்ள வேண்டும் என நான் அவரிடம் கூறினேன். அவர் சம்மதித்து அதனைச் செயல்படுத்தத் துவங்கினார். இரத்தச் சர்க்கரை அளவை அதிகரிக்காத உணவு மற்றும் தாதுப்பொருட்கள், ஆன்ட்டிஆக்சிடென்ட் மாத்திரைகள் ஆகியவற்றை அவர்

உட்கொண்டார். மேட் இதனை மிகுந்த ஈடுபாட்டுடன் செய்து, தனக்குக் கொடுக்கப்பட்ட நிகழ்வுபடி நடந்து கொண்டார். அவரது உடல் எடை குறையத் துவங்கியது. தனக்குக் கொடுக்கப்பட்டு வந்த இன்சுலின் அளவையும் அவரால் படிப்படியாகக் குறைத்துக் கொள்ள முடிந்தது. மாதங்கள் செல்லச் செல்ல அவரிடம் முன்னேற்றம் காணப்பட்டது.

உடல் தகுதி சோதனைக்கு வந்த நான்கு மாதங்களுக்குப் பின்னர் மேட் என்னுடைய அலுவலகத்திற்கு வந்தார். தனது இரத்தச் சர்க்கரை அளவுகள் சாதாரணமாக இருப்பதாகவும், தான் இன்சுலின் எடுத்துக் கொள்வதில்லை எனவும் அவர் என்னிடம் தெரிவித்தார். அவரது நோயின் வரலாறு முழுவதையும் நான் அறிந்திருந்ததால், நான் அதை நம்பவில்லை. எனவே நான் அவரது உண்ணா நிலை இரத்தச் சர்க்கரையைச் சோதித்தேன். அதன் முடிவு 84 ஆக இருந்தது. அதன் பின்னர், சர்க்கரை அதிக அளவு கொடுத்துச் செய்யப்படும் சோதனைக்கு அவரை அழைத்து இரண்டு மணி நேரத்திற்கு அப்பால் அவரது இரத்தச் சர்க்கரை அளவை நான் சோதித்தேன். அது 88 ஆக இருந்தது. இது சாதாரண அளவுக்குள்ளானதாகும். அவரது ஹீமோகுளோபின் ஏ1சி 5.4 ஆக சாதாரணமாகக் காணப்பட்டது. மேட்டிற்கு நீரிழிவு நோய் இல்லை.

பின்னர், அமைதிப்படைக்குக் கடிதம் எழுத வேண்டிய கடினமான வேலை எனக்கு இருந்தது. அதில் மேட் ஒரு காலத்தில் இன்சுலின் சார்ந்த நீரிழிவு நோயாளியாக இருந்ததாகவும், ஆனால் இப்போது நீரிழிவு நோய் இல்லை என்றும் எழுதினேன். இந்த அசாதாரண அறிக்கை மேட்டைத் தகுதி இழக்கச் செய்து அவரது பணி பற்றியக் கனவை முடித்துவிடும் என நான் பயந்தேன். ஆனால் அமைதிப்படை அவரது இரத்தச் சோதனைகளை மீண்டும் செய்து பார்த்து அவருக்கு நீரிழிவு நோய் இல்லை என்பதை முடிவு செய்தது.

மேட் அமைதிப்படையில் சேர்ந்து இரண்டு ஆண்டுகளை ஆப்பிரிக்காவில் கழித்தார். இந்த அமைப்பு ஆறு மாதங்களுக்கு ஒருமுறை அவரை மருத்துவமனைக்கு விமானம் மூலம் இட்டுச் சென்று இரத்தப் பரிசோதனைகள் செய்து, அவரது இரத்தச் சர்க்கரை அளவு சாதாரணமாக உள்ளதை உறுதி செய்து கொண்டது. நான் பரிந்துரைத்த சமச்சீர் உணவு கிடைப்பது கடினமாக இருந்தாலும், அங்கு கிடைத்த பக்குவப்படுத்தப்படாத தானியங்களை உண்டு மேட் தனது இரத்தச் சர்க்கரை அளவைக் கட்டுப்பாட்டில் வைத்திருந்தார்.

சென்ற மாதம் நான் மேட்டை எனது அலுவலகத்தில் மீண்டும் பார்க்கும் வாய்ப்பு ஏற்பட்டது. அவர் இப்போது அமைதிபடையுடனான தனது சுற்றுப்பயணத்தை முடித்துக் கொண்டார். இப்போது அவரது இரத்தச் சர்க்கரை அளவு சாதாரணமாக உள்ளது. நான் அவருக்கு முதலில் கூறிய

அறிவுரைப்படி தான் நடந்து வருவதாக அவர் எனக்குத் தெரிவித்தார். அவரது உடல் எடை 315 பவுண்டுகளிலிருந்து 205 பவுண்டுகளாகக் குறைந்துள்ளது. தனது இரத்தச் சர்க்கரை அளவு சாதாரண நிலைக்குத் திரும்பியதாலும், தனது இன்சுலின் எதிர்ப்புதன்மை சரி செய்யப்பட்டதாலும் தான் எந்த முயற்சியும் பண்ணாமலேயே எடை குறைந்ததாக அவர் என்னிடம் கூறினார்.

* * *

நீரிழிவு நோயின் எல்லையில் இருப்பவர்கள் பலரும் அல்லது முழுமையான நீரிழிவு நோயால் பாதிக்கப்பட்டவர்களும் இது போன்ற மாறுதல்களை அவர்களது உடலில் காணலாம் என நான் நம்புகின்றேன். நீங்கள் நீரிழிவு நோயால் கஷ்டப்பட்டுக் கொண்டிருந்தால், உங்களது வாழ்க்கைமுறையில் மாறுதல்களைச் செய்து, உங்களை மருந்துகளைச் சார்ந்திருப்பதிலிருந்து விடுபட்டு உடல்நலத்துடன் வாழ விரும்புகின்றீர்களா? நீங்கள் உங்கள் நீரிழிவு நோயைக் கட்டுப்படுத்தி உங்கள் ஹீமோகுளோபின் ஏ1சிஐ 6.5க்குக் குறைவாக வைத்திருக்க விரும்புவதை ஞாபகத்தில் வையுங்கள். இதனை மருந்துகளை மட்டும் பயன்படுத்தி அடைய முடியாது. இந்தக் கோட்பாடுகளை உங்கள் சொந்த வாழ்க்கையில் பயன்படுத்துவது உங்கள் நீரிழிவு நோய்க் கட்டுப்பாட்டைக் குறிப்பிடத்தக்க அளவு முன்னேற்றமடையச் செய்யும். இந்த வாழ்க்கை முறை சரிப்படுத்தலுக்கு முயலும்போது உங்கள் இரத்தச் சர்க்கரை அளவை நீங்கள் தொடர்ந்து உண்ணிப்பாகக் கண்காணிக்க வேண்டும். உங்களது இரத்தச் சர்க்கரை அளவு அதிகமாகக் குறைந்தால், உங்கள் டாக்டரைக் கலந்தாலோசித்து உங்கள் மருந்துகளின் அளவைச் சரிசெய்து கொள்ள வேண்டும்.

நான் முன்னர் கூறியபடி நீரிழிவு நோய் ஒரு தொற்றுநோய்போல் பரவி வருகின்றது. இந்த நோயைக் கட்டுப்படுத்தப் பல நூறு கோடி டாலர்களைச் செலவிட்டாலும் நாம் இந்தப் போரில் தோற்று வருகின்றோம். டாக்டர்களும், சாதாரண மக்களும் தங்களது மனப்போக்கை இந்நோயை நோக்கிக் குவித்து, இரத்தச் சர்க்கரை உயர்வைத் தாக்குவதைவிட, இன்சுலின் எதிர்ப்பைத் தாக்க வேண்டும். நாம் அதிகப்படியான டிரைகிளிசரைடு அளவுகளையும், குறைந்த இரத்தக் கொழுப்பு அளவுகளையும், உயர் இரத்த அழுத்தம் அல்லது வழக்கத்திற்கு மாறான எடை அதிகரிப்பு ஆகியவற்றையும் காணும்போது, நாம் சின்ட்ரோம் ‘எக்ஸ்’ மற்றும் விரைவாக்கப்பட்ட கார்டியோ வாஸ்குலர் சேதம் ஆகியவை முன்னரே தோன்ற ஆரம்பித்துவிட்டதை உணர்ந்து கொள்ள வேண்டும்.

இன்சுலின் எதிர்ப்பு தோற்றுவிக்கும் நோய்களைச் சிகிச்சை அளித்துக் குணப்படுத்துவதைவிட நாம் இன்சுலின் எதிர்ப்பைச்

சிகிச்சை செய்து குணப்படுத்த வேண்டும். இதுபோன்ற எளிய வாழ்க்கைமுறை மாற்றங்கள் ஓர் அதிசயத்தை நிகழ்த்துவது, அதாவது நீரிழிவு நோயை மறையச் செய்வது பெரிய ஆச்சரியமான ஒன்றல்லவா?

# 15

## நாட்பட்ட அயர்வும் தசைக்கூட்டுவலி நோயும்

நான் மிகவும் களைப்பாக இருக்கின்றேன். என்னால் ஒருபோதும் எந்த வேலையிலும் கவனம் செலுத்த முடியவில்லை. நான் சென்ற முறை எப்போது நல்ல நிலையில் இருந்தேன் என்பதை என்னால் ஞாபகப்படுத்த இயலவில்லை. நான் பல விஷயங்களைப் பற்றி ஞாபகப்படுத்திப் பார்ப்பது மிகவும் கடினமாக உள்ளது. எனது உடல் நல்ல நிலையில் இல்லை என்பது எனக்குத் தெரிகின்றது. என் உடம்பில் சக்தி இல்லை. எல்லாவிதமான நோய்களும் என்னைத் தாக்குகின்றன. எனக்கு உதவி தேவை. ஆனால் எங்கு இருந்து துவங்குவது என்பது தெரியவில்லை. எனது தைராய்டு சுரப்பியில் ஏதாவது பிரச்சனை இருக்கலாம். எனது குடும்பத்தில் பலருக்குத் தைராய்டு பிரச்சனை இருந்திருக்கின்றது.

நீங்கள் இதுபோன்று எப்போதாவது கூறியிருக்கின்றீர்களா? இதுபோன்றக் குறைகளுடன் பல நோயாளிகள் எனது அலுவலகத்திற்கு நேரடியாகவும் எனது வலைத்தளத்தின் மூலமும் என்னிடம் உதவி கேட்கின்றனர். அவர்களது தற்போதைய நிலை பற்றி அவர்கள் கவலை அடைந்துள்ளனர், ஊக்கம் இழந்துள்ளனர். நான் தனியார் மருத்துவராகப் பணியாற்றிய இந்த முப்பது ஆண்டுகளில், நான் கேள்விப்பட்ட மிகவும் சாதாரணமான நோய்களாகும் இவை.

ஒரு மருத்துவ ஆலோசனையின்போது டாக்டர்கள் வழக்கமாக, "எங்காவது உங்களுக்குக் காயம் பட்டுள்ளதா? வேறு ஏதாவது நோய் அறிகுறிகள் உள்ளனவா?" எனக் கேட்பார்கள். அதன் பின்னர், நோயாளி கூறிய குறைகளை ஆய்வு செய்து, தலைவலி,

மார்பு எரிச்சல், வயிற்றுப் போக்கு போன்ற நோய் அறிகுறிகளால் அவர் அவதிப்படுகின்றாரா என்பதைக் கண்டறிய முயற்சிப்பர். அடிக்கடி நோயாளிகள் இந்த அனைத்துக் கேள்விகளுக்கும் எதிர்மறையான பதில்களை அளித்துவிட்டுப் பெருமூச்சுடன், "நான் மிகவும் களைப்பாக இருக்கின்றேன். எனக்கு சக்தி எதுவும் இல்லை," எனக் கூறுவர்.

டாக்டர்கள் இது போன்ற ஒரு நிலையைச் சந்திக்கும்போது அவர்கள் முழு உடல் பரிசோதனையும், வேதியல் பரிசோதனைகளும் செய்யச் சொல்வார்கள். டாக்டரிடம் அடுத்த முறை செல்லும்போது, அவர் நோயாளியின் குறைகளை மீண்டும் ஒரு முறை ஆய்ந்து பார்த்து, கடந்தகால மற்றும் நிகழ்காலக் குறைகள் பற்றியும் குடும்பத்தின் ஆரோக்கிய நிலை பற்றியும் மறுபரிசீலனை செய்வார். அவர் மீண்டும் ஓர் உடல் பரிசோதனை செய்வார். அதனை முழுவதுமாக மதிப்பீடு செய்த பின்னர் ஆய்வுக்கூடப் புள்ளி விபரங்களை மிகவும் ஜாக்கிரதையாக மறுபரிசீலனை செய்து பார்ப்பார். சில நேரம் அவர் ஹைப்போ தைராய்டிசம் இருப்பதற்கான சான்றைக் கண்டுபிடிப்பார். நீரிழிவு, இரத்த சோகை அல்லது வேறு சில நோய்களின் தோன்றும் நிலை இந்தக் களைப்பை தோற்றுவிப்பதற்கான காரணமாக இருக்கலாம். ஆனால் பெரும்பாலான நேரங்களில் நோயாளி ஏன் களைப்பாகவும், திறன் அற்றவராகவும் உணர்கின்றார் என்பதைச் சரியாக விளக்கக்கூடிய எதையும் கண்டுபிடிக்க முடியவதில்லை.

இந்த நிலையில் பெரும்பாலான டாக்டர்கள் நோயாளிகளிடம் அதிகமான அழுத்தம் தோன்றுவதற்கான அறிகுறிகள் உள்ளனவா என விசாரிப்பர். இவ்வாறு கேள்விகள் கேட்டு எந்த விளக்கத்தையும் பெற முடியாவிடில் சூழ்நிலையில் அழுத்தம் ஏற்படுகின்றது. தனது உடல்நிலையில் எந்தத் தவறையும் டாக்டரால் கண்டுபிடிக்க முடியவில்லை என்பதை நோயாளி உணர்கின்றார். இந்தப் பிரச்சனை எல்லாம் நோயாளியின் தலையில்தான் இருப்பதாக டாக்டர் மறைமுகமாகக் கூறுகிறார்.

இப்போது நடந்தது என்ன? டாக்டர்கள் தங்களது நோயாளிகளுக்கு உதவி செய்வதற்கான ஒரே வழி நோயின் செயல்முறையைக் கண்டறிந்து, சிகிச்சையைத் துவங்குவதற்காக ஒரு சீட்டில் மருந்துகளை எழுதிக் கொடுப்பதாகும். அவர்கள் தவறாக எதையும் காணாதபோது அல்லது மருந்துகளை எழுத முடியாதபோது, நோயாளி தான் நல்ல நிலையில் உள்ளதாக உணர்வதற்கான தகுந்த விளக்கத்தைக் கொடுக்க முடியாமல் டாக்டர்கள் ஓர் இக்கட்டான சூழ்நிலையில் மாட்டிக் கொள்கின்றனர். ஒரு டாக்டர் இறுதியில் எழுந்து நின்று, "நீங்கள் நல்ல உடல் ஆரோக்கியத்துடன் உள்ளீர்கள். உங்களது அறிகுறிகளை விளக்கும் எதையும் என்னால் கண்டுபிடிக்க இயலவில்லை. சிறிது நாள் விட்டுப் பாருங்கள். நீங்கள் நன்றாக உணர்கின்றீர்களா என்பதை பாருங்கள்," என்று கூறுவார்.

இதுபோன்ற ஒன்றை நீங்கள் அனுபவித்துள்ளீர்களா? நீங்கள் ஏமாற்றத்துடன் டாக்டரின் அலுவலகத்தைவிட்டுச் செல்வதைத் தவிர செய்வதற்கு வேறு எதுவும் இல்லை. டாக்டரைப் பார்ப்பதற்கு முன்பே நீங்கள் ஏற்கனவே அதற்கு அதிக நேரம் கொடுத்துவிட்டீர்கள் என்பது உங்களுக்கு நிச்சயமாகத் தெரியும். சந்தேகத்திற்கிடமின்றி உங்களுக்கு உடல் நலமில்லை. இப்போது டாக்டரால் கண்டுபிடிக்க முடியாததால் நீங்கள் இது ஒரு சைக்கோசோமாட்டிக் நோயாக இருக்குமோ என வியக்கத் துவங்குகின்றீர்கள்.

ஆனால் ஏமாற்றம் ஓர் ஆரம்பம்தான். நீங்கள் உங்கள் டாக்டரின் அறிவுரையை ஏற்கத் தீர்மானித்து, உங்கள் சக்திக்குட்பட்ட எதையும் செய்வதற்கு முன்னர் அதிக நேரம் கொடுத்து உங்களை நல்ல கவனமாகப் பார்த்துக் கொள்ளுங்கள். உடல் நலமாவதற்குப் பதிலாக, உங்கள் உடல்நலத்தில் முன்னேற்றம் இருக்காது அல்லது மிகவும் மோசமாகப் போகலாம். அங்கிருந்து எங்கு செல்லவிருக்கின்றீர்கள்? நீங்கள் மற்றொரு டாக்டரிடம் உங்கள் உடல்நலம் பற்றி அவருடைய கருத்தை அறிய விரும்புகின்றீர்களா? நீங்கள் மற்றொரு டாக்டரைப் பார்த்தால், அவரும் உங்கள் உடலில் எவ்விதக் குறையும் இல்லை எனக் கண்டறிய நல்ல வாய்ப்புக்கள் உள்ளன. உடல்நலம் பேணும் அமைப்பு பற்றியக் கவலையும், ஏமாற்றமும் உச்சகட்டத்தை அடைய ஆரம்பிக்கின்றது.

ஒரு பக்கம், தீவிரமான நோய் எதுவும் உங்களுக்கு இல்லை என்று டாக்டர்கள் கண்டறிந்தது மகிழ்ச்சியளிப்பதாக இருக்கின்றது. ஆனால் மறுபக்கம், நீங்கள் கோபமாக இருக்கின்றீர்கள். ஏனென்றால் உங்கள் உடல்நிலை பற்றியக் கேள்விகளுக்கு எவ்வித பதிலும் கிடைக்கவில்லை. உண்மையில் நீங்கள் துன்புறுத்தப்பட்டதுபோல் உணர்கின்றீர்கள். மீண்டும் அங்கு செல்லாதவாறு பயமுறுத்தப்பட்டு இருக்கின்றீர்கள். இந்த நிலையில் உங்களது நெருங்கிய நண்பரோ அல்லது உறவினரோ இந்த பிரச்சனையில் உங்களுக்கு உதவக்கூடிய, உடல்நலம் பேணும் மற்றொரு டாக்டரைப் பற்றி கூறுகின்றார்.

## உடல் நலம் பேண மாற்று வழி

மருத்துவச் சமுதாயத்திலிருந்து திரும்பும்போது உங்கள் பயணம் ஒரு முடிவைத் தேடித் தொடர்கின்றது. நீங்கள் மாற்று உடல்நலம் பேணல் என்ற மிக இயற்கையான வழியைத் தேடிச் செல்ல முடிவெடுத்துவிட்டீர்கள். ஏனென்றால் வழக்கமான மருந்துகள் எவ்விதத்திலும் உதவவில்லை (அதற்கு மாறாக உங்களை மோசமான நிலைக்கு ஆளாக்கின). நீங்கள் ஆச்சரியப்படும் விதமாக மாற்று உடல்நலம் பேணும் சிகிச்சை அளிப்பவர் உங்கள்

பிரச்சனையை உடனே கண்டறிகின்றார். உங்களுக்கு 'சிஸ்டெமிக் ஈஸ்ட்,' 'லீக்கி கட் சின்ட்ரோம்,' அல்லது 'சப்கிளினிக்கல் ஹைப்போதைராய்டிசம்' இருக்கலாம் என்று அவர் கூறலாம்.

மாற்று உடல்நலச் சிகிச்சை அளிப்பவர்கள் அவர்களுக்கே உரிய விதத்தில் ஒரு முடி அல்லது கண் பகுப்பாய்வு, இரத்த பரிசோதனை, சிறுநீர்ப் பரிசோதனை அல்லது தசைப் பரிசோதனை ஆகியவற்றைச் செய்து உங்களுக்கு எது தேவை என்பதை நிர்ணயிப்பர். பின்னர் அவர்கள் மூலிகைகளைப் பரிந்துரைப்பார்கள். உணவுப் பாதையைச் சுத்தம் செய்யும் மருந்துகள், உணவு முறையில் மாற்றங்கள் மற்றும் கண்டுபிடிக்கப்பட்ட நோய்களைச் சரிசெய்ய ஊட்டச்சத்துப் பொருட்கள் ஆகியவற்றையும் கொடுப்பார்கள்.

அவர் கண்டறிந்தது முழுவதும் சரியாக இல்லாவிடிலும், நாம் சொல்வதைக் கேட்கவும், நமது உடலில் தோன்றும் களைப்பிற்கு விளக்கமளிக்கவும் ஒருவர் உள்ளார் என்பது நமக்கு நிவாரணத்தையும் நம்பிக்கையையும் அளிக்கின்றது. மாற்று உடல்நலச் சிகிச்சை அளிப்பவர்கள் உங்களுக்கு என்ன ஊட்டச்சத்துக் குறைவு உள்ளது எனச் சரியாகக் கண்டுபிடிக்க முயற்சித்து, அதனைச் சரிசெய்ய முயற்சிப்பர். ஆனால் இவற்றிற்கெல்லாம் மூல காரணமான ஆக்சிஜனேற்ற அழுத்தத்தை அவர்கள் சரி செய்வதில்லை. உதவி வேண்டி நீங்கள் தொடர்ந்து ஏமாற்றத்துடனேயே இருப்பீர்கள்.

## நோய் எதிர்ப்புரீதியான மனச்சோர்வு

நீங்கள் எப்போதாவது, என்னடா இது எப்போது பார்த்தாலும் நோயுற்றும் களைப்பாகவுமே இருந்துகொண்டே இருக்கிறோம் என்று அலுத்துக் கொண்டிருக்கிறீர்களா? களைப்புடன் இருக்கும் பலர் அவர்களது டாக்டரின் அலுவலகத்தைவிட்டுப் போகும்போது, சோர்வை அகற்றும் மருந்துச் சீட்டை பெற்றுக் கொண்டு செல்கின்றனர். நோயாளியிடம் எந்தக் குறையையும் ஒரு டாக்டரால் கண்டுபிடிக்க முடியவில்லை என்றால், நோயாளி உளச்சோர்வு அடைந்துள்ளதாக அவர் நினைக்கிறார். ஆனால், நோயாளிகள் உடல்நலம் சரியில்லாதிருந்தாலும், அவர்களது பணிகளைச் செய்ய அவர்களுக்குப் போதிய சக்தியில்லாமல் இருந்தாலும் அவர்கள் தைரியமிழந்து விடுகின்றனர் என்பதையும், அவர்கள் தங்கள்மீதே சந்தேகம் கொள்கின்றனர் என்பதையும் நான் அறிந்து கொண்டுள்ளேன். தாங்கள் மீண்டும் உற்சாகமாக இருப்பதற்கு வேண்டிய சக்தி தங்களுக்கு இருக்குமா என்று அவர்கள் வியக்கின்றனர். காலம் செல்லச் செல்ல அவர்கள் மனச்சோர்வடைந்து விடுகின்றனர். ஆனால் இது உணர்வுபூர்வமாக ஏற்படும் மனச்சோர்விலிருந்து வித்தியாசமானது. இதனால்தான் இந்த நோயாளிகளை

'நோயெதிர்ப்பு மண்டலரீதியாகச் சோர்வு அடைந்தவர்கள்' என்று அழைக்கிறோம்.

மக்கள் அனுபவிக்கும் அதிகமான ஆக்சிஜனேற்ற அழுத்தம் களைப்பைத் தோற்றுவிப்பதோடு மட்டுமல்லாமல் நோய் மண்டலத்தைப் பலமிழக்கச் செய்கின்றது. ஆக்சிஜனேற்ற அழுத்தத்தைக் கட்டுப்பாட்டில் கொண்டுவர நோயாளிகள் ஊட்டச்சத்து மாத்திரைகளைப் பயன்படுத்தும்போது, அவர்கள் உற்சாகமாக உணர்வதோடு மட்டுமல்லாமல், மீண்டும் சாதாரணமாகப் பணியாற்றுகின்றனர். இது அவர்களை இன்னும் உற்சாகமாக உணரச் செய்கின்றது. "நான் சோர்வு அடையவில்லை. வேறு ஒரு டாக்டர் எழுதிக் கொடுத்த ஆன்ட்டி டிப்ரசென்ட் மாத்திரையைப் பயன்படுத்தாமல் நிறுத்திவிடலாமா? அவை எந்த விதத்திலும் எனக்குத் துணை புரியவில்லை," என எனது நோயாளிகள் என்னை பார்க்க வருகையில் கூறும்போது நான் மிகுந்த சந்தோஷம் அடைகின்றேன்.

நான் இந்தப் புத்தகத்தில் விவாதித்துள்ள மிகவும் மோசமான நோய்கள், உடலினுள் ஏற்படும் அதிகமான ஆக்சிஜனேற்ற அழுத்தத்தின் நீண்ட காலத் தொடர்பால் ஏற்பட்டக் கடைசி விளைவாகும். நீண்ட நாள் இருக்கும் களைப்பு ஒரு தீவிர நோய்க்குச் சமமானது என மக்கள் உணர்ந்து கொள்வதில்லை. அவர்களுடைய உடம்பு தொடர்ந்து ஆக்சிஜனேற்ற அழுத்தத் தாக்குதலில் இருக்கும்போது பலர் முதலில் நோயைத் தோற்றுவித்துக் கொள்வதில்லை. ஆனால் அவர்கள் படிப்படியாகக் களைப்படைந்து கடைசியில் மோசமான நோய்களைத் தோற்றுவித்துக் கொள்வர்.

நடைபாதையில் நடந்து செல்லும் மக்களை ஆய்வு செய்து எத்தனை பேர் களைப்பை உணர்வதில்லை (குறிப்பிடத்தக்க அளவு மீதமுள்ள களைப்பு) என்பதை நிர்ணயிக்க முயன்றால், அந்த எண்ணிக்கை மிகவும் அதிர்ச்சியளிப்பதாக இருக்கும் என்பது என் ஊகம். கடந்த ஏழு ஆண்டுகளாக ஊட்டச்சத்துச் சிகிச்சை அளித்து வந்துள்ளதில் நான் கற்றுக் கொண்டுள்ளவற்றை உங்களுக்குச் சொல்ல விரும்புகின்றேன்.

திடீரென ஒருநாள் காலையில், நாட்பட்டக் களைப்பு நோய் அறிகுறியுடனோ அல்லது ஃபைப்ரோமயால்ஜியாவுடனோ நீங்கள் எழுவது இல்லை. தாங்கள் களைப்புடன் இருப்பதாகவும், தங்களுக்கு அடிக்கடித் தொற்றுநோய்கள் தோன்றுவதாகவும், சரியான தூக்கமின்மை, கவலை, மனச்சோர்வு ஆகியவற்றால் தாங்கள் அவதிப்படுவதாகவும் குறைபட்டுக் கொண்டு உடல்நலமில்லாமல் என்னிடம் வரும் நோயாளிகள், அதிகமான ஆக்சிஜனேற்ற அழுத்தம் காரணமாக சீர்கேடு விளைவிக்கும் நோயின் ஆரம்ப நிலைகளில் அவதிப்படுகின்றனர். ஒரு நபரின் முகத்தைப் பார்த்தே அவர் அதிகமான ஆக்சிஜனேற்ற அழுத்தத்தால் பாதிக்கப்பட்டுள்ளாரா என்பதை என்னால் கூற

இயலும். அவரது முகம் சோர்வாகவும் சாம்பல் நிறத்திலும் இருக்கும். அவர் சுறுசுறுப்பாகவோ அல்லது ஆரோக்கியமாகவோ காணப்பட மாட்டார். இதன் அடிப்படைக் காரணத்தை நாம் சரியாகக் கவனிக்காவிடில் இந்த நோயாளிகள் நாட்பட்டக் களைப்பு, ஃபைப்ரோமயால்ஜியா அல்லது அதிக மோசமான சீர்கேடு விளைவிக்கும் நோய்களால் பாதிக்கப்படுவர்.

களைப்புடன் என்னிடம் வரும் எனது நோயாளிகளை, “உங்களிடம் தவறாக எதையும் என்னால் கண்டறிய முடியவில்லை,” எனச் சொல்லி நான் வெளியே அனுப்புவதில்லை. இது நோய் எதிர்ப்பு மண்டலக் குறைவைத் தோற்றுவித்து அதன் விளைவாக மோசமான நிலைகளுக்கு இட்டுச் செல்லலாம் என்பது எனக்குத் தெரியும். இப்போது நான் என்னிடம் வருபவர்களை, அவர்களது வாழ்க்கை முறையையும் சுற்றுச் சூழலையும் ஆய்ந்து, அழுத்தம் அல்லது நச்சுத்தன்மையுள்ள பொருட்கள் உடனான தொடர்பு உள்ளதா என்பதற்கான துப்பு ஏதாவது கிடைக்கின்றதா எனக் கண்டறியும்படி ஊக்குவிக்கின்றேன். அவர்களால் முடிந்த அளவு ஆக்சிஜனேற்ற அழுத்தத்திற்குண்டான காரணங்களை நீக்க முயற்சிக்கும்படிக் கூறுகின்றேன். அவர்களது வாழ்க்கைமுறை பற்றியும், அவர்களது அழுத்தத்தின் அளவுகள் பற்றியும் எண்ணிப் பார்ப்பது மிகவும் முக்கியமானது. அவர்கள் இரண்டாம் நிலை சிகரெட் புகை, களைக்கொல்லிகள், பூச்சிகொல்லிகள் மற்றும் காற்றின் வழியாக வரும் மாசுகள் ஆகிய அதிகமான நச்சுப் பொருட்களுடன் தொடர்புடையவர்களாக இருக்கின்றார்களா? நான் அவர்களைப் போதிய ஓய்வு எடுக்கும்படியும், ஒழுங்காக உடற்பயிற்சி செய்யும்படியும், ஆரோக்கியமான உணவை உண்ணத் துவங்கும்படியும் ஊக்குவிக்கின்றேன். பின்னர் நான் அவர்களுக்குச் சக்தி மிக்க ஆன்ட்டிஆச்சிடென்ட் மாத்திரைகள், தாதுப்பொருள் மாத்திரைகள் மற்றும் திராட்சை விதைச் சாறு ஆகியவற்றை உண்ணும்படிக் கூறி, நான்கு அல்லது ஆறு வாரங்களுக்குப் பின் மீண்டும் என்னை வந்து பார்க்குமாறு கூறுகிறேன்.

மாற்று மருத்துவம் செய்பவர்களைப்போல் அல்லாமல் நான் நோய் அறிகுறிகளின் அடிப்படைக் காரணத்தை ஆழ்ந்து கவனிக்கின்றேன். அவர்கள் செய்வதுபோல் நான் அதிக செலவு ஏற்படுத்தக்கூடிய பரிசோதனைகள் செய்வதில்லை (அவற்றில் பல துல்லியமானவை அல்ல எனக் காட்டப்பட்டுள்ளன). ஏனென்றால் நான் ஏதாவது ஒரு குறிப்பிட்ட ஊட்டச்சத்துக் குறைபாட்டைச் சரிசெய்ய முயற்சிக்கவில்லை. அடிப்படையான ஆக்சிஜனேற்ற அழுத்தத்தால் ஏற்படும் பயத்தைப் போக்க முயற்சிக்கின்றேன். நான் உயிரணுவுக்குத் தேவையான நுண் ஊட்டச் சத்துக்கள் அனைத்தையும் தேவையான உச்சபட்ச அளவுகளில் கொடுக்க விரும்புகிறேன். உயிரணு தனக்குத்

தேவையானது எது, தேவையற்றது எது என்பதைத் தீர்மானித்துக் கொள்ளும்.

மருத்துவ இலக்கியங்களில் கூறியுள்ளபடி, உயிரணு ஊட்டம் மூலமாக ஆக்சிஜனேற்ற அழுத்தத்தைக் கட்டுப்பாட்டில் கொண்டு வருவதுதான், ஒருவரது உடல்நலத்தை மீட்பதற்கான மிகவும் பயனளிக்கின்ற சிறந்த வழி என நான் கண்டறிந்தேன். இந்த அணுகுமுறையால் எனது நோயாளிகளில் பெரும்பாலோனோரால் சாதாரண, நோயற்ற வாழ்க்கைக்குத் திரும்ப முடிகின்றது.

தொடர் சிகிச்சை மிகவும் முக்கியமானது. பல நோயாளிகள் குணமடைந்து சாதாரண நோயற்ற நிலையில் திரும்புவதைக் காண மிகவும் வியப்பாக உள்ளது. அவர்களது முன்னேற்றம் கிளர்ச்சியூட்டுவதாக, அவர்களது முகத்தின் மலர்ச்சியிலிருந்தும், தோலின் பளபளப்பிலிருந்தும் தெளிவாகத் தெரிகின்றது.

## ஜூடியின் கதை

ஃபைப்ரோமயால்ஜியாவுடனான ஜூடியின் அனுபவம் 1990ம் ஆண்டு நவம்பர் மாதம் ஆரம்பித்தது. அவள் எப்போதும் நோயுறும் ஒருத்தி அல்ல. ஆனால் அந்த ஆண்டு அவள் ஃப்ளூ காய்ச்சல் போன்றவற்றின் அறிகுறிகளான கடுமையான உடல் வலியால் பாதிக்கப்பட்டாள். அவள் எந்நேரமும் தான் அவசரச் சிகிச்சை அறைக்குக் கொண்டு செல்லப்படலாம் என நினைத்தாள். இந்த வைரஸ் தாக்குதலிலிருந்து முழுவதுமாக அவள் மீண்டு வருவதற்கு இரண்டு வாரங்கள் ஆயின.

1991ம் ஆண்டு ஒரு களப் பணியின்போது ஒரு வசந்தகாலத்தில் அவள் ஒரு நாளை வெளியில் கழித்தாள். இது அவளுக்குப் பழக்கப்படாத ஒன்றல்ல, ஆனால் அடுத்த நாள் காலை அவள் கண்விழித்தபோது, மூன்று நாட்கள் இடையறாது ஓடியாடி வேலை பார்த்ததுபோல் மிகவும் களைப்பாகவும், மிகவும் சக்தியற்றும், உடல் வலியுடனும் காணப்பட்டாள். முந்தைய தினம் அதிகமாக வேலை செய்து விட்டோமோ என அவள் நினைத்தாள். ஆனால் இது ஓர் ஆரம்பம்தான் என்பதை அவள் உணரவில்லை.

அவள் சந்தித்த அடுத்தப் பிரச்சனை சரியான தூக்கமின்மை ஆகும். அவள் பல தீர்வுகளை, அதாவது மருந்துகள் உட்கொள்ளுதல், குறைந்த அளவு காபி பருகுதல், வெதுவெதுப்பான பால் குடித்தல் ஆகியவற்றைக் கையாண்டும் எவ்விதப் பயனும் இல்லை. அடுத்த நான்கு ஆண்டுகளுக்கு அவள் தொடர்ந்த தூக்கமின்மையால் அவதிப்பட்டாள். அவளுக்குக் குழப்பமும், ஞாபக மறதியும், பார்வைத் தொந்தரவுகளும் தோன்றின. விரைவில் அவளுக்கு மூட்டுவலியும், தோள்பட்டைகளில் சுளுக்கும், மற்றும் தொண்டைப் புண்ணும்,

லேசான தலைவலியும் எப்போதுமே ஒரு பிரச்சனையாக இருந்தன. அவள் தனது உடல்நலனின் தரத்தை ஏதோ ஒன்று மிகவும் அதிகமாகப் பாதிப்பதை உணர்ந்தாள்.

ஒவ்வொரு காலைப் பொழுதிலும் அவள் எழும்போது தனது உடல் விறைப்பாக இருப்பதை உணர்ந்ததால் அவள் டாக்டரிடம் செல்ல வேண்டிய நேரம் வந்துவிட்டதை உணர்ந்தாள். இந்த நேரத்தில் இரவில் அவளால் மூன்று அல்லது நான்கு மணி நேரமே தூங்க முடிந்தது, அந்த சில மணிநேரத் தூக்கமும் நிம்மதியானதாக இல்லை. அவளது நரம்புகள் கொந்தளித்த நிலையில் இருந்தன. எனவே எந்தச் சிறிய சத்தமும், அல்லது செயலும் அவளை உறங்கவிடாமல் எழுப்பின.

நான் கொடுத்த மருந்துகள் அவளது தூங்கும் பழக்க முறையை ஓரளவு மாற்ற உதவின. ஆனால் இந்த மருந்துகளை ஓராண்டு காலம் பயன்படுத்தியதால் அவளுக்குப் பக்க விளைவுகள் தோன்ற ஆரம்பித்தன. குறிப்பிட்ட இந்த மருந்து அவளது இதயத்தை வேகமாக இயங்கச் செய்து, அதனால் அவளது சமநிலையில் மாற்றங்களையும், பயங்கரமான கனவுகளையும் தோற்றுவித்தது. அவள் இந்த மருந்துகளால் நன்மைகள் விளைவதைவிடக் கேடுகளே அதிகம் தோன்றியதாக உறுதியாகத் தெரிந்து கொண்டாள். எனவே அவற்றை உட்கொள்வதை நிறுத்த முடிவு செய்தாள்.

ஜூடி என்னிடம் பரிசோதனைக்காக வரவேண்டிய நேரம் வந்தது. நான் கொடுத்த மருந்துகளை விட்டெறிந்து விட்டதாகவும், அவற்றிற்குப் பதிலாக வைட்டமின்களை உட்கொள்ள முடிவு செய்ததாகவும் பயத்துடன் அவள் என்னிடம் கூறினாள். நான் அவளிடம் மக்கள் ஒழுங்கான உணவை உட்கொண்டால் உடலுக்குத் தேவையான ஊட்டச்சத்துக்கள் அனைத்தும் கிடைக்கும் என்று எப்போதும் கூறுவதுண்டு. நோயைக் குணமாக்குவதில் ஆன்ட்டிஆக்சிடென்ட்டுகளின் விளைவுகள் குறித்து அண்மையில் நான் மிகவும் திறந்த மனத்துடன் பேசியுள்ளது அவளுக்கு ஆச்சரியத்தை அளித்தது. நான் அவளுக்கு ஊட்டச்சத்துச் சிகிச்சை ஒன்றைத் துவங்கினேன்.

1995ம் ஆண்டு செப்டம்பர் மாதம் ஜூடி இந்த ஊட்டச்சத்துச் சிகிச்சையை தொடங்கினாள். அதனுடைய விளைவுகள் வியக்கத்தக்கவையாக இருந்தன. மூன்று வாரங்களுக்குள் அவள் தனது சக்தி அதிகரித்துள்ளதை உணர்ந்தாள். அவள் எட்டரை மணிக்கே படுக்கைக்குப் போக வேண்டிய அவசியமில்லாமல் போனது. அவளது சக்தி அதிகரித்ததால் தோள் பகுதியிலிருந்த சுளுக்கு மறைந்து போனது. நவம்பர் மாதத்தில் மூட்டு மற்றும் தசை வலிகளும் குறைய ஆரம்பித்தன. டிசம்பர் மாதம் அவள் ஒரு சிறிய அறுவைச் சிகிச்சை செய்து கொண்டாள். அதனால் பழைய நோய் அறிகுறிகள் சில மீண்டும் தோன்றின. ஆனால் அவள் ஆன்ட்டிஆக்சிடென்டுகளை அதிகமாக உட்கொண்டாள்.

இரண்டு வாரங்களுக்குள் நோய் அறிகுறிகள் ஒரு பிரச்சனையாகவே இல்லை.

பல வருடங்களுக்குப் பின் முதன்முறையாக 1996ம் ஆண்டு மார்ச் மாதத்தில் ஓர் இரவு அவள் எட்டு மணிநேரம் தூங்கினாள். அவளது தூங்கும் முறை முன்புபோல் சாதாரணமானது. அவளால் ஆழ்ந்து தூங்க முடிந்தது. அவளது நரம்புகள் சாந்தமடைந்து காணப்பட்டன. அவளது உடல்நலம் மீண்டும் சாதாரண நிலையை அடைவதை அவள் உணர்ந்தாள். அவளது குழப்பம் தீர்ந்தது. அவளது சிந்திக்கும் திறன் முன்னேற்றமடையத் துவங்கியது. ஆறு ஆண்டுகளுக்குப் பின்னர் இப்போதும் அவள் நல்ல உடல்நலத்துடன் இருக்கின்றாள்.

## மூல காரணம்

நாட்பட்டக் களைப்பு மற்றும் ஃபைப்ரோமயால்ஜியா ஆகிய இரண்டும் சேதம் விளைவிக்கும், ஊனமுறவைக்கும் நோய்களாகும். மருத்துவச் சமுதாயம் இது ஒரே நோயின் பல்வேறு தோற்றங்கள் என நம்புகின்றது. நாட்பட்டக் களைப்பு நோயுள்ளவர்கள் மிகுந்த களைப்பு, அதிகமான தொண்டைப் புண், வீக்கமடைந்த சுரப்பிகள் மற்றும் காய்ச்சல் ஆகியவற்றால் பாதிக்கப்படுகின்றனர். ஃபைப்பேராமயால்ஜியா நோயாளிகள் அதிகமான, கடுமையான களைப்பாலும், முழு உடல் வலியாலும் அவதிப்படுகின்றனர். நான் ஏற்கனவே கூறியபடி அவர்கள் இருவரும் ஒரு பொதுவான காரணத்தைப் பகிர்ந்து கொள்கின்றனர். அது ஆக்சிஜனேற்ற அழுத்தமாகும்.

இந்த இரு நோய்களுக்கும் குறிப்பிட்டச் சிகிச்சை ஏதும் கிடையாது. இதனால் ஃபைப்ரோமயால்ஜியா வழக்கமாக சைக்கோசோமாட்டிக் ரூமாட்டிசம் என்று அழைக்கப்படுகின்றது. உண்மையிலேயே பல டாக்டர்கள் இந்த நோய்க்கு நோயாளிகளின் மனம்தான் காரணம் என நம்புகின்றனர். இது டாக்டருக்கும், நோயாளிக்கும் கவலை அளிக்கும் ஒரு நோய் என்பதில் சந்தேகமில்லை. துரதிர்ஷ்டவசமாக, பாரம்பரிய மருத்துவ முறைகள் நோய் அறிகுறிகளைப் பொறுத்தே மருந்துகளைக் கொடுக்கின்றன. அவை ஸ்டீராய்டுகள் இல்லாத ஆன்ட்டி இன்பிளமேட்டரிகள், தசை தளர்த்தும் மருந்துகள், ஆன்ட்டி டிப்ரசன்ட்ஸ் மற்றும் தூக்க மருந்துகள் ஆகும். டாக்டர்கள் இந்நோயாளிகளை மருத்துவத் துணைக் குழுவினரின் பார்வைக்கு அனுப்பி வைத்து, பிறகு அவர்கள் இந்த நோயுடன் வாழக் கற்றுக் கொள்வதைத் தவிர வேறு வழி இல்லை என அவர்களிடம் கூறுவர்.

இந்த நோய்கள் பற்றி விபரமாக நாம் பார்க்கலாம். வேறு நல்ல சிகிச்சை முறைகள் உள்ளனவா எனவும் பார்க்கலாம்.

## தசைக்கூட்டு வலி நோய்

அமெரிக்காவில் மட்டும் ஏறக்குறைய 80 இலட்சம் நோயாளிகள் ஃபைப்ரோமையால்ஜியாவால் பாதிக்கப்பட்டிருக்கலாம். இவர்களில் ஒன்பதில் எட்டுப் பேர் பெண்கள். இந்த நோய்க்கு ஆளாவதில் ஒருவரின் ஆளுமைக்கு ஏதேனும் பங்கு இருக்கின்றதா என்று நீங்கள் ஆச்சரியமடையலாம். பெண்கள் இந்த நோய்க்கு எதிர் உணர்வு உள்ளவர்களாக இருக்கின்றனர் என்பதைப் புள்ளி விபரங்கள் சுட்டிக் காட்டுகின்றன.

இந்த நோயாளிகள் பெரும்பாலும் அதிகமான வலியுடன் வாழ்ந்து வருகின்றனர். அதிகக் களைப்படைந்து தூக்கமின்றிக் கஷ்டப்படுகின்றனர். அவர்கள் காலையில் எழும்போது விறைப்பாக இருப்பதாகவும், மனக் குழப்பத்தில் உள்ளதாகவும் உணர்கின்றனர். பெரும்பாலானவர்களுக்கு வயிற்று எரிச்சலும் டிஎம்ஜே சின்ட்ரோமும் தோன்றின. இந்த சின்ட்ரோமின்போது ஒருவர் தாடை வலியையும் தலைவலியையும் தோற்றுவித்துக் கொள்கின்றார்.

பெரும்பாலான ஃபைப்ரோமயால்ஜியா நோயாளிகள் என்னுடைய அலுவலகத்திற்குள் வரும்போது பல டாக்டர்களிடமிருந்து பெற்ற ஆவணங்களுடன் வருகின்றனர். ஏனென்றால் ஃபைப்ரோமயால்ஜியாவைக் கண்டறிய ஏழிலிருந்து எட்டு ஆண்டுகள்வரை ஆகின்றன. ஏமாற்றத்தைப் பற்றி பேசலாம். அவர்கள் தலையிலிருந்து கால்வரை சோதனை செய்யப்பட்டு, அவர்களிடம் அசாதாரணமாக எதுவும் இல்லை எனக் கண்டறியப்பட்டது. ஒரு நோயாளிக்கு ஃபைப்ரோமயால்ஜியா உள்ளதா இல்லையா என்பதை அறிய, குறிப்பிட்ட டென்டர் பாயின்ட் டெஸ்டை, முன்னரே தீர்மானிக்கப்பட்டப் பதினெட்டு இடங்களில் செய்ய வேண்டும். இதில் லேசான அழுத்தம் கொடுக்கப்பட்டபோது பதினொன்று அல்லது அதற்கு மேற்பட்டப் பகுதிகள் குறிப்பிடத்தக்க அளவு மிருதுவாக இருந்தால் அது ஃபைப்ரோமயால்ஜியா எனக் கண்டறியப்பட்டது.

பெரும்பாலானோர், தீவிரமான நோயைத் தொடர்ந்தோ, பெரிய காயம் ஏற்படுவதைத் தொடர்ந்தோ (குறிப்பாகக் கழுத்துப் பகுதியில்) அல்லது அவர்கள் வாழ்வில் ஏற்படும் நெருக்கடி மிகுந்த நிலையைத் தொடர்ந்தோ, ஃபைப்ரோமயால்ஜியாவைத் தோற்றுவித்துக் கொள்கின்றனர். இவை அனைத்தும், நம் உடலில் தோற்றுவிக்கப்படும் எதிர்வினையாற்றும் மூலக்கூறுகளின் அளவை அதிகரிக்கின்றது. ஒருமுறை இந்த நோய் தோன்றினால், அது குறைவதற்கான அறிகுறி இல்லை. ஒரு சிலருக்கு ஒருநாள் மட்டும் உடல்நலம் நன்றாக இருக்கலாம். ஆனால் எப்போதும் அவ்வாறு இருப்பதில்லை. ஒரு குறிப்பிட்ட நாளில் அதிகமாக வேலை செய்தால், உடற்பயிற்சி உள்பட, அவருக்கு உடல்

நலமில்லாமலோ அல்லது மன அழுத்தம் அதிகமாகவோ போகலாம். அடுத்த இரண்டு அல்லது மூன்று வாரங்களுக்கு அதிகமான களைப்பும் உண்டாகும்.

## தசைக்கூட்டு வலி நோய்க்குச் சிகிச்சை

ஒருமுறை ஃபைப்ரோமயால்ஜியோ அல்லது நாட்பட்டக் களைப்பு சின்ட்ரோம் இருப்பதைக் கண்டுபிடித்தால், நான் ஆக்சிஜனேற்ற அழுத்தத்தை மீண்டும் கட்டுப்பாட்டிற்குள் கொண்டு வருவதில் முனைப்பாக இருப்பேன். நான் இதனை உயிரணு ஊட்டம் மூலமாகச் செயல்படுத்துவேன். இது பற்றி விபரமாகப் பதினேழாவது அத்தியாயத்தில் கூறியுள்ளேன். நான் ஓர் ஆரோக்கியமான உணவு முறையையும் உடற்பயிற்சித் திட்டத்தையும் மேற்கொள்ள வலுவாக ஊக்கமளிக்கின்றேன். தொடர்ந்து இரு நாட்கள் உடற்பயிற்சி செய்வதற்கு எதிராக நான் எச்சரிக்கை செய்கின்றேன். உடற்பயிற்சியில் இலகுவான ஏரோபிக் பயிற்சிகளும், குறைந்த எடையுடன்கூடிய எடை தூக்கும் பயிற்சியும் மட்டுமே செய்தல் வேண்டும்.

இது ஒரு நாட்பட்ட, வாழ்நாள் முழுவதும் தொடரக்கூடிய நோய் என்பதை ஞாபகத்தில் கொள்ளுங்கள். எனவே உங்களது உடல்நலத்தை மீண்டும் பழைய நிலைக்குக் கொண்டு வருவதற்கு நாளாகும். ஒரு நபர் விரைவாகவும், வியக்கத்தக்க விதமாகவும் சிகிச்சைக்கு எதிர்வினையைத் தோற்றுவிப்பது மிகவும் வியப்பளிப்பதாக உள்ளது. ஆனால் இது எப்போதும் நிகழ்வதில்லை. தங்களது நிலையை முன்னேற்றம் அடையச் செய்வதற்குக் குறைந்தது ஆறு மாதங்கள் அவர்கள் தங்களை அர்ப்பணித்துக் கொள்ள வேண்டும் என எப்போதும் நான் என் நோயாளிகளிடம் கூறுவேன். ஆறு மாதங்களுக்குப் பிறகு அவர்களது உடல்நிலை அவர்கள் விரும்பிய அளவு முன்னேறியிருக்குமா என்று அவர்களால் கூற முடியாது. ஆனால் அவர்கள் சரியான பாதையில்தான் செல்கின்றார்கள் என்பது அவர்களுக்குத் தெரியும்.

எனது நோயாளிகள் தங்கள் உடல்நலத்தில் முன்னேற்றம் காண ஆரம்பித்து விட்டால் போதும். முதலில் அவர்கள் எப்போதும்போல் சந்தேகத்துடனிருந்தாலும், அவர்களது உடல்நலம் சந்தேகத்துக்கிடமின்றி முன்னேற்றமடைகின்றது என்பதைத் தெரிந்து கொண்டால் அவர்கள் மிக்க மகிழ்ச்சியடைகின்றனர். நான் இதனை ‘நோயைச் சிறைப்பிடித்தல்’ என அழைக்கின்றேன். அவர்கள் உண்மையிலேயே ஆக்சிஜனேற்ற அழுத்தத்தை மீண்டும் கட்டுப்பாட்டுக்குள் கொண்டு வருகின்றனர்.

ஒரு நோயாளி கண்டறியும் முதல் வெற்றி தனக்கு ‘மனக் குழப்பம்’ ஏதுமில்லை என்ற உணர்தல்தான். சிந்திப்பதும், கைவசம்

உள்ள வேலையில் கவனம் செலுத்துவதும் எளிதாக இருக்கின்றது. அடுத்ததாக, தூங்கும் நேரத்தின் அமைப்பு முன்னேற்றமடைகின்றது. அவர் அதிக நிம்மதியான தூக்கத்தைப் பெறலாம். இதன் விளைவாக, குறிப்பிடத்தக்க அளவு அதிக சக்தி பெறலாம். கடைசியாக அவரது உடல் வலி குறைகின்றது.

இந்தச் சிகிச்சை முறையைப் பின்பற்றி எனது ஃபைப்ரோமயால்ஜியா நோயாளிகள் மிக நல்ல விளைவுகளைப் பெற்றனர். ஒரு நேரத்தில் 70 ல்லிருந்து 75 விழுக்காடுவரை அது செல்லும். கடந்த ஏழு ஆண்டுகளாக ஃபைப்ரோமயால்ஜியாவால் அவதிப்பட்டு வந்த பலநூறு மக்கள், ஊட்டச்சத்துச் சிகிச்சை முறைகளைப் பின்பற்றி வியத்தகு விதத்தில் முன்னேற்றமடைந்தனர்.

ஒரு நோயாளி, சிகிச்சைக்குச் சரியானபடி எதிர்வினை புரியத் தவறினால், அவரது ஆக்சிஜனேற்ற அழுத்தம், வாய்வழியாகக் கொடுக்கப்பட்ட ஊட்டச்சத்து மாத்திரைகளால் சரியானபடி கட்டுப்பாட்டுக்குள் கொண்டு வரப்படவில்லை என்பதனால் ஆகும். இந்த நேரத்தில், சிரைகள் மூலமாக ஊட்டச்சத்து மருந்துகளை உடலுக்குள் செலுத்தும் சிறப்பு மருத்துவ மையங்களுக்குச் செல்லும்படி நான் என் நோயாளிகளுக்குப் பரிந்துரை செய்கின்றேன். சிரைகள் மூலம் மருந்து செலுத்தப்படும் சிகிச்சை முறை அவர்களது நோயைக் கட்டுப்படுத்தவும் இறுதியில் அவர்களது உடல்நலம் முன்னேற்றமடையத் துவங்கவும் தேவையான ஒன்றாகும். இதன் பின்னர் வாய்வழியாகக் கொடுக்கப்படும் மருந்துகள் அவர்களது நிலையைச் சரிசெய்ய உதவுகின்றது.

இந்த மக்கள் இன்னும் ஃபைப்ரோமயால்ஜியாவையும் அல்லது நாட்பட்டக் களைப்பையும் உடையவர்களாக உள்ளனர் என்பதை மனத்தில் இருத்திக் கொள்ளுங்கள். நான் இந்த நோய்க்கு ஒரு நிவாரணத்தைக் கூறவில்லை. அதற்கு மாறாக, நான் இந்த நோயாளிகளை அவர்களது நோயைக் கட்டுப்படுத்தும் திறன் பெற்றவர்களாக ஆக்குகின்றேன். அந்த நோய் அவர்களைக் கட்டுப்படுத்த அனுமதிப்பதில்லை. பல ஆண்டுகளாகப் பல நோயாளிகள் படிப்படியாக உடல்நலம் பெற்று, அவர்கள் தங்களது சக்தியை அதிகரித்திருப்பதை நான் உன்னிப்பாகக் கவனித்து வருகின்றேன். இதற்கு அதிக நேரம் தேவைப்படுகின்றது. ஆனால் அவர்களது நம்பிக்கைக்கும், தீர்மானமான தன்மைக்கும் நல்ல பரிசு கிடைத்துள்ளது.

## மாரியானோவின் கதை

மாரியானோ, பிலடெல்ஃபியாவில் நான் சொற்பொழிவாற்றச் சென்றபோது, என்னைச் சந்தித்துத் தன்னை அறிமுகம் செய்து கொண்டார். என்னுடன் பேசுவதற்கான வாய்ப்புக் கிடைக்கும்

என்பதற்காக அவர் இருநூறு மைல்கள் காரில் பயணம் செய்து வந்துள்ளார். அவர் தனது கதையை என்னுடன் பகிர்ந்து கொண்டார். அது எனது இதயத்தைத் தொட்டது.

மாரியானோ தீவிர ஃபைப்ரோமயால்ஜியாவால் பாதிக்கப்பட்டிருந்தார். அவர் வலியைக் கட்டுப்படுத்துவதற்காக மாதம் ஒன்றுக்கு முந்நூறு அட்வில் மாத்திரைகளுக்கும் அதிகமாக உட்கொண்டார். அவர் ஒரு மனோதத்துவ நிபுணர். அதிகமான களைப்புக் காரணமாக அவர் தனது மருத்துவமனையைவிட்டு ஒவ்வொரு நாளும் பிற்பகல் மூன்றரை மணிக்கே கிளம்பி வீட்டிற்கு வந்து, ஏழு மணிக்கு முன்னதாகவே படுக்கச் சென்றார்.

இந்த நேரத்தில் நான் எனது ஃபைப்ரோமயால்ஜியா நோயாளிகளுக்குப் பயன்படுத்தி வந்த ஊட்டச்சத்துச் சிகிச்சை முறைகளை அவர் பின்பற்றத் துவங்கினார். சில வாரங்களுக்குள் மாரியானோ ஓரளவு வித்தியாசத்தைக் கவனித்தார். அவர் மிகவும் சுறுசுறுப்பானார். அவரது களைப்பு குறைய ஆரம்பித்தது. அவரால் ஒரு நாள் முழுவதும் பணி செய்ய முடிந்தது. அவர் வெகுநேரம் கழித்தே படுக்கைக்குச் சென்றார். பின்னர், அவர் தனது உடல் வலி குறைந்து உடல்நலம் முன்னேற்றமடைவதைக் கண்டார். ஒரு மாதத்திற்குப் பின்னர் அவரது வலி குறைவதில் குறிப்பிடத்தக்க அளவு முன்னேற்றம் ஏற்பட்டதால் அவர் அட்வில் மாத்திரையைப் பயன்படுத்தும் தேவை இல்லாமல் போய்விட்டது.

மாரியானோ மீண்டும் தனது வாழ்க்கையைப் பெற்றார். அவரால் தனது மனோதத்துவ ஆலோசகர் தொழிலை ஒவ்வொரு நாளும் நாலு அல்லது ஐந்து மணி நேரம் கூடுதலாகச் செய்ய முடிந்தது. நான் மாரியானோவைச் சந்தித்துப் பல ஆண்டுகள் ஆகிவிட்டன. அவர் தொடர்ந்து நல்லபடியாக இருந்து வருகின்றார். அவரது தொழில் மனரீதியாக பாதிக்கப்பட்ட நோயாளிகளுக்குச் சிகிச்சை அளிப்பதாக இருந்ததால், அவருக்கு இந்த நோய்கள் எவ்வாறு ஒருவரின் வாழ்க்கையைப் பாதிக்கும் என்பது நன்கு தெரியும்.

*   *   *

மாற்று உடல் நலம் பேணும் முறையை நோக்கி நடைபெறும் மாற்றம், மருத்துவச் சமுதாயத்தினருக்கு, விழித்துக் கொள்வதற்கான ஓர் எச்சரிக்கையாகச் செயல்பட வேண்டும். அவர்களது மருத்துவக் காப்பீட்டுத் திட்டங்கள் செயல்படுத்தும் உடல்நலம் பேணும் அமைப்புக்களால் மக்கள் மேலும் மேலும் கவலை அடைந்துள்ளனர். எனவே அவர்கள் அடிக்கடி சுயஉதவி வழிமுறைகளை நாடுகின்றனர். பணம் செலவானாலும் பரவாயில்லை என்று அவர்கள் மாற்று உடல்நலம் பேணும் முறைகளையும் நாடுகின்றனர். மன அழுத்தத்தைக் குறைக்கும்

மருந்துகளை டாக்டர்கள் அதிக அளவுகள் கொடுத்தாலும் மாற்றுச் சிகிச்சை முறை அமெரிக்காவிலும் மற்றும் உலகம் முழுவதிலும் பரவிச் செழித்துக் காணப்படுகின்றது. ஏன்?

நான் இப்பகுதியின் ஆரம்பத்தில் கூறியதுபோன்ற அனுபவங்களின் விளைவால் நோயாளிகள் மாற்றுச் சிகிச்சையை நாடுகின்றனர். ஆனால் மருத்துவர்கள் கொடுக்கும் மருந்துகளை நோயாளிகள் அவ்வளவாக விரும்புவதில்லை என நான் நம்புகின்றேன். அதிகமான அளவு மருந்துகள் உட்கொள்வதைவிட அவர்கள் வேறு வழிகளைக் கையாள விரும்புகின்றனர்.

மக்கள், மாற்று மருத்துவ முறைகளை நாடிச் செல்வதற்கு டாக்டர்களாகிய நாம்தான் முக்கியக் காரணம். நாம் நமது நோயாளிகளைத் தொல்லைபடுத்தி மாற்று வகையான முடிவு எடுக்கச் செய்கின்றோம். ஏனென்றால் பெரும்பாலான நோயாளிகள் முதலில் தங்களது டாக்டர்களைத்தான் பார்க்கின்றார்கள். பெரும்பாலான டாக்டர்கள் இப்போது ஆரோக்கியமான உணவு மற்றும் சுமாரான உடற்பயிற்சியை ஆதரிக்கின்றனர். ஆனால் இவர்கள் ஆக்சிஜனேற்ற அழுத்தத்தின் முக்கியத்துவத்தை முழுவதுமாக உணரவில்லை. உணர்ந்திருந்தால் சக்திவாய்ந்த ஆன்ட்டிஆக்சிடென்ட்டுகளையும் ஊட்டச்சத்து மாத்திரைகளையும் கொடுத்திருப்பார்கள். அவர்களது நோயாளிகளில் இவை அதிக அளவு முன்னேற்றத்தை ஏற்படுத்துகின்றன என்பதைக் கண்டிருப்பார்கள். இதனால் மாற்றுச் சிகிச்சை முறையை தேடிச் செல்லும் நோயாளிகளின் எண்ணிக்கை குறைவதையும் காண்பார்கள்.

# பாகம் 3

## ஊட்டச்சத்து மருத்துவம்

# 16

## டாக்டர்கள் ஊட்டச்சத்து மாத்திரைகளை எதிர்க்கும் போக்கு

நான் எனது முதல் ஆண்டு மருத்துவத் தொழில் பற்றி எண்ணிப் பார்க்கும்போது, ஊட்டச்சத்து மாத்திரைகளுக்கு எதிரான எனது ஒருதலைப்பட்சமான கருத்தைத் தெளிவாக ஞாபகத்தில் வைத்துள்ளேன். எனவே டாக்டர்களுக்கு ஊட்டச்சத்து மாத்திரைகளுக்கு எதிரான தப்பான எண்ணம் ஏன் தோன்றியது என்பதைப் புரிந்து கொள்வதில் எனக்குச் சிரமம் ஏதும் இல்லை. எனது பழைய உணர்வுகள், இன்று டாக்டர்களாகத் தொழில் புரிபவர்களில் பெரும்பாலானவர்களிலிருந்து வித்தியாசமானதல்ல.

நான் எனது நோயாளிகளிடம் அவர்கள் ஆரோக்கியமான உணவை உட்கொண்டால், அதிலிருந்தே அவர்களுக்குத் தேவையான அனைத்தும் கிடைக்கும் எனக் கூறியதை ஞாபகத்தில் வைத்துள்ளேன். "நீங்கள் உங்கள் மளிகைக் கடைக்குச் சென்று சரியான சத்துள்ள உணவுப் பொருட்களை வாங்கினால், ஊட்டச்சத்து மாத்திரைகளை உட்கொள்ள வேண்டியதில்லை," என நான் அறிவுறுத்தியுள்ளேன். "வைட்டமின்களை உட்கொள்ளுதல் பணத்தை வீணடிப்பதாகும்," என அவர்களிடம் கூறுவேன்.

அது அவர்களை நம்பிக்கை கொள்ளச் செய்யாவிட்டால், வைட்டமின்கள் கேடு விளைவிக்கின்றன என ஓரிரு ஆய்வுகள் கூறுவதை நான் அவர்களுக்குச் சுட்டிக்காட்டுவேன். வைட்டமின்களுக்கு எதிரான அந்த ஒரே ஓர் ஆய்வு மட்டும்தான் நான் அறிந்த ஒன்றாகும். இதுபோன்ற எதிர்மறையான ஆய்வுகள்

மருத்துவ இதழ்களில்லோ அல்லது செய்திகளிலோ வெளிவரும்போது நான் எனக்குள், "அந்த வைட்டமின்கள் பற்றிய உன் கருத்து சரியானதுதான். எனது நோயாளிளை இந்தப் போலி அறிஞர்கள் ஏமாற்றிவிட்டார்கள்," எனச் சொல்லிக் கொள்வேன். வைட்டமின்கள் பற்றி எனது மனத்தை மாற்றிக் கொண்டதற்கான முக்கியக் காரணம் நமது உணவின் தன்மையாகும்.

## அமெரிக்கர்களின் வழக்கமான உணவு

நான் ஓர் உண்மையை இங்கேயே, இப்போதே ஒத்துக் கொள்ள வேண்டும். துரித உணவு நிலையங்களில் நான் உணவருந்தியுள்ளேன். உங்களுக்கு விபரங்கள் தெரிய வேண்டுமானால், ஒரு பெரிய பர்கர், பிரென்ச் பிரைஸ், ஒரு பெரிய கோக், மிகப் பெரியது மற்றும் ஒரு சூடான ஆப்பிள் பை ஆகியவற்றை உண்டேன். ஆனால் இது பல ஆண்டுகளுக்கு முன்னர் நிகழ்ந்தது என்பதை நீங்கள் அறிந்து கொள்ள வேண்டும். அந்த நாளிலிருந்து நான் குறைவாக உண்ணக் கற்றுக் கொண்டேன்.

துரித உணவை உட்கொள்ளக்கூடாது என நமக்கு தெரிந்திருந்தாலும், நாம் அந்த உணவகத்தில் வரிசையாக நின்று, நாம் கஷ்டப்பட்டுச் சம்பாதித்தப் பணத்தைக் கொடுத்து நமது எதிர்கால உடல்நலனைக் கெடுத்துக் கொள்கின்றோம். வாசகர்களே, தெரிந்து கொள்வதும், செய்வதும் இரு வித்தியாசமான உண்மைகளாகும். நாம் உடல் எடையை இழப்பதற்காக ஆரோக்கியமான உணவை உட்கொள்ள வேண்டும் எனப் பிரச்சாரம் செய்கின்றோம். ஆனால் உண்மையில் அது நடைபெறுவதில்லை.

ஓர் அமெரிக்க உணவிலிருந்து நாம் சுமாராக 40 விழுக்காடுகள் கலோரிகளைக் கொழுப்பிலிருந்து பெறுகின்றோம். இதில் பெரும்பாலானது அடர்வடைந்த கொழுப்பாகும். 1997ம் ஆண்டு செப்டம்பர் மாதம் வெளிவந்த மருத்துவ இதழான பீடியாட்டிரிக்ஸ், அமெரிக்காவில் 1 விழுக்காடு குழந்தைகள்தான் பரிந்துரைக்கப்பட்டுள்ள அளவுகள் அத்தியாவசியமான ஊட்டச்சத்துக்களைத் தங்களது உணவிலிருந்து பெறுகின்றனர் எனக் கூறுகின்றது. வளரும் அவர்களது உடலுக்குத் தேவையான சத்து நிறைந்த உணவைக் குழந்தைகள் பெறாததோடு, அவர்கள் குழந்தைப் பருவத்திலேயே சரியாக உண்ணும் பழக்கத்தைக் கடைப்பிடிப்பதில்லை. இந்தப் பழக்கம் அவர்கள் பெரியவர்களாகும்வரை தொடர்கின்றது. இந்த இளைஞர்களில் எத்தனைப் பேர்களுக்கு ஏற்கனவே இன்சுலின் எதிர்ப்புத் திறன் உள்ளது என்பதை அறிய அதிக ஆச்சரியமாக இருந்தது.

இரண்டாவது தேசிய உடல்நல மற்றும் ஊட்டக் கணக்கெடுப்பு, பன்னிரண்டாயிரம் அமெரிக்க இளைஞர்களையும் அவர்களின் உண்ணும் பழக்கக்கங்களையும் மதிப்பீடு செய்தது. அவர்களின் கண்டுபிடிப்புக்கள் கீழே கொடுக்கப்பட்டுள்ளன.

- மக்கள் தொகையில் 17 விழுக்காட்டினர் எந்தவிதக் காய்களும் உண்பதில்லை.

- உருளைக்கிழங்கையும், சாலட்களையும் தவிர மக்கள் தொகையில் 50 விழுக்காட்டினர் வேறு காய்களை உண்பதில்லை. வேறு வார்த்தைகளில் கூறினால் மக்கள் தொகையில் பாதிப் பேர்தான் தோட்டத்தில் விளையும் காய்களை உண்டனர்.

- 41 விழுக்காட்டினர்தான் பழங்களையோ அல்லது பழச்சாறையோ பயன்படுத்தினர்.

- மக்கள் தொகையில் 10 விழுக்காட்டினர் மட்டுமே அமெரிக்க அரசுப் பரிந்துரையின்படி ஒரு நாளைக்கு ஐந்து முறைகள் பழங்களையும் காய்களையும் உண்கின்றனர். ஆப்பிரிக்க அமெரிக்கர்கள் 5 விழுக்காட்டினரே பரிந்துரைக்கப்பட்டக் காய் கனிகளை உண்டனர்.

நாம் தினமும் அதிகமான பழங்களும், காய்களும் உண்ண வேண்டும் என டாக்டர்களும் உணவியலாளர்களும் பரிந்துரைக்கும்போதிலும், நமது சமுதாயத்தினர் அதனைச் சரிவரப் பின்பற்றுவதில்லை. அவித்த உருளைக் கிழங்கையும், ஃப்ரெஞ்சு ஃபிரையையும் தவிர நமது மக்கள் தொகையில் பாதிப் பேர்கள் வேறு எந்தக் காய்களையும் உண்பதில்லை. இதைவிட மோசமாக மக்கள் தொகையில் 60 விழுக்காட்டினர் பழங்களை உண்பதே இல்லை. நன்கு தெரிந்திருந்தும், அமெரிக்கர்கள் ஆரோக்கியமான உணவை உட்கொள்வதில்லை.

நமது நாட்டினரில் 50 விழுக்காட்டிற்கு மேலானவர்கள் இப்போது குறிப்பிடத்தக்க விதத்தில் உடல் எடை அதிகமுள்ளவர்களாகக் காணப்படுவதில் எவ்வித ஆச்சரியமும் இல்லை. சர்க்கரை அளவு மிக அதிகமாக உள்ள உணவுடன்கூடிய மோசமான உணவுப் பழக்கங்களால் அமெரிக்காவில் பரவலாக இன்சுலின் எதிர்ப்பும் நீரிழிவு நோயும் காணப்படுகின்றன. நீங்கள் வெளியே செல்லும்போது வெள்ளை ரொட்டி, வெள்ளை மாவு, பாஸ்ட்டா, அரிசிச் சோறு, மற்றும் உருளைக் கிழங்குகள் ஆகியவற்றை இரண்டு வாரங்களுக்கு உட்கொள்ளாமல் இருந்தால், ஏன் இவ்வளவு மக்கள் (8 கோடிக்கும் அதிகமானவர்கள்) சின்ட்ரோம் 'எக்ஸ்' என்று அழைக்கப்படும் இன்சுலின் எதிர்ப்பைத் தோற்றுவித்துக் கொள்கின்றார்கள் என்பதை விரைவில் நீங்கள் உணர்ந்து கொள்வீர்கள்.

## அமெரிக்காவில் உணவின் தரம்

கடந்த அரை நூற்றாண்டில் பூமியில் உள்ள எந்த நாடும் அமெரிக்காவைப் போன்று அதிக அளவில் உணவை உற்பத்தி செய்யவில்லை. ஆனால் நீங்கள் உடல் ஆரோக்கியத்தின் அடிப்படையில் அந்த உணவின் தரத்தை ஆராய்ந்தால் நாம் கவலைப்படுவதற்கு நிறைய இருக்கின்றது. நமது உணவை உற்பத்தி செய்யவும், பாதுகாக்கவும் இன்று கையாளப்படும் முறைகள் தரத்தை மிகவும் பாதிக்கின்றது. ரெக்ஸ் பீச் அமெரிக்க செனட் சபைக்கு எழுதிய அறிக்கையில்,

"நம்மில் பெரும்பாலோர் இன்று சில ஆபத்தான உணவுச் சத்துப் பற்றாக்குறையால் பாதிக்கப்பட்டிருப்பது தெரிகின்றது. இதனைச் சரிசெய்ய உணவுப் பொருட்கள் பயிரிடப்படும் சத்து இழந்த மண்ணின் தாது உப்புக்களின் அளவைச் சமன் செய்தல் வேண்டும். நமக்கு அதிக பயத்தை உண்டாக்கும் உண்மை என்னவென்றால், பழங்கள், காய்கள் மற்றும் தானியங்கள், சில குறிப்பிட்ட தாது உப்புக்கள் போதுமான அளவு இல்லாத இலட்சக்கணக்கான ஏக்கர்கள் அளவுள்ள நிலங்களில் இப்போது பயிரிடப்படுகின்றன. இதனால் எந்த அளவு உணவை உட்கொண்டாலும் நமக்குத் தேவையான சத்துக்கள் கிடைப்பதில்லை," எனக் கூறியிள்ளார்.

பீச் இந்த அறிக்கையை 1936ம் ஆண்டு வெளியிட்டார். பீச்சின் இந்த வேண்டுகோள் செனட்டுக்கு முறையிடப்பட்டு எழுபது ஆண்டுகள் ஆகியும், நமது நாட்டின் மண் வளத்தை முன்னேற்றமடையச் செய்ய எதுவும் இதுவரை செய்யப்படவில்லை. உண்மையிலேயே, அமெரிக்க சரித்திரத்திலேயே முன் எப்போதும் இருந்ததைவிட நிலைமை இப்போது மிக மோசமாகக் காணப்படுகின்றது. ஐந்து முக்கியத் தாது உப்புக்கள் (கால்சியம், மெக்னீசியம், குளோரைடு, ஃபாஸ்பரஸ் மற்றும் பொட்டாசியம்) மற்றும் குறைந்தது பதினாறு ட்ரேஸ் கனிமங்கள் ஒரே சீரான ஆரோக்கியத்திற்கு அடிப்படைத் தேவையானவையாகும். தாவரங்களால் கனிமங்களைத் தோற்றுவிக்க முடியாது. அவை கனிமங்களை மண்ணிலிருந்துதான் உட்கிரகிக்க வேண்டும். நமது மண்ணில் இந்தக் கனிமங்கள் இல்லாவிடில், நமது தாவரங்களால் அவற்றைப் பெற இயலாது.

அவை அவற்றை ஏன் பெறுவதில்லை? இந்தக் கனிமங்களைக் கொண்ட கரிம உரங்கள் கிடைப்பது மிகவும் சிரமமானது. அமெரிக்க விவசாயிகள் அவர்களுக்கு ஏற்படும் செலவைக் கட்டுப்படுத்த மண்ணுக்கு வெறும் நைட்ரஜன், பாஸ்பரஸ் மற்றும் பொட்டாசியம் (என்பிகே என அழைக்கப்படுகின்றது) கலந்த உரங்களைப் பயன்படுத்தி அதன் கனிம வளத்தை மீட்க முயற்சிக்கின்றனர். இந்த என்பிகே உரங்களைப் பயன்படுத்தி, பார்ப்பதற்குப் பளபளப்பாகத் தோற்றமளிக்கும் தானியங்களையும்

விளை பொருட்களையும் விவசாயிகள் உற்பத்தி செய்கின்றனர். ஆனால் இந்தப் பயிர்கள் அத்தியாவசியத் தேவையான மற்றக் கனிமப் பொருட்கள் அற்றுக் காணப்படுகின்றன. துரதிர்ஷ்டவசமாக, அமெரிக்க விவசாயத்தைக் கட்டுப்படுத்தும் சக்தி பொருளாதாரமாகும். இதன் விளைவாக, விவசாயிகள் ஓர் ஏக்கருக்கு அதிக அளவு விளை பொருட்களை உற்பத்தி செய்வதில் கண்ணும் கருத்துமாக இருக்கின்றார்களே ஒழிய, அவர்கள் அறுவடை செய்யும் பொருட்களின் ஊட்டச்சத்தின் அளவு பற்றி எவ்விதக் கவலையும் கொள்வதில்லை.

சிலர் நமது உணவுகளின் தரம் பற்றியும், அது எவ்வாறு ஒன்று அல்லது இரண்டு தலைமுறைகளுக்கு முன்னர் காணப்பட்ட உணவின் தரத்திலிருந்து குறைவாக உள்ளது என்பதையும் ஒப்பிட்டு விவாதிப்பார்கள். கலப்பின தானியங்களும், காய்களும், பழங்களும் மக்களிடையே அதிக செல்வாக்கு பெற்றுள்ளன. கலப்பின விதைகள் அதிக அளவிலான, பளபளப்பான, அதிக நோய் எதிர்ப்புத் தன்மையுடைய விளை பொருட்களைத் தோற்றுவிக்கின்றன. ஆனாலும், கலப்பினப் பொருட்களின் ஊட்டச்சத்து அளவு இயற்கையாக விளைவிக்கப்பட்டப் பொருட்களைவிடக் குறிப்பிடத்தக்க அளவு குறைவாக உள்ளது. விவசாயிகளுக்கு, அவர்கள் ஓர் ஏக்கருக்கு எவ்வளவு விளைவிக்கின்றனர் என்பதற்காக மட்டுமே பணம் அளிக்கப்படுகின்றது. அவரது விளைபொருளின் தரத்திற்காகப் பணம் அளிக்கப்படுவதில்லை. விவசாயமும் அதிக செலவினத்தை உண்டு பண்ணும், அரசியல் கலந்த ஒரு தொழிலாகி விட்டது. நமக்கு ஊட்டச்சத்துக்கள் அவசியமான தேவையாக இருந்தாலும், விவசாயிகளுக்கு அவர்களது வாழ்க்கையே பிரச்சனையாக உள்ளது. கலப்பின விளைபொருட்கள் அப்பிரச்சனையைத் தீர்க்கின்றன.

நமது உணவுத் தொழில், சிறப்பான போக்குவரத்து அமைப்பாலும் உணவு சேமித்து வைக்கும் உத்திகளாலும், ஆண்டு முழுவதும் நாடு முழுவதிலும் பல வகையான பழங்களும் காய்களும் கிடைக்குமாறு செய்யப்பட்டுள்ளது. பழங்களும், காய்களும் அவைகள் முற்றுவதற்கு முன்னரே பறித்து விடுவதற்கு கிரீன் ஹார்வெஸ்டிங் என்று பெயர். அதிகத் தொலைவுக்கு உணவைக் கப்பல் மூலம் அனுப்புவதற்குக் குளிர்பதன முறை தேவைப்படுகின்றது. வேறு சில பதன முறைகளும் உள்ளன. இவற்றால் பழங்களிலும் காய்களிலும் உள்ள முக்கிய ஊட்டச்சத்துக்கள் இழக்கப்பட்டுவிடுகின்றன. நமது உணவும் மிகவும் அதிகமாகப் பதப்படுத்தப்படுகின்றது. எடுத்துக்காட்டாக, நமது மாவைச் சுத்தப்படுத்தி வெள்ளை ரொட்டி செய்யத் தயார் செய்யும் போது, இருபத்து மூன்றுக்கும் அதிகமான அத்தியாவசிய ஊட்டச்சத்துக்கள் நீக்கப்படுகின்றன. அவற்றில் மெக்னீசியம் மிகவும் முக்கியமானது. நமது உணவுத் தொழிற்சாலைகள் பின்னர்

இவற்றுடன் சுமார் எட்டு ஊட்டச்சத்துக்களை மீண்டும் சேர்த்து அதனைச் செறிவூட்டப்பட்ட மாவு என அழைக்கின்றது. உங்களுக்குத் தெரியுமா?

- வெள்ளை மாவு உற்பத்தி செய்யும்போது, தானியத்தின் வெளிப்புறப் பகுதியை அகற்றும்போது மாவின் 80 விழுக்காடு மெக்னீசியம் இழக்கப்படுகின்றது.
- நமது இறைச்சிகள் பதப்படுத்தப்படும்போது 50ல் இருந்து 70 விழுக்காடு அளவு வைட்டமின் பி6 நீக்கப்படுகின்றது.
- குளிர்பதன அறைகளில் சேமித்து வைத்தல் 150 விழுக்காடுவரை டாங்கரின் என்னும் சிறிய ஆரஞ்சுப் பழத்தில் உள்ள வைட்டமின் 'சி'யை நீக்குகின்றது.
- ஒரு வாரம்வரை சேமித்து வைக்கப்பட்டப் காளான்கள் 90 விழுக்காடு அளவு அதன் வைட்டமின் 'சி'யை இழக்கின்றது.

நாம் நமது உணவுப் பொருள்களை வாங்கும்போதே அது குறிப்பிடத்தக்க அளவு முக்கிய ஊட்டச்சத்துக்கள் குறைந்து காணப்படுவது உண்மை. ஆனால் நாம் நம் உணவைத் தயாரிக்கும் விதம் அதைவிட முக்கியமானது. உணவை அதிகமாக வேக வைத்தல், புதிதாக உணவுகளைத் தயாரிப்பதில் தாமதம், உணவுகளை உறைய வைத்தல் ஆகியவற்றால் நமது உணவுகள் அவற்றின் ஊட்டச்சத்து அளவுகளை இழக்கின்றன. எடுத்துக்காட்டாக:

- புதிதாகத் தயாரித்த சாலட்டுகள் மற்றும் வெட்டப்பட்ட காய்கள் மற்றும் பழங்கள் ஆகியவை மூன்று மணி நேரங்களுக்கு மேல் இருந்தால் அவற்றின் ஊட்ட அளவில் 40ல் இருந்து 50 விழுக்காட்டினை இழக்கின்றன.
- வைட்டமின் 'சி' குளிராலும் வெப்பத்தாலும் பாதிக்கப்படக்கூடியது. நீண்ட நேரம் சேமித்து வைத்தால் அதன் அளவு குறைக்கப்படுகின்றது.
- உணவு தயாரிக்கப்படும்போது ஃபோலிக் அமிலம் குறிப்பிடத்தக்க அளவு குறைகின்றது.
- இறைச்சிகளை உறைய வைப்பதால் அதிலுள்ள 'பி' வைட்டமின்களில் 50 விழுக்காடு அழிக்கப்படுகின்றது.

நாம் நமது மண்ணில் குறைந்த ஊட்டச்சத்துக்களுடன் ஆரம்பித்தோம். என்பிகே உரங்கள் மண்ணின் நிலையை மோசமாக்கின. அதன் பின்னர் கலப்பின தானியங்கள் வந்தன. அவை ஊட்டச்சத்துக் குறைந்த உணவுகளை உற்பத்தி செய்தன. நவீன பதப்படுத்தும் முறை மற்றும் உணவைச் சேமித்து வைக்கும் முறை ஆகியவை நமது உணவுகளின் தரத்தை இன்னும்

குறைத்தன. பின்னர் நாம் இந்த உணவுகளை வீட்டுக்கு எடுத்துச் சென்று சேமித்து வைப்பதன் மூலமும் சமைப்பதன் மூலமும் மேற்கொண்டு சத்து இழப்பைத் தோற்றுவிக்கின்றோம். நாம் ஏன் நம் உணவுடன் உயர்தர ஊட்டச்சத்து மாத்திரைகளைச் சேர்த்துக் கொள்ள வேண்டும் என்ற விவாதம் சரியானதுதான் என்பதை இவை காட்டுகின்றன.

நான் ஊட்டச்சத்துப் பொருட்களின் பயன்பாட்டைப் பரிந்துரைப்பதற்கு முக்கியமான முதல்நிலைக் காரணங்கள் இவையல்ல என்பதை நீங்கள் புரிந்து கொள்ள வேண்டும். நமது அமெரிக்க மக்களின் ஆரோக்கியத்திற்கு இந்த நிலைமைகள் தீங்காக நிரூபிக்கப்பட்டாலும், ஊட்டம் பற்றிய நமது புரிதலும் அதே போன்று அல்லது அதைவிட அதிகத் தீங்கு விளைவிக்கக்கூடியதாக உள்ளது. நாம் ஆர்டிஏக்களின் அர்த்தத்தை மீண்டும் சிந்தித்துப் பார்க்க வேண்டும். ஆர்டிஏ என்பது ஒரு நாளைக்குப் பரிந்துரைக்கப்பட்ட அளவாகும்.

## சமச்சீர் அளவுகளும் பரிந்துரைக்கப்பட்ட அளவுகளும்

பரிந்துரைக்கப்பட்ட தினசரி அளவுகள் (ஆர்டிஏ) எவ்வாறு தோன்றின என்பதை முதலில் நீங்கள் புரிந்து கொள்ள வேண்டும். ஆர்டிஏக்கள் 1920கள் மற்றும் 1930களின் ஆரம்பக் காலத்தில், மிகத் தீவிரமான ஊட்டக்குறைவு நோய்களைத் தவிர்ப்பதற்கான பத்து அடிப்படை ஊட்டச் சத்துக்களின் குறைந்தபட்சத் தேவைகளைச் சுட்டிக்காட்டத் தோற்றுவிக்கப்பட்டவையாகும். இவை ஸ்கர்வி (வைட்டமின் 'சி' குறைவு), ரிக்கெட்ஸ் (வைட்டமின் 'டி' குறைவு) மற்றும் பெல்லாக்ரா (நியாசின் குறைவு) போன்ற நோய்களாகும். வேறு வழியில் கூறினால், நீங்கள் வைட்டமின் 'சி', வைட்டமின் 'டி' மற்றும் நியாசின் ஆகியவற்றிற்கான ஆர்டிஏவை உட்கொண்டால் நீங்கள் மேற்கூறிய நோய்கள் எதனாலும் பாதிக்கப்பட மாட்டீர்கள்.

பரிந்துரைக்கப்பட்ட தினசரி அளவுகள் அவற்றின் பணியைச் செய்துவிட்டன. நான் டாக்டராகப் பணியாற்றிய இந்த முப்பது ஆண்டுகளில் இந்த நோய்களில் எதையும் எப்போதும் பார்த்ததில்லை. அவை இன்னும் உள்ளன. ஆனால் அரிதாகத்தான் வருகின்றன. உண்மையில் நோய்க் கட்டுப்பாட்டு மையம் இந்த நோய்களை இப்போது கண்டுகொள்வதே இல்லை.

ஆர்டிஏ பட்டியலில் சேர்க்கப்பட்ட ஊட்டச்சத்துக்களின் எண்ணிக்கை அடுத்த இருபது ஆண்டுகளில் அதிகமாயின. 1950களின் ஆரம்பக் காலத்தில் ஆர்டிஏக்களின் வரையறை விரிந்து பரந்து, சாதாரண வளர்ச்சிக்கும், முன்னேற்றமடையவும் தேவையான ஊட்டச்சத்துக்களின் அளவுகளையும் சேர்த்துக் கொண்டது.

ஆர்டிஏக்கள் பயனுள்ளவையாக நிரூபிக்கப்பட்டாலும், அதிகமான டாக்டர்களும், சாதாரண மக்களும் ஆர்டிஏவின் தரத்திற்கு அவற்றிற்கு உரித்தானதைவிட அதிக முக்கியத்துவத்தைக் கொடுக்கின்றனர். இது ஏனென்றால், அமெரிக்க அரசு எல்லா உணவு மற்றும் சேர்க்கைப் பொருட்களின் பெயர்ப் பட்டியல்மீது அவற்றின் ஊட்டச்சத்துக்களின் விழுக்காடு பற்றி ஆர்டிஏயின் வழிகாட்டல்படிக் குறிப்பிட வேண்டும் என்று கட்டாயப்படுத்தியதால்தான். ஆனால் ஊட்டச்சத்துச் சேர்க்கைப் பொருட்களைப் பற்றியும், நாட்பட்ட சீர்கேடு விளைவிக்கும் நோய்கள்மீதான அதன் விளைவுகள் பற்றியும் கற்பதில் பல ஆண்டுகளைச் செலவிட்டப் பின்னர், நான் ஓர் உண்மையின்மீது உறுதியான நம்பிக்கை கொண்டுள்ளேன்: ஆர்டிஏக்கும், நாட்பட்ட சீர்கேடு விளைவிக்கும் நோய்களுக்கும் எந்தவிதத் தொடர்பும் இல்லை என்பதுதான் அது.

மற்ற அனைத்து உண்மைகளைக் காட்டிலும் இந்த ஓர் எளிய உண்மைதான், ஊட்டச்சத்துச் சேர்க்கை பொருட்கள் உடல்நலத்திற்கு ஏற்படுத்தும் நன்மைகள் குறித்த அதிகக் குழப்பத்திற்குக் காரணம் என நான் நம்புகின்றேன். உடலின் ஆரோக்கியத்திற்குத் தேவையான ஊட்டச்சத்துக் அளவுகள் ஆர்டிஏவில் குறிப்பிடப்பட்டுள்ளவைதான் என நம்பும்படி டாக்டர்கள் பயிற்றுவிக்கப்பட்டிருக்கின்றனர். இந்தப் பொய்யான ஊகம்தான், டாக்டர்கள், உணவியலாளர்கள், ஊட்டச்சத்து வல்லுனர்கள், மற்றும் உடல்நலம் பேணும் சமுதாயத்தைச் சேர்ந்தவர்கள் ஆகியோர் ஊட்டச்சத்து மாத்திரைகளுக்கு எதிரான ஒரு பொதுவான தடையைத் தோற்றுவிக்க முக்கியமான காரணம் என நம்புகின்றேன்.

நீங்கள் மருத்துவ இதழ்களைத் தேடிப் பார்த்து ஆக்சிஜனேற்ற அழுத்தம் பற்றியும், அதைத் தடை செய்யத் தேவைப்படும் ஊட்டச்சத்துக்கள் பற்றியும் அறிந்து கொண்டபோது, ஊட்டச்சத்து மாத்திரைகளின் அளவுகள் ஆர்டிஏவின் அளவுகளைவிடக் குறிப்பிடத்தக்க அளவு அதிகமாகக் காணப்பட்டது என்பதைக் கண்டுணர்வீர்கள். இதற்கு ஒரு நல்ல எடுத்துக்காட்டு வைட்டமின் 'இ' ஆகும். வைட்டமின் 'இ'யின் பரிந்துரைக்கப்பட்ட தினசரி அளவு 10ஐயு ஆகும். ஆனால் வேறு சில பட்டியல்படி அது 30ஐயு ஆகும். ஒரு சராசரி அமெரிக்க உணவில் 8—10ஐயு அளவுதான் காணப்படுகின்றது. மருத்துவ இலக்கியங்களின்படி 100 ஐயு வைட்டமின் 'இ'யை மாத்திரைகளாக உட்கொள்ளும்வரை எந்தவிதமான உடல்நலப் பலன்களையும் பார்க்கத் துவங்க முடியாது. 400ஐயு அல்லது அதற்கு மேல் உட்கொண்டால் ஆரோக்கியத்தில் நல்ல முன்னேற்றம் ஏற்படும் (பெரும்பாலான டாக்டர்கள் ஊட்டச்சத்து மாத்திரைகள் உட்கொள்வதைப் பற்றி அறிந்தவர்களாக

இருப்பதால், ஒருவர் தினமும் 400ஐயு வைட்டமின் 'இ'யை உட்கொள்ள வேண்டும் என்பதை ஒத்துக் கொள்வார்கள்.)

வைட்டமின் 'சி'க்கான ஆர்டிஏ 60 மில்லிகிராம் ஆகும். ஆனால் கடந்த சில வருடங்களாக நடந்த விவாதங்கள் இந்த அளவு தினம் ஒன்றுக்கு 200 மில்லிகிராம் ஆக அதிகரிக்கப்பட வேண்டியது அவசியம் எனக் கூறுகின்றன. மருத்துவ இதழ்கள் இதற்கு மாறாக, நமது உடல் ஆரோக்கியத்திற்குக் குறைந்தது 1000 மில்லிகிராம் அளவு வைட்டமின் 'சி' தேவை எனச் சுட்டிக்காட்டுகின்றன. அந்த அளவு 2000 மில்லிகிராமாக அதிகரித்தால் பயன்களும் அதிகரிக்கின்றன.

மருத்துவ இதழ்களில் இருந்து நான் எல்லா ஊட்டச்சத்துக்கள் பற்றியும் அறிந்து, அவற்றின் உடல்நலப் பலன்கள் தோற்றுவிக்கத் தேவையான அளவுகள் பற்றிப் பட்டியல் தயாரித்துள்ளேன். ஒவ்வொன்றிலும் ஆர்டிஏவுக்கு எவ்விதத் தொடர்பும் கிடையாது. பரிந்துரைக்கப்பட்ட தினசரி அளவுகளுக்கும் நாட்பட்ட சீர்கேடு விளைவிக்கும் நோய்களுக்கும் தொடர்பு கிடையாது. நமக்குத் தேவையான போதிய அளவு ஊட்டச்ச த்துக்கள் கிடைப்பதற்கு எந்த அளவு உணவை நாம் உட்கொள்ள வேண்டும் என்பது பற்றித் தெரிய வேண்டுமானால் அடுத்த பக்கத்தில் உள்ள அட்டவணை 1 ஐப் பார்க்கவும்.

ஊட்டச்சத்துக்களின் போதுமான அளவுகள் நிலையை உணவு மூலம் அடைவது எளிதல்ல. நீங்கள் சீர்கேடு விளைவிக்கும் நோய்கள் தோன்றும் ஆபத்தைக் குறைக்க வேண்டுமானால், உங்கள் உணவுடன் ஊட்டச்சத்து மாத்திரைகளைக் கண்டிப்பாக எடுத்துக் கொள்ள வேண்டும்.

நீங்கள் பாரம் குறைந்ததுபோல் ஒரு பெருமூச்சு விட்டு, "கடவுளே, நான் பாதுகாக்கப்பட்டுள்ளேன். ஏனென்றால் நான் பல வைட்டமின்கள் சேர்ந்த ஒரு மாத்திரையை உட்கொண்டுள்ளேன்," என நினைக்கலாம். அவ்வாறு ஓய்வெடுத்துவிடாதீர்கள். ஒவ்வொரு நாளும் பல வைட்டமின்கள் கொண்ட மாத்திரைகளை உண்பதால் மட்டும் சீர்கேடு விளைவிக்கும் நோயிலிருந்து உங்களைப் பாதுகாத்துக் கொள்ள முடியாது. பல வைட்டமின்களைக் கொண்ட மாத்திரைகள் ஆர்டிஏக்களை அடிப்படையாகக் கொண்டவை. பல வைட்டமின்கள் கொண்ட மாத்திரைகளை உண்பதால் நோயாளிகளிடம் நல்ல பலன்கள் உண்டாகும் என்பதற்கான குறிப்புக்கள் ஏதும் இல்லை என்று மருத்துவ இதழ்களில் கூறப்பட்டுள்ளது. நீங்கள் நிறைய அளவு உயர்தர ஆன்ட்டிஆக்சிடென்ட்டுகளையும் தாதுப் பொருட்களையும் உட்கொண்டால்தான், நாட்பட்ட சீர்கேடு விளைவிக்கும் நோய்களிலிருந்து உங்களைப் பாதுகாத்துக் கொள்ளவோ, நோயின் தாக்கத்தைத் தாமதப்படுத்தவோ முடியும்.

## அட்டவணை 1
## போதிய அளவு ஊட்டச்சத்துக்களைப் பெற உட்கொள்ள வேண்டிய உணவின் அளவு

வைட்டமின் 'இ' (450 ஐயு)
- *கீரைக் கட்டு 33*
- *வெண்ணெய் 27 பவுண்ட்*
- *அவோகாடோ பழம் 80*
- *மாம்பழம் 80*
- *சூரியகாந்தி விதை 2 எல்பி*
- *கோதுமை 23 கப்*
- *சோள எண்ணை 1.5 குவார்ட்ஸ்*

வைட்டமின் 'டி' (600 ஐயு)
- *முட்டை மஞ்சள் கரு 22*
- *செரிவூட்டப்பட்டப் பால் 6 கப்*
- *மார்ஜரீன் 30 கரண்டி*
- *இறால் மீன் 15 அவுன்ஸ்*

வைட்டமின் 'சி' (1300 மிகி)
- *நடுத்தரக் கிவிப் பழம் 17*
- *நடுத்தர ஆரஞ்சு 16*
- *நடுத்தர ஆப்பிள் 160 (தோலுடன்)*
- *ஆரஞ்சு சாறு 10.5 கப்*
- *பச்சை புரோக்கலி 16 கப்*

ஃபோலேட்(1 மிகி)
- *வேக வைத்த ஆஸ்பராகஸ் 3.8 கப்*
- *கருப்பு பீன்ஸ் 4 கப்*
- *நடுத்தர ஆரஞ்சு 20*
- *பிரஸ்ஸல் ஸ்பிரௌட் 10 கப்*
- *வேகவைத்தக் கீரை 3.8 கப்*

வைட்டமின் பி6 (27 மிகி)
- *வாழைப்பழம் 41*
- *வேகவைத்த உ.கிழங்கு (தோலுடன்) 38*
- *துவரம் பருப்பு 77 கப்*
- *கோழிக்கறி (மார்புப் பகுதி) 15 எல்பி*
- *கோதுமை 18 கப்*

ரிபோ ஃப்ளேவின் (27 மிகி)
- *மாட்டீரல்22 அவுன்ஸ்*
- *கொழுப்புக் குறைந்த தயிர் 16 கப்*
- *முட்டை 9 டஜன்*
- *கொழுப்புக் குறைந்த பால் 3.25 கேலன்*
- *வேகவைத்தக் கீரை 64 கப்*

தயாமின் (27 மிகி)
- *கைக்குத்தல் அரிசி 135 கப்*
- *பன்றிக் கறி 2 எல்பி*
- *சூரியகாந்தி விதை 3 எல்பி*
- *பச்சைப் பட்டாணி 64 கப்*
- *கோதுமை 12 கப்*

அடுத்ததாக எழக்கூடிய நியாயமான கேள்வி, இந்த ஊட்டச்சத்து மாத்திரைகளைப் போதுமான அளவு உட்கொள்ளுதல் பாதுகாப்பானதுதானா? ஒரு டாக்டராக, நான் அடிக்கடி எனது நோயாளிகளுடன் இந்த ஆபத்துக்களைப் பற்றி விவாதிப்பேன். உங்களது டாக்டர், ஊட்டச்சத்து மாத்திரைகளை உட்கொள்வதால் தீங்கு விளையும் எனச் சில ஆய்வுகள் பற்றி உங்களிடம் கூறுவார் என்று நான் நிச்சயமாகக் கூறுகின்றேன். ஆபத்துக்கள் உள்ளனவா? நிச்சயமாக உள்ளன. இதைப் பற்றி நாம் விரிவாக விவாதிக்க வேண்டும்.

## ஊட்டச்சத்து மாத்திரைகளில் உள்ள நன்மையும் அதிலுள்ள ஆபத்தும்

இந்தப் புத்தகம் முழுவதிலும், சீர்கேடு விளைவிக்கும் நோய்களின் முன்னேற்றத்தைத் தடுப்பதிலோ அல்லது தாமதப்படுத்துவதிலோ ஊட்டச்சத்து மாத்திரைகளின் பயன் குறித்த மருத்துவச் சான்றுகளை நான் கூறியுள்ளேன். இந்த ஊட்டச்சத்து மாத்திரைகள், இந்த நோய்களைக் குறைக்கும் தன்மை உடையதாக இருப்பதற்கு அதனை நாம் வாழ்நாள் முழுவதும் கண்டிப்பாக உட்கொள்ள வேண்டும். ஆர்டிஏ பரிந்துரைகளைவிட அதிக அளவுகளில் நாம் அதைப் பயன்படுத்த வேண்டும். அமெரிக்கர்கள் ஏற்கனவே ஆரோக்கியமற்ற நிலையிலேயே உள்ளனர். எனவே இந்த ஊட்டச்சத்துக்கள் நச்சு விளைவுகள் ஏதுமின்றியும், அதிகமான அளவு உபயோகிக்கும் விதத்தில் பாதுகாப்பாகவும் இருக்க வேண்டும்.

ஆன்ட்டிஆக்சிடென்ட்டுகள் சரியான முறையில் உட்கொள்ளப்பட்டால் மிகவும் பாதுகாப்பானது. ஊட்டச்சத்து மாத்திரைகள் நாம் நமது உணவிலிருந்து பெறக்கூடிய அதே சத்துக்கள்தான். ஆனால் இது நாம் சாதாரணமாக உட்கொள்ளும் உணவைவிடச் சற்று உயர்ந்த அளவில் காணப்படும். இதற்கு மாறாக, மருந்து நிறுவனங்களால் தயாரிக்கப்படும் மருந்துகள், சில நாட்பட்ட நோய்களைத் தடை செய்வதில் சில மருத்துவப் பலன்களை உடையனவாக இருக்கலாம்; ஆனால் அவை நோயாளிகளுக்கு ஆபத்துக்களைத் தோற்றுவிக்கின்றன.

ஒரு டாக்டர் ஒவ்வொரு முறை மருந்துகளைக் கொடுக்கும்போதும், குறிப்பாக நாட்பட்ட நோய்களின் சிகிச்சைக்காகக் கொடுக்கும்போதும், அந்த மருந்தைப் பயன்படுத்துவதால் விளையக்கூடிய ஆபத்துக்கள் பற்றி விளக்கிக் கூற வேண்டும். டாக்டர் புரூஸ் போமெரான்ஸ் 1998ம் ஆண்டு ஏப்ரல் 15ம் நாளிட்ட 'ஜர்னல் ஆஃப் தி அமெரிக்கன் மெடிக்கல் அசோசியேஷன்' இதழில், "நாம் கொடுக்கும் மருந்துகள் ஓர் ஆண்டுக்கு 100,000 க்கும் மேற்பட்ட இறப்பைத் தோற்றுவிக்கின்றன," எனக் கூறியுள்ளார். அதோடு, மருந்துகளை

உட்கொள்வதால் மேலும் 21 இலட்சம் நோயாளிகளுக்கு ஆபத்தான சிக்கல்கள் உருவாவதாகவும் அவர் கூறுகின்றார். ஊட்டச்சத்து மாத்திரைகள் இதுபோன்ற ஆபத்துக்களைக் கொண்டவை அல்ல.

"மருந்துச் சீட்டினால் ஏற்படும் மரணம்" என்ற எனது அடுத்தப் புத்தகத்தில் டாக்டர்கள் எழுதிக் கொடுக்கும் மருந்துகளால் ஏற்படும் உள்ளார்ந்த ஆபத்துகள் பற்றியும், அவற்றினால் ஏற்படும் பக்க விளைவுகளை நிர்ணயிப்பதில் உள்ள குறைகள் பற்றியும் நான் விளக்கியுள்ளேன். அதில் நீங்கள், மருந்துகளின் எதிர் விளைவுகளால் ஏற்படும் விரும்பத்தகாத விளைவுகளிலிருந்தும் இறப்பிலிருந்தும் உங்களைப் பாதுகாத்துக் கொள்ள ஒரு நடைமுறைப்படுத்தக்கூடிய மற்றும் புரிந்து கொள்ளக்கூடிய வழிகாட்டுதலைக் காணலாம்.

சரியாக எழுதிக் கொடுக்கப்பட்ட, மற்றும் சரியான முறையில் கொடுக்கப்பட்ட மருந்துகள், அமெரிக்காவில் இறப்பைத் தோற்றுவிப்பதில் நாலாவது முக்கிய காரணமாக இருப்பதால் டாக்டர்களும், உடல்நலம் பேணும் அமைப்புக்களின் அதிபர்களும் உடல்நலம் பற்றிய இப்பெரிய சர்ச்சை குறித்துக் கவனம் செலுத்த வேண்டிய நேரம் இது. மருத்துவப் பணியாளர்களாகிய டாக்டர்கள் நோய்களுக்கு எதிராகப் பேசுவதோடு, இதயநோய், பக்கவாதம் மற்றும் புற்றுநோய் ஆகியவற்றால் ஏற்படும் ஆபத்தைக் குறைக்கப் போராட வேண்டும். ஆனால் நமது நோயாளிகளின் அவஸ்தையைக் குறைக்கவும், நாம் எழுதிக் கொடுக்கும் மருந்துகளால் அவர்கள் இறப்பதைத் தடுக்கவும் அவர்களுக்கு உதவுவது பற்றி நாம் ஏன் பேசக்கூடாது? மரணத்திற்கான இந்தக் குறிப்பிடத்தக்கக் காரணத்தைப் பெரும்பாலான டாக்டர்கள் புறக்கணித்தாலும், ஊட்டச்சத்து மாத்திரைகளை உட்கொள்வது ஆபத்தானது என்று கூறித் தங்களது நோயாளிகள் ஊட்டச்சத்து மாத்திரைகளை உட்கொள்வதை அவர்கள் தடுப்பது மிகவும் முரண்பாடாக எனக்குத் தோன்றுகிறது.

ஊட்டச்சத்து மாத்திரைகளால் நிகழ்ந்தது எனக் கடந்த பல ஆண்டுகளில் ஒருசில இறப்புகளே அறிவிக்கப்பட்டன. இதில் இந்த நபர்கள் இந்தப் புத்தகத்தில் பரிந்துரைக்கப்பட்ட அளவுகளைவிடப் பல மடங்குகள் அதிகமாக நியாசினை உட்கொண்டதால் ஏற்பட்டவை. வேறுசில அறிக்கைகள், குழந்தைகளின் விஷயத்தில், அக்குழந்தைகள் தற்செயலாக அதிக அளவு ஊட்டச்சத்து மாத்திரைகளை உட்கொண்டதால் மரணம் நிகழ்ந்ததாகக் கூறுகின்றது.

இருந்தாலும், அதிகமான அளவில் உட்கொள்ளப்பட்டால் ஊட்டச் சேர்க்கைப் பொருட்கள் நச்சாக மாறலாம் என்ற உண்மையை நீங்கள் அறிந்திருக்க வேண்டும். ஒவ்வோர் ஊட்டச்சத்தின் நச்சு விளைவுகள் பற்றி நாம் பார்க்கலாம்.

## வைட்டமின் 'ஏ'

எல்லா வகையான ஊட்டச்சத்துப் பொருட்களையும்விட அதிகக் கவலை அளிப்பது வைட்டமின் 'ஏ' ஆகும். வாலிபர்கள் நீண்ட நாட்களுக்கு ஒரு நாளைக்கு 50,000 ஐயுக்கு அதிகமாக வைட்டமின் 'ஏ' உட்கொண்டால் வைட்டமின் 'ஏ' நச்சுத் தன்மை உண்டாகலாம். நோயாளிக்குக் கல்லீரல் நோய் இருந்தால் குறைந்த அளவு வைட்டமின் 'ஏ' நச்சுத் தன்மையைத் தோற்றுவிக்கலாம். வைட்டமின் 'ஏ' நச்சுத்தன்மையின் அடையாளமாக, வறண்ட தோல், உடையும் தன்மையுள்ள நகம், முடி உதிர்தல், ஜின்ஜிவைட்டிஸ் (ஈறுகளில் பாதிப்பு) நரம்புத் தளர்ச்சி, ஓங்கரித்தல், களைப்பு மற்றும் எரிச்சலடையும் தன்மை ஆகியன காணப்படும்.

குழந்தைகள் தற்செயலாக அதிகமான அளவு வைட்டமின் 'ஏ'ஐ உட்கொண்டால் (100,000—3,00,000 ஐயு) அது மிக மோசமான நச்சுத் தன்மையைத் தோற்றுவிக்கும். இந்த நச்சுத் தன்மை, தலைவலி, வாந்தி ஆகியவற்றோடு மண்டையோட்டுக்குள் தோன்றும் அழுத்தத்தால் மயக்க நிலையையும் தோற்றுவிக்கலாம். 2002ம் ஆண்டு ஜனவரி மாதம் 2ம் தேதியிட்ட "ஜர்னல் ஆஃப் தி அமெரிக்கன் அசோசியேஷன்" இதழில், சாதாரணமான எலும்பின் செயல்பாட்டிற்கு வைட்டமின் 'ஏ' தீங்கு விளைவிப்பதாக அமைந்து, இடுப்பு எலும்பு உடைவதற்குக் காரணமாகலாம் எனச் சுட்டிக்காட்டப்பட்டுள்ளது.

கர்ப்ப காலத்தின்போது பெண்கள் வைட்டமின் 'ஏ'யை ஊட்டச்சத்துப் பொருளாக உட்கொள்வதைத் தவிர்க்க வேண்டும். 5,000—10,000 ஐயு அளவிலான மிகக் குறைந்த அளவு வைட்டமின் 'ஏ', பிறப்புக் குறைபாடுகளைத் தோற்றுவித்ததாக நம்பப்படுகின்றது.

வைட்டமின் 'ஏ'வை நேரடியாக உட்கொள்வதை நான் எப்போதும் பரிந்துரைக்க மாட்டேன். நாம் வைட்டமின் 'ஏ'யின் தேவையை நமது உடலுக்குள்ளேயே, பீட்டா கரோட்டின் மற்றும் கலப்புக் கரோட்டினாய்டுகளை உட்கொள்வதன் மூலம் நிறைவேற்றலாம். இவை மிகவும் பாதுகாப்பானவை. மேலும், தேவை ஏற்படும்போது, நச்சுத் தன்மை தோன்றும் ஆபத்து இல்லாமல் நமது உடலால் பீட்டா கரோட்டினை வைட்டமின் 'ஏ'வாக மாற்ற முடியும்.

## பீட்டா கரோட்டின்

பல ஆண்டுகளாக பீட்டா கரோட்டின் உயர்ந்த அளவுகளில், எந்தவித எதிரான விளைவுகளுமின்றிப் பயன்படுத்தப்பட்டு வந்தது. சில நபர்களிடம் அது தோலில் மஞ்சள் நிறத்தைத் தோற்விக்கின்றது. இது கரோட்டினோ டெர்மியா என அழைக்கப்படுகின்றது. ஆனால் இது ஆபத்தானது அல்ல. பீட்டா

கரோட்டின் அளவு குறைக்கப்பட்டாலோ அல்லது பயன்படுத்தாமல் விட்டுவிட்டாலோ அது மறைந்து பழைய நிலை திரும்பிவிடும்.

## வைட்டமின் 'இ'

வைட்டமின் 'இ' கொழுப்பில் கரையும் ஒன்றாக இருந்தாலும், அது ஆபத்தற்ற ஒன்று எனப் பெயர் பெற்றது. சேர்க்கைப் பொருளாக வைட்டமின் 'இ'யை 3200 ஐயு என்ற உயர்ந்த அளவை ஒரு நாளைக்கு உட்கொண்டாலும் தீங்கு விளைவிக்கும் எதிரான விளைவு எதுவும் தோன்றுவதில்லை என மருத்துவச் சோதனைகள் தெளிவாகக் காட்டின. அதோடு, ஆஸ்பிரினைப் போலவே வைட்டமின் 'இ'யும் பிளேட்லெட்கள் ஒன்றோடொன்று ஒட்டிக் கொள்வதைத் தடுக்கின்றது, இரத்த உறைவு ஏற்படும் அபாயத்தைக் குறைக்கின்றது என்று ஆய்வுகள் கூறுகின்றன. வைட்டமின் 'இ'யின் இந்தப் பண்பு, இதயநோயைக் குறைப்பதில் பயனுள்ளதாக உள்ளது. இதயநோய் உள்ள நோயாளிகளிடம் ஆஸ்பிரினின் திறனை அதிகரிக்க வைட்டமின் 'இ' உதவுவதாக ஆராய்ச்சியாளர்கள் நம்புகின்றனர்.

## வைட்டமின் 'சி'

வைட்டமின் 'சி' அதிக அளவுகள் உட்கொள்ளப்பட்டாலும் பாதுகாப்பானது. ஆனால் சிலர் அதிகமாக வைட்டமின் 'சி' உட்கொண்டால் வயிற்று வீக்கமும், வாயு அல்லது வயிற்றுப்போக்கு போன்ற உபாதைகளால் பாதிக்கப்படுகின்றனர். ஒரு நேரத்தில் வைட்டமின் 'சி'யைச் சேர்க்கைப் பொருளாக உட்கொண்டால், அது சிறுநீரகக் கற்களைத் தோற்றுவிப்பதாகக் கவலை எழுந்தது. இது ஒரே ஒரு சோதனையின்போதுதான் கண்டுபிடிக்கப்பட்டது. ஆனால் கடைசியாகச் செய்யப்பட்ட நான்கு சோதனைகளும் இந்தக் கருத்தை ஆதரிக்கவில்லை.

## வைட்டமின் 'டி'

வைட்டமின் 'டி' நச்சுத் தன்மை தோற்றுவிக்கும் திறனை அதிகமாகப் பெற்றுள்ளது. பெரும்பாலானவர்களின் விஷயங்களில், வைட்டமின் 'டி'யைச் சேர்க்கைப் பொருளாக ஒரு நாளைக்கு 800 ஐயுவுக்கு மேற்பட்ட அளவில் கொடுப்பதற்கு நான் பரிந்துரை செய்ய மாட்டேன். வைட்டமின் 'டி' நச்சுத்தன்மை இரத்தத்தில் கால்சியத்தின் அளவுகளை அதிகரிக்கச் செய்கின்றது, உடல் உள்ளேயுள்ள உறுப்புக்களில் கால்சியம் படியும்படிச் செய்கின்றது. சிறுநீரகக் கற்கள் தோன்றும் ஆபத்தையும் அதிகரிக்கின்றது.

'நியூ இங்கிலாந்து ஜர்னல் ஆஃப் மெடிசின்' இதழில் வெளியிடப்பட்ட அண்மையில் நடந்த ஆய்வுகளின் அறிக்கை 93

விழுக்காடு மக்கள் வைட்டமின் 'டி' குறைவு உள்ளவர்களாகக் காணப்படுவதாகக் கூறுகின்றது. இது பல வைட்டமின்கள் நிறைந்த மாத்திரைகளை உட்கொண்டவர்களிலும்கூடக் காணப்பட்டது. வேறு சில ஆய்வுகள் இப்போது ஆர்டிஏவின் வைட்டமின் 'டி' அளவு மிகக் குறைவாக (200 ஐயு) உள்ளதாகவும் மற்றும் நோயாளிகள் 500லிருந்து 800 ஐயுவரை வைட்டமின் 'டி' உட்கொள்ள வேண்டும் என்றும் தெரிவிக்கின்றன. இது போதுமான அளவாகும். இந்த அளவு இன்றும் பாதுகாப்பானதாகக் கருதப்படுகின்றது.

## நியாசின் ( வைட்டமின் பி3)

நியாசினை அதிக அளவில் உட்கொள்ளுதல் தோல் சிவப்பாதலையும், குமட்டலையும், கல்லீரல் சேதத்தையும் தோற்றுவிக்கின்றது. நியாசின் கல்லீரல் சேதத்தை அதிகரிக்கின்றது என மருத்துவ ஆய்வுகள் சுட்டிக்காட்டுகின்றன.

பலர் தங்களது இரத்தக் கொழுப்பு அளவுகளைக் குறைப்பதற்கு அதிகமான அளவு நியாசினைப் பயன்படுத்துகின்றனர். மருத்துவ நிறுவனங்களால் கூறப்பட்ட அளவில் நியாசினைச் சேர்க்கைப் பொருளாகப் பயன்படுத்துதல் ஒரு டாக்டரின் வழிகாட்டுதலின்படிதான் செய்யப்பட வேண்டும். பதினேழாவது அத்தியாயத்தில் பரிந்துரைக்கப்பட்ட நியாசின் அளவுகள் மிகப் பாதுகாப்பான அளவுகளுக்குள் உள்ளது. தற்போது நியாசின், இரத்தக் கொழுப்பு அளவுகளைக் குறைப்பதில் திறன் வாய்ந்ததாகக் கருதப்படும் ஸ்டாடின் மருந்துகளுடன் சேர்த்துப் பயன்படுத்தப்படுகின்றது.

## வைட்டமின் பி6

வைட்டமின் பி6 நீரில் கரையும் வைட்டமின்களில் ஒன்றாகும். இது நச்சுத் தன்மையைத் தோற்றுவிக்கக்கூடிய ஆபத்து உள்ளது. 2000 மில்லிகிராம் அளவுக்கு மேல் கொடுக்கப்படும் வைட்டமின் பி6 நரம்பு நச்சுத் தன்மைக்கான அறிகுறிகளைத் தோற்றுவிக்கலாம். ஆனால் தினசரி 50—100 மில்லிகிராம்வரை உபயோகிக்கும் மக்கள் நச்சுத்தன்மை தோன்றுவது பற்றிக் கூறவில்லை. அதிக அளவுகளில் வைட்டமின் பி6 பயன்படுத்தும்போது நிச்சயமாக எச்சரிக்கையாக இருக்க வேண்டும்.

## ஃபோலிக் அமிலம்

ஃபோலிக் அமிலத்தைச் சேர்க்கைப் பொருளாக உட்கொள்ளும்போது, உடலில் ஏதேனும் பி12 குறைபாடு இருந்தால் அது வெளியே தெரியாமல் மறைக்கப்படுவதற்கு ஃபோலிக் அமிலச் சேர்க்கைப் பொருள் ஒரு காரணமாக அமையக்கூடும். எனவே, வைட்டமின் பி12 சேர்க்கைப் பொருளை

ஃபோலிக் அமிலச் சேர்க்கைப் பொருளோடு சேர்த்து உட்கொள்ள வேண்டும். ஆனால் ஃபோலிக் அமிலத்தை நாள் ஒன்றுக்கு 5 கிராம்கள்வரை உட்கொள்வதால் எவ்விதப் பிரச்சினையும் தோன்றியதாக அறிக்கை ஏதும் இல்லை. உங்கள் உணவுடன் சேர்க்கைப் பொருளைச் சேர்க்க உயிரணு ஊட்டம்தான் பாதுகாப்பானது என்பதற்கு இது மற்றொரு காணமாகும்.

## கோலைன்

கோலைன் பொதுவாக நன்கு ஏற்றுக் கொள்ளப்படுகின்றது. அதிக அளவுகளில் உட்கொள்ளப்படும்போது (நாள் ஒன்றிற்கு 20 கிராம் என்ற அளவில்) அது மீன் நாற்றத்தைத் தோற்றுவிப்பதோடு, குமட்டல் வயிற்றுப்போக்கு மற்றும் வயிற்று வலியையும் தோற்றுவிக்கும்.

## கால்சியம்

கால்சியம் ஒரு சேர்க்கைப் பொருளாக 2000 மில்லிகிராம் வரை ஏற்றுக் கொள்ளப்படுகிறது. கால்சியம் அதிகமாகச் உட்கொள்ளப்பட்டால், அது சிறுநீரகக் கற்கள் தோன்றுவதை அதிகரிக்கும் என முன்பு எண்ணப்பட்டது. ஆனால் அண்மையில் நடத்தப்பட்ட ஆய்வுகள், கால்சியத்தின் அதிக அளவுகள் சிறுநீரகக் கற்கள் தோன்றும் ஆபத்தை உண்மையிலேயே குறைப்பதாகச் சுட்டிக் காட்டுகின்றன. வேறு வழியில் கூறினால், அதிக அளவு கால்சியம் உட்கொண்ட நோயாளிகள் சிறுநீரக கற்கள் தோன்றும் ஆபத்து மிகக் குறைவாக உள்ளவர்களாக இருந்தனர்.

## அயோடின்

750 மைக்ரோகிராமுக்கு அதிகமாக அயோடின் சேர்க்கைப் பொருளாக உட்கொள்ளப்பட்டால், அது தைராய்டு ஹார்மோன் சுரப்பதை மட்டுப்படுத்தக்கூடும். அயோடின் அதிக அளவு உட்கொள்ளப்பட்டால் பரு போன்றவை தோன்றுவதாக அறிக்கைகள் கூறுகின்றன.

## இரும்பு

இரும்பு, குறிப்பாக, கனிம இரும்பு சேர்க்கைப் பொருளாக அதிகமாகப் பயன்படுத்தப்படுவது குறித்துக் கவலை தெரிவிக்கப்பட்டுள்ளது. அமெரிக்கர்கள் பொதுவாக அதிக அளவு இரும்புச் சத்தை பெறுகின்றனர். சேர்க்கைப் பொருளாக இந்த ஊட்டச்சத்தை உட்கொள்வதால் இரும்பின் அதிகமான அளவு தோற்றுவிக்கப்படுகின்றது. இது ஆண்களில் இதயநோய் தோன்றும் ஆபத்தை அதிகரிக்கின்றது. இரும்புச் சத்து சேர்க்கைப் பொருளாக எடுக்கப்படும்போது, அது உண்மையில் ஆக்சிஜன் அழுத்தத்தை அதிகரிக்கக்கூடும் எனக் கவலை தெரிவிக்கப்பட்டுள்ளது.

### மாங்கனீஸ்

சேர்க்கைப் பொருளாக மாங்கனீசை எடுத்துக் கொள்வது மிகவும் பாதுகாப்பானது. ஆனால் சுற்றுச்சூழலிலிருந்து மக்கள் மாங்கனீஸ் நச்சுத் தன்மையைத் தோற்றுவித்துக் கொள்வதாக அறிக்கைகள் உள்ளன. இந்நிலை மாங்கனீஸ் சுரங்கங்களில் மாங்கனீசை வெட்டி எடுப்போரிடமும் அல்லது சுற்றுச்சூழலில் காணப்படும் அதிக அளவு மாங்கனீசுடன் தொடர்பு கொள்பவர்களிடமும் காணப்படும். இவ்வாறு பாதிக்கப்பட்டவர்கள் மன மருட்சியடைய ஆரம்பிப்பார்கள். அவர்கள் அதிகமாக எரிச்சலடைவார்கள்.

### மாலிப்டீனம்

மாலிப்டீனம் ஓரளவு பாதுகாப்பானது. தினசரி 10—15 மைக்ரோகிராமிற்கும் அதிகமாக உட்கொண்டால் அது கீல்வாதம் போன்ற நிலையைத் தோற்றுவிக்கலாம்.

### செலீனியம்

400-500 மைக்ரோகிராம் அளவு தினசரி கொடுக்கப்பட்டுச் செய்யப்பட்ட மருத்துவப் பரிசோதனைகள், செலீனியம் பாதுகாப்பானது எனக் கண்டுபிடித்தன. ஆனால் செலீனியம் அளவுகள் தினசரி 300 மைக்ரோகிராமுக்கும் குறைவாக இருக்க வேண்டும் என நான் நம்புகின்றேன். செலீனியம் நச்சுத் தன்மையால், சோர்வு, எரிச்சலடைதல், குமட்டல், வாந்தி மற்றும் முடிகொட்டுதல் போன்ற அறிகுறிகள் தோன்றுகின்றன.

வைட்டமின் கே, வைட்டமின் பி1, வைட்டமின் பி2, பயோட்டின், வைட்டமின் பி5 (பான்டெதின்), ஐனோசிட்டால், வைட்டமின் பி12, குரோமியம், சிலிக்கான், துணைநொதி கியு10, போரான் மற்றும் ஆல்பா லிப்போயிக் அமிலம் ஆகியவை ஊட்டச்சத்து மாத்திரைகளாக உட்கொள்ளப்படுவதால் நச்சு விளைவுகள் எதுவும் ஏற்படுவதில்லை.

## ஒரு டாக்டரின் வாதம்

இன்று டாக்டர்களாகப் பணியாற்றி வருபவர்கள் பெற்றப் பயிற்சியிலிருந்து நான் பெற்றப் பயிற்சி எவ்விதத்திலும் வித்தியாசமானதல்ல என்பதில் நான் உறுதியாக உள்ளேன். நான் ஊட்டம் பற்றி எந்த விதமான மருத்துவப் பயிற்சியும் பெறவில்லை. நான் எனது மருத்துவப் பள்ளியின் சிறந்த மாணவனும் இல்லை. இது அதிர்ச்சி அளிக்கும் விஷயம் அல்ல. ஏனெனில், முதலாவது அத்தியாயத்தில் கூறியபடி, நாட்டில் ஒருசில மருத்துவப் பள்ளிகளில் மட்டுமே ஊட்டம் ஒரு கட்டாயப் பாடமாக உள்ளது.

சுமார் 50 விழுக்காடு மருத்துவப் பள்ளிகளில் ஊட்டம் பற்றிய சிறப்புப் படிப்புகள் வழங்கப்படுகின்றன. ஆனால், அறிமுகப்

பகுதியில் நான் கூறியபடி, பட்டம் பெறும் மருத்துவ மாணவர்களில் 6 விழுக்காட்டினர் மட்டுமே ஊட்டம் பற்றிய ஏதேனும் பயிற்சி பெற்றுள்ளனர். ஆனால் அவ்வாறு ஊட்டம் பற்றிப் படித்தவர்கள்கூட, ஊட்டச்சத்து மாத்திரைகள் பற்றி அவ்வளவாக எதுவும் படிக்கவில்லை என்பதை நான் தைரியமாகக் கூறுவேன். இது நமது மருத்துவப் பயிற்சியின் முக்கியமான ஒரு பகுதி அல்ல. டாக்டர்கள் நோய்களைக் கண்டறிவது பற்றியும், சிகிச்சை அளிப்பது பற்றியும் கற்கின்றார்கள். இந்த விஷயம் பற்றி ஏழு ஆண்டுகளாக மருத்துவ இதழ்களை நான் ஆழமாக ஆராய்ந்த பின்னர்தான் எனது கருத்தில் மாற்றம் ஏற்பட்டது.

நான் டாக்டராகப் பணியாற்றிய முதல் இருபத்து மூன்று ஆண்டுகள், ஊட்டச்சத்து மருத்துவம் குறித்துப் பிற டாக்டர்கள் கொண்டிருக்கும் அதே கண்ணோட்டத்தையே நானும் கொண்டிருந்தேன். வைட்டமின்கள் பற்றிய எனது கருத்து மிகவும் வலுவானதாகவும், உணர்ச்சி நிறைந்ததாகவும் இருந்தது. எனது நோயாளிகளும் என்னை நம்பினர். அது நான் ஒரு எம்.டி. பட்டதாரி என்பதால் இருக்கலாம். எம்.டி. படித்த ஒருவர் உடல்நலம் பற்றி அனைத்தையும் அறிந்தவராக இருக்க வேண்டும் என்ற எதிர்பார்ப்பு இருந்தது. ஆனால் எங்களுக்கு எல்லாம் தெரியாது.

டாக்டர்கள் தாங்கள் கொடுக்கும் மருந்துகளையும் ஊட்டச்சத்து மாத்திரைகளையும் மருத்துவ இதழ்களில் கொடுக்கப்பட்டுள்ள நம்பத் தகுந்த மருத்துவச் சோதனைகளின் அடிப்படையிலேயே கொடுக்கின்றனர். ஊட்டச்சத்து மாத்திரைகள் தொடர்பான ஒவ்வோர் ஆய்வும் குறிப்பிடத்தக்கப் பலன்கள் இருப்பதாகக் காட்டவில்லை. சிலவற்றில் உண்மையிலேயே தீங்கு விளைவிப்பதற்கான திறன் உள்ளதாகச் சுட்டிக்காட்டப்பட்டுள்ளது. பொது ஊடகங்களும் மருத்துவ இதழ்களும் இந்த எதிர்மறையான ஆய்வுகளை விளம்பரப்படுத்தின.

இந்தப் பகுதியின் அறிமுகத்தில் விவரித்ததுபோல், நான் ஊட்டச்சத்து மாத்திரைகளின் ஆதரவாளனாக இல்லாதிருந்தபோது, இந்த எதிர்மறையான ஆய்வுகள் பற்றி அறிந்திருந்தேன். எனது நோயாளிகளுக்கும் அது பற்றி அடிக்கடிக் கூறியுள்ளேன். அந்த நேரத்தில், ஒரே ஓர் எதிர்மறையான ஆய்வு, ஊட்டச்சத்து மாத்திரைகளின் பயன்தரும் தன்மைகளைச் சுட்டிக்காட்டும் நூற்றுக்கணக்கான ஆய்வுகளை எதிர்த்துச் செயல்படத்தக்கதாக இருந்தது. மருத்துவ இதழ்களைப் படிக்கும் எந்தவொரு நபரும் இதுபோன்ற பல ஆய்வுகளை எதிர்கொள்வார்கள் என்பதால், மிக அதிகமாக விளம்பரப்படுத்தப்பட்ட ஒருசிலவற்றைப் பற்றிப் பார்ப்பது முக்கியமானது என நான் உணர்கின்றேன்.

# ஊட்டச்சத்து மருந்துகளுக்கு எதிரான வாதம்

## ஃபின்லாந்தில் நடைபெற்ற ஆய்வு

ஃபின்லாந்தில் செய்யப்பட்ட இந்த ஆய்வு, ஊட்டச்சத்து மாத்திரைகள் தொடர்பாக அடிக்கடி மேற்கோள் காட்டப்பட்ட ஒன்றாகும். ஏறக்குறைய 30,000க்கும் அதிகமாக புகை பிடிப்பவர்கள் இந்த ஆய்வில் பங்கேற்றனர். அவர்கள் நான்கு சமமான குழுக்களாகப் பிரிக்கப்பட்டனர்.

குழு 1: எதையும் பெறவில்லை.

குழு 2: டை-ஆல்ஃபா டோக்கோ ஃபெரால் பெற்றவர்கள் (கூட்டுச் சேர்க்கை செய்யப்பட்ட வைட்டமின் 'இ') .

குழு 3: கூட்டுச் சேர்க்கை செய்யப்பட்ட பீட்டா கரோட்டினைப் பெற்றவர்கள்.

குழு 4: டை-ஆல்ஃபா டோக்கோஃபெரால், பீட்டா கரோட்டீன் ஆகிய இரண்டையும் பெற்றவர்கள்.

ஆராய்ச்சியாளர்கள் இந்தக் குழுவினரை ஐந்திலிருந்து எட்டு ஆண்டுகள்வரை கண்காணித்து வந்தனர். சோதனையின்போது பெரும்பாலான புகைப்பவர்கள், புகைப்பதை நிறுத்தவில்லை. ஊட்டச்சத்து மாத்திரைகளைப் பெற்ற எந்தக் குழுவினரிலும் நுரையீரல் புற்றுநோய் குறைவதை இந்த ஆய்வு காட்டவில்லை. ஆனால் இதில் மிகுந்த கவலை அளிப்பதாகக் காணப்பட்ட விஷயம், பீட்டா கரோட்டின் சேர்க்கைப் பொருளை உட்கொண்டவர்களிடம் நுரையீரல் புற்றுநோய் காணப்படுவது அதிகரித்தது. இது ஆய்வாளர்களுக்குப் பெரிய அதிர்ச்சியளித்தது. ஏனென்றால் பல முந்தைய ஆய்வுகள், அவர்களது உணவிலோ அல்லது இரத்த ஓட்டத்திலோ அதிக அளவுகள் வைட்டமின் 'இ' மற்றும் பீட்டா கரோட்டின் காணப்பட்ட நோயாளிகளிடம் நுரையீரல் புற்றுநோய் தோன்றும் ஆபத்து குறைவாக உள்ளதாகக் காட்டியிருந்தன.

## வாஷிங்டன் ஆய்வு

வாஷிங்டன் மாநிலத்தில் வாழ்ந்து வந்த 18,000 புகைப்பவர்களும், ஆஸ்பெஸ்டாஸ் நிறுவனங்களில் பணியாற்றுவோரும் இந்த ஆய்வில் பங்கேற்றனர். இவர்களுக்கு பீட்டா கரோட்டீன் மற்றும் 25,000 ஐயு வைட்டமின் 'ஏ'யும் கொடுக்கப்பட்டன. ஓர் ஆராய்ச்சியாளர் இந்த நோயாளிகளை நான்கு ஆண்டுகளாகக் கண்காணித்து வந்தார். ஊட்டச்சத்து மாத்திரைகள் உட்கொண்ட நோயாளிகளில் புற்று நோய் தோன்றும் ஆபத்து மீண்டும் குறையவில்லை. பீட்டா கரோட்டினும் வைட்டமின் 'ஏ'யும் கொடுக்கப்பட்டவர்களில் உண்மையில் நுரையீரல் புற்றுநோய் தோன்றுதல் அதிகரித்தது.

## டாக்டர்களின் உடல்நல ஆய்வு

இதில் அமெரிக்காவைச் சேர்ந்த 22,000 ஆரோக்கியமான ஆண் டாக்டர்கள் பங்கேற்றனர். அவர்களில் சிலருக்கு ஒரு நாள்விட்டு ஒரு நாள் என்ற முறையில் 50 மில்லிகிராம் பீட்டா கரோட்டின் கொடுக்கப்பட்டது. சிலருக்கு வெறும் ஊட்டச்சத்து மாத்திரைகள் என்ற பெயரில் வெறும் சர்க்கரை மாத்திரைகள் கொடுக்கப்பட்டன. இது பன்னிரண்டு ஆண்டுகளுக்குத் தொடர்ந்தது. ஊட்டச்சத்து மாத்திரைகள் நுரையீரல் புற்றுநோய் அல்லது இதயநோய் தொடர்பாக எவ்விதப் பலனையோ அல்லது எதிர்மறையான விளைவையோ காட்டவில்லை.

## எனது பதில்

இந்த ஆய்வுகளின் கண்டுபிடிப்புகள் உங்களுக்கு இக்கட்டானதாக உள்ளதா? முதல் பார்வையில் அவை ஏமாற்றமளிப்பதாகத் தோன்றுகின்றன. ஆனால் நாம் இதைக் கவனமாகப் பார்க்கலாம். இந்த ஆய்வுகள் அனைத்தும், நீங்கள் புகைப்பவராக இருந்தாலோ அல்லது நுரையீரல் புற்றுநோயைத் தோற்றுவிக்கும் நிலையில் இருந்தாலோ, நீங்கள் பீட்டா கரோட்டினை மட்டும் தனியாக உட்கொள்ளக்கூடாது. நான் எப்போதும் கொள்கைகளைத்தான் தேடுகின்றேன். அது மருத்துவ இதழ்களில் தெளிவாகின்றது. இங்கு ஒரு முழுமையான எடுத்துக்காட்டு உள்ளது. நீங்கள் ஒரு தனியான ஊட்டச்சத்தை, குறிப்பாக நீங்கள் புகைப்பவராக இருந்தால், அதிகமான அளவுகளில் எடுத்துக் கொள்ளக்கூடாது. பீட்டா கரோட்டினும் வேறு சில ஆன்ட்டிஆக்சிடென்ட்டுகளும் இதுபோன்ற நிலைகளில் புரோ ஆக்சிடென்ட்டுகளாக மாறும் திறன் பெற்றுள்ளன. ஒரு புரோஆக்சிடென்ட் நீங்கள் உற்பத்தி செய்யும் எதிர்வினையாற்றும் மூலக்கூறுகளின் எண்ணிக்கையை அதிகரிக்கக்கூடியது.

இந்த ஆய்வுகள் ஊட்டச்சத்து மாத்திரைகள் எதையும் பயன்படுத்துக்கூடாது என்று சொல்லவில்லை. பீட்டா கரோட்டினைத் தனியாகவோ அல்லது வைட்டமின் 'இ'யுடன் சேர்த்தோ புகைப்பவர்களிடையே பயன்படுத்துவது அறிவுடைய செயல் அல்ல என்றுதான் கூறுகின்றன.

ஃபின்லாந்து ஆய்வுகள் டிஎல்-ஆல்ஃபா-டோக்கோஃபெரால் மற்றும் கூட்டுச் சேர்க்கை செய்யப்பட்ட வைட்டமின் 'இ'ஐப் பயன்படுத்தியது எனக்குக் கவலை அளிக்கின்றது. கூட்டுச் சேர்க்கை செய்யப்பட்ட வைட்டமின் 'இ', பிரச்சனைகளை குறைப்பதற்குப் பதிலாக அவற்றை உண்டாக்கின என வேறு சில ஆய்வுகள் கூறுகின்றன. மருத்துவ இதழ்களில் வெளியான பல ஆய்வு முடிவுகள், டிஎல்-ஆல்ஃபா-டோக்கேஃபெராலுக்குப் பதிலாக, இயற்கையான வைட்டமின் 'இ'யான டி-ஆல்ஃபா-டோக்கோஃபெராலாலைப் பயன்படுத்தியதாகக் கூறியுள்ளன.

பல ஆய்வுகள் ஒன்று அல்லது இரண்டு ஆன்ட்டிஆக்சிடென்டுகளையே பயன்படுத்துவதைப் பற்றிய எனது கவலையை, 'மாயாஜால மாத்திரை'யைத் தேடும் ஆராய்ச்சியாளர்களுடன் நான்பகிர்ந்து கொண்டேன். ஆனால் ஆக்சிஜனேற்ற அழுத்தத்தைப் பற்றியும், அது எவ்வாறு நம் உடலைச் சேதப்படுத்துகின்றது என்பதைப் பற்றியும் புரிந்து கொண்டால், ஒன்று அல்லது இரண்டு ஊட்டச்சத்துக்களைக் கொண்டு அதைக் கட்டுப்படுத்த நினைப்பது ஒரு பெரிய ரயில் எஞ்சினைத் துப்பாக்கியால் சுட்டு வீழ்த்த நினைப்பது போன்றது என்று நம்மை உணரச் செய்கிறது.

நுரையீரல் புற்றுநோய் வளர்ச்சியடைய இருபதிலிருந்து முப்பது ஆண்டுகள் ஆகின்றன என்ற உண்மையை நாம் கருத்தில் கொள்ள வேண்டும். எனவே உண்மையில் ஃபின்லாந்து ஆய்வு ஆரம்பத்திலிருந்தே தோல்வியடைய விதிக்கப்பட்டதாகும். இந்த நோயாளிகள் தீவிரமாகப் புகை பிடிப்பவர்கள் என்பதால் அவர்கள் தங்களது உடலை மிக அதிக அளவிலான ஆக்சிஜனேற்ற அழுத்தத்திற்கு உள்ளாக்குகின்றார்கள். இந்த நோயாளிகளுக்கும், ஆய்வுகளில் கூறப்பட்டவர்களுக்கும் தேவைப்பட்டது உயிரணு ஊட்டம்தான் (ஆன்ட்டிஆக்சிடென்ட்டுகள் மற்றும் தாதுப் பொருட்கள் தேவையான அளவுகளில் முழுவதுமாகவும் சமச்சீரான அளவிலும் சேர்க்கைப் பொருளாகக் கொடுக்கப்பட வேண்டும்), 'மாயாஜால மாத்திரை'கள் அல்ல.

## ஓர் அண்மைக் கால ஆய்வு

2001ம் ஆண்டு நவம்பர் 29ம் நாளிட்ட "நியூ இங்கிலாந்து ஜர்னல் ஆஃப் மெடிசின்" இதழில் வெளியிடப்பட்ட ஆய்வு, ஊடகங்களின் பெருத்த வரவேற்பைப் பெற்றது. சிம்வாஸ்டாடின் (சோக்கோர்) மற்றும் நியாசின் ஆகியவற்றைப் பயன்படுத்திச் செய்யப்பட்ட ஆய்வுகளில், அதிகமான இரத்தக் கொழுப்பு அளவுகளும், தமனிகளின் சுவர்கள் கெட்டியாகக் காணப்பட்டவர்களுமான 160 நோயாளிகள் பங்கேற்றனர். இவர்கள் நான்கு குழுக்களாகப் பிரிக்கப்பட்டனர்.

குழு 1 : கட்டுப்பாட்டில் உள்ள குழு. எந்தப் பொருளும் கொடுக்கப்படவில்லை.

குழு 2 : சோக்கோர் மற்றும் நியாசின் கொடுக்கப்பட்டது.

குழு 3: வைட்டமின் 'இ', வைட்டமின் 'சி', செலீனியம், மற்றும் பீட்டா கரோட்டின் ஆகியவை கொடுக்கப்பட்டன.

குழு 4 : சோக்கோர், நியாசின், வைட்டமின்கள் 'இ' மற்றும் 'சி', செலீனியம் மற்றும் பீட்டா கரோட்டின் ஆகியவை கொடுக்கப்பட்டன.

இரண்டாவது குழுவைச் சேர்ந்தவர்கள் நல்ல முடிவுகளைக் காண்பித்தனர். இவர்கள் தங்களது தமனிகளின் சுவர்கள் கெட்டியானது குறைந்ததைக் கண்டார்கள். அடுத்து, மூன்றாவது

குழுவினர் குறிப்பிடத்தக்க முன்னேற்றத்துடன் வந்தனர். ஆனால் 4வது குழுவினரின் ஹெச்டிஎல் (நல்ல) இரத்தக் கொழுப்பு அளவுகள் அவ்வளவாக உயரவில்லை. இது ஒரு மேலோட்டமான கண்டுபிடிப்புதான். இது புள்ளி விவரப்படிக் குறிப்பிடத்தக்கதல்ல. இந்த மேலோட்டமான கண்டுபிடிப்புகளிலிருந்து பெறப்பட்ட எதிர்மறையான முடிவுகள், பெரும்பாலான டாக்டர்கள், இரத்தக் கொழுப்பைக் குறைப்பதற்காகத் தாங்கள் எழுதிக் கொடுத்த மருந்துகளுடன் வைட்டமின் 'இ' சேர்த்து கொடுக்கப்பட்டதால்தான் அந்த மருந்துகளின் நன்மை தரும் பயன்களை வைட்டமின் 'இ' தடை செய்துவிட்டதாகக் கூறினார்கள்.

ஊட்டச் சேர்க்கைப் பொருட்கள் இதயநோய்கள் மட்டுமின்றி, நாட்பட்ட சீர்கேடு விளைவிக்கும் நோய்களையும் குணப்படுத்துவதாகக் காட்டிய நூற்றுக்கணக்கான ஆய்வுகளை டாக்டர்கள் புறக்கணிக்கின்றனர். இந்தப் புத்தகம் முழுவதிலுமிருந்து நீங்கள் அறிந்து கொண்டதுபோல், இதயநோய் இரத்தக் கொழுப்பால் தோன்றும் ஒரு நோயல்ல. அது தமனிகள் வீக்கம் அல்லது அழற்சி அடைவதால் தோன்றும் நோயாகும். மேலே கூறப்பட்ட அதே ஆய்வு, 'ஸ்டாட்டின்' மருந்தை உட்கொண்ட குழுவினரைவிட, ஆன்ட்டிஆக்சிடன்ட் உட்கொண்ட குழுவினர் எல்டிஎல் இரத்தக் கொழுப்பின் ஆக்சிஜனேற்றத்திற்கு 35 விழுக்காடு அதிகப்படியான எதிர்ப்பை காட்டியதைத் தெளிவாக சுட்டிக்காட்டுகின்றது.

ஊடகங்கள் இந்தக் கண்டுபிடிப்பை ஏற்றுக் கொள்ளவில்லை. அவர்கள் அதனை உலகம் முழுவதற்கும் தெரியப்படுத்தவுமில்லை. மேலும் அவர்கள் 'ஸ்டாட்டின்' மருந்து உட்கொண்ட நோயாளிகளின் உடலில் குறிப்பிடத்தக்க அளவு துணைநொதி கியு10 குறைக்கப்பட்ட விபரத்தையும் உங்களிடம் கூறவில்லை. 'ஸ்டாட்டின்' மருந்துகளை உட்கொள்ளும் சில நோயாளிகள் தசை வலியையும், தசைச் சேதத்தையும் தோற்றுவித்துக் கொள்வதற்கான அடிப்படையான காரணம் தசைகளில் காணப்படும் துணைநொதி கியு10ன் மிகக் குறைந்த அளவுதான் என்பதைப் பல ஆராய்ச்சியாளர்கள் உணர்கின்றார்கள். டாக்டர்கள், ஊட்டச்சத்துப் பொருட்களின் பலன்கள் பற்றிய தங்களது முடிவுகளை இந்த ஆய்வுகளின் அடிப்படையில்தான் எடுக்கின்றனர். ஆனால், அவர்கள் ஊட்டச் சேர்க்கைப் பொருட்களால் விளையும் நன்மைகள் தொடர்பான நூற்றுக்கணக்கான ஆய்வுகளை முழுவதுமாகப் புறக்கணித்துவிடுகின்றார்கள்.

\* \* \*

தன்னிச்சையாகச் சிந்திக்கும் டாக்டர்கள், நான் இப்புத்தகத்தில் விவரித்துள்ள ஆய்வுகளைக் கூர்ந்து பார்ப்பார்கள் என நான் நம்புகிறேன். திறந்த மனத்துடன் இருக்கும்படி டாக்டர்களை நான் ஊக்குவிக்கின்றேன். ஊட்டச்சத்துப் பொருட்கள் மூலம் தங்களது நோயாளிகளுக்கு அவர்களால் ஏற்படுத்திக் கொடுக்கக்கூடிய நன்மைகளைத் தேர்வு செய்து பார்க்குமாறு நான் அவர்களைக் கேட்டுக் கொள்கின்றேன். ஆர்டிஏக்களை நம்புவதைவிடவும் அல்லது ஆக்சிஜனேற்ற அழுத்தத்தை ஒரு நேரத்தில் ஒரு வைட்டமினைக் கொண்டு தாக்க முயற்சிப்பதையும் விட்டுவிட்டு, அடிப்படைக் காரணமான ஆக்சிஜனேற்ற அழுத்தத்தைக் கையாள உயிரணு ஊட்டமுறைதான் மிகச் சிறந்த அணுகுமுறை என்பதை நாம் தெரிந்து கொள்ள வேண்டும்.

மிக முக்கியமாக, ஆக்சிஜனேற்ற அழுத்தம் பற்றிய எல்லாக் கருத்துக்களையும் நாம் நமது மனத்தில் இருத்திக் கொள்ள வேண்டும். தங்களது உடலின் இயற்கையான ஆன்ட்டிஆக்சிடென்ட் அமைப்பைப் பலப்படுத்துவதன் மூலம் பெறப்படும் உடல்நல நன்மைகளை நோயாளிகள் உணர வேண்டும். இதன் விளைவாக, வாழ்க்கை எப்போதைக்குமாக ஒரு நல்ல நிலையை நோக்கி மாற்றம் அடைகின்றது.

# 17

# உயிரணு ஊட்டம் ஒட்டுமொத்தக் கண்ணோட்டம்

டாக்டர்கள் தங்களது நோயாளிகளிடையே காணும், அதிகக் கவலை அளிக்கக்கூடிய அல்லது வலி கொடுக்கக்கூடிய நோய்கள் பற்றி நான் கூறினேன். மொத்த ஆற்றலையும் உறிஞ்சிக் கொள்ளும் ஒரு நோயின் தாக்குதலில் இருந்து மீண்டு, முழுதான ஒரு வாழ்க்கையை வாழும் மக்களைப் பார்க்கும்போது ஒரு டாக்டருக்கு ஏற்படும் ஆழ்ந்த திருப்தியின் கண்ணோட்டத்தில் இருந்து நான் பேசப் போகிறேன். இம்மக்கள், இப்போது தங்கள் உடல்நலத்தைத் தங்கள் கட்டுப்பாட்டில் வைத்துள்ளனர். நோயின் கட்டுப்பாட்டிலிருந்து அவர்கள் விடுபட்டுவிட்டனர்.

ஆனால் உண்மை இதுதான்: நோயாளிகள் வழக்கமான மருந்துகளை மட்டும் பயன்படுத்தி இதுபோன்ற ஒரு விளைவைப் பெற்றதை நான் இதுவரை ஒருபோதும் பார்த்ததில்லை. நீங்கள் ஒன்று அல்லது இரண்டு நிகழ்வுகளைப் பார்த்துவிட்டு, இந்த விளைவுகள் இயற்கைக்கு அப்பாற்பட்டக் கடவுளின் அதிசயம் என நம்பலாம். ஆனால் இந்த இயற்கையான குணமளிக்கும் திறன் வெகு காலமாகக் காணப்பட்டு வருகின்றது. நாம் வியக்கத்தக்க விதத்தில், விந்தையாகப் படைக்கப்பட்டிருக்கின்றோம். ஏற்கனவே இருக்கும் இயற்கையான குணமளிக்கும் இந்த அமைப்பைப் போதுமான அளவு பயன்படுத்தத் தயாராக வைக்க வேண்டும் என்பதை மருத்துவ அறிவியல் இப்போது நமக்குக் காட்டுகின்றது. குணமளிப்பதில், மனிதனின் மிகப் பெரிய சொத்தான நமது உடலை நமக்குச் சாதகமாகப் பயன்படுத்திக் கொள்ள வேண்டும்.

சில வேளைகளில் டாக்டர்கள், நோயைக் குணப்படுத்தப் போராட வேண்டியுள்ளது. எதிர்வினை புரியாத ஒரு நோயெதிர்ப்பு அமைப்புடன் செயலாற்றுவதைப்போல் வேறெதுவும் ஒரு டாக்டருக்குக் கவலை அளிப்பதில்லை. இது முற்றிய எய்ட்ஸ் நோயால் பாதிக்கப்பட்ட மக்களிடம் அடிக்கடி நிகழ்கின்றது. வேதியல் சார்பு மருந்துகளை உட்கொள்பவர்களிடத்திலும் நிகழ்கின்றது.

இந்த நோயாளிகளுக்கு ஏற்பட்டுள்ள தொற்று மிகவும் தீவிரமானது. சில வேளைகளில் வழக்கத்திற்கு மாறானதாகவும் காணப்படும். இந்த நோயாளிகளின் நோய் எதிர்ப்பு அமைப்பு கொஞ்சம்கூட ஒத்துழைக்காமல் இருக்கும்போது, டாக்டர்கள், நோயாளி குணமடைவார் என்ற நம்பிக்கையில் மிகவும் சக்தி வாய்ந்த ஆன்ட்டிபயாட்டிக் மருந்துகளை அவர்களுக்குக் கொடுக்கும் நிலைக்குத் தள்ளப்படுகின்றனர். இந்தச் சூழலில், போதுமான அளவு செயல் புரியும் ஒரு நோயெதிர்ப்பு அமைப்பின் முக்கியத்துவத்தை டாக்டர் உணர்ந்து கொள்கின்றார். நமது மருந்துகள் பெரிய சக்தி வாய்ந்தவையாக இருக்கலாம். ஆனால் உடலின் சொந்த, குணமளிக்கும் சக்தியின் துணையின்றி அவற்றால் உண்மையிலேயே திறம்படச் செயலாற்ற முடியாது.

டாக்டர்களுக்கு, மருந்துகளோடு சேர்த்து ஓர் ஆரோக்கியமான நோய் எதிர்ப்பு அமைப்பும் வேண்டும். இதனால்தான், உயர்தர ஊட்டச்சத்து மாத்திரைகளைத் 'துணை புரியும் மருந்து' என நான் அழைக்கின்றேன் என்பதை நான் மீண்டும் கூறிக் கொள்ள விரும்புகிறேன்.

## போதுமான அளவு ஊட்டச்சத்து

நீங்கள் ஓர் உடல்நலம் பேணும் டாக்டராக இருந்தால், வைட்டமின் 'இ', செலீனியம், கால்சியம், மெக்னீசியம் மற்றும் வைட்டமின் 'சி' ஆகிய ஊட்டச்சத்துக்களை நாம் உணவில் இருந்துதான் பெற்றுக் கொள்ள வேண்டும் என்பதை நினைவில் கொள்ள வேண்டும். ஆனால் நாம் அவற்றை மருந்துகள் என்பதுபோல் கருதி அவற்றைப் பற்றி தொடர்ந்து படித்து வருகின்றோம். பொதுவாக மருந்துகள் பாதுகாப்பானவை, திறன் மிக்கவை என்பதை நிரூபிக்க அவை கடுமையான மருத்துவப் பரிசோதனைகளுக்கு உட்படுத்தப்படுகின்றன. அவை செயற்கைப் பொருட்களாக இருப்பதால், ஒரு மருத்துவத் தீர்வை ஏற்படுத்துவதற்காக நம் உடலில் இருக்கும் இயற்கையான நொதி அமைப்புக்களை அவை பாதிக்கின்றன. கடந்த அத்தியாயத்தில், ஊட்டச்சத்து மாத்திரைகளால் ஏற்படும் எனக் கருதப்பட்ட ஆபத்துகளைப் பற்றி நான் விவாதித்துள்ளேன். ஆனால் மருந்துகளுடன் ஒப்பிடும்போது இந்த ஆபத்துகள் மிகவும் குறைவாகும். ஏனென்றால் வைட்டமின் 'இ', வைட்டமின் 'சி',

செலீனியம் போன்றவை உண்மையிலேயே இயற்கையான பொருட்களாகும். இவை இயற்கை நொதி, ஆன்ட்டி ஆக்சிடென்ட் மற்றும் நோய் எதிர்ப்பு அமைப்புக்களைப் பலப்படுத்துகின்றன.

ஊட்டச்சத்து மாத்திரைகளை எளிதாக உற்பத்தி செய்யும் வசதி நமக்கு இப்போது இருப்பதால், நம்மால் இவற்றைப் போதுமான அளவுகளில் கொடுக்க இயலும். போதுமான அளவுகள் என்றால் உடல்நலப் பலன்களை அளிப்பதற்குத் தேவையான அளவுகள் என்று மருத்துவ இதழ்களில் காட்டப்பட்டுள்ள அளவாகும். இவை அமெரிக்க அரசு பரிந்துரைக்கும் ஆர்டிஏ அளவுகள் அல்ல (16வது அத்தியாயத்தைப் பார்க்கவும்). இந்த ஊட்டச்சத்துக்கள் எல்லாம் ஒன்றாகச் சேர்க்கப்பட்டு, மாத்திரை வடிவில் போதுமான அளவுகளில் உட்கொள்ளப்பட்டால், அதனால் ஏற்படும் விளைவுகள் அற்புதமானவையாக இருக்கின்றன.

உயிரணு ஊட்டம் என்றால் உயிரணுவுக்கு எல்லா வகையான ஊட்டச் சத்துக்களையும் தேவையான அளவுகளில் கொடுப்பதாகும். இது உயிரணு அதற்கு உண்மையிலே தேவையானதைத் தீர்மானிக்க அனுமதிக்கின்றது. தேவையற்றதை அனுமதிப்பதில்லை. உயிரணு எந்த ஊட்டச்சத்தில் குறைவாக உள்ளது என்பதை நிர்ணயிப்பது பற்றி நாம் கவலைப்பட வேண்டியதில்லை. நான் எல்லா முக்கியமான ஊட்டச்சத்துக்களையும் உயிரணுவுக்குப் போதுமான அளவுகளில் வழங்கி உயிரணுக்களை அவற்றின் பணியைச் செய்யவிடுகின்றேன். இந்த அணுகுமுறை அடுத்த சில மாதங்களில் ஊட்டச்சத்துக் குறைகளை சரிசெய்கின்றது.

ரொட்டி சுடுபவர்கள்தான் ரொட்டி செய்யும் உண்மையான கலையை அறிந்தவர்கள். ஆனால் தானாக ரொட்டி செய்யும் தானியங்கி இயந்திரங்கள் வந்துவிட்டதால் யார் வேண்டுமானாலும் ரொட்டி செய்யலாம். அதில் தொழில்நுட்பம் எதுவும் தேவையில்லை. தேவையான எல்லாப் பொருட்களையும் சரியான விகிதத்தில் இயந்திரத்தினுள் கொட்டினால் (சமன் செய்த அளவுகளில் - இது பாக்கெட்டுகளாகக் கிடைக்கின்றன), பளபளப்பான, வெதுவெதுப்பான வீட்டில் செய்யப்பட்ட ரொட்டித் துண்டு இரண்டு மணிநேரத்தில் கிடைக்கின்றது. ஆனால் ரொட்டிக்குத் தேவையான பொருட்களைக் கொண்ட சிறிய பாக்கெட் கிடைக்காவிட்டாலோ அல்லது ஈஸ்ட் கிடைக்காவிட்டாலோ என்ன செய்வீர்கள்? அதிக உப்பைக் கலந்துவிட்டால் என்ன செய்வீர்கள்? இதே அணுகுமுறையை உயிரணு ஊட்டத்தில் பயன்படுத்துகின்றோம். நீங்கள் தேவையான எல்லா ஊட்டச்சத்துக்களையும் மொத்தமாகவும் சமமான அளவிலும் வழங்குகின்றீர்கள். அப்போதுதான் உயிரணு தனக்குத் தேவையான திறனில் செயல்பட, தனக்குத் தேவைப்படும் எல்லாவற்றையும் பெற்றுக் கொள்ளும்.

| அட்டவணை 1 அடிப்படை ஊட்டச்சத்துப் பரிந்துரைகள் | |
|---|---|
| **ஆன்ட்டி-ஆக்சிடென்ட்டுகள்** | அதிகமாகவும், பல வகையானதுமான இருந்தால் நல்லது |
| **வைட்டமின் 'ஏ'** | நான் வைட்டமின் 'ஏ'வை நேரடியாகப் பயன்படுத்துவதைப் பரிந்துரைக்க மாட்டேன். ஏனென்றால் அதில் நச்சுத்தன்மை மறைமுகமாகக் காணப்படுகின்றது. அதற்குப் பதிலாக, அதனைப் பல வகையான கரோட்டினாய்டுகளுடன் சேர்த்துக் கொடுப்பேன். உடல் அவற்றை வைட்டமின் 'ஏ'வாக மாற்றிக் கொள்ளும். |
| **கரோட்டினாய்டுகள்** | பீட்டா கரோட்டினை மட்டும் உட்கொள்வதைவிட எல்லா வகையான கரோட்டினாய்டுகளும் கலந்த கலவையை உட்கொள்ளுதல் மிகவும் முக்கியமானதாகும்.<br>• பீட்டா கரோட்டின் 10000-15000 ஐயு<br>• லைக்கோபின் 1-3 மில்லிகிராம்<br>• லூட்டின்/சியாசாந்தின் 1-6 மில்லிகிராம்<br>• ஆல்ஃபா கரோட்டின் 500-800 மைக்.கிராம் |
| **வைட்டமின் 'சி'** | வைட்டமின் 'சி'யின் கலவை மிகவும் முக்கியமானதாகும். வைட்டமின் 'சி'யுடன் ஆக்சிஜனேற்ற அழுத்தத்தைக் கையாள்வதில் மிகுந்த திறன் பெற்றக் கால்சியம், பொட்டாசியம், துத்தநாகம், மற்றும் மெக்னீசியம் ஆகியவற்றைச் சேர்த்துக் கொள்ள வேண்டும்.<br>• 1000— 2000 மில்லிகிராம் |
| **வைட்டமின் 'இ'** | இயற்கையாகக் கிடைக்கும் வைட்டமின் 'இ' கலவை முக்கியமானதாக விளங்குகிறது: டி-ஆல்ஃபாடோக்கோஃபெரால், டி-காமா டோக்கோஃபெரால் மற்றும் கலக்கப்பட்ட டோக்போஃபெரால்.<br>400 - 800 ä» |
| **பயோ-பிளேவனாய்டுகள்** | பையோபிளேவனாய்டுகள் தேவையான பல வகையான திறன் மிக்க ஆன்ட்டிஆக்சிடென்ட்டுகள் ஆகும். இவை ஆன்ட்டிஆக்சிடென்ட்டுகளின் சேர்க்கைப் பொருளுக்குப் பெரிய சொத்தாகும். அளவுகள் மாறுபடலாம். ஆனால் பின்வருவனவற்றில் பெரும்பாலானவற்றை அவை உள்ளடக்கியிருக்க வேண்டும்.<br>• ருட்டின்<br>• குயெர்செட்டின் |

| அடிப்படை ஊட்டச்சத்துப் பரிந்துரைகள் (தொடர்ச்சி) | |
|---|---|
| | • புரோக்கோலி<br>• பச்சைத் தேயிலை<br>• குருசிஃபெராஸ்<br>• பில்பெரி<br>• திராட்சை விதைச் சாறு<br>• புரோமெலேய்ன் |
| **ஆல்ஃபா - லிப்பாயிக் அமிலம்** | *15 - 30 மில்லிகிராம்* |
| **துணைநொதி கியு10** | *20 - 30 மில்லிகிராம்* |
| **குளூட்டத்தியோன்** | *10 - 20 மில்லிகிராம்*<br>*மூலப்பொருள் என்-ஆசிடில் என்-சிஸ்டெய்ன்*<br>*50 - 75 மில்லிகிராம்* |
| **'பி' வைட்டமின்கள்** | *ஃபோலிக் அமிலம் 800 -100 மில்லிகிராம்*<br>*வைட்டமின் பி1 (தயமின்) 20 - 30 மில்லிகிராம்*<br>*வைட்டமின் பி2 (ரிபோஃப்ளேவின்) 25 - 50 மில்லிகிராம்*<br>*வைட்டமின் பி3 (நியாசின்) 30 - 75 மில்லிகிராம்*<br>*வைட்டமின் பி5 (பான்டோதீனிக் அமிலம்) 80 - 200 மில்லிகிராம்*<br>*வைட்டமின் பி6 (பைரிடாக்சின்) 25 - 50 மில்லிகிராம்*<br>*வைட்டமின் பி12 (கோபாலமின்) 100 - 250 மைக்ரோகிராம்*<br>*பயோட்டின் 300 - 1000 மைக்ரோகிராம்* |
| **பிற முக்கியமான வைட்டமின்கள்** | *வைட்டமின் 'டி' 3 (கோல்கால்சிஃபெரால்) 450 - 800 ஐயு*<br>*வைட்டமின் 'கே' 50-100 மைக்ரோகிராம்* |
| **தாதுப்பொருட்கள்** | *கால்சியம் 800-1500 மில்லிகிராம் ( நீங்கள் உண்ணும் உணவில் இருக்கும் கால்சியத்தைப் பொறுத்து)*<br>*மெக்னீசியம் - 500 - 800 மில்லிகிராம்*<br>*துத்தநாகம் - 20 - 30 மில்லிகிராம்*<br>*செலீனியம்-200 மைக்ரோகிராம்*<br>*குரோமியம் - 200-300 மைக்ரோகிராம்*<br>*காப்பர் - 1 - 3 மில்லிகிராம்*<br>*மாங்கனீஸ் - 3 -6 மில்லிகிராம்*<br>*வனாடியம் 30 - 100 மைக்ரோகிராம்*<br>*அயோடின் -100 - 200 மைக்ரோகிராம்*<br>*மாலிப்டீனம் 50 - 100 மைக்ரோகிராம்*<br>*'டிரேஸ்' தாதுப்பொருட்களின் கலவை* |

| அடிப்படை ஊட்டச்சத்துப் பரிந்துரைகள் (தொடர்ச்சி) | |
|---|---|
| எலும்பின் ஆரோக்கியத்திற்கான கூடுதல் ஊட்டச்சத்துக்கள் | சிலிக்கான் - 3 மில்லிகிராம்<br>போரான் - 2 - 3 மில்லிகிராம் |
| மற்ற முக்கியமான மற்றும் அடிப்படைத் தேவையான ஊட்டச்சத்துக்கள் முன்னேற்றமடைந்த ஹோமோசிஸ்டெய்ன் அளவுகள் மற்றும் முன்னேற்றமடைந்த மூளைச் செயல்முறைகள் | கோலைன் - 100 - 200 மில்லிகிராம்<br>டிரைமெதில்கிளைசின் - 200 - 500 மில்லிகிராம்<br>ஐனோசிட்டால் 150 - 250 மில்லிகிராம் |
| **உங்கள் உணவுடன் சேர்க்க வேண்டிய பொருட்கள்** | |
| அடிப்படைத் தேவையான கொழுப்புகள் | செக்கில் ஆட்டப்பட்ட ஃபிளாக் விதை எண்ணை<br>மீன் எண்ணெய் மாத்திரைகள் |
| நார்சத்துச் சேர்க்கைப் பொருள் | கரையும் மற்றும் கரையாத நார்சத்துக் கலந்த பொருட்கள் - 10 - 30 மில்லிகிராம் - உங்கள் உணவின் அளவைப் பொறுத்தது (தினசரி 35-50 கிராம்கள் சேர்த்துக் கொள்வது உசிதம்)<br><br>** பல உணவு நிறுவனங்கள் இந்த அடிப்படை ஊட்டசத்துக்களை ஒன்றாகச் சேர்த்து ஒன்று அல்லது இரண்டு மாத்திரைகளாகத் தயாரித்துள்ளன. இவற்றை நாள் ஒன்றுக்கு 2 அல்லது 3 முறைகள் எடுத்துக் கொண்டால் ஊட்டச்சத்துத் தேவையைப் பூர்த்தி செய்யலாம். மேற்கூறிய பரிந்துரைகளின்படி காணப்படக்கூடிய தரமான பொருட்களைப் பயன்படுத்துங்கள். உற்பத்தியாளர்கள், உற்பத்தித் தரம் மற்றும் அமெரிக்க அரசின் பரிந்துரைகளைப் பின்பற்றினால், நீங்கள் உங்களுடைய ஆக்சிஜனேற்ற அழுத்தத்திற்கு எதிராக ஒரு சிறந்த பாதுகாப்பை அளிக்கிறீர்கள்.<br><br>பொதுவாக மேற்கத்திய உணவுகளில் காணப்படாத ஊட்டச்சத்துக்களை இந்த அடிப்படைத் தேவையான கொழுப்புகளும், நார்ச்சத்துக்களும் அளிக்கின்றன. |

## உங்கள் உடல்நலத்தை பாதுகாத்தல்

ஊட்டச்சத்து மாத்திரைகள் உண்மையாகவே உடல் நலத்துடன் தொடர்புடைய ஒன்றாகும், நோயுடன் அல்ல. நோய்த் தடுப்பு மருத்துவம் என்பது நாட்பட்ட சீர்கேடு விளைவிக்கும் நோயின் மூல காரணத்தைத் தாக்குவதாகும். எனது புத்தகத்தைப் படிப்பவர்கள் நல்ல உடல்நலத்துடன் இருக்கவும் அதைத் தொடரவும் வேண்டுமென நான் விரும்புகின்றேன். தீவிரமான நோயால் பாதிக்கப்பட்டு, தங்களது உடல்நலத்தை மீண்டும் தங்கள் கட்டுப்பாட்டுக்குள் கொண்டு வந்த பல நோயாளிகளின் கதைகளை நான் உங்களுடன் பகிர்ந்து கொண்டுள்ளேன். உடல்நலத்தை ஒரே சீராக நல்ல நிலையில் வைத்திருப்பது, அதனை மீண்டும் பெற முயற்சிப்பதைவிட, மிக எளிதானது.

இந்தக் கொள்கைகளைப் பின்பற்றி, நீங்கள் நல்ல உடல்நலத்துடன் இருந்தால், நாட்பட்ட சீர்கேடு விளைவிக்கும் நோய்களைத் தோற்றுவிக்கும் ஆபத்தைக் குறைக்கலாம். உங்கள் உடல்நலத்துடன் போராடிக் கொண்டிருக்கும் நீங்கள், உங்கள் உடலுக்கு நாட்பட்ட நோய்க்கு எதிராகப் போராடத் தேவையான சக்தியை அளிக்க முடியும். உடலைப் பழைய நிலைக்குக் கொண்டுவர முடியாவிட்டாலும் நோயுடன் போராட முடியும். உடல்நலம் தரும் உணவு, சுமாரான உடற்பயிற்சி மற்றும் உயிரணு ஊட்டம் ஆகிய மூன்றையும் இணைத்து நீங்கள் செயல்பட்டால், உடல்நலரீதியாக நீங்கள் எப்போதும் வெற்றி பெறுவீர்கள். இதுதான் உங்கள் இலக்கு அல்லவா?

தினம் ஓர் ஆப்பிள் உண்பது டாக்டரை உங்களிடமிருந்து விலக்கி வைக்காது என்பதுதான் உண்மை. இன்று நீங்கள் உங்கள் ஆப்பிள் மற்றும் உங்கள் சரிவிகித உணவுடன், நல்ல தரம் வாய்ந்த ஊட்டச்சத்து மாத்திரைகளை உட்கொள்ள வேண்டும். இங்கு நான், உங்கள் உடலுக்குப் போதுமான அளவு உயிரணு ஊட்டத்தை வழங்க உங்களுக்குத் தேவைப்படும் அடிப்படை ஊட்டச்சத்துக்கள் பற்றி அறிவுரை கூற விரும்புகின்றேன்.

நீங்கள் போதுமான அளவு இந்த எல்லாவிதமான ஊட்டச்சத்துக்களையும் வழங்கினால், ஊட்டச்சத்துப் பொருட்கள் வழங்கும் எல்லாவித உடல்நலப் பலன்களையும் உங்கள் உடல் பெற்றுக் கொள்ளும். எல்டிஎல் இரத்தக் கொழுப்பு ஆக்சிஜனேற்றத்திற்கு அதிக எதிர்ப்புத் தெரிவிப்பதாக உள்ளது. ஹோமோசிஸ்டெய்ன் அளவுகள் குறைகின்றன. உங்கள் கண்கள் சூரிய ஒளியிலிருந்து அதிக அளவு ஆன்ட்டிஆக்சிடென்ட் பாதுகாப்பைப் பெறுகின்றன. நுரையீரல்கள் போதிய பாதுகாப்பைப் பெறுகின்றன. உங்கள் நோய் எதிர்ப்பு மண்டலமும், ஆன்ட்டிஆக்சிடென்ட் பாதுகாப்பு அமைப்பும் வலுப்படுத்தப்படுகின்றன. இதயநோய், பக்கவாதம், புற்றுநோய், மேக்குலார் சிதைவு, கண்புரைகள், வாதம், அல்சீமர் நோய்,

பார்க்கின்சன் நோய், ஆஸ்த்துமா, நீரிழிவு நோய், மல்டிப்பிள் ஸ்கிளீரோசிஸ், லுப்பஸ் மற்றும் பல நோய்கள் தோன்றும் ஆபத்து குறைகின்றது.

நச்சுத் தன்மை மிகுந்த உலகத்துடன் நமது அழுத்தம் மிகுந்த வாழ்க்கைமுறையும் கலந்து, நமது நோய் எதிர்ப்பு அமைப்பும் ஆன்ட்டிஆக்சிடென்ட் பாதுகாப்பு அமைப்பும் எல்லா முனைகளிலும் போராட வேண்டிய அவசியத்தைத் தோற்றுவித்துள்ளன.

## ஆப்டிமைசர்கள்

சில வேளைகளில் ஒரு நோயாளிக்கு அட்டவணை 1ல் கூறியுள்ள ஊட்டச்சத்து மாத்திரைகளைவிட அதிகமாகத் தேவைப்படலாம். ஒரு நோயாளி பல நாட்களாகக் காணும் களைப்பாலோ அல்லது நாட்பட்ட சீர்கேடு விளைவிக்கும் நோயாலோ பாதிக்கப்பட்டால் அவர் சாதாரண நிலைகளில் காணப்படுவதைவிட மிக அதிக ஆக்சிஜனேற்ற அழுத்தத்தினால் பாதிக்கப்பட்டிருப்பார். எனவே நான் இந்த ஊட்டச்சத்து மாத்திரைப் பரிந்துரைகளோடு 'ஆப்டிமைசர்கள்' என நான் அழைப்பவற்றையும் சேர்க்கின்றேன். இவை மிகவும் சக்தி வாய்ந்தவையாக நிரூபிக்கப்பட்ட ஆன்ட்டிஆக்கிடென்ட்டுகள் ஆகும். உணவுப் பொருட்களைத் தயாரிக்கும் நிறுவனங்கள், அதிக சக்திவாய்ந்த ஆன்ட்டிஆக்சிடென்ட்டுகளைத் தேடிக் கொண்டிருக்கின்றன. ஆனால் தற்போது உள்ளவற்றில் சிறந்தது திராட்சை விதைச் சாறு ஆகும். இதில் புரோஅந்தாசையனிடின்கள் நிறைந்து காணப்படுகின்றன. இவை பையோஃப்ளேவனாய்டுகள் என்ற ஆன்ட்டிஆக்சிடென்ட்டுகள் ஆகும். இவை பழங்களின் நிறம் வாய்ந்த பகுதிகளில் காணப்படுகின்றன.

திராட்சை விதைச் சாறு பிற ஆன்ட்டிஆக்சிடென்ட்டுகளுடனும் வலுவளிக்கும் ஊட்டச்சத்துக்களுடனும் சேர்த்துப் பயன்படுத்தப்படும்போது வைட்டமின் 'இ'யைப்போல் ஐம்பது மடங்கும், வைட்டமின் 'சி'யைப்போல் இருபது மடங்கும் வீரியம் உடையதாகக் காணப்படுகின்றது. தனியாகப் பயன்படுத்தப்பட்டால், வைட்டமின் 'இ'யைப் போன்று ஆறு அல்லது ஏழு முறைகள் சக்தி மிக்கதாகவும் மற்றும் வைட்டமின் 'சி'யைப் போன்று மூன்று அல்லது நான்கு முறைகள் வீரியம் மிக்கதாகவும் காணப்படுகின்றது. ஊட்டச்சத்துக்களின் இணைப்பினால் ஏற்படும் சக்தி இங்கு மீண்டும் தெளிவாகத் தெரிகின்றது.

திராட்சை விதைச் சாற்றின் மிக முக்கியமான பண்புகளில் ஒன்றை மறந்து விடாதீர்கள். அதாவது அது இரத்த மூளைத் தடுப்பைச் சுலபமாகக் கடந்து செல்கின்றது என்ற உண்மையை

மறந்து விடாதீர்கள் (பதிமூன்றாவது அத்தியாயத்தைப் பார்க்கவும்). வேறு வகையாகக் கூறப் போனால், மூளை, தண்டுவடம், மற்றும் நரம்புகளைச் சுற்றியுள்ள திரவத்திற்குள் அது சுலபமாக நுழைகின்றது. களைப்படைந்துள்ள நோயாளிகளுக்கு, அவர்களின் பிரச்சனையின் தீவிரத்தைப் பொறுத்து, குறைந்து 100 — 200 மில்லிகிராம் திராட்சை விதைச் சாறு சேர்க்கும்படி நான் பரிந்துரை செய்கின்றேன். என்னுடைய நோயாளிகள் குறிப்பிடத்தக்க முன்னேற்றத்தைக் காண்பதற்கு வழக்கமாக நாலிலிருந்து ஆறு வாரங்கள் ஆகும். அதன் பின்னர் அவர்கள் மீண்டும் சாதாரண நிலைக்குத் திரும்புவர். இந்த நிலையில் அவர்கள் 'ஆப்டிமைசர்கள்' பயன்படுத்துவதை அவர்கள் உடல்நலத்துடன் இருக்கும் காலம்வரை விட்டுவிடலாம்.

நாட்பட்ட சீர்கேடு விளைவிக்கும் நோய்களான மல்டிப்பிள் ஸ்கிளீரோசிஸ், இதயநோய், லுப்பஸ், குரோன் நோய், புற்றுநோய் அல்லது பார்க்கின்சன் நோய் ஆகியவற்றால் பாதிக்கப்பட்டவர்கள், ஏற்கனவே தீவிரமான சிக்கலில் உள்ளனர். இந்தப் பின்னணியில் சாதாரணமாக ஒரு நாளில் தோற்றுவிக்கப்படும் எதிர்வினையாற்றும் மூலக்கூறுகள், கொழுப்பு, புரதம் மற்றும் உயிரணுவின் டிஎன்ஏ ஆகியவற்றிற்குச் சேதத்தை விளைவிக்கின்றன. இதைச் சரிசெய்யும் அமைப்புக்கள் முற்றிலும் வெற்றி கொள்ளப்பட்டுள்ளதால், அவற்றால் இந்தச் சேதம் அனைத்தையும் சரிசெய்ய முடியாது. இந்த நோயாளிகள் தங்களுடைய நோயை வென்று பழைய உடல்நிலையை மீண்டும் பெற வேண்டுமானால், அவர்களுக்குக் குறிப்பிடத்தக்க விதத்தில் அதிக சக்தி வாய்ந்த ஆன்ட்டிஆக்சிடென்ட்டுகள் தேவைப்படுகின்றன. இந்த நிலையில், அட்டவணை 1ல் பரிந்துரை செய்யப்பட்ட அடிப்படை உயிரணு ஊட்டத் திட்டத்துடன் ஆப்டிமைசர்களையும் சேர்த்துக் கொள்ளும்படி நான் மீண்டும் பரிந்துரைக்கின்றேன்.

நான் முதலில் தேர்ந்தெடுக்கும் ஆப்டிமைசர் திராட்சை விதைச் சாறு ஆகும். ஆனால் நாட்பட்ட நோய்களால் பாதிக்கப்பட்டவர்களுக்கு, களைப்பால் பாதிக்கப்பட்டவர்களுக்குக் கொடுப்பதைவிட மிக உயர்ந்த அளவை நான் வழக்கமாகப் பரிந்துரை செய்வேன். துணைநொதி கியு10, குளுக்கோசமைன் சல்பேட், லூட்டின், சியாசாந்தைன், நியாசின், மெக்னீசியம் மற்றும் கால்சியம் ஆகியவை மற்ற ஆப்டிமைசர்கள் ஆகும்.

நாட்பட்ட சீர்கேடு விளைவிக்கும் நோய்களின் சிகிச்சையில் நான் பின்பற்றும் அடிப்படைக் கொள்கைகளும், ஆப்டிமைசர்களாக நான் பயன்படுத்தும் பொருட்களும் பின்வருமாறு: என்னுடைய நோயாளிகள் அனைவரும் அட்டவணை 1ல் கூறப்பட்டுள்ள ஊட்டச்சத்து மாத்திரைகளை உட்கொள்கின்றனர். ஒவ்வொரு நபரின் நோயின் தீவிரத்

தன்மைக்கேற்ப நான் கூடுதலான ஆப்டிமைசர்களை உயிரணு ஊட்டத் திட்டத்தில் பயன்படுத்துகின்றேன். திராட்சை விதைச் சாறு தவிர நான் அதிகமாகப் பரிந்துரைக்கும் ஆப்டிமைசர் துணைநொதி கியு10 ஆகும். இது ஒரு சக்திவாய்ந்த ஆன்ட்டிஆக்சிடென்ட் மட்டுமல்லாமல், உயிரணுவின் உள்ளே சக்தியைத் தோற்றுவிக்க அடிப்படைத் தேவையான ஒன்றாகும். அதோடு மட்டுமல்லாமல், துணைநொதி கியு10 நோய் எதிர்ப்பு அமைப்பை வலுப்படுத்துவதில் மிக முக்கியமான ஒன்றாகும்.

(பின்குறிப்பு: துணைநொதி கியு10 உட்கிரகிப்பதற்கு மிகவும் கடினமானதாகும். நான் பொடி வடிவிலிருக்கும் ஆப்டிமைசர்களின் அளவுகளைக் கீழ்வரும் பரிந்துரைகளில் கொடுத்துள்ளேன். நீங்கள் கியு—ஜெல் அல்லது மிருதுவான ஜெல் வடிவத்தில் துணைநொதி கியு10ஐப் பயன்படுத்தினால் உங்களுக்குக் குறைந்த அளவு துணைநொதி கியு10 தான் தேவைப்படும்)

## நான் பரிந்துரைக்கும் கூடுதல் ஊட்டச்சத்து மாத்திரைகள்

குறிப்பிட்ட ஒவ்வொரு நோய்க்கும் அட்டவணை 1ல் கொடுக்கப்பட்டுள்ளதோடு சேர்த்து இவற்றையும் எடுத்துக் கொள்ள வேண்டும்.

### இதயநோய்

நான் சுமாராக திராட்சை விதைச் சாறு 100 மில்லிகிராமும், துணைநொதி கியு10 100 மில்லிகிராமும், கூடுதலாக 200—300 மில்லிகிராம் மெக்னீசியமும் ஒரு நாளைக்குச் சேர்க்கின்றேன். இந்த நோயாளிகளுக்கு வைட்டமின் 'இ'யைக் கொண்ட ஒரு கலவையை முக்கியத் தேவையாக நான் கருதுகின்றேன். இது அட்டவணை 1ல் கூறப்பட்டுள்ளது.

அட்டவணை 1ல் நான் பரிந்துரைத்த வைட்டமின் 'பி' அளவுகளை உட்கொண்ட பிறகு, ஒருவரின் ஹோமோசிஸ்டெய்ன் அளவுகள் 7க்கு கீழாகக் குறையாவிட்டால், நான் 1—5 கிராம் டிஎம்ஜியை நோயாளியின் மருந்துடன் சேர்ப்பேன்.

### இதயத் தசை நோய்

நோயாளியின் மருந்துகளுடன், நான் 300—600 மில்லிகிராம் துணைநொதி கியு10, 100 மில்லிகிராம் திராட்சை விதைச் சாறு, சிறிது மெக்னீசியம் ஆகியவற்றையும் சேர்ப்பேன். நோயாளிகள் நான்கு மாதங்களுக்குள் ஒரு முன்னேற்றத்தை காண்பர். துணைநொதி கியு10 மிகவும் பாதுகாப்பானது. நோயாளிகள் குறைந்த அளவு மருந்துக்கு எதிர்வினை புரியாவிட்டால்,

நாட்டிலுள்ள பெரிய ஆராய்ச்சியாளர்கள் தினசரி 600 மில்லிகிராம் துணைநொதி கியு10ஐக் கொடுப்பதை ஆதரிக்கின்றனர். ஆனால் சில இதயநோய் வல்லுனர்கள் இந்த உயர்ந்த அளவு துணைநொதி கியு10ஐக் கொடுப்பதற்கு முன்னர், இரத்தத்தில் காணப்படும் துணைநொதி கியு10ன் அளவுகளைக் கண்டறிய இரத்தப் பரிசோதனை மேற்கொள்கின்றனர்.

## புற்றுநோய்

பல்வேறு வகையான புற்றுநோய்களுக்கு ஓர் எளிதான விளக்கம் அளிக்க இயலாது. ஆனால் புற்றுநோய் பரவுவதற்கான சான்று ஏதும் இல்லாவிடில், (அல்லது அறுவைச் சிகிச்சை நிபுணர் அனைத்தையும் நீக்கிவிட்டதாக நம்பினால்) நான் 200 மில்லிகிராம் திராட்சை விதைச் சாறும், 200 மில்லிகிராம் துணைநொதி கியு10 ஆகியவற்றைக் கொடுக்கிறேன். நோயாளிக்கு மெட்டா ஸ்டாடிக் (பரவும் புற்றுநோய்) புற்றுநோய் இருந்தால் நான் 300 மில்லிகிராம் திராட்சை விதைச் சாற்றுடன் 500—600 மில்லிகிராம் துணைநொதி கியு10ஐயும் பரிந்துரை செய்வேன். 8லிருந்து 15 வயதுள்ள குழந்தைகள் அட்டவணை 1ல் பரிந்துரைக்கப்பட்ட அளவுகளிலிருந்து பாதி அளவுகள் மட்டுமே உட்கொள்ள வேண்டும். திராட்சை விதைச் சாறு மற்றும் துணைநொதி கியு10 ஆகியவற்றையும் பாதி அளவுதான் இங்கு பரிந்துரைக்கின்றேன்.

## மேக்குலார் சிதைவு

இந்த நோயுள்ளவர்களுக்கு, நான் அட்டவணை 1ல் கூறப்பட்ட ஊட்டச்சத்துக்களுடன் முக்கியமாக 300 மில்லிகிராம் திராட்சை விதைச் சாறு சேர்த்துக் கொடுப்பேன். நான் சுமார் 6—12 மில்லிகிராம் கூடுதலாக லூட்டினும் சேர்க்கின்றேன். இந்த நோயாளிகள் முன்னேற்றமடையப் போகிறார்கள் என்றால், முதல் நான்கு மாதங்களுக்குள் அது நிகழும் என்பதை நான் கண்டேன்.

## மல்டிப்பிள் ஸ்கிளீரோசிஸ்

திராட்சை விதைச் சாறு 400 மிகி, துணைநொதி கியு10 200-300 மிகி, மற்றும் வைட்டமின் 'சி' 500-1000 மிகி ஆகியவற்றைக் கொடுத்தால் இந்த நோய் குணமடைவதற்கு அவை உதவியாக உள்ளன என்பதை மல்டிப்பிள் ஸ்கிளீரோசிஸ் நோயுள்ள எனது நோயாளிகளிடம் இருந்து நான் கண்டுகொண்டேன். அவர்கள் தங்கள் நிலையில் முன்னேற்றத்தைக் காண 6 மாதங்களுக்கு மேலாகும் என நான் அவர்களை எச்சரிக்கின்றேன்.

## லூப்பஸ் மற்றும் குரோன் நோய்

இந்த நோயாளிகளுக்கு 300 மில்லிகிராம் திராட்சை விதைச் சாறும் மற்றும் 200 மில்லிகிராம் துணைநொதி கியு10ம் அடிப்படை

ஊட்டச்சத்து மாத்திரைகளுடன் சேர்த்துக் கொடுக்கப்பட வேண்டும். இந்த நோயாளிகளிடம் 6 மாதங்களுக்குப் பின்னர்தான் முன்னேற்றம் தோன்றும்.

## ஆஸ்டியோஆர்த்ரைட்டிஸ்

*நான் 1500—2000 மில்லிகிராம் குளுக்கோஸ்அமைன் சல்பேட்டுடன் 100—200 மில்லிகிராம் திராட்சை விதைச் சாற்றைச் சேர்க்கின்றேன். அவர்கள் 400—600 மில்லிகிராம் கான்ட்ராய்டின் சல்பேட் அல்லது 100 மில்லிகிராம் எம்எஸ்எம் ஆகியவற்றை உட்கொள்வது தங்களுக்கு உதவுவதாக உணர்ந்தால், இவற்றை அவர்கள் சேர்த்துக் கொள்வதில் எனக்கு எந்தப் பிரச்சனையும் இல்லை. ஆனால் ஆப்டிமைசர்களாக இவற்றைப் பரிந்துரைப்பதற்கு இந்த நேரத்தில் வலிமையான மருத்துவ ஆதாரங்கள் இல்லை.*

## ரூமட்டாய்டு ஆர்த்ரைட்டிஸ்

*நான் 1500—2000 மில்லிகிராம் குளுக்கோசமைன் சல்பேட், 300 மில்லிகிராம் துணைநொதி கியு10, 400 மில்லிகிராம் திராட்சை விதைச் சாறு மற்றும் கூடுதலாக 200 மில்லிகிராம் மெக்னீசியம், கால்சியம் ஆகியவற்றைச் சேர்க்கின்றேன். தினமும் 3 அல்லது 4 மீன் எண்ணெய்க் குளிகைகளையோ அல்லது இரண்டு தேக்கரண்டி குளிரூட்டப்பட்ட ஃபிளாக்ஸ் விதை எண்ணெயையோ சேர்ப்பதன் மூலம் ஒமேகா 3 கொழுப்பு அமிலங்களை நான் அதிகரிக்கிறேன்.*

## முதுமை மூட்டு அழற்சி நோய்

*இந்த நோயாளிகளுக்கு அட்டவணை 1ல் பரிந்துரைக்கப்பட்டவற்றுடன் நான் ஆப்டிமைசர்களைச் சேர்க்க பரிந்துரை செய்ய மாட்டேன். ஆனால் அவர்கள் சரியான அளவுகள் வைட்டமின் 'டி', கால்சியம் மற்றும் மெக்னீசியம் ஆகியவற்றைக் கண்டிப்பாக உணவுடன் சேர்த்து உட்கொள்ள வேண்டும். உடலின் மேற்பகுதிக்கான எடை தாங்கும் உடற்பயிற்சியைத் தீவிரமாகச் செய்ய வேண்டும்.*

## ஆஸ்த்துமா

*நான் 200—300 மில்லிகிராம் திராட்சை விதைச் சாற்றை (குழந்தைகள் ஒரு பவுண்டு உடல் எடைக்கு 2 மில்லிகிராம் வீதம் ஒரு நாளைக்கு உட்கொள்ள வேண்டும்),1000 மில்லிகிராம் கூடுதல் வைட்டமின் 'சி' (குழந்தைகள் 200—500 மில்லிகிராம்), மற்றும் 200 மில்லிகிராம் மெக்னீசியம் (குழந்தைகள் 100 மில்லிகிராம் கூடுதலாகச் சேர்த்துக் கொள்ளலாம்) ஆகியவற்றுடன் சேர்க்கிறேன்.*

## எம்ஃபைசீமா

அட்டவணை 1ல் கூறப்பட்ட அடிப்படை ஊட்டச்சத்துக்கள் வழக்கமாகப் போதுமானவையாகும். நான் கூடுதலாக 200 மில்லிகிராம் திராட்சை விதைச் சாறு, கூடுதல் வைட்டமின் 'சி' மற்றும் மெக்னீசியம் ஆகியவற்றையும் சில சமயம் சேர்ப்பேன்.

அல்சீமர் நோயும் பார்கின்சன் நோயும்

இந்த நோயாளிகள், நோயைக் கண்டறியும் முன்னரே குறிப்பிடத்தக்க எண்ணிக்கையில் மூளை உயிரணுக்களை இழந்துள்ளனர். பார்கின்சன் நோயுள்ளவர்களிடம் குறிப்பிடத்தக்க அளவு முன்னேற்றம் ஏற்படுவதை நான் பார்த்துள்ளேன். இதற்கு இந்த நோயாளிகள், நோயின் ஆரம்பத்திலேயே ஊட்டச்சத்துத் திட்டத்தைத் துவங்கியிருக்க வேண்டும். அட்டவணை 1ல் காணப்படும் மருந்துகளுடன் 400 மில்லிகிராம் திராட்சை விதைச் சாறு கொடுப்பதை நான் பரிந்துரைக்கின்றேன். இந்த மருந்துகளால் அல்சீமர் நோயும் பார்க்கின்சன் நோயும் தாமதிக்கப்படலாம் என்பதற்கு நல்ல மருத்துவச் சான்றுகள் உள்ளன.

## நீரிழிவு நோய்

இந்நோய்க்கான மருந்துடன் நான் 100—200 மில்லிகிராம் கூடுதலாக திராட்சை விதைச் சாறு சேர்க்கின்றேன். அட்டவணை 1ல் கூறப்பட்ட உயிரணு ஊட்டம் உடம்புக்குத் தேவையான மற்ற எல்லாவற்றையும் நிச்சயமாக வழங்குகின்றது.

## தசைக்கூட்டுவலி நோய்

அடிப்படையான சேர்க்கைப் பொருட்களுடன் நான் 200—300 மில்லிகிராம் திராட்சை விதைச் சாறும், 100—200 மில்லிகிராம் துணைநொதி 10ம் சேர்க்கின்றேன். சில வேளைகளில், இந்த நோயைக் கட்டுப்படுத்த நான் திராட்சை விதைச் சாற்றின் அளவை நாளொன்றுக்கு 400 அல்லது 500 மில்லிகிராம்வரை உயர்த்த வேண்டி ஏற்படலாம். நோயாளிகளிடையே சாதகமான முன்னேற்றம் ஏற்பட்டால் இந்த அளவுகள் குறைக்கப்படலாம்.

# உங்களுக்கு மேலும் உதவி தேவையா?

இந்தப் பரிந்துரைகள் உங்களுக்கு எளிமையானவையாகத் தோன்றலாம். ஆனால் இந்த முடிவுகளைப் பெற நான் பயன்படுத்திய கொள்கைகளை உங்களுடன் இந்தப் புத்தகத்தின் வாயிலாக நான் பகிர்ந்து கொண்டேன். நான் ஒவ்வொரு நோய்க்கும் செய்த குறிப்பிட்டப் பரிந்துரைகளை எல்லாம் உங்களுடன் பகிர்ந்து கொள்வது இப்புத்தகத்தின் நோக்கத்திற்கு அப்பாற்பட்டதாகும். நீங்கள் எந்த ஒரு நோய் பற்றியும் தெரிந்து

கொள்ள அல்லது அறிவுரை பெற ஆர்வமாக இருந்தாலும் எனது வலைத்தளத்தை நீங்கள் அணுகலாம்.

எனது வலைத்தளப் பக்கத்தில் எனது பரிந்துரைகளை விரிவாகக் கூறியுள்ளேன். இவற்றைத்தான் நான் பல ஆண்டுகளாக எனது மருத்துவத் தொழிலில் ஐம்பதுக்கும் மேற்பட்ட நாட்பட்ட சீர்கேடு விளைவிக்கும் நோய்களுக்குச் சிகிச்சை அளிக்கப் பயன்படுத்துகின்றேன். மின்னஞ்சல் மூலம் என்னை நேரடியாகத் தொடர்பு கொள்ள விரும்புகின்றவர்களுக்கு நான் ஒரு நியாயமான கட்டணத்திற்குத் தனிநபர் ஊட்டச்சத்து அறிவுரைகளை வழங்குகின்றேன். நீங்கள் எனது வலைத்தளப் பக்கத்தில் உறுப்பினரானால் நீங்கள் எத்தனை முறை வேண்டுமானாலும் என்னுடைய வலைப் பக்கத்தைப் பார்க்கலாம், மாதம் இருமுறை எனது செய்தி மடல்களைப் பெறலாம், கலந்தோலோசிப்பதற்கான கட்டணத்திலும் தள்ளுபடி உண்டு.

## உங்கள் ஊட்டச்சத்து மாத்திரைகளைத் தேர்ந்தெடுத்தல்

நான் இந்தப் புத்தகத்தை எழுதியது எந்தக் குறிப்பிட்ட நிறுவனங்கள் அல்லது பிராண்டுகளின் ஊட்டச்சத்து மாத்திரைகளையும் பரிந்துரைப்பதற்காக அல்ல. ஆனால் நீங்கள் உயர்தர ஊட்டச்சத்து மாத்திரைகளை உட்கொள்வதை உறுதிப்படுத்த நீங்கள் அடிப்படையான சில வழிகாட்டுதல்களைப் பின்பற்ற வேண்டும். விலை குறைந்த மருந்துகளை வாங்கி உட்கொள்ளாதீர்கள் என நான் வலுவாகப் பரிந்துரைக்கின்றேன். ஊட்டச்சத்து மாத்திரைகளால் உங்களுக்கு உடல்நலப் பலன்கள் கிடைக்கின்றன என நீங்கள் இறுதியாக, உறுதியாக நம்பினால், நீங்கள் கொடுக்கும் பணத்திற்குத் தகுந்ததை நீங்கள் பெறுகின்றீர்களா என்பதை உறுதி செய்து கொள்ளுங்கள்.

நீங்கள் குறைந்த தரமுள்ள ஊட்டச்சத்து மாத்திரைகளை உட்கொண்டால், நான் இந்தப் புத்தகத்தில் கூறியபடி போதுமான அளவு விளைவுகளைப் பெற முடியாது. உங்களுக்குத் தெரிந்தபடி இந்த ஊட்டச்சத்து மாத்திரைத் தொழில் இன்னும் சரியாக அமைப்புரீதியாக்கப்படாத ஒன்றாகும். நீங்கள் வாங்குவதற்காகத் தேர்வு செய்யும் பொருட்களின் தரம் பற்றிச் சிறிது முயற்சி செய்து சரிபார்க்க வேண்டும். ஆனால் உயர்தரமுள்ள, முழுமை பெற்ற, சமச்சீர் தன்மையுடைய சேர்க்கைப் பொருட்களை வாங்கி உங்களால் உங்கள் உடல்நலத்தைப் பாதுகாக்கவோ, இழந்த உடல்நலத்தை மீட்கவோ முடியும்.

நான் எனது நோயாளிகளை எப்போதும் நல்ல தரமுள்ள மருந்துகளையே வாங்கும்படி அறிவுறுத்துகின்றேன். ஒவ்வொருவரும் தனது உடல்நலத்தை மதிப்பீடு செய்வதற்கு முக்கியத்துவம் அளிக்க வேண்டும். அதற்கு ஆகும் செலவைப்

பற்றிக் கவலைப்படக்கூடாது. இது பெரும்பாலானவர்களுக்கு ஒரு சிரமமான முடிவாக இருக்கலாம் என்பதை நான் உணர்கின்றேன். நான் ஊட்டச்சத்து மாத்திரைகளை எனது உடல்நலக் காப்பீடாக நினைக்கின்றேன். ஒருமுறை உங்கள் உடல்நலம் கெட்டுவிட்டால் அதை மீளப் பெறுவது மிகவும் கடினமாகும். நீங்கள் எவ்வளவு பணம் செலவிட்டாலும் அது கடினமான ஒன்றாகும்.

நீங்கள் அட்டவணை 1ல் காணப்படும் எனது அடிப்படைப் பரிந்துரைகளை ஆய்ந்து பார்த்தால், நீங்கள் தினசரி உட்கொள்ளும் ஓர் எளிய மல்டி வைட்டமின் மாத்திரை மூலமாக இந்த அளவு ஊட்டச்சத்துப் பொருட்களை உங்களால் பெற முடியாது என்பதை விரைவில் புரிந்து கொள்வீர்கள். முழுமையான, சமநிலையில் உள்ள சேர்க்கைப் பொருட்களைத் தேர்ந்தெடுப்பது அவசியமாகும். பல நிறுவனங்கள் இப்போது இந்த எல்லா ஊட்டச்சத்துக்களையும் ஒன்று அல்லது இரண்டு வெவ்வேறு மாத்திரைகளில் இட்டு அனுப்புகின்றன. ஆனால் போதுமான அளவுகள் சேர்க்கைப் பொருட்களைப் பெற, நீங்கள் ஒரு நாளைக்குப் பல மாத்திரைகளை (4—8 மாத்திரைகள்) உட்கொள்ள வேண்டும். உங்கள் ஊட்டச்சத்து மாத்திரைகள் அதிகமான ஆன்ட்டிஆக்சிடென்ட்டுகளையும், பல வகையான ஆன்ட்டிஆக்சிடென்ட்டுகளையும் கொடுத்தால் நல்லது. நீங்கள் அனைத்துத் தாதுப்பொருட்களையும், எல்லா 'பி' வைட்டமின்களையும் பெற்றுள்ளீர்கள் என்பதை நிச்சயப்படுத்திக் கொள்ள வேண்டும்.

நீங்கள் தேர்ந்தெடுக்கும் ஊட்ட நிறுவனத்தைப் பற்றித் தெரிந்து கொள்வதில் நீங்கள் சிறிது நேரம் செலவிடுவது முக்கியமாகும். நீங்கள் அந்த நிறுவனத்தின் வலைத்தளத்திலிருந்தோ அல்லது அந்நிறுவனத்தைத் தொலைபேசி மூலம் நேரடியாகத் தொடர்பு கொண்டோ நீங்கள் பெற வேண்டிய தகவல்களை அறிந்து கொள்ளலாம். நீங்கள் முக்கியமாக அறிந்து கொள்ள வேண்டிய தகவல், நீங்கள் தேர்ந்தெடுக்கும் நிறுவனம் நல்ல தயாரிப்பு முறைகளைக் கொண்ட மருந்து நிறுவனம்தானா என்பதுதான்.

உயர்தர மருந்துத் தயாரிப்பாளர்கள், விளக்கச் சீட்டில் அவர்களது மருந்துகளில் உள்ள ஊட்டச்சத்துக்கள் பற்றியும், அவற்றில் பயன்படுத்தப்படும் மூலப்பொருட்கள் பற்றியும் மிக விரிவாக விளக்கியிருப்பார்கள். நீங்கள் அந்த மருந்து செயலிழக்கும் காலத்தையும் புட்டியின் மேல் பார்க்கலாம். நிறுவனத்தின் முகவரியையும் தெளிவாகக் காணலாம். தபால் பெட்டி எண்ணைக் கொடுப்பதைவிட இப்போது தெருவின் பெயருடன், நிறுவனத்தின் முகவரி கொடுக்கப்படுவது ஊக்கமளிப்பதாக உள்ளது.

ஒரு குறிப்பிட்ட நிறுவனத்தைப் பற்றி ஆய்வு செய்யும்போது நீங்கள் கவனிக்க வேண்டிய மற்றொரு விஷயம் அந்த நிறுவனம் தனது தயாரிப்புக்களை எங்கே விற்கின்றது என்பதாகும். உலகம்

முழுவதிலும் விற்பனை செய்யும் நிறுவனம், அமெரிக்காவில் மட்டும் விற்பனை செய்யும் நிறுவனத்தைவிட மிக உயர்ந்த தரத்துடன் பொருட்களைத் தயாரிக்க வேண்டும். கனடா, ஆஸ்திரேலியா மற்றும் மேற்கு ஐரோப்பிய நாடுகள், ஊட்டச்சத்து மாத்திரைகள் தயாரிப்பில் மிக உயர்ந்த தரமுடையவையாகக் காணப்படுகின்றன. இந்த நாடுகளில் சில, தங்களது அலுவலர்களை மருந்து தயாரிப்பு நிறுவனங்களுக்கு அனுப்பி வைத்து, அங்கேயே தரக் கட்டுப்பாட்டை ஆய்வு செய்யும்படி ஏற்பாடு செய்துள்ளன. தமது தயாரிப்பு முறைகளின் தரம் பற்றி இந்த நிறுவனங்கள் ஒரு மூன்றாவது நிறுவனத்திடமிருந்து சான்றிதழ்களைக் காட்ட முடியுமானால் அது மிகவும் ஏற்கத்தக்கதாக இருக்கும்.

இவை எல்லாம் மிகவும் கஷ்டமாகத் தெரிகின்றனவா? 1997ம் ஆண்டு நவம்பர் மாதம் டஃப்ட்ஸ் பல்கலைகழகத்தின் செய்தி மடல், மேரிலான்ட் பல்கலைக்கழகத்தில் நடத்தப்பட்ட ஓர் ஆய்வின் விபரத்தை வெளியிட்டது. இந்த ஆய்வு, குழந்தை பிறப்புக்கு முன் கொடுக்கப்படும் ஒன்பது பல்வேறு வைட்டமின்கள் பற்றிக் கூறியது. அந்த மாத்திரைகளில் என்ன இருக்கின்றது என இந்த ஆய்வு பார்க்கவில்லை. அதற்குப் பதிலாக அவை நீரில் கரைகின்றனவா எனப் பார்த்தது. அந்த ஒன்பது வைட்டமின் மாத்திரைகளில் மூன்றே மூன்று மட்டுமே நீரில் கரைந்ததாக அவர்கள் கண்டறிந்தனர். அவ்வாறு கரைந்த மாத்திரைகள் அமெரிக்க மருந்தியல் தரத்தின்படி தயாரிக்கப்பட்டவையாகும்.

இவை அரசின் வழிகாட்டிகள் ஆகும். மருந்து மாத்திரைகளும், ஊட்டச்சத்து மாத்திரைகளும் நமது உடலால் உட்கிரகிக்கப்படும் என்பதை இவை உறுதிப்படுத்துகின்றன. மருந்துகள் தயாரிக்கும் நிறுவனங்களின் உற்பத்தித் தரங்கள் எவ்வளவு உயர்வாக இருந்தாலும், அமெரிக்க அரசு வகுத்துள்ள, மாத்திரைகள் கரைவதற்கான வழிகாட்டு முறைகளைப் பின்பற்றாவிட்டால் எந்தவிதமான பயனும் இல்லை. அரசின் இந்த வழிகாட்டு முறைகளைப் பின்பற்றும் ஒரு நிறுவனத்தைத் தேர்வு செய்வது நிச்சயம் சரியான வழியில் செல்வதற்கான முதல் படியாகும்.

சில சமயங்களில், பல நிறுவனங்கள் தங்கள் உற்பத்தி வழிமுறைகளில் பின்பற்றும் தரக் கட்டுப்பாடு பற்றிய செய்திகளைக் கண்டுபிடிப்பது மிகவும் கடினமான ஒன்றாகும். தற்போது சந்தையில் கிடைக்கும் ஊட்டச்சத்து மாத்திரைகளின் எண்ணிக்கை உங்களைத் திகைக்க வைப்பதாக இருக்கும். ஒவ்வொரு நிறுவனமும் இந்தப் போட்டியில் தன் இடத்தைத் தக்க வைத்துக் கொள்ள முயற்சிக்கின்றது. நிறுவனங்களுக்கிடையே நடக்கும் இப்போட்டிக்கிடையே முழுமையானதும், தரமானதுமான ஊட்டச்சத்து மாத்திரைகளைப் பெற முயற்சி செய்யுங்கள். இந்த வழிகாட்டு முறைகள் உங்களுக்கு உதவி

செய்யும் என நம்புகின்றேன். ஊட்டச்சத்து குறித்த ஆய்வுகள் மிகவும் முக்கியமான மருத்துவ ஆராய்ச்சிகளாகும். பெரும்பாலான உடல் நலம் பேணும் டாக்டர்கள் தங்களுடைய குறுகிய வட்டத்தை விட்டு வெளியே வந்து இந்த ஆய்வுகள் சாதாரண மனிதனுக்கு பயன்படச் செய்ய வேண்டும்.

* * *

உயிரணு ஊட்டம்தான் அடிப்படையில் காணப்படும் ஆக்சிஜனேற்ற அழுத்தத்தின் ஆபத்திலிருந்து உங்களைக் காப்பாற்றும் ஒன்றாகும். ஆரோக்கியமான உணவு, சுமாரான உடற்பயிற்சி மற்றும் உயிரணு ஊட்டம் ஆகியவற்றை இணைத்துச் செயல்பட்டால், நீங்கள் உங்கள் உடல்நலத்தைப் பாதுகாக்கவும் அல்லது அதனை இழந்துவிட்டால் மீண்டும் அதனைப் பெறவும் இது ஒரு நல்ல வழியைக் காட்டுகின்றது. இணை மருத்துவத்தின் சக்தியை நீங்கள் அறிந்து கொண்டீர்கள்.

நான் இந்தப் புத்தகத்தில் கூறியுள்ள பல வகையான மருத்துவக் கதைகள், நமது உடல் பெற்றுள்ள வியத்தகு குணமளிக்கும் சக்தியை விளக்குவதாக அமைந்துள்ளன. நான் உங்களுடன் பகிர்ந்து கொண்ட கதைகளின் நாயகர்களான எனது நோயாளிகளிடம், மறைந்த நிலையில் நோய் இன்னும் இருக்கத்தான் செய்கின்றது. பலர் இன்னும் குறிப்பிடத்தக்க அளவு மருந்துகளை உட்கொள்கின்றனர். ஆனாலும் அவர்கள் வாழ்வை முழுவதுமாக வாழ்ந்து வருகின்றனர். மதிப்பற்ற இந்தப் பெரிய சொத்தான நமது உடலை மதித்து, குணமளிக்கும் செயல்முறைகளில் அதன் முக்கியத்துவத்தை நிராகரிக்காமல், அதனை ஆதரித்தால், குறிப்பிடத்தக்க மருத்துவ முன்னேற்றம் ஏற்பட வாய்ப்புள்ளது.

டிரிசியா ரோட்ஸ் தனது 'டேக்கிங் அப் யுவர் கிராஸ்' என்ற சக்திமிக்கப் புத்தகத்தில் அறிவுபூர்வமான, பொருத்தமான ஓர் அறிவுரையை நமக்காகக் கூறியுள்ளார்: "வாழ்க்கை சுருக்கமானது, மரணம் நிச்சயமானது, மறுஉலக வாழ்க்கை நீண்டது என்பதை எப்போதும் ஞாபகத்தில் வைத்திருங்கள்." நாம் இப்போது அணிந்திருக்கும் இந்த உடலிலேயே எப்போதும் வாழ்ந்து கொண்டிருக்கப் போவதில்லை. அவை ஒருநாள் பயனற்றுப் போகும். அப்போது நமக்கு முழுமையான விமோசனம் கிடைக்கும். ஆனால் இந்த இடைப்பட்டக் காலத்தில், உடல்நலம் பற்றிய இந்தக் கருத்துகளே நமது உடல்நலத்தைப் பாதுகாப்பதற்கான சிறந்த வழியாகும். இறக்கும்வரை நாம் அனைவரும் 'வாழ்வோமாக'!

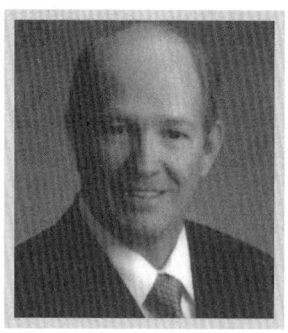

டாக்டர் ரே டி. ஸ்ட்ரான்ட், எம்.டி. முப்பது வருடங்களுக்கும் மேலாகச் சொந்தமாக மருத்துவத் தொழில் புரிந்து வந்துள்ளார். கடந்த ஏழு வருடங்களாக ஊட்டச்சத்து மருத்துவத்தில் தனது கவனத்தைத் திருப்பி உள்ளார். அமெரிக்கா, கனடா, இங்கிலாந்து, நெதர்லாந்து, ஆஸ்திரேலியா ஆகிய நாடுகளில் சுற்றுப்பயணம் செய்து ஊட்டச்சத்து மருத்துவம் குறித்து உரையாற்றி வருகிறார். அவர் தனது மனைவி எலிசபெத்துடன், அமெரிக்காவிலுள்ள தெற்கு டகோட்டா மாநிலத்தில் வசித்து வருகிறார். அவர்களுக்கு வளர்ந்த மூன்று குழந்தைகள் உள்ளனர். டாக்டர் ரே ஸ்ட்ரான்ட் குறித்து மேலும் தகவலறிய: www.raystrand.com